Sven-David Müller
Katrin Raschke

Das Kalorien-Nährwert-Lexikon

Sven-David Müller
Katrin Raschke

Das Kalorien-Nährwert-Lexikon

2., überarbeitete Auflage

schlütersche

Bibliografische Information Der Deutschen Bibliothek
Die Deutsche Bibliothek verzeichnet diese Publikation in der Deutschen
Nationalbibliografie; detaillierte bibliografische Daten sind im Internet über
http://dnb.ddb.de abrufbar.

ISBN 3-89993-509-8

Anschrift der Autoren:
Sven-David Müller (Diätassistent/Diabetesberater DDG)
Katrin Raschke (Diplom Oecotrophologin)
Die Gesellschaft für Ernährungsmedizin und Diätetik e. V.
Kurbrunnenstraße 5
52066 Bad Aachen
www.ernaehrungsmed.de
Telefon (02 41) 96 10 30
Fax   (02 41) 96 10 322

Bildnachweis:
Ingo Wandmacher: 5 (links und unten), 11
Gesellschaft für Ernährungsforschung e.V.: 7, 44
Kerker und Baum: 13–16, 19, 21 (oben)
MEV: 4, 5, 6, 21 (unten), 23, 26, 42, 46, 203
Getty Images: Titel links und rechts
MH Foto Design: 18

2., überarbeitete Auflage 2004

Gestaltung und Satz: Schlütersche Verlagsgesellschaft mbH & Co. KG
Druck und Bindung: Rasch Druckerei und Verlag GmbH & Co. KG, Bramsche

Inhalt

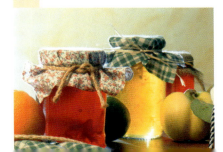

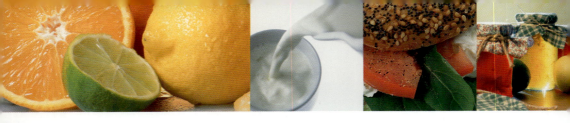

Vorwort

Lieber Leser!

Unsere Lebensmittel sind Mischungen aus unzähligen Inhaltsstoffen, die alle eine mehr oder weniger ausgeprägte Wirkung auf den Körper und unsere Gesundheit ausüben. Fehlen einzelne Stoffe, so kann das komplizierte Regelwerk des menschlichen Organismus nicht mehr einwandfrei funktionieren. Ebenso kann auch ein Zuviel zu Krankheiten führen. Häufig ist die Aufnahme von zu viel Energie, zu viel Fett, zu viel „Süßem", zu viel Alkohol, jedoch zu wenig Ballaststoffen. Die Folge sind ernährungsbedingte Krankheiten wie beispielsweise Übergewicht und Adipositas, Diabetes mellitus Typ 2, Gicht, Herz-Kreislauf-Erkrankungen, Verstopfung oder Fettstoffwechselstörungen, die heute sehr verbreitet sind. Bereits jeder zweite Deutsche leidet unter einem zu hohen Cholesterinspiegel, der Hauptursache für Arterienverkalkung, die in Herzinfarkt oder Schlaganfall enden kann. Das Wissen um die Inhaltsstoffe unserer Nahrung und die richtige Ernährungsweise kann diese Erkrankungen und die damit verbundenen Risiken vermindern oder sogar ganz vermeiden.

Aus dem breiten Lebensmittel- und Produktangebot in den Supermärkten die richtige Auswahl zu treffen, fällt zunehmend schwer. Um sich mit allen lebenswichtigen Stoffen bedarfsgerecht versorgen zu können ist es wichtig zu wissen, welche Lebensmittel welche Inhaltsstoffe in welchen Mengen enthalten. Unser Kalorien-Nährwert-Lexikon bietet Ihnen zu den Zahlenwerten, wie sie auch in herkömmlichen Nährwerttabellen enthalten sind, eine farbige Bewertung der einzelnen Nährwerte. So können Sie auf einen Blick günstige Kombinationen erkennen, ohne Zahlenwerte addieren zu müssen. Rot gekennzeichnete Lebensmittel sollten Sie eher meiden, grüne bevorzugen. Dann ist Ihre Ernährung und folglich auch Ihre Gesundheit im „grünen Bereich". So macht unser Lexikon gesundes Essen und Trinken ganz einfach, und ernährungsbedingte Krankheiten lassen sich wirksam behandeln.

Die Lebensmitteldatenbank hat uns *mealus* (www.mealus.de) zur Verfügung gestellt; Grundlage bildet der Bundeslebensmittelschlüssel (BLS), ergänzt wurden Fast Food und Markenprodukte. An dieser Stelle vielen Dank an Frau Heike Faust und ihr Team für die gute Zusammenarbeit.

Gesundes Essen und Trinken macht Spaß und erhält oder bringt Gesundheit, Aktivität und Attraktivität. Für Fragen und Anregungen stehen wir Ihnen gerne zur Verfügung. Wir wünschen Ihnen Muße beim Lesen und Studieren des Kalorien-Nährwert-Lexikons!

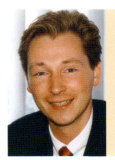 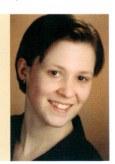

Sven-David Müller   Katrin Raschke

Geleitwort

Lieber Leser!

Fehlernährung stellt eines der größten Probleme dar, seitdem Menschen sich ihre Nahrung beschaffen müssen. Während in weiten Teilen der Erde Hunger und Unterernährung herrschen, besteht in den Industrieländern eher das Problem der Überernährung. Bezogen auf das gesamte Spektrum notwendiger Nahrungsbestandteile können aber selbst bei allgemeiner Überernährung dennoch einzelne Nahrungsbestandteile in zu geringer Menge angeboten werden. Andererseits können durch bestimmte Nahrungsbestandteile, die zu reichlich angeboten werden, Krankheiten ausgelöst werden. Dass es vielen Menschen nicht gelingt, eine gesunde Auswahl der Nahrungsmittel zu treffen, zeigt der Ernährungsbericht der Deutschen Gesellschaft für Ernährung (DGE) e.V., Bonn, aus dem Jahr 2000. Viele Zivilisationskrankheiten sind durch eine schlechte Auswahl der Lebensmittel – im Sinne von zu viel oder zu wenig – verursacht oder mitbedingt, und dies bringt hohe Kosten mit sich: Allein in Deutschland ließen sich im Jahr 1990 rund ein Drittel der Kosten im Gesundheitswesen auf Fehlernährung zurückführen. 64,4 Prozent der Todesfälle in Deutschland stehen in einem Zusammenhang mit ernährungsabhängigen Krankheiten, allen voran der Diabetes mellitus sowie Herz-Kreislauf-Erkrankungen, die zu Herzinfarkt und Schlaganfall führen können. Die richtige Lebensmittelauswahl kann bei diesen Erkrankungen vorbeugen oder sogar Besserung bringen. Bereits der griechische Arzt Hippokrates (460 bis 377 v. Chr.) prägte den Satz: „Lasst Eure Nahrungsmittel Eure Heilmittel sein und Eure Heilmittel Eure Nahrungsmittel." Insofern ist eine gesunde Ernährungs- und Lebensweise eine notwendige Voraussetzung für Gesundheit und Wohlbefinden.

Mit dem Kalorien-Nährwert-Lexikon halten Sie ein Buch in Händen, das kompakt und verständlich modernes Ernährungswissen vermittelt. Zu den häufigsten ernährungsbedingten und -mitbedingten Erkrankungen finden Sie jeweils sieben einfache Regeln, mit deren Hilfe wichtige Diätprinzipien in die tägliche Ernährung umgesetzt werden können. Der Tabellenteil zeigt durch die farbigen Bewertungen „auf einen Blick", welche Lebensmittel empfehlenswert und welche bedenklich sind. Die umfangreiche Markenprodukt-Tabelle bietet dabei eine besondere Hilfe.

Wir wünschen, dass dieses Lexikon vielen Menschen bei der Auswahl ihrer Nahrungsmittel helfen wird – zur Vorbeugung von Krankheiten und zur Verbesserung Ihrer Gesundheit.

Prof. Dr. rer. nat. Rudolf Schmitz
Präsident der Gesellschaft für Ernährungsmedizin und Diätetik e.V.

Prof. Dr. med. Helmut Mann
Wissenschaftlicher Direktor der Gesellschaft für Ernährungsmedizin und Diätetik e.V.

Die Inhaltsstoffe unserer Lebensmittel

Unsere Nahrung ist aus verschiedenen Stoffen zusammengesetzt, von denen die meisten unentbehrlich für das Funktionieren des Körpers sind.

Den größten Anteil unserer Lebensmittel machen die energieliefernden, also kalorienhaltigen Substanzen aus. Sie werden daher Nährstoffe genannt. Zu dieser Gruppe gehören die Kohlenhydrate, Fette und Eiweiße, letztere bezeichnen Wissenschaftler als Proteine. Die weiteren Inhaltsstoffe versorgen den Körper zwar nicht mit Energie, sind aber dennoch lebensnotwendig. Sie werden daher als Wirkstoffe bezeichnet. Zu dieser Gruppe gehören die Vitamine, Mineralstoffe (Mengen- und Spurenelemente), aber auch Wasser.

Eine spezielle Gruppe bilden die so genannten gesundheitsfördernden Inhaltsstoffe. Sie sind nicht lebensnotwendig, helfen jedoch dem Körper, gesund zu bleiben oder zu werden. Hierzu gehören die sekundären Pflanzenstoffe und Ballaststoffe. Zusätzlich sind Farb- und Duftstoffe, Alkohol, verschiedene Säuren, Geschmacksstoffe, aber auch Fremd- und Schadstoffe und andere chemische Verbindungen enthalten.

Bestimmte Substanzen benötigt der Körper regelmäßig über die Nahrung, da er sie nicht selbst bilden kann. Diese Stoffe werden als essenziell, also lebensnotwendig, bezeichnet. Der Körper legt nur begrenzte Vorräte an und kann sie daher nur eine kurze Zeit entbehren. Je nach Größe dieser Vorräte dauert es unterschiedlich lang, bis Mangelerscheinungen sichtbar werden.

Zu diesen essenziellen Nährstoffen zählen

- Wasser,
- alle 14 Vitamine,
- 17 Mineralstoffe,
- neun Aminosäuren (Bausteine der Eiweiße) und
- die mehrfach ungesättigten Fettsäuren Linolsäure und alpha-Linolensäure.

Jedes Lebensmittel enthält eine Vielzahl von Nähr- und Wirkstoffen. Wichtig ist die richtige Kombination dieser Lebensmittel, um dem Körper mit der Nahrung alles zu geben, was er braucht. Was zählt, ist die Summe der Nähr- und Wirkstoffe, die wir über den ganzen Tag zu uns genommen haben. Die Signalfarben im Kalorien-Nährwert-Lexikon zeigen deutlich an, mit welchen Lebensmitteln Sie die richtige Kombination erreichen.

Essen nach Signalfarben – so essen Sie im „Grünen Bereich"

Um die unvermeidbare Zahlenwüste einer Nährwerttabelle überschaubarer und zugleich verständlich zu gestalten, haben wir die einzelnen Werte zusätzlich farblich gekennzeichnet. Dabei haben wir Signalfarben gewählt: Grün für positive, rot für bedenkliche Werte. Farblich nicht hervorgehobene Zahlen liegen im „Mittelfeld", sind also weder besonders gut, noch bedenklich.

Für die farbliche Bewertung ist nicht der absolute Gehalt eines Lebensmittels an einer Substanz ausschlaggebend, sondern die Menge des Inhaltsstoffs im Verhältnis zum Kaloriengehalt des Lebensmittels (= Nährstoff- oder Wirkstoffdichte).

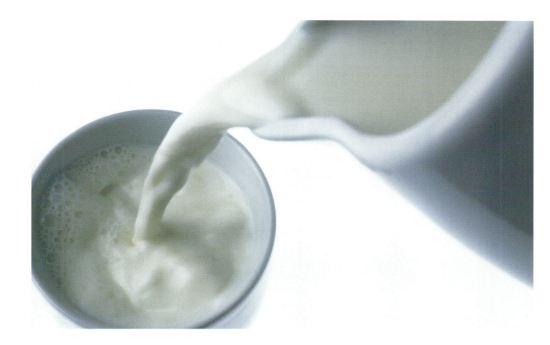

Grün bewertete Lebensmittel enthalten eine hohe Menge des jeweiligen Inhaltsstoffs, aber nur wenig Kalorien. Diese Lebensmittel leisten einen guten Beitrag zur Deckung des Bedarfs. Rot dagegen zeigt eine geringe Nährstoffdichte an. Eine Ausnahme von dieser Regel bilden die Bewertungen für Fett, gesättigte Fettsäuren und Cholesterin. Diese Substanzen sind in großen Mengen schädlich. Daher sind bei diesen drei Stoffen niedrige Gehalte grün, hohe Gehalte rot markiert. Dabei sehen Sie deutlich: Kein Lebensmittel ist insgesamt „schlecht", jedes hat rote und grüne Seiten. Die Menge und Zusammenstellung macht's!

Die Nähr- oder Wirkstoffdichte bietet eine bessere Bewertungsgrundlage als der absolute Nähr- oder Wirkstoffgehalt eines Lebensmittels. Denn ein kalorienreiches Lebensmittel mit beispielsweise einem hohen Kalziumgehalt ist dennoch ungünstig, da es insgesamt zu viel Energie liefert. Ein Beispiel: 100 Gramm Grünkohl enthalten deutlich weniger Kalzium als 100 Gramm Milchschokolade; bei der Kalziumdichte zeigt sich aber ein deutlich besserer Wert für Grünkohl.

Im Einzelnen wurden die Signalfarben nach dem folgenden Schema vergeben: ● Rote Bewertung: bei einer Nähr- oder Wirkstoffdichte, die mindestens 30 % unter der Empfehlung liegt.

Grüne Bewertung: bei einer Nähr- oder Wirkstoffdichte, die mindestens 50 % über der Empfehlung liegt.

Bei Fett, gesättigten Fettsäuren und Cholesterin: Grüne Bewertung bei einer Nährstoffdichte, die mindestens 30 % unter der Empfehlung liegt. Rote Bewertung bei einer Nährstoffdichte, die mindestens 50 % über der Empfehlung liegt.

Nähr- und Wirkstoffe

Im folgenden Kapitel werden die Nähr- und Wirkstoffe vorgestellt und ihre Aufgaben im Körper erläutert. Zu jedem Stoff haben wir eine Tabelle zusammengestellt, in der zehn Lebensmittel auf ihren Beitrag zur Deckung der empfohlenen Tagesmenge berechnet wurden. Diese Angaben beziehen sich auf die Empfehlungen der D.A.CH. (Deutsche Gesellschaft für Ernährung, Österreichische Gesellschaft für Ernährung, Schweizerische Gesellschaft für Ernährungsforschung, Schweizerische Vereinigung für Ernährung) für Erwachsene im Alter von 25 bis unter 51 Jahren und auf einen Tagesbedarf von 2000 Kilokalorien. Bei Jod weichen die Empfehlungen der Deutschen, Österreichischen und Schweizerischen Institutionen voneinander ab; hier haben wir die deutschen Empfehlungen zu Grunde gelegt, die zugleich die höchsten sind.

In diesen Tabellen sehen Sie deutlich, dass nicht der hohe Gehalt allein darüber entscheidet, ob ein Lebensmittel eine gute Nähr- oder Wirkstoffquelle darstellt. Wichtig ist auch die Portionsgröße, die üblicherweise verzehrt wird. Auch hierzu ein Beispiel: Petersilie liefert zwar pro 100 Gramm deutlich mehr Vitamin C als rote Paprika oder Fenchel. Mit einer Portion Fenchel (150 Gramm) deckt eine erwachsene Frau jedoch bereits 180 % ihres Tagesbedarfs an Vitamin C, mit einer Portion Petersilie (5 Gramm) jedoch nur 8 %.

Bedarf und Empfehlung

Verschiedene Expertengremien sprechen Empfehlungen für die Nährstoffzufuhr aus. Diese entsprechen dem aktuellen Stand der Wissenschaft, werden jedoch in verschiedenen Ländern auf unterschiedliche Weise berechnet. Daher unterscheiden sie sich im internationalen Vergleich. Als Bewertungsgrundlage für die Vitamine und Mineralstoffe dienen die aktuellen Empfehlungen der D.A.CH. aus dem Jahr 2000. Eine Aufstellung der gesamten Empfehlungen für alle Altersgruppen finden Sie im Anhang. Bei den Nährstoffen und Cholesterin wurden die Empfehlungen der American Heart Association (AHA) und der DASH-Studie (Dietary Approaches to Stop Hypertension) zu Grunde gelegt.

Wichtig ist die Unterscheidung zwischen Bedarf und Empfehlungen. Der Bedarf bezeichnet die Menge eines Nähr- oder Wirkstoffs, die für die Aufrechterhaltung aller Körperfunktionen und die optimale Gesundheit und Leistungsfähigkeit benötigt wird. Der Bedarf ist individuell unterschiedlich und wird durch Alter, Geschlecht, körperliche Aktivität, besondere Umstände wie beispielsweise Schwangerschaft oder Rekonvaleszenz und viele andere Faktoren beeinflusst. Daher ist er von Mensch zu Mensch und auch von Tag zu Tag verschieden. Die Empfehlungen für die Nährstoffzufuhr, auch als „Referenzwerte" bezeichnet, liegen über dem Bedarf. Sie geben die Menge an, die den Bedarf auch von Risikogruppen deckt. In diese Referenzwerte ist ein Sicherheitszuschlag mit einbezogen, der Nähr- und Wirkstoffverluste bei der Zubereitung von Lebensmitteln und Interaktionen mit anderen Lebensmittelinhaltsstoffen berücksichtigt.

Energiehaushalt

Das Leben ist mit einem ständigen Verbrauch von Energie verbunden. Die Aufrechterhaltung aller Körperfunktionen, der Erhalt der Körperwärme, Wachstum und Muskeltätigkeit – all dies benötigt Energie. Seinen Energiebedarf deckt der menschliche Organismus durch den Abbau der Nährstoffe, vor allem von Kohlenhydraten und Fetten. Eiweiß, obwohl es zu den Nährstoffen zählt, wird dagegen nur in geringem Ausmaß zur Energiegewinnung genutzt. Es hat wichtige Aufgaben beim Aufbau von Körpersubstanz wie beispielsweise Muskelmasse. Wichtige Hormone und Enzyme sind ebenfalls Eiweiße.

Die Energie, die in einem Lebensmittel oder Nährstoff enthalten ist, wird in Kalorien gemessen. Eine andere Einheit ist das Joule, das heute die offizielle Maßeinheit für die Energie darstellt. Wir benutzen in diesem Lexikon jedoch weiterhin die Einheit Kilokalorie (Kcal), da diese Einheit trotz offizieller Umstellung allgemein üblich und bekannt ist.

Wenn von einer Kalorie die Rede ist, ist meist eine Kilokalorie, also 1000 Kalorien, gemeint. Die Nährstoffe und Alkohol liefern unterschiedliche Kalorienmengen:

1 g Eiweiß:	4,1 Kilokalorien
1 g Kohlenhydrate:	4,1 Kilokalorien
1 g Fett:	9,3 Kilokalorien
1 g Alkohol:	7,0 Kilokalorien

Der Energieverbrauch und die Energiezufuhr bestimmen unser Körperge-

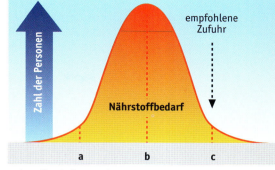

Nährstoffbedarf und Zufuhrempfehlung:
a   niedrigste Zufuhrgrenze
b   mittlerer Bedarf
c   entspricht RDA (Recommended Diatary Allcwances)

wicht. Wird mehr Energie zugeführt als verbraucht, speichert der Körper diesen „Überfluss", das Körpergewicht steigt. Liegt dagegen die Energieaufnahme unter dem Energieverbrauch, sinkt das Körpergewicht, da der Organismus die fehlenden Kalorien aus seinen Energiespeichern (z. B. Fettgewebe) deckt.

Neben der Menge der Energiezufuhr ist auch die Art wichtig, in der Sie Ihren Energiebedarf decken. Die Gesellschaft für Ernährungsmedizin und Diätetik e.V. empfiehlt, im Einklang mit der US-amerikanischen Herzgesellschaft AHA, 35 % der Gesamtenergiemenge über Fett, 10 bis 15 % über Eiweiß und 50 bis 55 % über Kohlenhydrate zu decken. Eine Übersicht über die Empfehlungen finden Sie im Anhang.

Der Slimfaktor

Im Kalorien-Nährwert-Lexikon ist der Energiegehalt der Lebensmittel nicht mit Farben bewertet, da eine Bewertung nicht für alle Menschen einheitlich getroffen werden kann. Je nach Körpergewicht und Konstitution können energiereiche oder energiearme Lebensmittel besser für einen Menschen geeignet sein. Zur besseren Orientierung haben wir zusätzlich den Slimfaktor eingeführt. Dieser Faktor setzt sich aus der Energiedichte eines Lebensmittels und seinem Ballaststoffgehalt zusammen. Die Energiedichte bezeichnet den Energiegehalt eines Lebensmittels pro Mengeneinheit. Eine hohe Energiedichte haben kalorienreiche, ballaststoffarme Produkte. Lebensmittel mit einer hohen Energiedichte führen leicht zu einer Überernährung und folglich zu Übergewicht. Ein hoher Ballaststoffgehalt dagegen führt zwangsläufig zu einer Senkung der Energiedichte. Außerdem sättigen Ballaststoffe lang anhaltend.

Lebensmittel, die im Feld „Slimfaktor" grün markiert sind, enthalten bei viel Masse nur wenig Energie. Diese Lebensmittel sättigen also gut, ohne viele Kalorien zuzuführen. Sie sind im Rahmen einer Reduktionskost gut geeignet. Ist dieses Feld rot, enthält bereits eine geringe Menge des betreffenden Lebensmittels viele Kalorien. Der Slimfaktor sollte vor allem bei Lebensmitteln, die Sie in größeren Mengen verwenden, beachtet werden und

liefert Ihnen einen Anhaltspunkt, um Austauschmöglichkeiten zu finden.

Nährstoffe

Eiweiß

Eiweiß, das von Wissenschaftlern als „Protein" bezeichnet wird, ist ein lebensnotwendiger Bestandteil des Menschen und aller anderen lebenden Wesen. Die Bezeichnung Protein leitet sich von griechischen „proteios" = erstrangig ab, was deutlich die Wichtigkeit dieser Stoffe zeigt. Ein Gramm Protein liefert 4,1 Kilokalorien. Protein zählt zwar zu den energieliefernden Nährstoffen, hat aber zusätzlich viele weitere Funktionen. Ohne Protein funktioniert praktisch nichts: Bindegewebe, Muskeln und andere Gewebe, Enzyme, Hormone, Blutbestandteile, das Immunsystem, alles enthält Proteine oder deren Einzelbausteine, die Aminosäuren (siehe Liebig'sches Fass, folgende Seite).

Der Eiweißbedarf des Menschen liegt laut D.A.CH.-Empfehlungen bei 0,8 Gramm pro Kilogramm Körpergewicht. Bei einer ungenügenden Eiweißzufuhr kommt es zu Störungen des Wachstums und der körperlichen und geistigen Entwicklung.

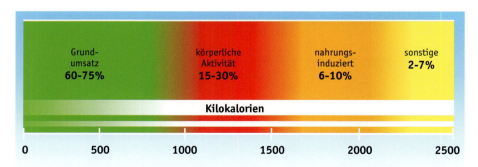

Komponenten des menschlichen Energiebedarfs

Auch das Immunsystem und die Wundheilung sind bei Eiweißmangel geschwächt. Die normale Ernährung in den Industrieländern enthält jedoch mehr als genug hochwertiges Eiweiß. Die durchschnittliche tägliche Zufuhr in Deutschland liegt bei mehr als 80 Gramm pro Tag.

Kohlenhydrate

Kohlenhydrate sind in erster Linie Energielieferanten. Aus ihnen entsteht der Blutzucker, der die Körperzellen mit Energie versorgt. Ein Gramm Kohlenhydrate liefert 4,1 Kilokalorien. Zusätzlich dienen Kohlenhydrate als Baustoffe in Zellwänden, als Geschmacksträger und Reservestoffe. Doch im Gegensatz zum Fett, der Hauptenergiereserve des menschlichen Organismus, gibt es für Kohlenhydrate nur einen geringen Speicher in der Leber und in der Muskulatur. Dieser Speicher, das Glykogen, wird zwischen den Mahlzeiten und bei Anstrengungen schnell verbraucht. Die Glykogenspeicher der Leber sind bereits nach einem Tag ohne Nahrung entleert.

Der Begriff Kohlenhydrate umfasst eine Gruppe unterschiedlicher Substan-

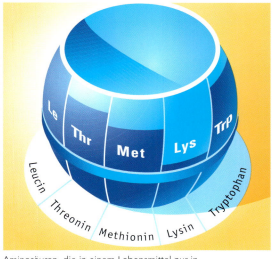

Aminosäuren, die in einem Lebensmittel nur in geringen Mengen vorhanden sind und damit die körpereigene Proteinsynthese einschränken, bezeichnet man als „limitierende Aminosäuren". Limitierende Aminosäuren kann man sich wie die Dauben eines Fasses vorstellen. Das Fass kann nur bis zur Höhe der niedrigsten Daube gefüllt werden. Das heißt, die Menge des Proteins, die der Körper herstellen kann, wird durch die Menge der limitierenden Aminosäure festgelegt.

zen. Gemeinsam ist ihnen der Aufbau aus Kohlenstoff und Wasser, das der Chemiker als Hydrat bezeichnet. Der Grund-

Beitrag einiger Lebensmittel zur Deckung des Eiweißbedarfs

Lebensmittel	Eiweißgehalt pro 100 g	Portionsgröße	% Deckung des Tagesbedarfs
Hartkäse Dreiviertelfettstufe	38,5 g	30 g	16 %
Sojabohne getrocknet	35,1 g	60 g	29 %
Schweinefleisch gegart	28,7 g	150 g	59 %
Rindfleisch	28,9 g	150 g	59 %
Schnittkäse Dreiviertelfettstufe	27,4 g	30 g	11 %
Nüsse	25,3 g	25 g	9 %
Putenbrust	24,1 g	150 g	49 %
Fische gegart	21,0 g	150 g	44 %
Hühnerei	12,4 g	60 g	10 %
Bohnen dick getrocknet	28,1 g	60 g	23 %

| Glucose, Monosaccharid | Saccharose, Disaccharid |

Chemischer Aufbau von Mono- und Disacchariden

baustein der Kohlenhydrate wird als Monosaccharid (Mono = eins, saccharid = Zucker) oder Einfachzucker bezeichnet. Diese einzelnen Bausteine können miteinander verknüpft werden, wobei unterschiedlich lange Ketten entstehen. Nach der Kettenlänge werden die Kohlenhydrate unserer Nahrung in drei wichtige Gruppen unterteilt: Die niedermolekularen Zucker, die Polysaccharide (= Mehrfachzucker) und die Ballaststoffe. Zusätzlich kommen in geringen Mengen weitere Kohlenhydrate vor.

Niedermolekulare Zucker

Ein- und Zweifachzucker schmecken süß. Sie kommen überwiegend in „Süßigkeiten", Kuchen, Marmeladen, Limonaden und ähnlichen Produkten vor. Der Einfachzucker Glucose ist das am häufigsten vorkommende Monosaccharid. Es ist in fast allen Früchten und Honig enthalten. Unter „Zucker" versteht man im Allgemeinen Saccharose, ein aus Fructose und Glucose zusammengesetzter Zweifachzucker (= Disaccharid). Zuckerreiche Lebensmittel enthalten viele Kalorien, häufig auch Fett, aber wenig gesunde Inhaltsstoffe. Dadurch können dem Körper erhebliche Energiemengen zwischen den Hauptmahlzeiten zugeführt werden. Zuckerreiche Lebensmittel sind zum Groß-

teil mitverantwortlich für Übergewicht, Adipositas und Diabetes mellitus-Typ-2. Auch Karies ist ein erhebliches Problem, das vor allem mit der Häufigkeit des Zuckerverzehrs zusammenhängt. Der Zuckerverzehr sollte wegen der gesundheitlichen Folgen gering gehalten werden. Zucker kann gut durch Süßstoff ersetzt werden, der keine Kalorien hat und die Zähne schont.

Komplexe Kohlenhydrate

Komplexe Kohlenhydrate entstehen bei der Speicherung der Zucker in Pflanzen und Tieren. In diesen Kohlenhydraten sind die Einzelbausteine zu langen verzweigten Ketten zusammengesetzt, wodurch sie wenig Platz benötigen. Pflanzen speichern Kohlenhydrate in Form von Stärke. Stärke ist in Getreide enthalten, daher auch in Mehl, Brot und Nudeln, sowie in Kartoffeln und Hülsenfrüchten. Stärke liefert den Hauptanteil unserer Kohlenhydrataufnahme. Wie beim Menschen ist Glykogen die entsprechende Speicherform der Kohlenhydrate in Tieren. Glykogen liegt in der Leber und Muskulatur als schneller Energiespeicher vor.

Ballaststoffe

Ballaststoffe sind diejenigen Bestandteile pflanzlicher Nahrung, die von den körpereigenen Enzymen des Menschen nicht abgebaut werden können. Mit Ausnahme des Lignins sind alle Ballaststoffe komplexe Kohlenhydrate. Sie bestehen wie die anderen Kohlenhydrate aus einzelnen Zuckereinheiten, die jedoch in einer besonderen Art miteinander verbunden sind. Diese Verbindung können die Verdauungsenzyme des Menschen nicht lösen.

Ballaststoffe stellen Gerüst- und Bausubstanzen von Pflanzen dar. Sie finden sich vor allem in den Randschichten von Getreide. Daher tragen besonders Vollkornprodukte, aber auch Obst, Gemüse und Saaten am stärksten zur Ballaststoffversorgung bei.

Ballaststoffe sind keineswegs unnützer Ballast, sondern wahre Multitalente:

- Ballaststoffe enthalten praktisch keine Kalorien, machen aber lange satt.
- Sie binden im Darm Wasser, wodurch die Verdauung angeregt wird. So beugen sie der Verstopfung vor.
- Einige Ballaststoffe können den Cholesterinspiegel senken, indem sie cholesterinreiche Gallensäuren binden.
- Ballaststoffe führen zu einer langsamen Blutzuckersteigerung.
- Sie dienen den Darmbakterien als Nahrung. Damit sorgen sie für eine gesunde Darmflora und stärken das Immunsystem.
- Sie können im Darm krebsfördernde Stoffe binden und so der Entwicklung von Darmkrebs vorbeugen.

Bei der Verdauung werden die Kohlenhydrate in ihre Einzelbestandteile, die Monosaccharide, zerlegt. Nur in dieser Form kann der Körper sie über die Darmwand ins Blut aufnehmen. Zucker aus wenigen Bausteinen treten deshalb viel schneller ins Blut über als komplexe Kohlenhydrate. Sie werden daher auch als schnell resorbierbar bezeichnet. Schnell resorbierbare Kohlenhydrate führen zu einer raschen Blutzuckersteigerung.

Da für die Verwertung von Zucker das Hormon Insulin nötig ist, folgt einem schnellen Blutzuckeranstieg auch eine starke Insulinausschüttung. Das Insulin sorgt für den Eintritt des Blutzuckers in die Zellen. Der Blutzucker sinkt daraufhin schnell wieder ab, wodurch rasch ein erneutes Hungergefühl entsteht. Lang-

sam resorbierbare Kohlenhydrate haben dagegen den Vorteil, dass sie den Blutzucker langsam und über einen längeren Zeitraum steigern. Auch Ballaststoffe verzögern den Blutzuckeranstieg.

Die Schnelligkeit und Dauer des Blutzuckeranstiegs wird als „glykämischer Index" bezeichnet. Ein hoher glykämischer Index zeigt eine schnelle Blutzuckersteigerung an, ein niedriger dagegen eine langsame. Lebensmittel mit einem niedrigen glykämischen Index sollten bevorzugt werden, um die Blutzuckerschwankungen gering zu halten. Über die Bedeutung des glykämischen Index lesen Sie im Kapitel „Diabetes mellitus".

Kohlenhydrate sollten der Hauptbestandteil einer gesunden Ernährung sein. Mindestens als die Hälfte unserer täglichen Energie sollte aus – vorzugsweise komplexen – Kohlenhydraten stammen.

Die Unterschiede im Aufbau und in den Eigenschaften der einzelnen Kohlenhydrate zeigen deutlich, dass man kohlenhydrathaltige Lebensmittel nicht „über einen Kamm scheren" kann. Aus diesem Grund haben wir in den Nährwerttabellen die Gesamtkohlenhydratmenge, den Ballaststoff- und den Saccharosegehalt der einzelnen Lebensmittel angegeben. Lebensmittel mit einem hohen Zuckergehalt enthalten meist wenig lebenswichtige Wirkstoffe, aber viele Kalorien, schädigen Stoffwechsel und Zähne. Stärke- und ballaststoffreiche Lebensmittel dagegen haben zwangsläufig eine geringe Kaloriendichte und enthalten viele Wirkstoffe. Wählen Sie ballaststoffreiche Lebensmittel mit vielen Kohlenhydraten, aber möglichst einem geringen Zuckergehalt aus. So nutzen Sie die positiven Wirkungen der Kohlenhydrate.

Fette

Fette (Lipide) sind in erster Linie Energielieferanten. Sie enthalten mit 9,3 Kilokalorien pro Gramm weit mehr Energie als
Kohlenhydrate und Eiweiße. Im Körper
bilden Fette die größte Energiereserve.
Neben ihrer Funktion als Energieträger
und -speicher sind Fette auch Bestandteile der Zellmembran und daher in jeder
tierischen oder pflanzlichen Zelle enthalten. Fette sind Träger der fettlöslichen
Vitamine und vieler Geschmacksstoffe.

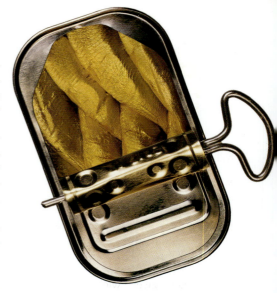

Die Nahrung enthält Fett zum größten Teil in Form von Triglyzeriden, die
auch als Neutralfette bezeichnet werden.
Sie sind aufgebaut aus Glyzerin und drei
Fettsäuren. Die Art dieser Fettsäuren entscheidet, welche Wirkungen das Fett auf
die Gesundheit hat.

Die Fettsäuren werden nach ihrer
Länge in kurz-, mittel- und langkettige
Fettsäuren unterteilt (Abbildung „Verschiedene Fettsäuren", S. 19, unten). Zusätzlich werden sie nach Anzahl und
Stellung der Doppelbindungen unter-
schieden. Liegt keine Doppelbindung vor,
spricht man von gesättigten Fettsäuren.
Einfach ungesättigte Fettsäuren weisen

eine Doppelbindung auf, mehrfach ungesättigte Fettsäuren mehrere Doppelbindungen. Fettsäuren, die der Mensch
unbedingt regelmäßig mit der Nahrung
aufnehmen muss, werden als essenziell
bezeichnet: Dies sind langkettige, mehrfach ungesättigte Fettsäuren. Alle anderen Fettsäuren kann der Körper selbst
herstellen oder aus den essenziellen
Fettsäuren bilden. Täglich sollten 3,5 %
der gesamten Energiezufuhr aus essenzi-

Beitrag einiger Lebensmittel zur Deckung der Kohlenhydratempfehlung

Lebensmittel	Kohlenhydrat-gehalt	Portionsgröße	% Deckung der Tagesempfehlung
Zucker	99,8 g	EL, 15 g	6 %
Cornflakes	79,1 g	30 g	10 %
Reis parboiled	78,9 g	70 g	23 %
Knäckebrot	73,4 g	Scheibe, 10 g	3 %
Kartoffelkloß	70,2 g	100 g	29 %
Marmelade	68,3 g	25 g	7 %
Haferflocken	63,3 g	60 g	16 %
Vollkornbrot	37,6 g	50 g	8 %
Vollkornnudeln	26,1 g	125 g	13 %
Kartoffel	14,2 g	200 g	12 %

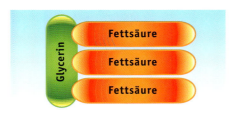
Aufbau eines Triglyzerids

ellen Fettsäuren stammen. Das entspricht etwa acht bis zehn Gramm dieser Fettsäuren. Lebensmittel mit einem hohen Gehalt an essenziellen Fettsäuren sind in der Spalte „mehrf. unges. FS" grün markiert.

Je nach Struktur unterscheiden Wissenschaftler zwei wichtige Gruppen mehrfach ungesättigter Fettsäuren, die Omega-6- und die Omega-3-Fettsäuren. Die Ziffer beschreibt die Position der Doppelbindung in der Fettsäure. Omega-3-Fettsäuren tragen die erste Doppelbindung am 3. Kohlenstoff-Atom, Omega-6-Fettsäuren am 6. (vgl. Abb.).

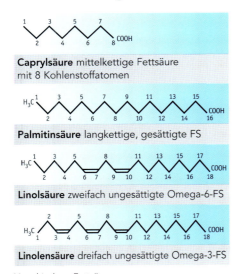

Caprylsäure mittelkettige Fettsäure mit 8 Kohlenstoffatomen

Palmitinsäure langkettige, gesättigte FS

Linolsäure zweifach ungesättigte Omega-6-FS

Linolensäure dreifach ungesättigte Omega-3-FS

Verschiedene Fettsäuren

Der Hauptvertreter der Omega-6-Fettsäuren ist die essenzielle Linolsäure. Sie ist in fast allen Pflanzenkeimen enthalten. Reichhaltige Quellen dieser Fettsäure sind daher Sonnenblumen-, Distel- und Sojaöl. Omega-3-Fettsäuren kommen dagegen in größeren Mengen nur in fettreichen Fischen wie Lachs, Makrele oder Hering vor. Einfach ungesättigte Fettsäuren sind nicht essenziell. Sie haben aber eine positive Wirkung auf die Blutfette und schützen somit das Herz. Daher ist ein hoher Gehalt grün markiert.

Die Aufnahme von gesättigten Fettsäuren dagegen ist für den Menschen überflüssig. Zwar erfüllen diese Fettsäuren wichtige Aufgaben im Organismus, doch er ist nicht auf die Zufuhr mit der Nahrung angewiesen. Bestimmte gesättigte Fettsäuren sind die Hauptverursacher eines hohen Cholesterinspiegels. Lebensmittel mit einem hohen Gehalt an gesättigten Fettsäuren sind daher in der entsprechenden Spalte rot markiert. Das sind meist Lebensmittel oder Fette tierischer Herkunft. Diese sollten Sie meiden und dadurch Herz, Gefäße und Stoffwechsel schützen. Näheres zu den Eigenschaften der ungesättigten Fettsäuren finden Sie in den Kapiteln „Bluthochdruck" und „Erhöhte Blutfettwerte".

Cholesterin

Cholesterin ist eine besondere Fettsubstanz. Sie ist für den Körper unentbehrlich, denn aus Cholesterin werden wichtige Substanzen hergestellt, beispielsweise Vitamin D oder die Gallensäuren, ohne die eine geregelte Fettverdauung nicht möglich wäre. Dennoch ist zu viel Cholesterin für den Körper schädlich, denn er hat keine Möglichkeit, es in großer Menge auszuscheiden. Daher sollte mit der Nahrung nicht zu viel Cholesterin aufgenommen werden. Die Spalte „Cholesterin" zeigt an, ob ein Lebensmittel viel (rot) oder wenig (grün) Cholesterin enthält. Die Gesellschaft für Ernährungsmedizin und Diätetik e.V. empfiehlt im Einklang mit der US-amerikanischen Herzgesellschaft AHA (American Heart Association), eine tägliche Aufnahme von 200 mg Cholesterin möglichst nicht zu überschreiten. Die Cholesterinaufnahme der Deutschen liegt zur Zeit viel höher. Meiden Sie cholesterinreiche Lebensmittel und schützen Sie so Ihre Blutgefäße und Ihr Herz!

Pflanzliche Lebensmittel sind cholesterinfrei.

Alkohol

Alkohol ist kein Nährstoff, kann aber beträchtliche Kalorienmengen liefern. Alkohol ist ein suchterzeugendes Rauschmittel und ein Giftstoff, den der Körper nicht benötigt. Alkohol enthält beinahe so viele Kalorien wie Fett und wird vom Organismus als Energiequelle genutzt. Ein Gramm Alkohol liefert 7 Kilokalorien! Zuckerhaltige Liköre können noch weit mehr Energie enthalten, was oft unterschätzt wird.

Vitamine

Vitamine sind lebensnotwendige Substanzen, die der Mensch nicht oder nicht in ausreichender Menge selbst herstellen kann. Er muss sie daher regelmäßig, am besten täglich, mit der Nahrung verzehren.

Aufgenommen werden entweder die Vitamine selbst oder deren Vorstufen, die im Organismus in die wirksame Form umgewandelt werden können.

Die Vitamine werden eingeteilt in wasser- und fettlösliche. Zu den fettlöslichen gehören die Vitamine A, D, E und K. Diese werden im Fettgewebe und in der Leber gespeichert und können bei einer überhöhten Zufuhr schädlich wirken. Fettlösliche Vitamine werden im Dünndarm gemeinsam mit den Nahrungsfetten aufgenommen. Daher sollten sie immer in Verbindung mit etwas Fett verzehrt werden. Dies ist meist ohnehin der Fall, da die Lebensmittel, die fettlösliche Vitamine liefern, auch Fett enthalten.

Beitrag einiger Lebensmittel zur Deckung der täglich empfohlenen Fettmenge

Lebensmittel	Fettgehalt pro 100 g	Portionsgröße	% Deckung der Tagesempfehlung
Butter	83,2 g	20 g	22 %
Mayonnaise 80% Fett	82,5 g	25 g	27 %
Margarine	80,0 g	20 g	21 %
Kokosraspeln	63,3 g	20 g	17 %
Haselnüsse	61,6 g	60 g	49 %
Weichkäse 70% Fett i.Tr.	40,0 g	30 g	16 %
Frischkäse Doppelrahmstufe	31,5 g	30 g	13 %
Croissant	33,6 g	70 g	31 %
Teewurst	34,8 g	30 g	14 %
Kartoffelchips	39,4 g	80 g	42 %

Ein Extra-Schuss Öl ist daher meist nicht erforderlich!

Zu den wasserlöslichen Vitaminen gehören die Vitamine B_1, B_2, Biotin, B_6, B_{12}, C, Niacin, Pantothensäure und Folsäure. Sie können nur in geringem Umfang gespeichert werden. Die gespeicherten Mengen reichen je nach Vitamin für einen Zeitraum zwischen drei Tagen und sechs Wochen. Eine Ausnahme bildet Vitamin B_{12}, das – bedingt durch den geringen Bedarf – eine deutlich höhere Reservekapazität von bis zu 20 Jahren hat.

Werden von den wasserlöslichen Vitaminen höhere Mengen zugeführt als benötigt, wird der Überschuss mit dem Urin ausgeschieden. Daher kommt eine Überversorgung mit diesen Vitaminen selten vor.

Vitamine haben vielfältige Aufgaben im Körper. Die Vitamine A, C und E sind Radikalfänger, auch „Antioxidanzien" genannt. Sie schützen den Körper vor freien Radikalen, hochreaktiven Substanzen, welche die Körperzellen schädigen und sogar Krebserkrankungen auslösen können. Viele B-Vitamine sind am Um- und Abbau von Nährstoffen beteiligt, um aus diesen Energie oder Baustoffe zu gewinnen. Andere Vitamine, beispielsweise

LEBENSMITTEL-INHALTSTOFF	ENERGIEGEHALT	HAUPTAUFGABE Kcal/g
Eiweiße (Proteine)	4,1	Bildung vom Körpersubstanzen
Kohlenhydrate	4,1	Energielieferant
Fette	9,3	Energielieferant und -speicher, Lieferant fettlöslicher Vitamine und lebenswichtiger Fettsäuren
Alkohol	7,0	weder Nähr- noch Wirkstoff, im Übermaß Giftstoff

Nährstoffe sowie Alkohol liefern unterschiedlich viel Energie

Vitamin C und D, übernehmen wichtige Aufgaben im Immunsystem.

Wir haben in der Kalorien-Nährwert-Tabelle für alle Lebensmittel den Gehalt der Vitamine C, E und Folsäure angegeben.

Vitamin A: Retinol

Vitamin A ist unverzichtbar für den Sehvorgang sowie für das

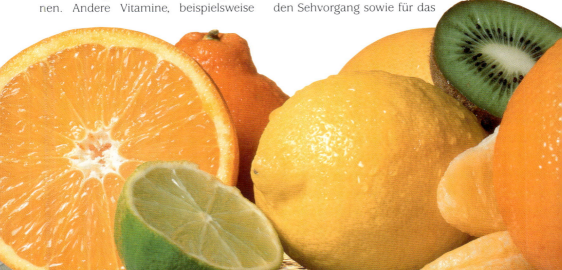

Wachstum und die Entwicklung von Zellen und Geweben. Haut, Darmschleimhaut und die Oberfläche der Atemwege stehen unter dem Einfluss von Vitamin A, das so die Abwehrbarriere des Körpers stärkt und die Widerstandskraft gegen Infektionen erhöht. Vitamin A übt großen Einfluss auf die Entwicklung von Embryonen aus. Die Ausbildung des Skelettsystems und der Organe des Ungeborenen sind von einer ausreichenden Versorgung mit Vitamin A abhängig. Außerdem ist Vitamin A ein wirksamer Radikalfänger, der vor allem die Zellmembranen vor dem Angriff aggressiver freier Radikale schützt.

Vitamin A kommt in verschiedenen Formen im Körper und in den Lebensmitteln vor. Diese Formen haben unterschiedliche Wirkungen und können zum Teil ineinander umgewandelt werden. Vitamin A wird vorwiegend über tierische Produkte aufgenommen. Vor allem Leber enthält hohe Konzentrationen. In Pflanzen dagegen ist Vitamin A vor allem in Form seiner Vorstufen (Provitamine), der Carotinoide, enthalten. Eier, Milch und Milchprodukte liefern den größten Anteil der täglichen Vitamin A-Aufnahme.

Carotinoide

Carotinode sind Farbstoffe, die in Pflanzen weit verbreitet sind. Sie kommen unter anderem in Obst und Gemüse vor und bewirken deren rote und gelbe Farben.

Das bekannteste Carotinoid ist das Beta-Carotin, das im menschlichen Körper theoretisch in zwei Moleküle Vitamin A gespalten werden kann. Beta-Carotin kommt in fast allen orangefarbenen Früchten und Gemüsen sowie in Blattgemüse vor.

Neben Beta-Carotin gibt es zahlreiche andere Carotinoide, die teilweise erst wenig erforscht sind. Nur wenige dieser Carotinoide können zu Vitamin A umgewandelt werden, doch scheinen sie alle positive Wirkungen auf den Organismus zu haben. Beispielsweise sind sie Radikalfänger und schützen vor einigen Krebserkrankungen. Zusätzlich scheint jedes einzelne Carotinoid eine sehr spezifische Funktion im Körper wahrzunehmen.

Beitrag einiger Lebensmittel zur Deckung der Vitamin A-Tagesempfehlung von 1,0 mg (Männer) bzw. 0,8 mg (Frauen)

Lebensmittel	Gehalt pro 100 g	Portionsgröße	Deckung der Tagesempfehlung Männer	Frauen
Lebertran	30000,0 µg	EL, 15 g	450 %	563 %
Schweineleber gegart	20978,0 µg	125 g	2622 %	3278 %
Kalbsleberwurst	5265,0 µg	30 g	158 %	197 %
Aprikosen getrocknet	1589,0 µg	25 g	40 %	50 %
Karotten roh	1574,0 µg	150 g	236 %	295 %
Fenchel	783,0 µg	150 g	118 %	147 %
Aal geräuchert	702,0 µg	75 g	53 %	66 %
Grünkohl	683,0 µg	150 g	103 %	128 %
Feldsalat	650,0 µg	75 g	49 %	61 %
Camembert	362,0 µg	30 g	11 %	14 %

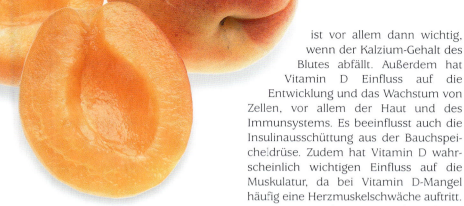

Vitamin D: Cholekalziferol

Vitamin D ist genau genommen kein Vitamin, da der Mensch es selbst im Körper herstellen kann. Die selbst hergestellte Menge reicht jedoch nicht aus, um den Bedarf zu decken.

Vitamin D dient der Aufrechterhaltung des Kalzium- und Phosphat-Gleichgewichts. Es bewirkt eine verbesserte Aufnahme von Kalzium im Dünndarm und die Rückresorption von Kalzium in der Niere aus dem Urin. Gleichzeitig fördert es den Abbau von Kalzium aus dem Knochen und führt zu einer vermehrten Ausscheidung von Phosphat. Vitamin D ist vor allem dann wichtig, wenn der Kalzium-Gehalt des Blutes abfällt. Außerdem hat Vitamin D Einfluss auf die Entwicklung und das Wachstum von Zellen, vor allem der Haut und des Immunsystems. Es beeinflusst auch die Insulinausschüttung aus der Bauchspeicheldrüse. Zudem hat Vitamin D wahrscheinlich wichtigen Einfluss auf die Muskulatur, da bei Vitamin D-Mangel häufig eine Herzmuskelschwäche auftritt.

Vitamin D kommt in vielen Lebensmitteln vor. Konzentriert ist es in Lebertran, in einigen Fischarten und in Eigelb enthalten. Auch Pilze enthalten viel Vitamin D. Der Bedarf ist davon abhängig, wie lange und wie stark die betreffende Person sich in der Sonne aufhält, denn davon wird die Eigenproduktion an Vitamin D bestimmt.

Vitamin E: Tocopherol

Vitamin E ist ein wichtiges Antioxidans, das schädigende freie Radikale abfängt. Seine wichtigste Aufgabe ist es, Fette in Zellmembranen, Lipoproteinen (Transportform der Fette im Blut) und im Ge-

Lebensmittel mit hohem Gehalt an Beta-Carotin

Lebensmittel	Gehalt pro 100 g	Portionsgröße	Gehalt pro Portion
Aprikose getrocknet	9,5 mg	25 g	2,4 mg
Mohrrübe frisch	7,8 mg	150 g	11,7 mg
Tomatenkonzentrat	5,5 mg	EL, 15 g	0,8 mg
Blattspinat gegart	5,2 mg	150 g	7,8 mg
Fenchel frisch	4,7 mg	150 g	7,0 mg
Grünkohl gegart	4,1 mg	150 g	6,1 mg
Feldsalat	3,9 mg	75 g	2,9 mg
Sellerie frisch	2,9 mg	150 g	4,4 mg
Mango	2,8 mg	125 g	3,5 mg
Rote Paprika	2,1 mg	150 g	3,2 mg

Beitrag einiger Lebensmittel zur Deckung der Vitamin D-Tagesempfehlung (5 Mikrogramm)

Lebensmittel	Gehalt pro 100 g	Portions-größe	Deckung der Tagesempfehlung
Matjeshering	27,0 µg	150 g	810 %
Aal geräuchert	22,0 µg	75 g	330 %
Forelle geräuchert	20,0 µg	75 g	300 %
Hühnerei	3,0 µg	60 g	24 %
Steinpilz frisch	3,0 µg	200 g	120 %
Champignon gegart	2,0 µg	100 g	40 %
Schlagsahne	1,0 µg	25 g	6 %
Margarine	1,5 µg	20 g	8 %
Lachs geräuchert	18,0 µg	75 g	270 %
Thunfisch (Konserve)	4,0 µg	65 g	52 %

webe vor der Zerstörung durch Peroxidation zu schützen. Daher ist es in allen tierischen Zellmembranen enthalten. Bei diesem Prozess verliert Vitamin E seine Wirksamkeit; durch Vitamin C wird es wieder regeneriert. Um diese Regenerationsfunktion sicher zu stellen, sollten Vitamin E und Vitamin C im Mengenverhältnis von 1:2 aufgenommen werden. Vitamin E wirkt außerdem antithrombotisch, da es die Anheftung und Zusammenballung von Blutplättchen vermindert. Es hemmt auch das Wachstum glatter Muskelzellen und verschiedener Blutzellen und beugt dem Herzinfarkt vor.

Vitamin E kommt in unterschiedlichen Formen in den Lebensmitteln vor. Diese unterscheiden sich in ihrer Wirksamkeit. Am wirksamsten ist das RRR-alpha-Tocopherol. Dies ist auch die Form, die am häufigsten in Lebensmitteln enthalten ist. Zusätzlich sind beta-, gamma-

Beitrag einiger Lebensmittel zur Deckung der Vitamin E-Tagesempfehlung von 14 mg (Männer) bzw. 12 mg (Frauen)

Lebensmittel	Gehalt pro 100 g	Portionsgröße	Deckung der Tagesempfehlung Männer	Frauen
Sonnenblumenöl	61,4 mg	EL, 15 ml	61 %	77 %
Distelöl	43,7 mg	EL, 15 ml	44 %	55 %
Haselnuss	26,1 mg	60 g	104 %	131 %
Mandel	25,9 mg	60 g	104 %	130 %
Weizenkeime	21,2 mg	geh. EL, 12 g	17 %	21 %
Aal	9,2 mg	150 g	92 %	115 %
Fenchel gegart	6,7 mg	150 g	67 %	84 %
Krautsalat	6,7 mg	150 g	67 %	84 %
Schwarzwurzel	6,0 mg	150 g	60 %	75 %
Makrele	1,7 mg	150 g	17%	21 %

und delta-Tocopherole enthalten, die zwischen 3 und 50 % der Wirksamkeit von RRR-alpha-Tocopherol besitzen. Die höchsten Konzentrationen von Vitamin E befinden sich in Pflanzenkeimen und -saaten und den aus ihnen gewonnenen Ölen.

Vitamin K

Vitamin K ist für die Blutgerinnung unerlässlich. Diese Tatsache wird bei Menschen mit Thromboseneigung sowie nach Schlaganfall und Herzinfarkt therapeutisch genutzt. Hemmstoffe des Vitamin K, die Cumarine (Marcumar), heben die Wirkung von Vitamin K auf und verhindern so die Bildung von Blutgerinnseln. Außerdem ist der Knochenstoffwechsel auf Vitamin K angewiesen. Zwei Knochenproteine, das Osteokalzin und das Matrix-Gla-Protein, werden bei Mangel an Vitamin K nicht vollständig ausgebildet. Diese Knochenproteine bestimmen die Mineralisation und die Knochendichte, so dass bei Vitamin K-Mangel die Knochendichte vermindert ist. Vitamin D und Vitamin K ergänzen sich in ihrer Wirkung auf die Knochen. Vitamin K beugt Osteoporose vor.

Auch Vitamin K kommt in verschiedenen Formen vor. Pflanzen produzieren Vitamin K_1, das Phyllochinon. Es ist in grünen Gemüsen, vor allem Kohlarten und Ölen enthalten. Auch Milch und Milchprodukte, Eier und Innereien enthalten Vitamin K. Vitamin K_2, Menachinon, wird von einigen Bakterien hergestellt.

Vitamin B_1: Thiamin

Thiamin ist das am längsten bekannte Vitamin. Thiamin ist an der Energiegewinnung aus Kohlenhydraten beteiligt und somit von zentraler Bedeutung im Stoffwechsel. Es nimmt Funktionen im weiteren Kohlenhydrat- und Aminosäurestoffwechsel wahr und ist an der Reizleitung von Nervenzellen beteiligt. Auch weitere Botenstoffe, die Neurotransmitter, stehen eng mit Thiamin in Verbindung.

Wie die meisten B-Vitamine, kommt Thiamin in den Randschichten aller Getreidekörner vor. Mit zunehmendem Ausmahlungsgrad sinkt daher der Thiamin-

Beitrag einiger Lebensmittel zur Deckung der Vitamin K-Tagesempfehlung von 70 Mikrogramm (Männer) und 60 Mikrogramm (Frauen)

Lebensmittel	Gehalt pro 100 g	Portionsgröße	Deckung der Tagesempfehlung	
			Männer	Frauen
Mangold frisch	400,0 µg	150 g	857 %	1000 %
Zwiebeln frisch	310,0 µg	30 g	133 %	155 %
Blattspinat gegart	347,0 µg	150 g	744 %	868 %
Fenchel frisch	240,0 µg	150 g	514 %	600 %
Chinakohl frisch	250,0 µg	150 g	536 %	625 %
Porree frisch gegart	224,0 µg	150 g	480 %	560 %
Linsen gegart	22,0 µg	150 g	47 %	55 %
Brokkoli gegart	129,0 µg	150 g	276 %	323 %
Kalbsleber	97,0 µg	125 g	173 %	202 %
Grünkohl gegart	220,0 µg	150 g	471 %	550 %

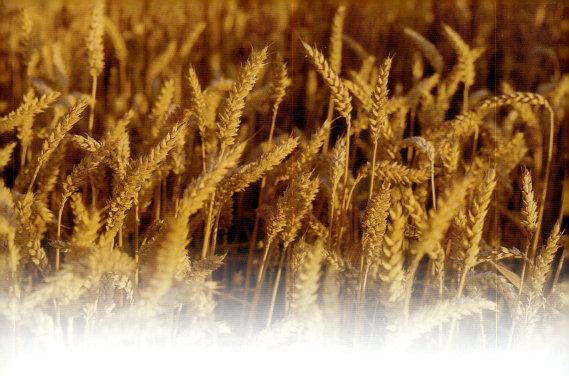

gehalt des Mehls und der daraus herge-stellten Produkte. Auch Reis büßt beim Polieren einen Großteil seines Thiamin-gehaltes ein. Neben Vollkornprodukten sind Hülsenfrüchte und Kartoffeln gute pflanzliche Thiaminlieferanten. Wegen seiner zentralen Stoffwechselfunktion kommt Thiamin auch in allen tierischen Lebensmitteln vor. Eine besonders reich-haltige Quelle ist Schweinefleisch.

Beitrag einiger Lebensmittel zur Deckung der täglichen Aufnahmeempfehlung an Thiamin von 1,2 mg (Männer) bzw. 1,0 mg (Frauen)

Lebensmittel	Gehalt pro 100 g	Portionsgröße	Deckung der Tagesempfehlung Männer	Frauen
Sonnenblumenkerne	1,9 mg	20 g	32 %	38 %
Vegetarische Pasteten	1,9 mg	20 g	32 %	38 %
Nüsse	0,9 mg	25 g	19 %	23 %
Schweinefleisch	0,9 mg	150 g	113 %	135 %
Weizenkleie	0,6 mg	EL, 20 g	10 %	12 %
Haferflocken	0,6 mg	60 g	30 %	36 %
Salami	0,5 mg	30 g	13 %	15 %
Fleischwurst	0,4 mg	30 g	10 %	12 %
Weizenmehl Type 1050	0,4 mg	20 g	7 %	8 %
Reis ungeschält	0,4 mg	70 g	23 %	28 %

Vitamin B$_2$: Riboflavin

Riboflavin ist in Lebensmitteln weit verbreitet. Besonders hohe Gehalte finden sich in Hefe, die jedoch mengenmäßig in der menschlichen Ernährung keine Rolle spielt. Vor allem Milch und Milchprodukte, Fleisch und Wurst tragen in Deutschland zur Bedarfsdeckung bei. Obst und Gemüse enthalten dagegen in der Regel nur wenig Riboflavin. Gute pflanzliche Riboflavinquellen sind Hülsenfrüchte und Vollkorngetreide. Hier gilt das Gleiche wie für Thiamin: Bei Ausmahlung der Getreide zu Weißmehl sinkt der Vitamingehalt des Getreidekorns auf etwa ein Drittel ab, da die höchsten Mengen in den Randschichten enthalten sind.

Riboflavin nimmt viele Aufgaben im Organismus wahr. Es ist als Bestandteil, Regulator oder Hilfsstoff mindestens 60 verschiedener Enzyme an diversen Stoffwechselvorgängen beteiligt. Unter anderem spielt es eine große Rolle bei der Energiegewinnung aus den Nährstoffen und scheint auch am Sehprozess beteiligt zu sein.

Niacin (früher Vitamin PP = pellagra preventive)

Unter dem Begriff Niacin fassen Experten die Substanzen Nicotinsäure und Nicotinsäureamid zusammen, die im Organismus ineinander umgewandelt werden können. Niacin ist Hilfsstoff und Regulator vieler Enzyme. Es ist bedeutsam für den Auf- und Abbau der Nährstoffe und nimmt wichtige Funktionen im Energiestoffwechsel der Zellen wahr.

Besonders Leber, aber auch andere tierische Produkte sind gute Niacin-Quellen. Getreidekörner sind relativ reich an Niacin, doch befindet es sich fast ausschließlich in den Randschichten, so dass Weißmehlprodukte einen Großteil des ursprünglichen Niacins nicht mehr enthalten. In Getreide liegt Niacin zum Teil gebunden an andere Substanzen vor, so dass es nur zum Teil aufgenommen werden kann.

Eine weitere Quelle für Niacin stellt Kaffee dar: Kaffeebohnen enthalten große Mengen der Substanz Trigonellin, aus der beim Rösten Nicotinsäure freigesetzt wird.

Beitrag einiger Lebensmittel zur Deckung der täglichen Aufnahmeempfehlung an Riboflavin von 1,4 mg (Männer) bzw. 1,2 mg (Frauen)

Lebensmittel	Gehalt pro 100 g	Portionsgröße	Deckung der Tagesempfehlung Männer	Frauen
Brötchen	0,1 mg	40 g	3 %	3 %
Vollkornbrötchen	0,3 mg	40 g	9 %	10 %
Weizenkleie	0,5 mg	EL, 20 g	7 %	8 %
Schweineleber gegart	3,7 mg	125 g	330 %	385 %
Kalbsniere gegart	3,0 mg	125 g	268 %	200 %
Kalbsleberwurst	1,4 mg	30 g	30 %	35 %
Weichkäse Halbfettstufe	0,6 mg	30 g	13 %	15 %
Hartkäse	0,5 mg	30 g	11 %	13 %
Champignon	0,4 mg	100 g	29 %	33 %
Schokolade	0,4 mg	20 g	6 %	7 %

Beitrag einiger Lebensmittel zur Deckung der empfohlenen täglichen Aufnahmemenge an Niacin von 16 mg (Männer) bzw. 13 mg (Frauen)

Lebensmittel	Gehalt pro 100 g	Portionsgröße	Deckung der empf. Tagesmenge Männer	Frauen
Weizenkleie	20,7 mg	20 g	26 %	32 %
Schweineleber gegart	20,5 mg	125 g	160 %	197 %
Nüsse	19,9 mg	25 g	31 %	38 %
Erdnussbutter	19,4 mg	20 g	24 %	30 %
Putenfleisch gegart	14,9 mg	150 g	140 %	172 %
Thunfisch gebraten	11,0 mg	120 g	83 %	102 %
Kalbfleisch gegart	9,7 mg	150 g	91 %	112 %
Parmesan	7,2 mg	30 g	14 %	17 %
Vollkornweizen	7,1 mg	40 g	18 %	22 %
Weißbrot	1,9 mg	30 g	4 %	4 %

Folsäure

Dieses Vitamin der B-Gruppe wurde erstmals 1941 aus vier Tonnen Spinatblättern isoliert. Deshalb erhielt die Substanz den Namen „Folsäure", abstammend von dem lateinischen Wort folium = das Blatt. Tatsächlich ist diese Bezeichnung treffend, da Folsäure vorwiegend in grünen Blattgemüsen vorkommt. Weitere gute Quellen sind Hefe und Leber. Folsäure ist an der Bildung neuer Zellen entscheidend beteiligt, da es bei der Synthese der DNS, der Erbinformation, mitwirkt. Auch die Teilung und Reifung der Blutzellen (rote und weiße Blutkörperchen) wird durch Folsäure gesteuert. Seine Funktionen übt Folsäure häufig in Verbindung mit Vitamin B_{12} aus. Zudem ist Folsäure am Abbau verschiedener Aminosäuren beteiligt. Eine weitere wichtige Funktion nimmt Folsäure bei der Vorbeugung von Herz-Kreislauf-Erkrankungen wahr.

Beitrag einiger Lebensmittel zur Deckung der Folsäure-Tagesempfehlung von 400 Mikrogramm

Lebensmittel	Gehalt pro 100 g	Portions-größe	Deckung der Tagesempfehlung
Weizenkeime	520,0 µg	15 g	20 %
Weizenkleie	330,0 µg	15 g	12 %
Kalbsleber gegart	247,0 µg	125 g	77 %
Hülsenfrüchte reif	213,0 µg	60 g	32 %
Nüsse frisch	169,0 µg	25 g	11 %
Sojabohne geröstet	125,0 µg	60 g	19 %
Sonnenblumenkerne	100,0 µg	25 g	6 %
Fenchel	100,0 µg	150 g	38 %
Chinakohl	83,0 µg	150 g	31 %
Blattspinat	78,0 µg	150 g	29 %

Beitrag einiger Lebensmittel zur Deckung der Pantothensäure-Tagesempfehlung von 6 mg

Lebensmittel	Gehalt pro 100 g	Portionsgröße	Deckung der Tagesempfehlung
Kalbsleber gegart	8,1 mg	125 g	169 %
Heringsfische, Makrele, Thunfische gegart	7,7 mg	150 g	193 %
Sonnenblumenkerne	3,6 mg	geh. EL, 25 g	15 %
Kalbsleberwurst	2,8 mg	30 g	14 %
Steinpilz frisch	2,7 mg	150 g	68 %
Nüsse frisch	2,7 mg	25 g	11 %
Shiitake-Pilz frisch	2,5 mg	150 g	63 %
Weizenkleie	2,5 mg	15 g	6 %
Edelpilzkäse	2,3 mg	30 g	12 %
Hülsenfrüchte	2,0 mg	60 g	20 %

Pantothensäure

Pantothensäure ist in nahezu allen Lebensmitteln enthalten und hat zentrale Bedeutung im Stoffwechsel, weshalb ihr Name von dem griechischen Wort *pantothen* = überall abgeleitet wurde. Pantothensäure ist Bestandteil des Coenzyms A, einer Substanz, die an unzähligen Umsetzungen im menschlichen Organismus beteiligt ist. Der Energiestoffwechsel, Auf- und Abbau der Nährstoffe und die Bildung verschiedener wichtiger Verbindungen wie beispielsweise der Gallensäuren oder des roten Blutfarbstoffs Hämoglobin können ohne Pantothensäure nicht stattfinden.

Reichhaltige Quellen sind Eigelb, Leber und Hefe, aber auch Hülsenfrüchte und Vollkornprodukte.

Vitamin B₆: Pyridoxin

Vitamin B₆ ist an den verschiedensten Prozessen im Stoffwechsel der Amino-

Beitrag einiger Lebensmittel zur Deckung der Pyridoxin-Tagesempfehlung von 1,5 mg (Männer) und 1,2 mg (Frauen)

Lebensmittel	Gehalt pro 100 g	Portionsgröße	Deckung der Tagesempfehlung Männer	Frauen
Flusskrebs gegart	2,5 mg	125 g	208 %	260 %
Hafer, ganzes Korn	1,0 mg	geh. EL, 20 g	13 %	17 %
Leinsamen	0,9 mg	geh. EL, 25 g	15 %	19 %
Kartoffelchips	0,9 mg	80 g	48 %	60 %
Kalbsleber gegart	0,9 mg	125 g	75 %	94 %
Walnuss	0,9 mg	25 g	15 %	19 %
Lachs frisch	0,8 mg	150 g	80 %	100 %
Hirse, ganzes Korn	0,8 mg	60 g	32 %	40 %
Gänsefleisch mit Haut gegart	0,7 mg	150 g	70 %	88 %
Reis ungeschält	0,7 mg	60 g	28 %	35 %

säuren maßgeblich beteiligt, auch an der Synthese von Proteinen und Hormonen. Für die Bildung der roten Blutkörperchen, die Sauerstoff in die Zellen des Körpers transportieren, ist Vitamin B_6 unentbehrlich. Gemeinsam mit den Vitaminen B_{12} und Folsäure ist Pyridoxin am Abbau des Arteriosklerose-Verursachers Homozystein beteiligt.

Pyridoxin ist in Lebensmitteln weit verbreitet. Gute Quellen sind Fleisch und Fisch, aber auch Gemüse, vor allem Kartoffeln und Kohlsorten, sowie Vollkornprodukte.

Vitamin B_{12}: Cobalamin

Cobalamin enthält als einziges Vitamin einen Mineralstoff, das Cobalt. Nur in seiner Funktion als Bestandteil des Vitamin B_{12} ist Cobalt für den Menschen essenziell. Eine weitere Besonderheit ist seine Aufnahme in den Körper: Als einziges Vitamin benötigt es für die Resorption einen Hilfsstoff, den intrinsic factor. Dieser ist ein Protein, das in der Magenschleimhaut gebildet wird. Nur gebunden an dieses Protein kann Vitamin B_{12} im unteren Dünndarm in das Blut aufgenommen werden.

Cobalamin ist beteiligt am Eiweiß-, Kohlenhydrat- und Fettstoffwechsel. Daneben ist es für die Bildung der roten Blutkörperchen unerlässlich, ein Mangel führt zu Anämie (Blutarmut). Es wird benötigt für die Aktivität der Nervenzellen und bei der Zellteilung.

Cobalamin wird nur in sehr geringen Mengen benötigt und ist in der normalen Ernährung ausreichend vorhanden. Es kann allerdings nur von Mikroorganismen hergestellt werden. Tierische Lebensmittel wie Fleisch, Eier, Milch und Milchprodukte liefern – entstanden durch die Bakterientätigkeit in den Mägen der Wiederkäuer und durch verzehrte Mikroorganismen – Cobalamin, Pflanzen allerdings nicht. Fermentierte Lebensmittel, wie z.B. Sauerkraut, enthalten durch die bei der Fermentierung zugesetzten Mikroorganismen ebenfalls Vitamin B_{12}.

Vitamin C: Ascorbinsäure

Vitamin C ist das wohl bekannteste Vitamin. Es kann von Pflanzen und den meis-

Beitrag einiger Lebensmittel zur Deckung der Vitamin B_{12}-Tagesempfehlung von 3 Mikrogramm

Lebensmittel	Gehalt pro 100 g	Portionsgröße	Deckung der Tagesempfehlung
Kalbsleber gegart	62,0 µg	125 g	2583 %
Kalbsniere gegart	29,0 µg	125 g	1208 %
Algen frisch	20,0 µg	TL, 5 g	33 %
Auster frisch gegart	12,0 µg	100g	400 %
Hauskaninchen-Fleisch gegart	9,0 µg	150 g	450 %
Makrelen frisch gegart, Zuschnitt	8,0 µg	150 g	400 %
Rindfleisch gegart	4,0 µg	150 g	200 %
Hühnerei frisch gegart	2,0 µg	60 g	40 %
Mozzarella	2,0 µg	125 g	83 %
Schnittkäse halbfest	2,0 µg	30 g	20 %

Beitrag einiger Lebensmittel zur Deckung der Vitamin C-Tagesempfehlung von 100 mg

Lebensmittel	Gehalt pro 100 g	Portionsgröße	Deckung der Tagesempfehlung
Schwarze Johannisbeere	189,0 mg	125 g	236 %
Petersilie	166,0 mg	TL, 5 g	8 %
Gemüsepaprika rot	140,0 mg	150 g	210 %
Fenchel	93,0 mg	150 g	140 %
Papaya	82,0 mg	125 g	103 %
Blumenkohl	73,0 mg	150 g	110 %
Kiwi	71,0 mg	Stück, 45 g	32 %
Erdbeeren	65,0 mg	125 g	81 %
Kohlrabi	64,0 mg	150 g	96 %
Broccoli	61,0 mg	150 g	92 %

ten Tieren gebildet werden, lediglich Meerschweinchen, Menschenaffen und Menschen sind hierzu nicht in der Lage. Vitamin C ist ein wichtiges Antioxidationsmittel und spielt eine entscheidende Rolle beim Schutz der Zellen gegen freie Radikale. Es stärkt das Immunsystem, bekämpft Infektionen und ist an Entgiftungsreaktionen beteiligt. Auch für die Bildung von Bindegewebe und Knorpel ist Vitamin C unerlässlich. Besonders reich an Ascorbinsäure sind rote Paprika, Kohlgemüse und Beerenobst, auch Kartoffeln tragen stark zur Bedarfsdeckung bei. Tierische Produkte sind meist Vitamin C-arm. Zudem ist Ascorbinsäure sehr hitzeempfindlich und geht beim Kochen zum Teil verloren. Daher stellt Rohkost eine besonders gute Vitamin C-Quelle dar.

Biotin

Biotin ist Bestandteil verschiedener Enzyme des Fett-, Kohlenhydrat- und Eiweiß-

Beitrag einiger Lebensmittel zur Deckung der Biotin-Tagesempfehlung von 60 Mikrogramm

Lebensmittel	Gehalt pro 100 g	Portionsgröße	Deckung der Tagesempfehlung
Hefe	200,0 µg	TL, 5 g	17 %
Rinderleber gegart	103,0 µg	125 g	215 %
Erdnussbutter	67,0 µg	20 g	22 %
Weizenkleie	44,0 µg	15 g	11 %
Haselnuss	39,0 µg	25 g	16 %
Schweineniere gegart	33,0 µg	125 g	69 %
Hühnerei	25,0 µg	60 g	25 %
Sojamilch	20,0 µg	200 ml	67 %
Haferflocken	20,0 µg	60 g	20 %
Hülsenfrüchte reif	19,0 µg	60 g	19 %

stoffwechsels. Es wirkt mit bei der Synthese von Glukose, dem Hauptenergielieferant des Organismus, beim Abbau von Aminosäuren, verschiedenen Fettsäuren und Cholesterin. Es ist wichtig für die Gesundheit von Haaren und Fingernägeln.

Biotin kommt in den meisten Nahrungsmitteln vor, allerdings nur in geringen Konzentrationen. Die besten Quellen stellen Milch und Milchprodukte, Eier, Hülsenfrüchte und Vollkornprodukte dar. Auch Leber, Hefe, Nüsse und einige Gemüsesorten liefern relativ hohe Mengen an Biotin.

Mineralstoffe

Nicht alle Mineralstoffe, die in der Natur vorkommen, haben im Körper des Menschen eine lebenswichtige Funktion. Für den Menschen sind 17 Mineralstoffe lebensnotwendig und müssen daher regelmäßig mit der Nahrung zugeführt werden. Dies sind Natrium, Kalium, Kalzium, Magnesium, Phosphor, Schwefel, Chlor, Eisen, Zink, Kupfer, Mangan, Molybdän, Selen, Chrom, Cobalt, Jod und Fluor. Für diese Mineralstoffe gibt es Referenzwerte für die Zufuhr, die Sie im Anhang finden.

Mineralstoffe werden nach der Menge, in der sie im menschlichen Organismus vorkommen, in Mengen- und Spurenelemente unterteilt. Von den Mengenelementen liegen mehr als 50 Milligramm pro Kilogramm Körpergewicht vor. Sie werden daher auch in höheren Mengen vom Körper benötigt als die Spurenelemente. Die Mengenelemente sind alle essenziell. Zu diesen gehören Natrium, Kalium, Kalzium, Phosphor, Magnesium und Chlor. Die Spurenelemente sind im Organismus in Mengen

von weniger als 50 Milligramm pro Kilogramm Körpergewicht enthalten.

Jeder dieser Mineralstoffe übt spezielle Aufgaben im Organismus aus. Dabei kann keiner durch einen anderen ersetzt werden. Die Funktionen der Mineralstoffe lassen sich folgendermaßen gliedern:

■ **Baustoffe:** Mineralstoffe sind Bestandteile von Geweben und anderen Körperstrukturen. Dies sind vor allem die Mengenelemente wie beispielsweise Kalzium, Phosphor und Magnesium in Knochen und Zähnen oder das Eisen als Bestandteil des roten Blutfarbstoffs Hämoglobin.

■ **Bestandteile von Wirkstoffen:** Mineralstoffe sind beteiligt am Aufbau von Hormonen, Enzymen, Vitaminen und anderen Botenstoffen. Sie können diese Substanzen in ihrer Wirkung regulieren oder sind unentbehrlich für ihre Wirksamkeit. Die Mineralstoffe regulieren alle chemischen Reaktionen im Körper.

■ **Bestandteil von Körperflüssigkeiten:** Durch den Gehalt an Mineralstoffen in den unterschiedlichen Räumen des Körpers werden der Flüssigkeitshaushalt und die Druckverhältnisse reguliert. Nur durch den Gehalt an Mineralstoffen werden die Muskelfunktion und Nervenleitfähigkeit ermöglicht.

Wir haben in der Kalorien-Nährwert-Tabelle für alle Lebensmittel den Gehalt an den Mengenelementen Kalzium und Eisen sowie der Spurenelemente Zink und Jod angegeben.

Kalzium

Kalzium ist der mengenmäßig wichtigste Mineralstoff im Menschen. Der Körper eines Erwachsenen enthält ein bis zwei Kilogramm Kalzium, das sich zu 99,5 %

Beitrag einiger Lebensmittel zur Deckung der Kalzium-Tagesempfehlung von 1000 mg

Lebensmittel	Gehalt pro 100 g	Portionsgröße	Deckung der Tagesempfehlung
Hartkäse Dreiviertelfettstufe (z.B. Emmentaler)	1400,0 mg	30 g	42 %
Schnittkäse (z.B. Gouda)	800,0 mg	30 g	24 %
Sesam frisch	738,0 mg	25 g	18 %
Edelpilzkäse	550,0 mg	30 g	17 %
Schafskäse, Feta	450,0 mg	30 g	14 %
Feige getrocknet	244,0 mg	25 g	6 %
Haselnuss frisch	225,0 mg	25 g	6 %
Milchschokolade	214,0 mg	20 g	4 %
Grünkohl frisch gegart	177,0 mg	150 g	27 %
Blattspinat gegart	149,0 mg	150 g	22 %
Joghurt entrahmt	140,0 mg	150 g	21 %

in Knochen und Zähnen befindet. Es bietet dem Skelett und den Zähnen Stabilität. Das im Skelett gespeicherte Kalzium dient auch als Reserve und wird abgebaut, wenn mit der Nahrung zu wenig Kalzium aufgenommen wird. Daneben ermöglicht Kalzium die Reizleitung der Nerven und die Muskeltätigkeit und vermittelt als Botenstoff die Wirkung verschiedener Hormone. Als Aktivator des Blutgerinnungssystems ist Kalzium ebenfalls lebensnotwendig.

Kalzium kommt in hohen Konzentrationen in Milch und Milchprodukten, vor allem in Hartkäse, vor. Ausnahmen bilden die Milchprodukte, bei deren Herstellung das Kalzium durch Säurebehandlung aus seiner Bindung an Proteine

Beitrag einiger Lebensmittel zur Deckung der Phosphat-Tagesempfehlung von 700 mg

Lebensmittel	Gehalt pro 100 g	Portionsgröße	Deckung der Tagesempfehlung
Weizenkleie	1288,0 mg	20 g	37 %
Schmelzkäse Halbfettstufe	1200,0 mg	30 g	51 %
Hartkäse Dreiviertelfettstufe	950,0 mg	30 g	41 %
Kürbiskern frisch	830,0 mg	25 g	30 %
Scheiblette	800,0 mg	30 g	34 %
Hartkäse Magerstufe	785,0 mg	30 g	34 %
Brühwürfel	700,0 mg	Halber, 5 g	5 %
Sojabohne getrocknet	531,0 mg	60 g	46 %
Laugengebäck	427,0 mg	50 g	31 %
Cashewnuss geröstet	426,0 mg	25 g	15 %
Schnittkäse halbfest Doppelrahmstufe	400,0 mg	30 g	17 %

gelöst und mit der Molke entfernt wird. Dies ist bei Quark oder Frischkäse der Fall. Außerdem sind einige grüne Gemüsesorten, Beerenobst und Nüsse gute Kalziumquellen. Fleisch, Fisch und Getreide sind dagegen kalziumarm.

Im höheren Lebensalter entwickeln viele Menschen, insbesondere Frauen im Klimakterium, Osteoporose, eine Erkrankung, die mit einem Verlust an Knochenmasse einhergeht. Die Folge sind unter anderem Knochen- oder Wirbelkörperbrüche. Eine lebenslange ausreichende Kalzium-Zufuhr, vor allem vor dem 35. Lebensjahr, ist die wichtigste vorbeugende Maßnahme.

Phosphor

Phosphor ist, wie Kalzium, ein wichtiger Bestandteil der Knochen. Phosphor ist unerlässlich für die Muskeltätigkeit und die Aufrechterhaltung aller Körperfunktionen. Ferner werden Phosphate für die Funktion der meisten B-Vitamine benötigt, die am Energiestoffwechsel beteiligt sind.

Phosphor kommt in allen Lebensmitteln vor. Daher wird der Bedarf üblicherweise durch die Ernährung gedeckt. Oft wird allerdings zu viel Phosphat im Verhältnis zum Kalzium aufgenommen. Bei chronischer Niereninsuffizienz, wenn Phosphat nicht mehr in ausreichendem Maß über die Niere ausgeschieden werden kann, muss eine eingeschränkte Phosphatzufuhr von maximal 1000 mg täglich eingehalten werden.

Magnesium

65 % des Magnesiums befindet sich in den Knochen, aus denen es bei ungenügender Zufuhr zum Teil freigesetzt werden kann. Magnesium ist an der Funktion von etwa 300 Enzymen im Stoffwechsel beteiligt. Energiegewinnung, Aufbau von Eiweißen und Zellteilung benötigen Magnesium. Es beeinflusst die Durchlässigkeit der Zellwände und steuert dadurch die Muskel- und Nervenfunktion.

Magnesium ist nur in wenigen Lebensmitteln in hohen Konzentrationen enthalten. Vor allem Grundnahrungsmit-

Phosphatarme Lebensmittel und ihr Beitrag zur Deckung der bei chronischer Niereninsuffizienz und Dialysepflicht täglich maximal erlaubten Phosphat-Menge von 1000 mg

Lebensmittel	Gehalt pro 100 g	Portionsgröße	Deckung der erlaubten Höchstmenge
Limonaden, Brausen	1,0 mg	200 g	0,20 %
Kaffee	2,0 mg	150 g	0,30 %
Marmelade	4,0 mg	25 g	0,10 %
Ananas frisch	9,0 mg	125 g	1,13 %
Apfel frisch	11,0 mg	125 g	1,38 %
Wassermelone frisch	11,0 mg	125 g	1,38 %
Reiscrispies	12,0 mg	50 g	0,60 %
Mango frisch	13,0 mg	125 g	1,63 %
Gartenkürbis frisch	17,0 mg	150 g	2,55 %
Eisbergsalat	20,0 mg	50 g	1,00 %
Rotkohl Konserve	23,0 mg	150 g	3,45 %

Beitrag einiger Lebensmittel zur Deckung der Magnesium-Tagesempfehlung von 350 mg (Männer) bzw. 300 mg (Frauen)

Lebensmittel	Gehalt pro 100 g	Portions-größe	Deckung der Tagesempfehlung Männer	Frauen
Sonnenblumenkerne	395,0 mg	25 g	28 %	33 %
Sesam frisch	347,0 mg	25 g	25 %	29 %
Erdnussmus	180,0 mg	30 g	15 %	18 %
Hirse, Vollkorn	170,0 mg	60 g	29 %	34 %
Nüsse, frisch	160,0 mg	25 g	11 %	13 %
Reis ungeschält	157,0 mg	60 g	27 %	31 %
Portulak frisch	151,0 mg	150 g	65 %	76 %
Zartbitterschokolade	149,0 mg	20 g	9 %	10 %
Haferflocken	139,0 mg	60 g	24 %	28 %
Bohnen dick getrocknet	135,0 mg	60 g	23 %	27 %
Vollkorneierteigwaren	127,0 mg	50 g	18 %	21 %

tel wie Fleisch und viele Getreide- und Gemüsesorten sind in der Regel magnesiumarm.

Natrium

Natrium bestimmt gemeinsam mit Chlorid den Wasserhaushalt des Organismus. Dies betrifft sowohl den gesamten Flüssigkeitsbestand des Körpers als auch die Verteilung der Flüssigkeit inner- und außerhalb der Zellen. Natrium ist daher bedeutsam für die Blutdruckregulation.

Natrium ist auch am Säure-Basen-Haushalt beteiligt. Durch eine ungleiche Verteilung von Natrium und Kalium inner- und außerhalb der Zellen entsteht ein Ungleichgewicht an der Zellwand, das für Transportprozesse durch die Zellwand genutzt werden kann. Diese Ungleichver-

Natriumarme Lebensmittel und ihr Beitrag zur Deckung der Natrium-Höchstmenge bei einer kochsalzarmen Kost (5 g Kochsalz pro Tag = 1955 mg Na)

Lebensmittel	Gehalt pro 100 g	Portionsgröße	Deckung der Höchstmenge
Haferflocken	7,0 mg	60 g	0,21 %
Sojamilch	1,0 mg	200 ml	0,10 %
Weiße Bohne frisch gegart	1,0 mg	150 g	0,08 %
Konfitüre, Gelee, Marmeladen	1,0 mg	25 g	0,01 %
Pfirsich, Melone, Banane, Mandarine, Orange	1,0 mg	150 g	0,08 %
Zucchini	1,0 mg	150 g	0,08 %
Zwetschge, Birne	2,0 mg	150 g	0,15 %
Weizenmehl Type 550, Stärke	3,0 mg	20 g	0,03 %
Kaffee, Tee	1,0 mg	150 ml	0,08 %
Kartoffeln gegart	2,0 mg	200 g	0,2 %

Beitrag einiger Lebensmittel zur Deckung der empfohlenen Minimalzufuhr von 550 mg Natrium

Lebensmittel	Gehalt pro 100 g	Portionsgröße	Deckung der Tagesempfehlung
Kräutersalz	35100,0 mg	TL, 5 g	319 %
Kaviarersatz	5263,0 mg	5 g	48 %
Oliven schwarz gesäuert	3288,0 mg	20 g	120 %
Matjeshering	2692,0 mg	75 g	367 %
Schweineschinken roh geräuchert	2473,0 mg	30 g	135 %
Kasseler	2470,0 mg	150 g	674 %
Salzstangen	1790,0 mg	30 g	98 %
Roquefort	1600,0 mg	30 g	87 %
Schnittkäse halbfest	1400,0 mg	30 g	76 %
Braunschweiger Mettwurst	1305,0 mg	30 g	71 %
Schafskäse, Feta	1300,0 mg	30 g	71 %

teilung ermöglicht auch die Reizleitung der Nerven. Zudem spielt Natrium eine bedeutende Rolle bei der Muskelreizbarkeit und -kontraktion.

Unverarbeitete Nahrungsmittel enthalten nur geringe Mengen an Natrium. Bei der Verarbeitung steigt die Konzentration – bedingt vor allem durch den Zusatz von Kochsalz (Natriumchlorid) – teilweise deutlich an.

Chlorid

Chlorid beeinflusst zusammen mit Natrium und anderen Mineralstoffen den Flüssigkeitshaushalt, die Verteilung von Flüssigkeiten im Körper sowie das Säure-Basen-Gleichgewicht. Zudem ist es ein wichtiger Bestandteil der Knochen und der Magensalzsäure. Als Bestandteil von Kochsalz ist es in vielen verarbeiteten Lebensmitteln in großer Menge enthalten.

Beitrag einiger Lebensmittel zur Deckung der Chlorid-Tagesempfehlung von 830 mg

Lebensmittel	Gehalt pro 100 g	Portionsgröße	Deckung der Tagesempfehlung
Kräutersalz	54000,0 mg	TL, 5 g	325 %
Brühwürfel	37000,0 mg	5 g	223 %
Sojasauce	9000,0 mg	EL, 20 g	217 %
Matjeshering gesalzen	4112,0 mg	75 g	372 %
Oliven schwarz gesäuert	3800,0 mg	20 g	92 %
Kasseler	3242,0 mg	150 g	586 %
Fischstäbchen fritiert	2896,5 mg	150 g	523 %
Salzstangen	2600,0 mg	30 g	94 %
Schinken vom Schwein, roh, geräuchert	3245,0 mg	30 g	117 %
Schinken vom Schwein, gekocht, ungeräuchert	2463,0 mg	30 g	89 %

Beitrag einiger Lebensmittel zur Deckung der Kalium-Tagesempfehlung von 2000 mg

Lebensmittel	Gehalt pro 100 g	Portionsgröße	Deckung der Tagesempfehlung
Aprikose getrocknet	1654,0 mg	25 g	21 %
Weizenkleie	1390,0 mg	20 g	14 %
Rosine	782,0 mg	25 g	10 %
Erdnuss, geröstet	777,0 mg	25 g	10 %
Blattspinat frisch	633,0 mg	150 g	47 %
Avocado	503,0 mg	100 g	25 %
Fenchel	494,0 mg	150 g	37 %
Bohnen weiß frisch gegart	473,0 mg	60 g	14 %
Hirse, Vollkorn	430,0 mg	60 g	13 %
Banane	393,0 mg	150 g	30 %
Kartoffel, frisch gegart	333,0 mg	200 g	33 %

Kalium

Kalium gehört neben Natrium und Chlorid zu den wichtigsten Elektrolyten (= elektrische Impulse leitende Mineralstoffe) der Körperflüssigkeit. Gemeinsam mit Natrium hält es ein Ungleichgewicht an den Zellwänden aufrecht, das verschiedene Transportprozesse, die Reizleitung der Nerven und Muskelaktivität ermöglicht. Kalium beeinflusst auch den Wasserhaushalt und reguliert den Blutdruck. Eine reichliche Zufuhr von Kalium wirkt blutdrucksenkend.

Kalium ist in allen Lebensmitteln vorhanden. Gute Quellen stellen vor allem Kartoffeln, Gemüse und Obst dar. Kalium geht schnell ins Wasch- und Kochwasser über, was in der Küchentech-

Kaliumarme Lebensmittel und ihr Beitrag zur Deckung der bei chronischer Niereninsuffizienz und Dialysepflicht täglich maximal erlaubten Menge von 2000 mg

Lebensmittel	Gehalt pro 100 g	Portionsgröße	Deckung der erlaubten Höchstmenge
Götterspeise	0,6 mg	100 g	0,03 %
Reis geschält gegart	19,0 mg	180 g	1,71 %
Mayonnaise 80 % Fett	25,0 mg	25 g	0,31 %
Konfitüre/Marmelade mit Süßstoff	29,0 mg	25 g	0,36 %
Limonaden	1,0 mg	200 g	0,10 %
Eierteigwaren gegart	40,0 mg	125 g	2,50 %
Tofu frisch	42,0 mg	100 g	2,10 %
Hirse Korn geschält	43,0 mg	60 g	1,29 %
Sauerkirsch Fruchtnektar	35,0 mg	200 g	3,50 %
Linsen, Konserve	63,0 mg	150 g	4,73 %
Bisquitrolle	65,0 mg	100 g	3,25 %

Beitrag einiger Lebensmittel zur Deckung der Eisen-Tagesempfehlung von 10 mg (Männer) und 15 mg (Frauen)

Lebensmittel	Gehalt pro 100 g	Portions-größe	Deckung der Tagesempfehlung Männer	Frauen
Hausmacher Blutwurst	17,0 mg	30 g	51 %	34 %
Schweineleber gegart	15,4 mg	125 g	193 %	128 %
Weizenkleie	12,9 mg	20 g	26 %	17 %
Kürbiskern frisch	12,5 mg	25 g	31 %	21 %
Sojamehl entfettet	12,0 mg	EL, 15 g	18 %	12 %
Kalbsniere	11,3 mg	125 g	141 %	94 %
Hirse, ganzes Korn	9,0 mg	60 g	54 %	36 %
Sojabohnen getrocknet	7,8 mg	60 g	47 %	31 %
Leberwurst fein	7,1 mg	30 g	21 %	14 %
Auster frisch	6,7 mg	100 g	67 %	45 %
Haferflocken	4,6 mg	60 g	28 %	18 %

nik bei chronisch Niereninsuffizienten und Dialysepatienten genutzt wird. Geschädigte Nieren können nicht mehr genügend Kalium ausscheiden, was zu lebensbedrohlich hohen Kalium-Spiegeln im Blut führen kann. Daher darf die Kalium-Menge bei chronischer Niereninsuffizienz und Dialysepflicht 2000 mg täglich nicht übersteigen.

Eisen

Eisen ist das mengenmäßig bedeutendste Spurenelement im menschlichen Körper, der etwa vier Gramm Eisen enthält. Eisen ist ein wichtiger Bestandteil des roten Blutfarbstoffs Hämoglobin. 75 % des gesamten Körpereisens liegen daher in den roten Blutkörperchen vor und sind unverzichtbar für den Transport des Sauerstoffs in alle Körperzellen. Außerdem ist Eisen Bestandteil verschiedener Transportproteine im Blut, ein Baustein verschiedener Enzyme für die Herstellung von Botenstoffen sowie am Abbau von Aminosäuren und an Entgiftungsreaktionen beteiligt.

Einige Gemüsesorten und Vollkorngetreideprodukte sind gute Eisenquellen. Bei der Verarbeitung zu Weißmehl gehen mehr als zwei Drittel des Eisengehaltes verloren. Obst und Milchprodukte enthalten nur wenig Eisen. Fleischerzeugnisse stellen hervorragende Eisenquellen dar, obwohl sie nicht unbedingt viel Eisen enthalten. In Fleisch liegt das Eisen in einer Form vor, die vom menschlichen Körper besonders gut aufgenommen werden kann, während in Pflanzen eine schlecht resorbierbare Eisenform vorkommt. Zudem enthalten Pflanzen häufig Substanzen, die Eisen binden (z.B. Phytate, Oxalate), so dass es nicht aufgenommen werden kann. Daher werden aus pflanzlichen Produkten nur 3 bis 8 % des enthaltenen Eisens in den Körper aufgenommen, aus tierischen Produkten aber 10 bis 25 %. Vitamin C oder Zitronensäure verbessern dagegen die Eisen-Aufnahme. Ein Hirsebrei mit Orangen ist daher ein guter Eisenlieferant.

1 ml Blut enthält 0,5 mg Eisen, so dass durch die monatliche Regelblutung

beträchtliche Eisenmengen verloren gehen. Daher haben Frauen vor den Wechseljahren einen deutlich höheren Eisenbedarf als Männer.

Jod

Jod ist ein unverzichtbarer Bestandteil der Schilddrüsenhormone T_3 (= Trijodthyronin) und T_4 (= Tetrajodthyronin, Thyroxin) und nimmt Einfluss auf den gesamten Stoffwechsel. Schilddrüsenhormone erhöhen den Grundumsatz und steuern Reifung und Entwicklung des Nervensystems, der Knochen und anderer Gewebe.

Reichlich Jod befindet sich nur in Lebensmitteln, die aus dem Meer stammen. In Deutschland stellen Seefische wie Seelachs, Scholle und Kabeljau die wichtigsten Jodquellen dar. Süßwasserfische wie beispielsweise Forellen enthalten dagegen nur geringe Jodmengen. Andere Lebensmittel tragen nur wenig zur Jodversorgung bei.

Jodsalz ist eine einfache Maßnahme, um die Jodaufnahme zu erhöhen und vielen Schilddrüsenerkrankungen vorzubeugen.

Zink

Zink ist Bestandteil von mehr als 300 Enzymsystemen und erfüllt daher Aufgaben in zahlreichen Stoffwechselprozessen. Zink ist an der Zellteilung und -entwicklung sowie an der Proteinsynthese beteiligt und ist wichtig für alle Wachstums- und Heilungsprozesse. Die Gesundheit von Haut, Haaren und Nägeln ist eng an Zink gekoppelt. Zink wirkt bei der antioxidativen Abwehr des Organismus mit, stärkt das Immunsystem und beugt Erkältungen vor, wirkt entzündungshemmend und hat Bedeutung für den Sehvorgang. Zudem ist Zink ein wichtiger Faktor bei der Spermatogenese und für die Erhaltung der Fertilität. Für Diabetiker ist Zink von besonderer Wichtigkeit (s. S. 49).

Nur wenige Lebensmittel enthalten Zink in hohen Mengen. Fleisch ist unsere wichtigste Zink-Quelle, zumal Zink aus tierischen Lebensmitteln besser aufge-

Beitrag einiger Lebensmittel zur Deckung der Jod-Tagesempfehlung von 200 Mikrogramm

Lebensmittel	Gehalt pro 100 g	Portionsgröße	Deckung der Tagesempfehlung
Schellfisch frisch gegart, Zuschnitt	190,0 µg	150 g	143 %
Fischstäbchen gefroren	177,0 µg	150 g	133 %
Kabeljau tiefgefroren gegart	133,0 µg	150 g	100 %
Garnele	130,0 µg	100 g	65 %
Miesmuschel gegart	89,0 µg	100 g	45 %
Krustentiere gegart	89,0 µg	100 g	45 %
Rotbarsch frisch gegart, Zuschnitt	76,0 µg	150 g	57 %
Hartkäse Magerstufe	58,0 µg	30 g	9 %
Parmesan	40,0 µg	30 g	6 %
Thunfisch in Öl	40,0 µg	65 g	13 %
Edelpilzkäse	40,0 µg	30 g	6 %

nommen wird als aus pflanzlichen. Der Zink-Gehalt von Getreide sinkt mit steigendem Ausmahlungsgrad.

Fluor

Fluor ist wichtig für die Festigkeit und Widerstandsfähigkeit von Knochen und Zähnen, in denen sich fast 95 % des gesamten Körperfluorids befinden. Fluor schützt auf vielfache Weise vor Karies: Es hemmt das Wachstum von Bakterien im Mund, die Zucker aus der Nahrung in Säure umwandeln, die die Zähne schädigt. Es erhöht die Widerstandsfähigkeit der Zähne gegen Säure und fördert die Reparatur kleiner Zahnschäden. Karies wird jedoch nicht durch einen Mangel an Fluor ausgelöst, sondern durch unzureichende Pflege der Zähne und falsche Ernährung.

Vor allem Krustentiere, Fleisch und Milchprodukte tragen zur Fluorversorgung bei. Auch schwarzer Tee enthält viel Fluorid. Fluor wird aber nicht nur über Lebensmittel, sondern auch über fluoridhaltige Zahnpasten und andere Zahnpflegeprodukte zugeführt.

Weitere Quellen sind fluoridiertes Speisesalz sowie Trinkwasser, dem in einigen Ländern, aber nicht in Deutschland, Fluor zugesetzt wird.

Selen

Selen ist Bestandteil von mehr als 20 Eiweißen (u. a. Enzymen), die an verschiedenen Stellen im Stoffwechsel eingreifen. Nicht alle Funktionen des Selens sind geklärt. Selen ist Bestandteil des wichtigsten antioxidativen Enzymsystems im menschlichen Körper, der Glutathionperoxidase, die freie Radikale entgiftet. Daher ist Selen besonders wichtig für den Schutz der Zellen und der Erbsubstanz. Selen stärkt die Immunabwehr und aktiviert die Schilddrüsenhormone.

Gute Selen-Quellen sind rotes Muskelfleisch, Eier, Meerestiere und Paranüsse.

Schwefel

Die Aufnahme von Schwefel erfolgt meist in Form der schwefelhaltigen Aminosäuren, weshalb es in allen proteinhaltigen Lebensmitteln wie Fisch, Fleisch und

Beitrag einiger Lebensmittel zur Deckung der Zink-Tagesempfehlung von 10 mg (Männer) bzw. 7 mg (Frauen)

Lebensmittel	Gehalt pro 100 g	Portionsgröße	Deckung der Tagesempfehlung Männer	Frauen
Auster frisch gegart	84,6 mg	100 g	846 %	1210 %
Weizenkleie	13,3 mg	20 g	27 %	40 %
Sesam	7,8 mg	25 g	20 %	28 %
Schweineleber gegart	6,2 mg	125 g	78 %	111 %
Rindfleisch gegart	6,1 mg	150 g	92 %	131 %
Kakaopulver	5,7 mg	TL, 5 g	3 %	4 %
Blauschimmelkäse Rahmstufe	5,1 mg	30 g	15 %	22 %
Sonnenblumenkerne	5,1 mg	25 g	13 %	18 %
Hartkäse Magerstufe	5,0 mg	30 g	15 %	21 %
Kalbfleisch frisch gegart	4,9 mg	150 g	74 %	105 %
Haferflocken	4,1 mg	60 g	25 %	35 %

Milchprodukten enthalten ist. Vor allem Gemüse enthalten Schwefel auch als Bestandteil anderer Verbindungen (z.B. Glucosinolate). Zudem wird Schwefel vielen Produkten als Konservierungsmittel zugesetzt, beispielsweise bei Trockenobst oder diversen (Halb-)Fertigprodukten.

Chrom

Chrom ist Bestandteil des Glucosetoleranzfaktors, der die Insulinwirkung verbessert und eine Insulinresistenz vermindert. Bei Chrommangel kommt es daher zu erhöhten Blutglucosespiegeln, und bei Patienten mit Diabetes mellitus werden häufig niedrige Chrom-Spiegel im Blut festgestellt. Es ist sinnvoll, dass Diabetiker 200 bis 400 Mikrogramm Chrom täglich als Präparat einnehmen. Zudem wird eine positive Wirkung von Chrom auf Herz-Kreislauf-Erkrankungen und das Immunsystem diskutiert.

Reich an Chrom sind Fleisch, Vollkornprodukte und Hefe.

Kupfer

Kupfer ist ein wichtiger Bestandteil von Enzymen, die beispielsweise bei der Verwertung des Sauerstoffs, bei der Entgiftung freier Radikale, am Eisenstoffwechsel und -transport und an der Bildung des Bindegewebes beteiligt sind. Auch scheint Kupfer Einfluss auf das Immunsystem zu haben.

Kupfer ist in Lebensmitteln weit verbreitet. Die höchsten Konzentrationen finden sich in Krustentieren und Innereien. Fleisch, Obst, Gemüse und Getreide tragen am stärksten zur Bedarfsdeckung bei.

Mangan

Mangan ist Bestandteil oder Aktivator von mehr als 60 Enzymen. Es ist unter anderem an der Blutgerinnung, der Bildung von Knochensubstanz, der Entwicklung des zentralen Nervensystems, der Spermatogenese und der antioxidativen Abwehr beteiligt. Zudem scheint Mangan einen positiven Einfluss auf Herz-Kreislauf-Krankheiten zu nehmen.

Mangan kommt vor allem in Hülsenfrüchten, Vollkornprodukten und Nüssen vor, tierische Produkte sind dagegen arm an Mangan.

Molybdän

Molybdän ist in drei Enzymen des menschlichen Körpers enthalten und wirkt beim Abbau der Purine, der Catecholamine und der schwefelhaltigen Aminosäuren mit. Molybdän ist in allen Lebensmitteln reichlich vorhanden.

L-Carnitin

L-Carnitin ist ein bedingt essenzieller Nährstoff für den Menschen und wird vom menschlichen Körper auch in geringen Mengen selbst hergestellt. Es kommt in der Nahrung besonders in Fleisch (lat. carne = Fleisch), Fisch, Milch und Käse vor. Praktisch jede Zelle des menschlichen Körpers enthält Carnitin. L-Carnitin spielt eine wichtige Rolle in der Fettverbrennung. Ohne L-Carnitin kann der Mensch langkettige Fettsäuren nicht verwerten und keine Energie daraus gewinnen. Carnitin ist darüber hinaus im Organismus an vielen weiteren biochemischen Prozessen direkt oder indirekt beteiligt. In konzentrierter Form zugeführt hat Carnitin gezeigt, dass es die Energieproduktion aus Fettsäuren steigert, die Blutfettwerte verbessert, sich günstig auf das Herz bei Herzerkrankungen auswirkt, die Insulinsensitivität steigert, die Regeneration der Muskulatur

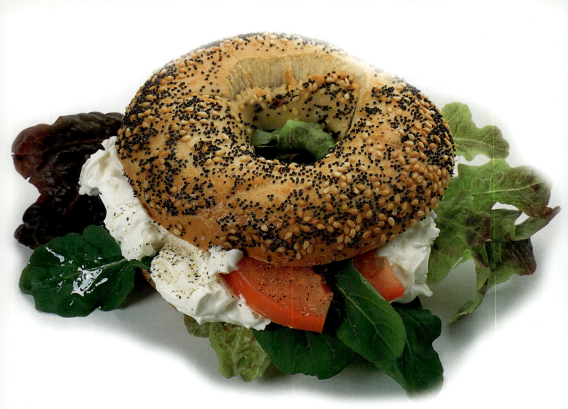

nach Belastung fördert und oxidativen Stress reduziert.

Im Zusammenhang mit einer kalorienreduzierten Diät kann die erhöhte Zufuhr von Carnitin die Reduktion des Körpergewichtes steigern. Tierstudien haben gezeigt, dass Carnitingaben auch den Umbau des Körpers unterstützen, indem der Körperfettanteil reduziert wird, während gleichzeitig die Muskelmasse erhalten bleibt und deren Neubildung angeregt wird.

Gustavsen veröffentlichte 2000 die neueste und bisher umfangreichste Tabelle über den Carnitingehalt der Nahrung. Anhand dieser Tabelle lässt sich berechnen, dass Mischköstler durchschnittlich zwischen 100 und 300 mg L-Carnitin pro Tag mit der Nahrung aufnehmen. Da L-Carnitin vornehmlich in Lebensmitteln mit tierischem Ursprung vorkommt, nehmen Menschen, die sehr wenig Fleisch, Fisch, Milch oder Käse verzehren, weniger L-Carnitin als Mischköstler zu sich. Dies führt zu einer Absenkung des L-Carnitinspiegels im Körper und kann zu einem Anstieg des L-Carnitinbedarfs zum Beispiel bei Sportlern oder schwangeren Frauen führen. In diesem Fall empfiehlt es sich, L-Carnitin als Nahrungsergänzung zusätzlich einzunehmen.

Wer L-Carnitinprodukte zur Nahrungsergänzung im Handel kauft, sollte auf das Qualitätszeichen L-Carnipure® auf dem Etikett der Produkte achten. Nur diese Produkte enthalten nämlich das nach dem biologischen L-Carnipure®-Verfahren hergestellte 100 % reine L-Carnitin.

L-Carnitin-Gehalt in Lebensmitteln in mg/kg geordnet nach Produktgruppen

(nach Gustavsen HSM, Bestimmung des L-Carnitin-Gehaltes in rohen und zubereiteten pflanzlichen und tierischen Lebensmitteln, Inaugural Dissertation zur Erlangung des Doktorgrades, Physiologisches Institut der tierärztlichen Hochschule Hannover, 2000)

Tierische Produkte	mg/kg	Pflanzliche Produkte	mg/kg	Milchprodukte	mg/kg	Meeresfrüchte	mg/kg
Fleischextrakt	36.860	Steinpilze getrocknet	388	Ziegenkäse	127	Hummer (Körper)	270
Ziegenkeule	2.210	Felsenaustern	243	Kondensmilch	97	Langustenschwanz	154
Hirschkalbssteak	1.930	Spitzmorcheln/getrocknet	208	Schafskäse	65	Hummer (Schere)	142
Lammkeule	1.900	Pfifferlinge getrocknet	126	Hüttenkäse	53	Seelachsfilet	132
Känguruhsteak	1.660	Austernpilze	50	Joghurt	41	Heringe (gebraten)	124
Rehkeule	1.640	Steinpilze frisch	28	Milch	40	Seelachs (Alaska)	97
Lammfilet	1.610	Champignons	26	Sahne	38	Heringe (Grün)	86
Elchbraten	1.600	Pfifferlinge	13	Schafskäse/Rind	36	Riesengarnelen	74
Hirsch	1.500	Nudeln	7,0	Milcheis	35	Aal (geräuchert)	65
Rinderbraten	1.430	Mandeln	6,7	Buttermilch	34	Scholle	63
Rinderhüftsteak	1.350	Erdnüsse	5,8	Quark	30	Schillerlocke	56
Strauß	1.280	Fenchel	5,3	Briekäse	27	Egli Filets*	55
Rindsgulasch	1.270	Brokkoli	4,8	Zaziki	27	Meerbrasse	50
Rentiersteak	1.210	Weizenbrot	4,1	Creme Fraiche	26	Hecht	40
Hasenkeule	1.200	Avokado	4,0	Mo ke	22	Seezunge	38
Rinderbeinfleisch	1.180	Möhren	4,0	Gouda, alt	20	Hering (Filet)	37
Pferdefleisch	1.170	Blumenkohl	3,6	Camembert	18	Kaviar	37
Rehrücken	1.160	Weizenbrötchen	3,5	Mozzarella	18	Wildlachs	37
Ziegenrücken	1.120	Papaya	3,5	Harzer Käse	17	Thunfisch	34
Kalbsschnitzel	1.050	Zucchini	3,4	Frischkäse	16	Schellfisch	33
Kalbsrücken	1.020	Auberginen	3,0	Hefe	11	Makrele	32
Roastbeef	1.010	Paranüsse	3,0	Edamer	15	Lachs	31
Hase	860	Reis	3,0	Gouda, jung	14	Haifisch	30
Rinderhackfleisch	470	Kirschen	2,6	Butter	11	Krabben (Cocktail)	30
Wildschweinrücken	420	Haselnüsse	2,5	Kochkäse	11	Miesmuscheln	28
Bratwurst	386	Walnüsse	2,5	Gorgonzola	10	Forrelle	28
Corned Beef	320	Kartoffeln	2,3	Butterkäse	8	Seeteufel	24
Cervelatwurst	300	Gurken	1,9	Babybel	6	Tintenfisch	21
Entenbrust	288	Roggenbrot	1,8				
Schweineschnitzel	274	Mais	1,6				
Schweinegulasch	264	Pflaumen	1,6				
Schweinefleisch	244	Erbsen	1,4				
Kaninchenkeule	232	Paprika	1,4				
Mettwurst	220	Pfirsich	1,4				
Taubenbrust	211	Bohnen	1,2				
Lachsschinken	205	Tomaten	1,1				
Schweinefilet	190	Bananen	1,0				
Flugentenkeule	189	Kiwi	0,8				
Wiener Wurst	176	Blattsalat	0,6				
Weißwurst	170	Bier	0,6				
Wachtelbrust	166	Äpfel	0,5				
Putenkeule/Filet	133	Margarine	0,5				
Hinterschinken	121	Birnen	0,3				
Bierschinken	120	Orangen, Zitronen	0,1				
Kalbsleberwurst	92						
Mortadella	92						
Hähnchenkeule	80						
Hähnchenbrust	78						
Hänchenfilet	62						
Fasanenbrust	60						
Entenleber	43						
Schweineleber	36						
Fleischwurst	30						
Blutwurst	12						
Hühnereier	8						

Gesunde Lebens- und Ernährungsweise

In vier Stufen zu einer gesunden Ernährungsweise

Basis

Die Basis jedes gesunden Lebensstils bildet ausreichende Bewegung. Besonders empfehlenswert sind Ausdauersportarten wie Joggen, Walken, Schwimmen oder Rad fahren. Ausdauersport stärkt Herz und Kreislauf, fördert die Durchblutung, die Kraft und die Elastizität der Muskulatur, stärkt das Immunsystem, verbessert die Blutfettwerte, senkt den Blutzucker, fördert die Verdauung und hebt die Stimmung – und natürlich hilft er, Übergewicht abzubauen oder gar nicht erst entstehen zu lassen. Bewegen Sie sich so oft wie möglich! Mindestens dreimal pro Woche, am besten aber täglich sollten Sie idealerweise für etwa 30 Minuten Ihren Puls in Schwung bringen (maximale Pulsfrequenz 220 minus Lebensalter. Einsteiger sollten nur bis ca. 60 % der maximalen Pulsfrequenz gehen!).

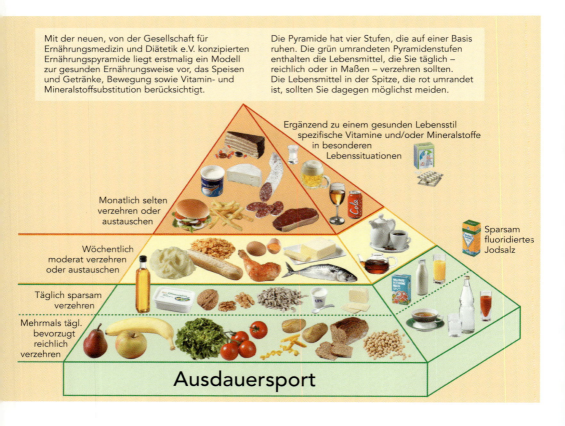

Mit der neuen, von der Gesellschaft für Ernährungsmedizin und Diätetik e.V. konzipierten Ernährungspyramide liegt erstmalig ein Modell zur gesunden Ernährungsweise vor, das Speisen und Getränke, Bewegung sowie Vitamin- und Mineralstoffsubstitution berücksichtigt.

Die Pyramide hat vier Stufen, die auf einer Basis ruhen. Die grün umrandeten Pyramidenstufen enthalten die Lebensmittel, die Sie täglich – reichlich oder in Maßen – verzehren sollten. Die Lebensmittel in der Spitze, die rot umrandet ist, sollten Sie dagegen möglichst meiden.

Ergänzend zu einem gesunden Lebensstil spezifische Vitamine und/oder Mineralstoffe in besonderen Lebenssituationen

Monatlich selten verzehren oder austauschen

Sparsam fluoridiertes Jodsalz

Wöchentlich moderat verzehren oder austauschen

Täglich sparsam verzehren

Mehrmals tägl. bevorzugt reichlich verzehren

Ausdauersport

Stufe 1:
Mehrmals täglich reichlich essen und trinken

■ Obst und Gemüse: reich an Vitaminen und Mineralstoffen, geringe Kaloriendichte, niedriger glykämischer Index

■ Vollkornprodukte, Pellkartoffeln und Hülsenfrüchte: Komplexe Kohlenhydrate, Ballaststoffe und pflanzliches Eiweiß

Die Grundlage der gesunden Ernährung ist reichlich Gemüse und Obst. Es enthält viele Vitamine und Mineralstoffe, aber auch viel Wasser und Ballaststoffe, hat daher also eine geringe Kaloriendichte. Sättigend, kalorienarm und lecker: Also greifen Sie zu und essen Sie davon, so viel Sie möchten! Um viel der gesunden Inhaltsstoffe zu erhalten, sollten Sie möglichst frisches Gemüse und Obst kaufen und einen großen Anteil davon roh verzehren. Tiefkühlware ist zu lange gelagertem Gemüse und Dosenware vorzuziehen. Garen Sie Gemüse so kurz wie möglich und schonend in wenig Wasser, vermeiden Sie Warmhaltezeiten.

Zusätzlich sollten Sie reichlich Lebensmittel mit komplexen Kohlenhydraten essen. Diese finden Sie in Vollkornprodukten, Hülsenfrüchten und Kartoffeln, die außerdem pflanzliches Eiweiß, Wirkstoffe und Ballaststoffe liefern. Diese Lebensmittel sind die idealen Sattmacher. Pellkartoffeln sind fettarm und behalten durch das Garen in der Schale ihre wertvollen Inhaltsstoffe. Dagegen sind verarbeitete Kartoffelprodukte wie Kartoffelbrei, Kroketten oder ähnliches bereits fettreicher und haben einen höheren glykämischen Index – sie befinden sich deshalb in der Stufe 3 der Pyramide!

Hülsenfrüchte sind reich an pflanzlichem Eiweiß und Ballaststoffen. Besonders zu empfehlen ist die Sojabohne und aus ihr hergestellte Produkte, da diese viele sekundäre Pflanzenstoffe enthält, die vielfältige gesundheitsfördernde Wirkungen haben. Vor allem bei vegetarischer Ernährung sollte mindestens einmal wöchentlich ein Hülsenfruchtgericht auf dem Speiseplan stehen!

Vollkornprodukte wie Vollkornbrot, Getreideflocken, Vollkornnudeln, Naturreis etc. sind Weißmehlprodukten prinzipiell vorzuziehen, da sie größere Mengen an Vitaminen, Mineralstoffen, sekundären Pflanzenstoffen und Ballaststoffen enthalten. Sie haben eine niedrigere Kaloriendichte und auch ihr glykämischer Index ist niedriger. Daher sind stark verarbeitete Getreideprodukte wie Cornflakes, Weißbrot oder andere Weißmehlprodukte in Stufe 3 zu finden.

Mindestens 1,5 Liter sollten Sie täglich trinken! Als Getränke sind die kalorienfreien Durstlöscher Mineralwasser, Früchte- und Kräutertees zu empfehlen sowie Gemüsesäfte. Auch süßstoffgesüßte Lightgetränke können Sie – wenn Sie auf den süßen Geschmack nicht verzichten möchten – täglich trinken.

Stufe 2:
Täglich moderat essen und trinken

■ Fette, Nüsse und Samen: Lebensnotwendige und einfach ungesättigte Fettsäuren, fettlösliche Vitamine und sekundäre Pflanzenstoffe

■ Fettarme Milchprodukte: Eiweiß und Kalzium

Fette versorgen uns mit lebensnotwendigen Fettsäuren und Vitaminen, sie sollten daher täglich in unserem Speiseplan enthalten sein. Außerdem verringern sie den glykämischen Index gleichzeitig aufgenommener Kohlenhydrate. Wichtig ist, die „richtigen" Fette auszuwählen und diese zwar in ausreichender Menge, nicht aber übermäßig zu essen. Studien zufolge sollten die Nahrungsfette reichlich einfach ungesättigte aber wenig gesättigte Fettsäuren enthalten. Bevorzugen Sie Diät- und Reformmargarine, die frei von Trans-Fettsäuren sind. Für die Speisenzubereitung sollten Sie auf Raps- oder Olivenöl zurückgreifen, da sie viele einfach ungesättigte Fettsäuren haben, die das Herz schützen. Wählen Sie Zubereitungsarten aus, die mit wenig oder ganz ohne Fett auskommen. Achten Sie vor allem auf die versteckten Fette in Fleisch und Wurstwaren, Süßigkeiten und fettreichen Milchprodukten!

In der Stufe 2 der Lebensmittelpyramide finden sich auch Nüsse und Samen. Sie sind fettreich, das enthaltene Fett hat aber ein gesundheitsförderliches Fettsäuremuster. Zudem enthalten sie viele sekundäre Pflanzenstoffe. Nüsse und Samen sollten in die normale Ernäh-

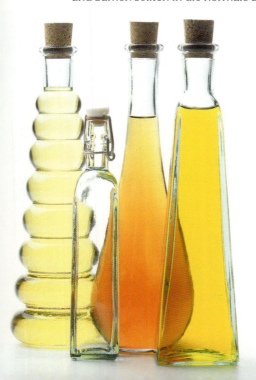

rung eingebunden werden (beispielsweise im Müsli oder Obstsalat); vermeiden Sie dagegen das Knabbern von mit Fett zubereiteten Nüssen „nebenbei": 100 g Macadamianüsse enthalten 73 g Fett!

Milch und Milchprodukte liefern vor allem Eiweiß und Kalzium. Für die Festigkeit von Knochen und Zähnen ist es daher wichtig, täglich Milch oder Milchprodukte zu verzehren. Achten Sie darauf, die fettarmen Varianten auszuwählen (1,5 % Fett bei Milch und Joghurt, 30 % Fett i.Tr. bei Käse)! Milch ist als Durstlöscher ungeeignet.

Obstsäfte liefern Vitamine, Mineralstoffe, sekundäre Pflanzenstoffe, sollten wegen ihres Kalorien- und Zuckergehaltes jedoch nur selten getrunken werden. Optimal ist das Mischen von 1/3 Fruchtsaft mit 2/3 Mineralwasser.

Stufe 3:
Wöchentlich moderat essen und trinken
- Geflügel und Eier: Eiweiß, Eisen und Zink
- Seefisch: Jod, Eiweiß und Eicosane

Fisch, bevorzugt Seefisch, sollte jede Woche verzehrt werden. Er enthält Jod, wertvolles Eiweiß und Omega-3-Fettsäuren (Eicosane). Eier enthalten fast alle lebensnotwendigen Nähr- und Wirkstoffe. Vor allem wegen ihres hohen Cholesteringehaltes sollten sie aber nicht täglich verzehrt werden.

Fleisch enthält hochwertiges Eiweiß, wichtige Mineralstoffe und Vitamine. Fleisch ist vor allem ein guter Eisen- und Zinklieferant. Doch sollte es Geflügelfleisch sein und nur einmal pro Woche verzehrt werden. Bevorzugen Sie magere Fleischsorten, die Sie in unserem Lexikon an der grünen oder fehlenden Markierung in der Spalte „Fett" erkennen. Helles Fleisch wie Geflügel und Fisch ist aus gesundheitlichen Gründen dunklem, rotem Fleisch, also Rindfleisch und gepökelten, geräucherten Fleisch- und Wurstwaren, vorzuziehen.

Kaffee und schwarzer Tee sollten nur in Maßen getrunken werden. Sie sind zwar nicht schädlich, aber die Getränke der Stufe 1 sind vorzuziehen.

Stufe 3 enthält außerdem verarbeitete Kartoffel- und Getreideprodukte sowie Butter, die wegen ihres ungesunden Fettsäuremusters und hohen Cholesteringehaltes nur selten verzehrt werden sollte.

Stufe 4:
Selten essen und trinken oder austauschen

In der Spitze finden Sie die Lebensmittel, die in einer gesunden Ernährungsweise möglichst fehlen sollten. Natürlich muss man nicht auf alles verzichten – doch sollten diese Lebensmittel wirklich selten verzehrt werden!

Fast Food ist fett- und kalorienreich und hat ein ungesundes Fettsäuremuster. Zudem fördert es das „Essen nebenbei" und damit die Überernährung. Süßigkeiten schaden den Zähnen und der Figur – ein Stück Schwarzwälder Kirschtorte enthält 296 Kalorien! Zudem sind die enthaltenen Fette wahre Krankmacher. Fettreiche Milchprodukte wie Sahne, Crème fraîche, Käse mit mehr als 45 % Fett i. Tr. sind ebenfalls ungesund, da sie zu viele gesättigte Fettsäuren enthalten. Fleisch enthält Cholesterin, Purin und gesättigte Fettsäuren. Vor allem Wurst enthält zudem viel versteckte Fette. Täglich zugeführt erhöhen diese Lebensmittel die Wahrscheinlichkeit ernährungsbedingter Krankheiten.

Zu vermeidende Getränke stellen Alkoholika dar. Alkohol ist ein Giftstoff, der zur Abhängigkeit führen kann. Da seine gesundheitsfördernden Wirkungen hinter seinen krankheitsauslösenden zurückstehen, ist es sinnvoll, keinen oder nur wenig Alkohol zu trinken, auf keinen Fall aber täglich in größerer Menge. Auch zuckergesüßte Getränke sollten vermieden werden.

Ergänzungen: Fluoridiertes Jodsalz, Vitamin- und Mineralstoffpräparate

Zum Schutz vor fluoridmangelbedingter Karies und jodmangelbedingten Schilddrüsenerkrankungen sollte im Haushalt ausschließlich fluoridiertes Jodsalz zum Salzen verwendet werden. Dessen Verwendung in moderaten Mengen ist prinzipiell ungefährlich und führt nicht zu Krankheiten wie Bluthochdruck, Osteoporose oder Krebs. Wer Salz einsparen möchte, sollte insbesondere auf salzige Knabberartikel, Fertigsaucen, Gemüsekonserven und andere Fertigprodukte verzichten.

Der Vitamin- und Mineralstoffbedarf ist für jeden Menschen und in jeder Lebenssituation unterschiedlich. Es sollte jedoch jeder darauf achten, überwiegend Lebensmittel zu sich zu nehmen, bei denen viele Vitamine und Mineralstoffe grün gekennzeichnet sind. Viele Medikamente, Stress, chronische Krankheiten und Rauchen erhöhen den Wirkstoffbedarf. Menschen, die reichlich Obst und Gemüse sowie Säfte daraus zu sich nehmen, nehmen ausreichend sekundäre Pflanzenstoffe auf. In manchen Lebenssituationen ist die Einnahme von bestimmten Vitaminen und Mineralstoffen sowohl vorbeugend als auch (in einigen Fällen) therapeutisch notwendig und sinnvoll.

Diätetik – Ernährung bei Krankheiten

Stoffwechsel

Unter dem Begriff Stoffwechsel werden alle Vorgänge des Auf- und Abbaus und der Umwandlung von Stoffen im Körper verstanden. Dazu gehört die Verdauung, Aufnahme und Verwertung der Nährstoffe sowie der Zerfall und Ersatz von Zellmaterial. Der Stoffwechsel findet in allen Körperzellen statt. Er ist ein kompliziertes Regelwerk, das unser Leben erst ermöglicht und durch das unser Körper gesund und leistungsfähig bleibt. Es gibt eine Vielzahl von Stoffwechselstörungen, die ernährungsabhängig oder ernährungsbedingt sind. An erster Stelle steht das metabolische Syndrom.

Das metabolische Syndrom

Das metabolische Syndrom ist eine Entgleisung des Stoffwechsels, bei dem die Betroffenen erhöhte Blutzuckerwerte, Übergewicht, Bluthochdruck und erhöhte Blutfettwerte haben. Es ist die Volkskrankheit Nummer eins in Deutschland. Das metabolische Syndrom ist durch zahlreiche Ursachen bedingt: Fehlernährung, Bewegungsmangel, Insulinresistenz der Muskelzellen, erhöhten Insulinspiegel und erbliche Faktoren. Oft ist das metabolische Syndrom die Vorstufe zum Diabetes mellitus-Typ-2 und es führt unbehandelt zu Herzinfarkt und/oder Schlaganfall.

Diabetes mellitus

In Deutschland sind wenigstens sechs Millionen Menschen an Diabetes mellitus erkrankt. Die chronische Stoffwechselstörung ist durch einen dauerhaft erhöh-
ten Blutzuckerspiegel gekennzeichnet. Mediziner diagnostizieren einen Diabetes mellitus, wenn der Blutzucker nach Mahlzeiten den Wert von 126 mg/dl oder nüchtern 110 mg/dl übersteigt. Die erhöhten Blutzuckerwerte schädigen den Körper, vor allem die Blutgefäße und die Nerven, was zu Folgeschäden an Augen, Nieren, Füßen und dem Herzen führt. Diabetologen unterscheiden zwei Formen des Diabetes mellitus:

- Diabetes mellitus Typ 1
- Diabetes mellitus Typ 2

Der Diabetes mellitus Typ 2 betrifft vorwiegend Menschen, die älter als 40 Jahre und übergewichtig sind. Sie haben häufig auch Verwandte, die bereits an Diabetes erkrankt sind. An Diabetes mellitus-Typ-1 erkranken dagegen vorrangig junge, schlanke Menschen.

Typ-1-Diabetiker: Insulin und BE's

Der Typ-1-Diabetes bricht aus, wenn der Organismus die insulinproduzierenden Zellen in der Bauchspeicheldrüse zerstört. Typ-1-Diabetiker benötigen vom ersten Tage an Insulin, das sie spritzen müssen. Dabei müssen sie ihre Kohlenhydratzufuhr auf die Insulindosis und -wirkung abstimmen. Dafür berechnen Typ-1-Diabetiker die Kohlenhydrate nach Brot- oder Berechnungseinheiten (= BE). Eine BE entspricht 12 Gramm verwertbaren Kohlenhydraten. Eiweiß, Fett und Ballaststoffe werden nicht nach BE berechnet. Zucker ist für Typ-1-Diabetiker heute nicht mehr verboten, sollte aber nicht „pur" gegessen werden. Wichtig ist, die Insulinmenge genau auf die verzehrten BE's abzustimmen. Diabetiker sollten

Lebensmittel bevorzugen, die in diesem Lexikon bei Ballaststoffen, ein- und mehrfach ungesättigten Fettsäuren grün gekennzeichnet sind. Meiden Sie Lebensmittel, die bei gesättigten Fettsäuren rot sind.

Diabetes mellitus kann heilbar sein!

Mindestens 90 % der Diabetiker gehören zum Typ 2. Übergewicht ist die häufigste Ursache für den Diabetes mellitus: 90 % der Typ-2-Diabetiker sind übergewichtig! Durch den Abbau von Übergewicht normalisieren sich bei Typ 2-Diabetikern die Blutzuckerwerte. Das heißt, Diabetes ist bei übergewichtigen Typ 2-Diabetikern durch eine Gewichtsreduktion sowie gesunde Ernährung und Lebensweise in der Regel heilbar! Daher ist die erste und wichtigste Therapiemaßnahme bei diesen Diabetikern eine dauerhafte Gewichtsreduktion durch viel blutzucker- und körpergewichtsenkende Bewegung sowie eine kohlenhydrat- und ballaststoffreiche aber

Sieben klare Regeln für Typ-1-Diabetiker:

1. Kohlenhydrat- und ballaststoffreich essen – nach BEs berechnet.
2. Ein- und mehrfach ungesättigte Fettsäuren bevorzugen.
3. Reichlich Bewegung und Sport.
4. Übergewicht und reichlichen Konsum gesättigter Fette oder Eiweiße vermeiden.
5. Zucker im Rahmen von ballaststoffreichen Mahlzeiten unter BE-Berechnung erlaubt.
6. Wenig Alkohol zu den Mahlzeiten oder Alkoholkarenz.
7. Ausreichend Vitamine und Mineralstoffe – täglich 100 bis 500 mg Vitamin C, 15 bis 30 mg Zink sowie 200 bis 400 Mikrogramm Chrom (z. B. Diazink oder Diazink Plus) – einnehmen.

Sieben klare Regeln für Typ 2-Diabetiker:

1. Übergewicht langsam, aber dauerhaft durch Kalorienreduktion und fettarme Ernährung abbauen (1200 bis 1800 Kilokalorien täglich), die Kost nach Kalorien und nicht nach BE berechnen.
2. Reichlich Bewegung, am besten Ausdauersport, mindestens 3x wöchentlich.
3. Kohlenhydrat- und ballaststoffreich, aber zuckerarm essen; eventuell zu den Mahlzeiten 1 bis 2 Esslöffel Zellulose (z. B. BMI 23) zur verbesserten Sättigung und wasserlösliche Ballaststoffe (z. B. Mucofalk) zur langsamen Blutzuckersteigerung nach den Mahlzeiten einnehmen.
4. Pflanzliche Fette bevorzugen, z. B. Oliven- oder Rapsöl als Brat- und Salatöl sowie Halbfettmargarine oder bei erhöhten Blutfetten eine phytosterinhaltige Diätmargarine (z. B. Becel pro aktiv) als Aufstrichfett.
5. Zucker durch Süßstoff ersetzen.
6. Wenig Alkohol zu den Mahlzeiten oder besser keinen Alkohol.
7. Ausreichend Vitamine und Mineralstoffe – täglich 100 bis 500 mg Vitamin C, 15 bis 30 mg Zink sowie 200 bis 400 Mikrogramm Chrom (z. B. Diazink oder Diazink Plus) – einnehmen.

Hoch (>65) – meiden:

Traubenzucker	100
Cola-Getränke	97
Baguette	95
Honig	87
Cornflakes	80
Kartoffelflocken (Pürreeflocken)	74
Bier	74
Weißbrot	73
Reis (geschält)	72
Butterkeks	69
Graubrot (Mischbrot, Roggenbrot)	68
Knäckebrot	66

Akzeptabel (50–65) – moderat:

Haferflocken	64
Orangensaft	64
Vollkornbrot (fein)	63
Haushaltszucker	59
Orange	53
Nudeln	50

Gut (<50) – reichlich:

Kartoffeln	49
Kiwi	44
Banane	42
Vollkornbrot (grob)	42
Weizenvollkornbrot (grob)	40
Spaghetti (Hartweizengrieß)	40
Vollkornbrot (mit ganzen Körnern)	38
Zartbitterschokolade	36
Buttermilch	35
Apfel	35
Birne	34
Karotten	32
Müsli	30
Milchzucker	30
Apfelsaft	30
Linsen	29
Milch	29
Ananas	29
Pfirsich	29
Vollmilchjoghurt	27
Vollmilch	26
Erdbeeren	26
Grapefruit	26
Pflaumen	25
Getrocknete Bohnen und Erbsen	23
Erbsen (frisch)	23
Kirschen	23
Vollmilchschokolade	22
Fruchtzucker (Fruktose)	21
Frisches Gemüse (z. B. Tomaten)	<15
Erdnüsse	12

fettarme Ernährungsweise. Typ-2-Diabetiker leiden in der Regel nicht unter einem Insulinmangel, sondern einer Insulinresistenz. Oft verbessern sich durch eine Gewichtsreduktion um 5 bis 10 Kilogramm innerhalb von 2 bis 6 Monaten die Blutzuckerwerte entscheidend. Typ-2-Diabetiker sollten daher Kalorien berechnen und keine BE's zählen. Bevorzugen Sie die Lebensmittel, die in diesem Lexikon mit einem grünen Slimfaktor bewertet sind. Essen Sie vorrangig Lebensmittel, die bei ein- und mehrfach ungesättigten Fettsäuren grün gekennzeichnet sind. Meiden Sie Lebensmittel, die bei gesättigten Fettsäuren rot sind und viel Zucker enthalten.

Alle Diabetiker brauchen mehr Vitamine und Mineralstoffe

Diabetiker scheiden wasserlösliche Stoffe verstärkt über den Urin aus und leiden daher oft unter einem Mangel an lebensnotwendigen Spurenelementen Chrom und Zink. Da beide Mineralien für eine optimale Blutzuckerregulation notwendig sind, sollten Diabetiker sie über Tabletten zuführen. Besonders gut wird die Verbindung Zink-Histidin aufgenommen. Auch profitieren Diabetiker von der Einnahme antioxidativ wirksamer Vitamine. Eine reichliche Vitamin C-Aufnahme reduziert die Schädigungen, die durch erhöhte Blutzuckerwerte hervorgerufen werden. Der glykämische Index, der die Blutzuckerwirksamkeit von Nahrungsmitteln darstellt, sollte bei Diabetes mellitus niedrig sein.

Glykämischer Index

Der glykämische Index (siehe Tabelle auf dieser Seite) ist ein Maß für die Blutzuckersteigerung. Lebensmittel mit einem hohen glykämischen Index steigern den Blutzucker rasch. Der glykämische Index wird durch eine Vielzahl von Faktoren beeinflusst. Dazu gehören insbesondere Trinkmenge, Tageszeit, Fettgehalt, Eiweißgehalt, Ballaststoffgehalt, Verarbeitungsgrad und Zubereitung. Auf eine Erhöhung des Blutzuckers folgt immer die Ausschüttung von Insulin. Lebensmittel mit einem hohen glykämischen Index führen zu einer starken Insulinausschüttung, die Hunger auslöst und daher wenig geeignet ist, Übergewicht zu reduzieren oder ihm vorzubeugen. Auch für die Blutfette ist der glykämische Index entscheidend. Bevorzugen Sie Lebensmittel mit einem niedrigen glykämischen Index. Kombinieren Sie diese mit hochwertigen Fetten und ballaststoffreichen Lebensmitteln.

Erhöhte Blutfette

Das Wort Blutfette ist die zusammenfassende Bezeichnung für die im Blut vorkommenden Fettstoffe wie Cholesterin, Phospholipide und Triglyzeride. Verschiedene Störungen des Fettstoffwechsels sind durch Krankheiten hervorgerufen oder erblich bedingt, viele entstehen aber auch durch falsche Ernährung. Ist der Blutfettgehalt erhöht, spricht man von Hyperlipidämie (hyper = übermäßig). Die häufigsten Fettstoffwechselstörungen und Hauptursache für Arteriosklerose sind erhöhte Cholesterin- und Triglyzeridspiegel oder die Kombination aus beidem. Mehr als die Hälfte der Bevölkerung leidet unter erhöhten Cholesterinwerten im Blut. Bevor Medikamente eingenommen werden, sollten immer Ernährungsmaßnahmen eingehalten werden, deren Erfolg in der Regel spätestens nach drei Monaten einsetzt. Aber auch unter einer medikamentösen Therapie müssen Ernährungsregeln eingehalten werden, um einen guten Therapieerfolg zu erzielen. Die Senkung des Cholesterinspiegels um ein Prozent reduziert die Gefahr an Herz-/Kreislauferkrankungen zu versterben bereits um 2 bis 3 %. Es lohnt sich also sehr, etwas für die Blutfette zu tun.

Die durchschnittliche Fettaufnahme ist mit 120 bis 130 Gramm täglich in Deutschland viel zu hoch. Auch das Fettsäuremuster ist unausgewogen: Es werden zu wenig einfach und mehrfach ungesättigte und zu viele gesättigte Fettsäuren aufgenommen. Die größte Fettaufnahme in Deutschland stammt aus Fleisch und Wurstwaren sowie Milch und Milchprodukten, die arterioskleroseföndernde gesättigte Fettsäuren enthalten. Mit der Nahrung werden fast 250 Milligramm Cholesterin mehr aufgenommen als die von der US-amerikanischen Herzgesellschaft empfohlenen 200 Milligramm pro Tag. Die Aufnahme von Omega-3-Fettsäuren (Eicosane), die viele gesundheitsfördernde Effekte haben, ist in Deutschland deutlich geringer als die von der Deutschen Gesellschaft für Ernährung (DGE) empfohlenen 0,5 Energieprozent (= 1,1 g/d bei 2000 kcal/d). Um die Versorgung mit Eicosanen zu verbessern ist ein höherer Fettfischkonsum (100 g Hering/100 g Makrele enthalten ca. 1 g Omega-3-Fettsäuren) notwendig.

Phytosterine sind sekundäre Pflanzenstoffe, die deutlich das LDL-Cholesterin senken. Die phytosterinhaltige Diät-Halbfettmargarine Becel Pro Aktiv ist ein funktionelles Lebensmittel, das den LDL-Cholesterinspiegel um 10 bis 15 % senken kann. Dafür müssen täglich ausreichend Phytosterine zugeführt werden, also beispielsweise 25 g Becel Pro Aktiv.

Zur Senkung des Cholesterinspiegels ist auch die erhöhte Zufuhr von wasserlöslichen Ballaststoffen (z. B. Plantago ovata-Samenschalen) sinnvoll. Betroffene sollten bevorzugt Lebensmittel essen, die bei gesättigten Fettsäuren, Ballaststoffen und Cholesterin grün gekennzeichnet sind. Bei erhöhten Triglyzeriden sollten Sie Lebensmittel vorziehen, die wenig Zucker enthalten.

Erhöhter Harnsäurespiegel und Gicht

Bei der Gicht handelt es sich um eine Störung des Purinstoffwechsels. Purine sind in Zellkernen enthalten. Im Stoffwechsel entsteht daraus Harnsäure. Durch purinreiche Ernährung, verminderte Harnsäureausscheidung oder Störungen im Stoffwechsel kann ein erhöhter Harnsäurespiegel im Blut, die Hyperurikämie, entstehen. Dann kommt es zu Ablagerung von Harnsäurekristallen vor allem in den Gelenken, Weichteilen, den Nieren und den ableitenden Harnwegen und zum schmerzhaften Gichtanfall. Die Diättherapie der chronischen Gicht besteht aus der Normalisierung des Körpergewichts, Vermeidung einer Ketonkörperproduktion (kein Fasten, extremes Abnehmen oder schlecht eingestellter Diabetes mellitus), ausreichender Flüssigkeitszufuhr (mind. 2 Liter täglich), Ein-

Sieben klare Regeln gegen erhöhte Triglyzeridwerte

1. Das Gewicht normalisieren und einen eventuell vorhandenen Diabetes mellitus optimal einstellen.
2. Wenig gesättigte Fettsäuren essen.
3. Bevorzugt ein- und mehrfach ungesättigte Fettsäuren essen.
4. Omega-3-Fettsäuren, die als natürliche Eicosane im Fisch vorkommen, senken den Triglyzeridspiegel deutlich: Reichlich Seefisch verzehren und eventuell Fischölkapseln (beispielsweise Eicosan 500 oder 750) aus der Apotheke einnehmen.
5. Alkohol meiden.
6. Zuckerzufuhr reduzieren.
7. Ballaststoffreiche Kohlenhydratträger mit einem niedrigen glykämischen Index bevorzugen.

Sieben klare Regeln gegen erhöhte Cholesterinwerte

1. Das Gewicht durch eine kalorienreduzierte Kost sowie mehr Bewegung normalisieren.
2. Die Fettzufuhr auf 35 Energieprozent beschränken.
3. Gesättigte Fettsäuren meiden und Fette mit einem hohen Anteil ein- und mehrfach ungesättigter Fettsäuren bevorzugen.
4. Phytosterine zur Senkung des LDL verzehren.
5. Reichlich wasserlösliche Ballaststoffe zur Senkung des Gesamt- und LDL-Cholesterins essen.
6. Reichlich Sojaprodukte und bevorzugt ballaststoffreiche Kohlenhydratträger mit einem niedrigen glykämischen Index.
7. Weniger cholesterinhaltige Lebensmittel.

schränkung des Alkoholkonsums (kein Bier) und der Vermeidung von purinreichen Speisen. Als Kostform ist eine ovolactovegetabile Kost empfehlenswert. Die tägliche Purinaufnahme sollte 300 bis 500 mg nicht überschreiten. In diesem Lexikon haben wir den Harnsäurewert der Lebensmittel angegeben.

Übergewicht und Adipositas

Überernährung, Bewegungsmangel und erbliche Faktoren führen zu einer Ansammlung von Körperfettgewebe. Eine leichte Erhöhung der Fettmasse bezeichnet der Mediziner als Übergewicht, starke Fettmasse-Vermehrungen als Adipositas. Übergewicht ist ein Risikofaktor für Bluthochdruck, Diabetes mellitus Typ 2, koronare Herzkrankheit und Fettstoffwechselstörungen, was zu Herzinfarkt und Schlaganfall führt. Auch Hyperurikämie, Arthrosen, Gallensteinerkrankungen, Depressionen und verminderte Fertilität treten bei Übergewicht häufig auf. Adipöse haben in der Regel einen geringen Anteil stoffwechselaktiver und damit energieverbrauchender Magermasse (Muskulatur). Insbesondere durch Crashdiäten und Fasten wird die Magermasse weiter reduziert, was den Jo-Jo-Effekt auslöst.

Es besteht ein eindeutiger Zusammenhang zwischen Energiezufuhr und Gewichtsentwicklung. Eine Kalorienverminderung führt zu einer Gewichts- und der erwünschten Körperfettreduktion. Wird mehr Energie aufgenommen als benötigt, so führt dies zu einer vermehrten Speicherung von Fett im Fettgewebe. Mindestens bei der Hälfte der Übergewichtigen und Adipösen führen auch erbliche Faktoren zu einer Gewichtszunahme und Übergewicht. Dennoch ist das Übergewicht damit nicht unabänderliches Schicksal! Auch diese Menschen können durch mehr Bewegung und eine Ernährungstherapie dauerhaft abnehmen.

Die Behandlung von Übergewicht muss an mehreren Punkten ansetzen und langfristig angelegt sein. Adipositas ist nach Definition der Weltgesundheitsorganisation WHO eine chronische Krankheit und muss auch als solche behandelt werden. Die dauerhafte Ernährungstherapie ist ein Grundbaustein der interdisziplinär anzulegenden Therapie von Adipösen. Auch eine internistische Betreuung ist nötig. Um den Therapieerfolg zu erhöhen, ist der Einsatz der verschreibungspflichtigen Substanz Orlistat (Handelsname z. B. Xenical) sinnvoll. Es hemmt die Fettverdauung, so dass ein Drittel des Nahrungsfettes unverdaut wieder ausgeschieden

gewebsabbau. Der Ersatz von Mahlzeiten durch diätetische Lebensmittel (beispielsweise SlimFast, Multan oder Modifast) ist nach Auswertung von Studien sinnvoll. Diese enthalten genügend Eiweiß, Vitamine und Mineralstoffe, um den Körper zu versorgen. Sie sättigen bei einer relativ geringen Kalorienzufuhr, wodurch bald Erfolge erkennbar sind. Bei starkem Übergewicht sollte eine Gruppentherapie erfolgen (beispielsweise in einem Optifast-Centrum). Der Sättigungseffekt von Nahrungsmitteln hängt vor allem von deren Volumen und ihrem Kohlenhydrat- und Proteingehalt ab. Ballaststoffreiche Nahrungsmittel sorgen für eine anhaltende Sättigung. Der Sättigungseffekt von fett- und/oder zuckerreichen Lebensmitteln ist dagegen gering. Gegen den Hunger kann die Einnahme von Sättigungsförderern auf der Basis von Zellulose (beispielsweise BMI 23) oder Alginat (beispielsweise CM3 Alginat) sinnvoll sein. Essen Sie bevorzugt Lebensmittel, die beim Slimfaktor, den Ballaststoffen und Fett grün gekennzeichnet sind.

Untergewicht

Nicht nur Übergewicht ist ein Problem in Deutschland. Nach Angaben des statistischen Bundesamts in Wiesbaden aus dem Jahr 1999 sind 2,4 % der erwachsenen Bevölkerung in Deutschland extrem untergewichtig, insgesamt 3,67 Millionen Menschen zu leicht. Besonders betroffen von Untergewicht sind Senioren ab einem Alter von 75 Jahren. Unter den untergewichtigen Menschen finden sich weiterhin Kranke wie Tumorpatienten oder Patienten nach Operationen, chronisch Kranke wie Patienten mit Kurzdarmsyndrom oder nach Magenresek-

werden. Es wirkt direkt im Darm und ist daher der Substanz Sibutramin (Reduktil) vorzuziehen, die in die Hunger-Sättigungsregulation eingreift und eine Vielzahl von Nebenwirkungen haben kann. Weitere Bestandteile der interdisziplinären Therapie der Volkskrankheit Adipositas sind sportmedizinische Betreuung, Familien- und Beschäftigungstherapie und der Eintritt in eine Selbsthilfegruppe.

Eine ideale Reduktionskost enthält zwischen 1200 und 1800 Kilokalorien täglich, die auf 3 bis 4 Mahlzeiten aufgeteilt sind. Viele kleine Mahlzeiten führen zu einer ständigen Erhöhung des Insulinspiegels und können daher Hunger auslösen. Außerdem hemmt Insulin den Fett-

t on, Menschen, die unter chronischen Lungenkrankheiten leiden aber auch völlig gesunde Menschen, in deren Familie ein geringes Gewicht häufig vorkommt. Körperliche Schwäche, Infektanfälligkeit sowie Unzufriedenheit mit dem eigenen Äußeren belasten die Lebensqualität der Dünnen, und sie fühlen sich angesichts der Tatsache, dass sich die meisten Deutschen alljährlich im Frühjahr im Diätenwahn befinden, allein gelassen und unverstanden.

Ein ungewollter Gewichtsverlust sollte immer ärztlich abgeklärt werden. Besonders dramatisch ist die Akzeptanz eines Gewichtsverlusts bei Senioren, der sowohl seitens der Bevölkerung als auch seitens der betreuenden Ärzte als „altersbedingt" abgetan wird und unbehandelt bleibt. Nachlassender Appetit sowie eingeschränkte Einkaufs- und Zubereitungsmöglichkeiten können zu einem konstanten Energiedefizit führen. 30 % der zu Hause lebenden Senioren essen zu wenig. Im Alter zeigt sich vor allem ein Proteindefizit in Mangelerscheinungen. Es kommt nicht nur zum Abbau von Fett, sondern zum Muskelschwund und zur Ausbildung von Druckgeschwüren (Dekubitus).

Astronautenkost aus der Apotheke (z.B. Meritene oder Fortimel) ist die ernährungsmedizinisch hochwertigste Möglichkeit zur Bekämpfung von Untergewicht. Diese Trinknahrung liefert alle lebensnotwendigen Nähr- und Wirkstoffe in einer optimalen Zusammensetzung. Schon mit einer geringen Menge kann sie daher wegen ihres hohen Kaloriengehaltes eine gesunde Gewichtszunahme bewirken. Astronautenkost kann dauerhaft oder zeitweilig als einzige Ernährung oder ergänzend gegeben werden. Sie kann in

Sieben klare Regeln gegen Untergewicht

1. Ärztliche Abklärung der Ursache des Untergewichts.
2. Regelmäßig Kontrolle und Dokumentation des Körpergewichts.
3. Bevorzugung von Lebensmitteln mit einer hohen Kaloriendichte.
4. Anreicherung der Speisen mit hochwertigen Fetten.
5. Regelmäßiger Konsum von Astronautenkost.
6. Ausgleich von Vitamin- und Mineralstoffmangelzuständen über die Ernährung und die Einnahme von ergänzend bilanzierten Diäten und/oder speziellen Vitamin-/Mineralstoffpräparaten.
7. Kontaktaufnahme zum ernährungsmedizinischen Beratungsdienst der Gesellschaft für Ernährungsmedizin und Diätetik (02 41-96 10 316).

schwerwiegenden Fällen über eine Sonde gegeben werden. Das ist bei Betreuung durch ein Home-Care-Team sogar zu Hause möglich.

Erhöhter Blutdruck

Rund ein Fünftel bis ein Viertel der Bevölkerung leidet unter erhöhten Blutdruckwerten (mehr als 140 zu 90 mm Hg). Die Häufigkeit steigt mit zunehmendem Alter. Risikofaktoren für den Bluthochdruck sind erbliche Faktoren, Stress, Übergewicht, Fehlernährung und bestimmte Krankheiten. Bei 95 % der Patienten ist die Entstehung des Bluthochdrucks nicht auf Krankheiten zurückzuführen, sondern multifaktoriell bedingt. Die Hypertonie ist ein Risikofaktor für Schlaganfall und Herzinfarkt. Auch eine Schädigung der Nieren wird durch Hypertonie gefördert. Das trifft insbesondere bei Diabetikern zu. Daher sollten Diabetiker möglichst normale Blutdruckwerte haben. Bei Übergewicht sinkt der Blutdruck durch eine Gewichtsabnahme um 1 Kilogramm bereits um 2 mm Hg. Als erstes sollten übergewichtige Hypertoniker ihr Gewicht reduzieren und andere Maßnahmen zur Lebensstiländerung umsetzen (mehr Bewegung, mit dem Rauchen aufhören), bevor Medikamente eingenommen werden. Eine Gewichtsreduktion des Ausgangsgewichts um 10 % ist in der Regel ausreichend. Nur bei extrem hohen Blutdruckwerten muss sofort mit Medikamenten behandelt werden. Selten

leiden Hypertoniker unter einer erhöhten Kochsalzempfindlichkeit. Dies sollte in einer persönlichen Diätberatung abgeklärt werden. Nur diese Menschen müssen ihre Kochsalzzufuhr auf weniger als 6 Gramm täglich einschränken. Für alle anderen Hypertoniker gilt es, den Kochsalzexzess zu vermeiden und kaliumreiche Lebensmittel zu bevorzugen. Auch bei Mineralwasser ist die Auswahl eines natriumarmen Produktes nicht notwendig.

Verstopfung

Klassischerweise versteht der Mediziner die Verstopfung (= Obstipation) als eine Funktionsstörung des Dickdarms, die durch eine Häufigkeit von weniger als 3 Stuhlentleerungen wöchentlich gekenn-

Sieben klare Regeln gegen Bluthochdruck:

1. Übergewicht abbauen oder vermeiden.
2. Ein- und mehrfach ungesättigte Fettsäuren bevorzugen und gesättigte Fettsäuen meiden.
3. Reichliche Aufnahme von Kalium und Magnesium über Obst und Gemüse.
4. Reichlich Bewegung in Form von Ausdauersport.
5. Ausreichend Omega-3-Fettsäuren aufnehmen, sie senken den Blutdruck!
6. Kein Alkohol, Nikotin und Lakritz, da diese den Blutdruck erhöhen.
7. Regelmäßig Blutdruckselbstkontrolle und wenn nötig Medikamenteneinnahme.

Sieben klare Regeln gegen Verstopfung:

1. Ballaststoffreich essen; eventuell zusätzlich 1 bis 2 Esslöffel Plantago ovata-Samenschalen (z. B. Mucofalk) mit Flüssigkeit zu den Mahlzeiten einnehmen.
2. 2 bis 3 Liter trinken, zu den Mahlzeiten trinken.
3. 2 bis 3 mal täglich 1 bis 2 Esslöffel Milchzucker (z. B. Edelweiss Milchzucker) bei leichter Verstopfung.
4. Täglich gesäuerte Milchprodukte wie Joghurt, insbesondere probiotische Milchprodukte, essen.
5. Stress und stopfende Lebensmittel meiden.
6. Reichlich Bewegung.
7. Regelmäßig auf die Toilette gehen.

zeichnet ist. Zusätzlich ist oft die Stuhlmenge gering, der Stuhlgang hart und teilweise nur unvollständig zu entleeren. In Deutschland klagen 40 % der Bevölkerung über Verstopfung. Frauen sind häufiger betroffen als Männer und das Vorkommen nimmt mit dem Alter zu. Die Ursache der Obstipation muss ein Facharzt für Magen-Darm-Krankheiten (= Gastroenterologe) abklären. Zwischen dreimal täglich und alle drei Tage ist die Stuhlfrequenz normal. Eine Selbstvergiftung durch Darmfäulnis gibt es nicht. Abführmittel, auch pflanzliche, sollten nie ohne ärztliche Verschreibung eingenommen werden, da sie zu einer Gewöhnung führen und das Krankheitsbild langfristig sogar verschlimmern. Im Ernährungsbereich liegt einer Verstopfung oft ein Mangel an ballaststoffreichen Lebensmitteln zugrunde. Die Umstellung auf eine ballaststoffreiche Kost sollte langsam erfolgen, um Völlegefühl und Blähungen zu vermeiden. Eine natürliche Verdauungshilfe ist der aus Molke gewonnene Milchzucker, der nicht zur Gewöhnung führt und die Darmfunktion sanft reguliert. Außerdem verbessert Milchzucker die Darmflora. Er lässt sich ebenso wie Ballaststoffkonzentrate gut in Speisen und Getränke einrühren. Prinzipiell sollte zu Ballaststoffkonzentraten reichlich getrunken werden. Plantago ovata-Samenschalen regulieren die Darmfunktion und sind gut verträglich. Bevorzugen Sie Lebensmittel, die bei Ballaststoffen grün gekennzeichnet sind. Führt die Einhaltung dieser Regeln nicht zur regelmäßigen Stuhlentleerung, sollten Sie einen Gastroenterologen aufsuchen.

Ernährungsempfehlungen für die wichtigsten ernährungsbedingten Krankheiten im Überblick

	Diabetes mellitus-Typ-1	Diabetes mellitus-Typ-2	Übergewicht und Adipositas	Bluthochdruck	Hyperurikämie u. Gicht	Erhöhter Triglyzeridspiegel	Erhöhter Cholesterinspiegel
Weniger Kalorien	Nein	Ja	Ja	Ja	Meistens	–	–
Mehr Kohlenhydrate	Ja	Ja	Ja	Ja	Ja	Nein	Ja
Weniger Zucker	Nein	Ja	Ja	–	–	Ja	Nein
Ballaststoffreich	Ja	Ja	Ja	Nein	Nein	Ja	Ja
Weniger oder kein Alkohol	Ja	Ja	Ja	Ja	Ja	Ja	Nein
Weniger Fett	Nein	Ja	Ja	Ja	Nein	Ja	Ja
Weniger tierisches Fett	Ja	Ja	Ja	Ja	Ja	Ja	Ja
Mehr pflanzliches Fett	Ja	Ja	Nein	Ja	Nein	Ja	Ja
Mehr Omega-3-Fettsäuren (Eicosane)	Ja	Ja	Ja	Ja	Nein	Ja	(Ja)
Weniger Cholesterin (200 – 300 mg)	Ja	Ja	Ja	Nein	Nein	Nein	Ja
Weniger tierisches Eiweiß	Ja	Ja	Nein	Nein	Ja	Nein	Ja
Mehr Fisch, Sojaprodukte	Ja	Ja	Ja	Ja	Nein	Nein	Ja
Weniger Purine	Nein	Nein	Nein	Nein	Ja	Nein	Nein
Weniger Kochsalz	Nein	Nein	Nein	Evtl.	Nein	Nein	Nein
Wie viele Mahlzeiten	Nach Bedarf	3-4	3-4	Bedarfsdeckend	Bedarfsdeckend	Bedarfsdeckend	Bedarfsdeckend
Mehr Vitamine und Mineralstoffe	Ja, Zink, Chrom, Magnesium, Vitamin C	Ja, Zink, Chrom, Magnesium, Vitamin C	Ja, vorsichtsh. Multivitamin-Mineralstoff-Präparat	Bedarfsdeckend	Bedarfsdeckend	Bedarfsdeckend	Bedarfsdeckend
Mehr Bewegung	Ja	Ja	Ja	Ja	–	–	Ja

Kalorien-Nährwert-Tabelle

Lebensmittel	Menge	Portionsgröße in Gramm	kcal je Portion	Eiweiß g je Portion	Fett g je Portion	Kohlenhydrate g je Portion	Broteinheiten je Portion	Ballaststoffe g je Portion
Aal gegart brutto	Portion	180,0	385,2	20,8	34,0	0,0	0,0	0,0
Aal gekocht in Dill	Portion	250,0	680,0	33,0	55,4	13,6	1,1	1,2
Aal geräuchert	Portion	75,0	217,5	11,8	19,2	0,0	0,0	0,0
Aal grün	Portion	250,0	530,0	24,6	45,5	6,4	0,5	1,9
Aal in grüner Soße	Portion	250,0	465,0	20,0	38,9	9,9	0,8	0,6
Acerola netto	Portion	120,0	24,0	0,3	0,3	4,3	0,4	1,9
Acerolanektar	Glas	200,0	92,0	0,0	0,1	22,3	1,9	0,0
Acerolasaft	Glas	200,0	48,0	0,4	0,4	9,2	0,8	0,0
Agar Agar Trockenprodukt	TL	1,0	3,4	0,4	0,0	0,4	0,0	0,0
Algen frisch	Portion	5,0	1,9	0,3	0,0	0,1	0,0	0,0
Altbier	Glas	330,0	135,3	1,7	0,0	11,6	1,0	0,0
Altbierbowle	Glas	200,0	160,0	0,9	0,3	29,6	2,5	1,0
Ambrosiacreme	Portion	150,0	274,5	6,1	11,2	33,9	2,8	0,0
Amerikaner	Stück	100,0	315,0	5,3	8,8	52,5	4,4	1,3
Ananas gegart	Portion	125,0	76,3	0,6	0,2	17,1	1,4	1,9
Ananas kandiert	Portion	25,0	65,8	0,1	0,0	16,1	1,3	0,1
Ananas Konserve netto	Portion	125,0	108,8	0,5	0,2	25,4	2,1	1,6
Ananas netto	Portion	125,0	73,8	0,6	0,2	16,4	1,4	1,8
Ananascreme	Portion	150,0	240,0	5,6	8,3	29,2	2,4	0,2
Ananasgelee	Portion	250,0	205,0	2,1	0,2	47,0	3,9	0,5
Ananaskonfitüre	Portion	25,0	69,5	0,0	0,0	17,0	1,4	0,1
Ananasnektar	Glas	200,0	140,0	0,4	0,1	33,3	2,8	0,0
Ananassaft	Glas	200,0	118,0	0,8	0,2	26,7	2,2	0,0
Anchovis	Stück	5,0	16,2	0,7	1,5	0,0	0,0	0,0
Anis	TL	1,0	3,6	0,2	0,2	0,4	0,0	0,1
Anisplätzchen	Portion	50,0	192,5	4,3	2,1	38,5	3,2	0,9
Apfel	Stück	125,0	60,0	0,4	0,5	13,1	1,1	2,3
Apfel gegart	Stück	125,0	67,5	0,4	0,5	14,9	1,2	2,7
Apfel getrocknet	Stück	25,0	69,5	0,5	0,5	15,3	1,3	2,7
Apfel im Schlafrock	Portion	250,0	522,5	5,6	18,9	81,7	6,8	4,1
Apfelauflauf	Portion	250,0	402,5	8,4	4,7	80,1	6,7	4,4
Apfelessig	EL	15,0	3,0	0,1	0,0	0,1	0,0	0,0
Apfelgrütze	Portion	250,0	122,5	1,4	0,3	27,9	2,3	1,8
Apfelkaltschale	Teller	350,0	150,5	0,4	0,5	35,2	2,9	2,3
Apfelkompott	Portion	250,0	157,5	0,7	0,7	36,2	3,0	3,5
Apfelkrapfen	Stück	60,0	93,6	1,0	4,1	13,1	1,1	1,0
Apfelkraut gesüßt	Portion	25,0	60,5	0,2	0,2	14,3	1,2	1,2
Apfelkuchen gedeckt Mürbeteig	Stück	150,0	343,5	4,2	13,3	51,2	4,3	3,2
Apfelkuchen gedeckt Hefeteig	Stück	100,0	171,0	2,6	3,5	31,5	2,6	1,9
Apfelkuchen Hefeteig	Stück	150,0	216,0	4,2	5,1	37,5	3,1	3,2
Apfelkuchen Rührmasse	Stück	150,0	321,0	5,1	14,3	42,6	3,5	2,4
Apfelmeerrettich	Portion	60,0	79,8	0,6	5,2	7,5	0,6	1,9
Apfelmus	Portion	250,0	165,0	0,6	0,7	38,0	3,2	3,6
Apfelnektar	Glas	200,0	128,0	0,3	0,3	30,6	2,6	0,0

Vitamin E mg je Portion	Folsäure gesamt µg je Port.	Vitamin C mg je Portion	Kalzium mg je Portion	Magnesium mg je Portion	Eisen mg je Portion	Jod µg je Portion	gesätt. FS g je Portion	einf. unges. FS g je Port.	mehrf. unges. FS g je Port.	Cholesterin mg je Port.	Saccharose g je Portion	Harnsäure mg je Portion	Slimfaktor
10,0	12,6	1,5	23,4	30,6	0,8	5,9	8,8	20,1	3,3	196,2	0,0	91,8	🔴
16,6	25,0	5,3	70,0	52,5	2,0	10,3	16,1	31,2	5,1	305,0	0,2	142,5	🔴
5,9	7,5	0,9	14,3	15,8	0,4	3,3	5,0	11,4	1,9	111,8	0,0	51,0	🔴
12,9	30,0	21,7	92,5	52,5	2,3	14,0	14,6	24,3	4,1	272,5	2,1	112,5	🔴
9,5	22,5	3,7	82,5	35,0	1,5	12,0	13,5	19,7	3,3	262,5	0,1	77,5	🔴
0,4	7,2	2040,0	14,4	14,4	0,3	1,2	0,1	0,0	0,1	0,0	1,3	18,0	🟢
0,2	2,0	462,2	12,0	8,0	0,2	4,0	0,0	0,0	0,0	0,0	21,1	8,0	🟡
0,6	8,0	2054,2	24,0	24,0	0,5	2,0	0,1	0,1	0,1	0,0	4,7	30,0	🟡
0,0	13,2	1,6	5,2	0,2	0,1	3,7	0,0	0,0	0,0	0,0	0,1	3,7	🔴
0,0	9,0	0,0	3,5	5,0	0,1	2,5	0,0	0,0	0,0	0,0	0,0	2,5	🟡
0,0	13,2	0,0	13,2	36,3	0,0	3,3	0,0	0,0	0,0	0,0	0,0	39,6	🟡
0,2	8,0	9,9	12,0	22,0	0,4	2,2	0,1	0,0	0,1	0,0	20,5	24,0	🔴
0,3	13,5	1,1	124,5	13,5	0,2	13,7	6,8	3,4	0,4	42,0	30,2	0,0	🔴
1,7	6,0	0,2	43,0	11,0	0,9	3,1	2,5	3,8	1,9	50,0	28,0	13,0	🔴
0,1	2,5	14,4	22,5	22,5	0,5	1,4	0,0	0,0	0,1	0,0	10,8	27,5	🟢
0,0	0,3	1,7	3,3	2,0	0,2	0,1	0,0	0,0	0,0	0,0	10,7	1,8	🔴
0,1	1,3	5,4	22,5	20,0	0,4	4,0	0,0	0,0	0,1	0,0	22,2	22,5	🟡
0,1	5,0	23,8	20,0	21,3	0,5	1,8	0,0	0,0	0,1	0,0	10,3	25,0	🟢
0,8	18,0	6,2	40,5	16,5	1,2	7,7	4,0	2,8	0,7	145,5	26,4	10,5	🔴
0,1	2,5	10,1	25,0	22,5	0,6	4,8	0,0	0,0	0,1	0,0	41,6	25,0	🔴
0,0	0,0	0,2	1,8	1,5	0,1	0,3	0,0	0,0	0,0	0,0	16,5	1,8	🟡
0,1	2,0	10,4	20,0	18,0	0,5	4,0	0,0	0,0	0,1	0,0	28,9	22,0	🟡
0,2	4,0	23,1	32,0	36,0	0,8	2,0	0,0	0,0	0,1	0,0	17,9	42,0	🟡
0,6	0,3	0,0	3,5	1,9	0,1	1,3	0,2	0,5	0,6	4,1	0,0	9,5	🔴
0,0	0,0	0,0	6,5	1,7	0,4	0,1	0,0	0,1	0,0	0,0	0,0	0,9	🟡
0,4	6,5	0,0	15,5	7,5	0,9	1,9	0,6	0,8	0,4	64,0	22,4	10,0	🔴
0,6	7,5	13,8	7,5	7,5	0,6	2,3	0,1	0,0	0,2	0,0	2,9	17,5	🟢
0,7	5,0	9,1	10,0	8,8	0,6	2,8	0,1	0,0	0,3	0,0	3,3	21,3	🟢
0,5	5,3	9,6	9,5	8,0	0,6	2,8	0,1	0,0	0,3	0,0	3,4	20,0	🟡
1,3	20,0	17,6	25,0	17,5	1,5	5,3	10,8	5,6	1,2	82,5	45,0	35,0	🔴
1,3	35,0	17,3	47,5	20,0	2,1	6,5	1,3	1,6	1,0	132,5	40,6	37,5	🟡
0,0	0,0	0,0	0,9	3,0	0,1	0,2	0,0	0,0	0,0	0,0	0,0	0,0	🟡
0,3	5,0	3,4	10,0	7,5	0,4	3,0	0,1	0,0	0,1	0,0	14,8	17,5	🟢
0,3	3,5	3,6	28,0	10,5	1,0	9,1	0,1	0,0	0,3	0,0	21,6	17,5	🟢
0,8	7,5	11,4	17,5	12,5	0,8	5,5	0,2	0,0	0,3	0,0	17,2	32,5	🟢
0,4	4,8	4,2	5,4	3,6	0,3	1,2	1,6	1,4	0,9	5,4	5,3	9,0	🔴
0,2	1,3	5,1	4,3	3,3	0,3	1,3	0,0	0,0	0,1	0,0	9,3	8,0	🟡
3,1	7,5	2,3	21,0	18,0	1,1	3,3	3,2	6,0	3,3	25,5	21,7	28,5	🔴
0,9	12,0	1,5	21,0	12,0	0,7	2,1	0,8	1,7	0,7	1,0	13,4	26,0	🟡
0,6	16,5	2,7	28,5	15,0	1,0	4,8	2,7	1,4	0,6	28,5	6,9	42,0	🟡
1,0	10,5	2,0	28,5	12,0	1,2	4,8	7,8	4,4	1,0	111,0	18,9	22,5	🔴
3,3	6,6	23,2	21,0	8,4	0,4	0,9	0,6	1,1	3,2	0,0	3,2	10,2	🟢
0,9	7,5	13,5	15,0	12,5	0,9	5,3	0,2	0,0	0,4	0,0	21,8	27,5	🟢
0,5	4,0	6,7	12,0	6,0	0,5	4,0	0,1	0,0	0,2	0,0	22,3	16,0	🟡

Lebensmittel	Menge	Portionsgröße in Gramm	kcal je Portion	Eiweiß g je Portion	Fett g je Portion	Kohlenhydrate g je Portion	Broteinheiten je Portion	Ballaststoffe g je Portion
Apfelpfannkuchen	Stück	250,0	360,0	11,7	19,1	35,3	2,9	3,2
Apfelreis	Portion	250,0	240,0	6,2	5,2	41,1	3,4	2,1
Apfelsaft	Glas	200,0	98,0	0,6	0,7	21,2	1,8	0,0
Apfelschmarrn	Portion	200,0	424,0	12,2	15,8	57,8	4,8	2,9
Apfelstreuselkuchen mit Mürbeteig	Stück	150,0	348,0	2,9	16,5	46,8	3,9	2,6
Apfelstrudel	Stück	150,0	247,5	3,3	8,4	39,1	3,3	3,8
Apfeltorte mit Französ. Blätterteig	Stück	100,0	199,0	2,3	8,7	27,8	2,3	2,1
Apfelvollkornkeks	Portion	50,0	205,0	3,3	9,9	25,6	2,1	4,2
Apfelwein	Glas	130,0	85,8	0,0	0,0	9,5	0,8	0,0
Appenzeller 50% F. i. Tr.	Portion	30,0	115,8	7,6	9,5	0,0	0,0	0,0
Apricot Brandy	Glas	20,0	61,0	0,0	0,0	6,5	0,5	0,0
Aprikose gegart	Stück	50,0	22,0	0,5	0,1	4,5	0,4	1,0
Aprikose getrocknet	Stück	25,0	62,3	1,3	0,1	12,6	1,1	2,8
Aprikose Konserve netto	Portion	125,0	97,5	0,9	0,1	22,0	1,8	2,1
Aprikose netto	Stück	40,0	16,8	0,4	0,0	3,4	0,3	0,8
Aprikosencreme	Portion	150,0	252,0	6,4	9,9	26,9	2,2	0,3
Aprikosenkompott	Portion	250,0	147,5	1,6	0,2	32,8	2,7	3,4
Aprikosenkonfitüre	Portion	25,0	68,0	0,1	0,0	16,5	1,4	0,2
Aprikosennektar	Glas	200,0	116,0	0,7	0,1	27,3	2,3	0,0
Aprikosenreis	Portion	250,0	322,5	8,0	6,1	57,6	4,8	0,9
Aprikosensaft	Glas	200,0	88,0	1,6	0,2	18,4	1,5	0,0
Aprikosenteilchen mit Blätterteig	Stück	70,0	187,6	2,8	9,1	23,1	1,9	1,6
Aprikosentorte mit Nuss Rührteig	Stück	120,0	288,0	4,3	15,0	33,4	2,8	2,2
Arme Ritter	Portion	150,0	384,0	7,9	9,6	65,9	5,5	2,2
Arrak	Glas	20,0	46,2	0,0	0,0	0,0	0,0	0,0
Artischocken brutto	Stück	100,0	10,0	1,1	0,1	1,2	0,1	4,9
Artischocken gegart	Stück	100,0	20,0	2,4	0,1	2,1	0,2	11,2
Artischocken Konserve netto	Portion	150,0	28,5	3,3	0,2	3,1	0,3	15,5
Artischockenboden Konserve	Portion	150,0	24,0	2,8	0,1	2,6	0,2	12,9
Artischockenboden frisch	Portion	150,0	33,0	3,6	0,2	3,9	0,3	16,2
Aspikaufguss weiß	TL	1,0	0,6	0,1	0,0	0,0	0,0	0,0
Aubergine gegart	Portion	150,0	25,5	1,9	0,3	3,7	0,3	4,4
Aubergine netto	Portion	150,0	25,5	1,9	0,3	3,7	0,3	4,2
Auberginen gefüllt überbacken	Portion	300,0	402,0	19,9	27,1	20,0	1,7	2,8
Auberginen und Tomaten überbacken	Portion	250,0	317,5	10,0	26,4	9,9	0,8	3,7
Auberginensalat mit Zitronenmarinade	Portion	150,0	115,5	1,9	9,8	4,9	0,4	4,1
Auberginenscheiben fritiert	Portion	250,0	202,5	4,5	12,0	19,1	1,6	7,2
Auster	Portion	100,0	63,0	9,0	1,2	3,9	0,3	0,0
Avocado	Portion	125,0	203,8	1,8	22,0	0,4	0,0	3,1
Avocadocremesuppe	Teller	350,0	448,0	4,1	47,7	2,0	0,2	6,4
Baby Pute	Portion	150,0	226,5	33,6	10,2	0,0	0,0	0,0
Bachsaibling netto	Portion	150,0	144,0	28,8	3,2	0,0	0,0	0,0
Backkartoffeln mit Kräuterquark	Portion	200,0	158,0	5,6	2,5	27,2	2,3	4,4
Backobst	Portion	250,0	185,0	1,3	0,5	42,4	3,5	3,7

Vitamin E mg je Portion	Folsäure gesamt µg je Port.	Vitamin C mg je Portion	Kalzium mg je Portion	Magnesium mg je Portion	Eisen mg je Portion	Jod µg je Portion	gesätt. FS g je Portion	einf. unges. FS g je Port.	mehrf. unges. FS g je Port.	Cholesterin mg je Port.	Saccharose g je Portion	Harnsäure mg je Portion	Slimfaktor
1,6	42,5	13,3	107,5	25,0	2,0	12,3	9,5	6,2	1,6	240,0	2,8	30,0	🔴
0,6	15,0	7,1	167,5	35,0	0,7	11,5	2,9	1,5	0,4	17,5	9,4	32,5	🔴
1,0	8,0	14,9	14,0	12,0	0,9	4,0	0,2	0,0	0,3	0,0	4,7	32,0	🟡
1,2	34,0	5,6	84,0	24,0	1,9	8,8	10,1	3,0	1,2	178,0	15,7	28,0	🔴
0,8	6,0	2,5	12,0	12,0	0,9	3,3	9,7	4,9	0,9	60,0	23,1	22,5	🔴
2,5	7,5	2,8	21,0	21,0	1,0	3,2	1,8	4,0	2,1	0,0	9,7	33,0	🟡
0,7	5,0	1,7	23,0	9,0	0,6	1,1	1,3	1,0	4,0	0,0	8,7	19,0	🟡
6,4	12,5	0,2	18,0	58,5	1,7	4,3	1,2	2,1	6,0	0,0	0,6	26,5	🔴
0,0	1,3	0,0	6,5	5,2	0,4	13,0	0,0	0,0	0,0	0,0	0,0	0,0	🟡
0,3	4,5	0,0	240,0	10,8	0,1	10,5	5,8	2,9	0,3	22,2	0,0	3,0	🔴
0,0	0,2	0,0	0,4	0,2	0,0	0,0	0,0	0,0	0,0	0,0	0,0	0,0	🔴
0,3	1,0	2,7	9,5	5,5	0,3	0,6	0,0	0,0	0,0	0,0	2,7	11,0	🟢
0,7	4,5	10,6	25,0	14,8	1,0	1,5	0,0	0,1	0,0	0,0	7,6	29,5	🟢
0,6	1,3	2,5	22,5	12,5	0,7	2,0	0,0	0,0	0,0	0,0	19,8	22,5	🟡
0,2	1,6	3,6	6,8	4,0	0,3	0,4	0,0	0,0	0,0	0,0	2,1	8,0	🟢
1,0	21,0	2,9	45,0	13,5	1,4	8,7	4,8	3,4	0,8	174,0	25,1	7,5	🔴
0,9	2,5	9,0	32,5	17,5	1,2	3,5	0,0	0,1	0,0	0,0	26,6	35,0	🟢
0,0	0,0	0,1	1,8	1,0	0,1	0,0	0,0	0,0	0,0	0,0	16,2	1,8	🔴
0,4	2,0	4,0	20,0	10,0	0,6	4,0	0,0	0,0	0,0	0,0	24,8	16,0	🟡
0,4	17,5	3,6	195,0	40,0	0,6	12,3	3,4	1,9	0,4	37,5	22,9	32,5	🔴
1,0	4,0	11,0	36,0	20,0	1,3	2,0	0,0	0,1	0,0	0,0	12,1	42,0	🟡
0,8	4,9	0,6	35,0	9,8	0,8	0,9	1,5	1,3	3,9	30,1	9,8	17,5	🔴
4,4	8,4	1,0	52,8	24,0	1,2	2,5	3,0	8,4	2,8	60,0	21,8	20,4	🔴
0,8	18,0	1,5	45,0	18,0	1,4	4,8	3,6	3,3	1,8	78,0	31,5	28,5	🔴
0,0	0,0	0,0	0,0	0,0	0,0	0,0	0,0	0,0	0,0	0,0	0,0	0,0	🔴
0,1	31,0	3,6	24,0	12,0	0,7	1,8	0,0	0,0	0,0	0,0	0,3	23,0	🟢
0,2	38,0	4,0	56,0	18,0	1,3	4,5	0,0	0,0	0,1	0,0	0,5	56,0	🟢
0,3	21,0	3,1	75,0	30,0	1,6	7,1	0,0	0,0	0,1	0,0	0,7	78,0	🟢
0,2	18,0	2,6	67,5	25,5	1,3	7,1	0,0	0,0	0,1	0,0	0,6	63,0	🟢
0,3	102,0	12,0	79,5	39,0	2,3	6,0	0,1	0,0	0,1	0,0	0,9	75,0	🟢
0,0	0,0	0,0	0,1	0,1	0,0	0,1	0,0	0,0	0,0	0,1	0,0	0,2	🟡
0,0	25,5	4,2	19,5	16,5	0,6	1,7	0,1	0,0	0,1	0,0	0,2	33,0	🟢
0,0	46,5	7,5	19,5	16,5	0,6	1,2	0,1	0,0	0,1	0,0	0,2	30,0	🟢
1,1	36,0	7,6	147,0	51,0	2,2	9,0	13,8	10,2	1,4	93,0	0,3	144,0	🔴
1,4	47,5	21,6	192,5	32,5	1,4	12,8	15,8	7,9	1,2	82,5	1,4	35,0	🟡
1,2	31,5	7,3	22,5	18,0	0,6	2,1	1,5	6,8	1,0	0,0	1,1	30,0	🟢
0,1	52,5	8,6	37,5	32,5	1,2	2,5	5,2	4,4	1,8	2,5	0,3	52,5	🟢
0,9	7,0	0,0	45,0	30,0	6,7	58,0	0,3	0,1	0,4	123,0	0,0	90,0	🟡
1,2	28,8	12,2	10,0	27,5	0,6	1,9	3,3	15,6	2,2	0,0	0,0	28,8	🟡
2,6	59,5	28,5	45,5	63,0	1,3	9,8	8,4	32,6	4,6	7,0	0,1	59,5	🟡
0,2	18,0	0,0	16,5	42,0	2,3	0,6	3,4	2,8	3,4	121,5	0,0	225,0	🔴
0,2	39,0	4,5	30,0	45,0	1,4	4,8	0,8	1,1	1,0	90,0	0,0	405,0	🔴
0,6	44,0	36,0	78,0	38,0	1,4	10,0	1,4	0,7	0,2	6,0	4,3	28,0	🟢
0,5	12,5	16,9	37,5	30,0	0,9	7,0	0,1	0,1	0,2	0,0	26,7	32,5	🟢

Lebensmittel	Menge	Portionsgröße in Gramm	kcal je Portion	Eiweiß g je Portion	Fett g je Portion	Kohlenhydrate g je Portion	Broteinheiten je Portion	Ballaststoffe g je Portion
Backpulver	TL	1,0	1,6	0,0	0,0	0,4	0,0	0,0
Baguettebrötchen/Baguette	Stück	60,0	148,8	4,5	0,8	30,4	2,5	1,9
Baiser	Stück	25,0	91,0	1,4	0,0	21,0	1,7	0,0
Baiserplätzchen	Stück	5,0	19,1	0,4	0,0	4,2	0,3	0,1
Baisertorte	Stück	120,0	368,4	3,4	17,5	49,1	4,1	0,1
Bambussprossen frisch netto	Portion	50,0	9,0	1,3	0,2	0,5	0,0	1,3
Bambussprossen Konserve netto	Portion	50,0	7,0	1,1	0,1	0,3	0,0	1,2
Banane gebacken	Portion	50,0	78,5	2,2	1,8	12,6	1,1	1,1
Banane getrocknet	Portion	25,0	72,5	0,9	0,1	16,3	1,4	1,5
Banane netto	Stück	100,0	95,0	1,2	0,2	21,4	1,8	2,0
Bananennektar	Glas	200,0	108,0	0,5	0,1	25,4	2,1	0,0
Bananenquark	Portion	250,0	315,0	24,3	0,5	50,9	4,2	1,4
Barbecuesoße	Portion	45,0	54,5	0,6	3,8	4,3	0,4	0,6
Barsch gegart brutto	Portion	180,0	63,0	14,2	0,6	0,0	0,0	0,0
Barschfilet	Portion	150,0	123,0	27,6	1,2	0,0	0,0	0,0
Barschfilet gegart	Portion	150,0	139,5	32,1	1,0	0,0	0,0	0,0
Basilikum frisch	Portion	5,0	2,1	0,2	0,0	0,3	0,0	0,2
Basilikum getrocknet	TL	1,0	2,7	0,1	0,0	0,4	0,0	0,2
Batate	Portion	150,0	166,5	2,4	0,9	36,1	3,0	4,7
Bauchspeck Schwein	Portion	30,0	238,8	0,9	26,6	0,0	0,0	0,0
Bauernbratwurst	Stück	150,0	459,0	30,0	38,1	0,3	0,0	0,1
Bauernfrühstück	Portion	350,0	343,0	18,5	13,6	35,3	2,9	5,8
Bauernleberwurst	Portion	30,0	106,8	5,2	9,5	0,3	0,0	0,0
Bauernsalat griechisch	Portion	150,0	165,0	4,8	14,5	3,4	0,3	2,0
Baumkuchen	Stück	50,0	213,5	2,1	11,2	25,9	2,2	0,4
Baumstamm mit Vanillecreme	Stück	70,0	218,4	3,5	13,7	20,3	1,7	1,0
Baumwollsaatöl	EL	12,0	105,7	0,0	12,0	0,0	0,0	0,0
Bavaria Blu 60% F. i. Tr.	Portion	30,0	104,7	5,3	9,4	0,0	0,0	0,0
Bayrische Creme	Portion	200,0	430,0	8,9	31,9	27,4	2,3	0,1
Bechamelkartoffeln	Portion	250,0	200,0	6,0	8,8	23,8	2,0	3,2
Bechamelsoße	Portion	60,0	54,6	1,7	3,7	3,7	0,3	0,2
Beefsteak deutsch	Stück	200,0	444,0	32,7	28,2	15,3	1,3	1,1
Beefsteak Hamburger Art	Stück	200,0	244,0	43,2	6,5	2,8	0,2	1,1
Beerenobst	Portion	125,0	88,8	0,9	0,4	19,5	1,6	1,0
Beifuß frisch	Portion	5,0	2,1	0,2	0,0	0,3	0,0	0,2
Bel Paese 50% F. i. Tr.	Portion	30,0	111,6	7,6	9,1	0,0	0,0	0,0
Bergkäse 45% F. i. Tr.	Portion	30,0	115,2	8,7	9,0	0,0	0,0	0,0
Bergkäse 50% F. i. Tr.	Portion	30,0	125,7	8,2	10,4	0,0	0,0	0,0
Berliner Knacker	Stück	150,0	489,0	24,6	43,9	0,4	0,0	0,0
Berliner Pfannkuchen	Stück	60,0	193,2	5,1	7,7	25,9	2,2	1,3
Berliner Weiße mit Schuss	Glas	200,0	106,0	0,6	0,0	13,8	1,2	0,1
Bienenstich Hefeteig	Stück	100,0	300,0	5,7	16,2	33,0	2,8	2,1
Bienenstichtorte gefüllt Rührteig	Stück	100,0	353,0	5,3	21,4	35,2	2,9	1,9
Bier alkoholarm	Glas	330,0	181,5	1,7	0,0	35,8	3,0	0,0

Vitamin E mg je Portion	Folsäure gesamt µg je Port.	Vitamin C mg je Portion	Kalzium mg je Portion	Magnesium mg je Portion	Eisen mg je Portion	Jod µg je Portion	gesätt. FS g je Portion	einf. unges. FS g je Port.	mehrf. unges. FS g je Port.	Cholesterin mg je Port.	Saccharose g je Portion	Harnsäure mg je Portion	Slimfaktor
0,0	0,0	0,0	11,3	0,1	0,0	0,0	0,0	0,0	0,0	0,0	0,0	0,0	rot
0,2	5,4	0,0	9,6	12,6	0,8	1,3	0,2	0,2	0,3	0,0	0,6	26,4	gelb
0,0	1,0	0,0	1,8	1,8	0,1	1,0	0,0	0,0	0,0	0,0	20,9	0,0	rot
0,0	0,3	0,0	3,7	1,7	0,1	0,3	0,0	0,0	0,0	0,0	1,9	0,8	rot
0,5	4,8	1,0	49,2	9,6	0,3	6,2	10,6	5,3	0,7	51,6	45,0	1,2	rot
0,2	30,0	3,3	7,5	1,5	0,4	2,0	0,0	0,0	0,1	0,0	0,0	14,5	grün
0,1	12,5	0,7	8,5	1,5	0,3	2,9	0,0	0,0	0,1	0,0	0,0	12,5	grün
0,3	6,5	2,5	14,0	17,5	0,5	2,2	0,7	0,6	0,2	33,0	5,2	11,5	gelb
0,2	12,3	7,3	6,8	27,5	0,4	2,3	0,1	0,0	0,0	0,0	8,4	19,0	rot
0,3	20,0	12,0	9,0	36,0	0,6	2,8	0,1	0,0	0,1	0,0	11,0	25,0	gelb
0,1	6,0	3,7	12,0	20,0	0,3	6,2	0,0	0,0	0,0	0,0	21,1	12,0	gelb
0,2	62,5	10,8	332,5	55,0	1,1	25,3	0,3	0,1	0,1	2,5	31,6	17,5	rot
0,3	5,9	4,2	14,0	8,1	0,4	0,9	3,2	0,3	0,1	0,0	0,6	12,6	gelb
1,0	9,0	0,9	16,2	23,4	0,7	4,0	0,1	0,1	0,2	55,8	0,0	100,8	gelb
2,2	21,0	3,0	30,0	45,0	1,4	6,0	0,3	0,3	0,3	108,0	0,0	195,0	rot
2,5	18,0	2,2	37,5	45,0	1,3	5,6	0,2	0,2	0,3	133,5	0,0	226,5	rot
0,1	2,5	1,3	12,5	0,6	0,3	0,0	0,0	0,0	0,0	0,0	0,0	0,8	grün
0,0	0,0	0,6	21,1	4,2	0,4	0,1	0,0	0,0	0,0	0,0	0,1	2,1	gelb
6,8	18,0	45,0	52,5	37,5	1,3	3,6	0,4	0,1	0,3	0,0	5,1	21,0	grün
0,2	0,0	0,0	0,3	0,3	0,0	0,1	10,1	12,4	2,9	17,1	0,0	0,0	rot
0,5	4,5	0,0	16,5	46,5	1,8	3,6	13,5	17,6	4,1	106,5	0,0	190,5	rot
1,0	66,5	30,9	63,0	66,5	2,6	17,2	4,7	5,7	1,7	213,5	1,3	94,5	gelb
0,1	12,0	0,4	3,9	6,6	1,7	0,7	3,4	4,4	1,1	46,2	0,0	44,4	rot
1,7	40,5	43,2	121,5	19,5	1,0	8,4	4,1	8,4	1,3	9,0	0,2	21,0	gelb
1,0	5,5	0,2	15,0	6,5	0,5	2,0	5,8	3,9	0,7	73,0	17,1	1,5	rot
1,3	4,2	0,3	47,6	14,7	0,6	3,6	7,0	4,4	1,5	49,0	9,1	5,6	rot
4,6	0,0	0,0	0,1	0,1	0,0	0,0	3,1	2,3	6,0	0,1	0,0	0,0	rot
0,2	15,0	0,0	90,0	6,0	0,1	6,0	5,7	2,8	0,3	26,4	0,0	3,0	rot
1,5	24,0	1,5	188,0	20,0	1,3	14,8	18,0	10,0	1,6	252,0	20,6	2,0	rot
0,3	22,5	16,2	52,5	37,5	0,7	8,0	6,7	1,2	0,3	5,0	0,6	27,5	gelb
0,1	1,8	0,5	30,0	5,4	0,1	2,6	2,2	1,1	0,2	12,6	0,1	6,6	rot
1,2	16,0	0,8	28,0	36,0	2,7	5,4	12,3	11,5	2,6	154,0	0,4	198,0	rot
1,3	14,0	4,9	32,0	36,0	4,6	1,6	2,3	2,8	0,9	104,0	0,5	248,0	rot
0,8	6,3	5,0	22,5	11,3	0,6	1,3	0,1	0,0	0,1	0,0	0,5	25,0	grün
0,1	1,5	2,3	7,5	1,5	0,1	0,2	0,0	0,0	0,0	0,0	0,0	0,8	grün
0,2	12,0	0,0	181,2	12,0	0,2	12,0	5,5	2,7	0,3	30,0	0,0	5,7	rot
0,3	6,0	0,0	330,0	12,9	0,1	12,0	5,5	2,7	0,3	21,0	0,0	3,0	rot
0,3	6,0	0,0	300,0	12,0	0,1	12,0	6,3	3,1	0,4	24,3	0,0	3,0	rot
0,5	3,0	0,0	16,5	36,0	1,6	1,7	15,8	20,6	4,9	87,0	0,0	154,5	rot
0,5	8,4	0,1	22,8	9,6	0,8	2,5	4,1	2,4	0,6	62,4	2,5	16,8	rot
0,0	8,0	0,5	4,0	20,0	0,0	2,0	0,0	0,0	0,0	0,0	7,7	28,0	gelb
2,5	10,0	0,5	80,0	28,0	0,9	5,2	7,2	6,5	1,4	52,0	13,1	14,0	rot
4,8	9,0	0,3	76,0	29,0	0,9	4,2	6,6	9,8	3,8	55,0	18,6	9,0	rot
0,0	16,5	0,0	9,9	19,8	0,7	3,3	0,0	0,0	0,0	0,0	0,3	79,2	gelb

Lebensmittel	Menge	Portionsgröße in Gramm	kcal je Portion	Eiweiß g je Portion	Fett g je Portion	Kohlenhydrate g je Portion	Broteinheiten je Portion	Ballaststoffe g je Portion
Bier alkoholfrei	Glas	330,0	85,8	1,3	0,0	17,7	1,5	0,0
Bier dunkel	Glas	330,0	122,1	1,3	0,0	9,2	0,8	0,0
Bier Export hell	Glas	330,0	145,2	1,7	0,0	10,6	0,9	0,0
Bier mit Limonade	Glas	330,0	112,2	0,8	0,0	16,3	1,4	0,0
Bierhefe	TL	5,0	17,0	2,4	0,2	1,3	0,1	0,5
Bierhefe getrocknet	TL	3,0	10,2	1,4	0,1	0,8	0,1	0,3
Bierhefe Tabletten	Stück	5,0	17,0	2,4	0,2	1,3	0,1	0,5
Bierschinken	Portion	30,0	54,0	5,5	3,6	0,0	0,0	0,0
Biersuppe	Teller	300,0	207,0	3,4	2,6	41,5	3,5	3,3
Bierteig	Portion	100,0	226,0	7,8	6,6	31,8	2,6	1,8
Bierwurst	Portion	30,0	75,6	4,0	6,7	0,1	0,0	0,0
Big Mäc	Stück	212,0	504,6	26,1	25,9	42,2	3,5	2,8
Bigosch	Teller	450,0	288,0	12,9	13,8	27,7	2,3	8,3
Birchermüsli mit Äpfeln und Sahne	Portion	150,0	217,5	3,2	10,7	26,6	2,2	3,0
Birkenpilz frisch	Portion	100,0	19,0	3,1	0,6	0,2	0,0	7,3
Birne brutto	Stück	140,0	68,6	0,7	0,4	16,1	1,3	3,6
Birne gegart	Portion	125,0	68,8	0,7	0,4	16,2	1,4	3,7
Birne getrocknet	Stück	25,0	63,0	0,6	0,4	14,9	1,2	3,4
Birne Konserve netto	Portion	125,0	105,0	0,5	0,3	24,8	2,1	3,1
Birnenkompott	Portion	250,0	150,0	0,9	0,5	36,1	3,0	4,8
Birnenkonfitüre	Portion	25,0	68,8	0,0	0,0	16,9	1,4	0,3
Birnenkraut ungesüßt	Portion	25,0	52,0	0,5	0,3	12,2	1,0	2,7
Birnennektar	Glas	200,0	136,0	0,5	0,2	32,8	2,7	0,0
Birnensaft	Glas	200,0	108,0	0,9	0,5	25,7	2,1	0,0
Biskuitrolle	Stück	100,0	273,0	4,0	2,6	57,6	4,8	0,8
Biskuitrolle mit Erdbeeren und Sahne	Stück	100,0	216,0	3,6	11,6	24,2	2,0	0,9
Biskuitschnitte	Stück	100,0	391,0	6,0	19,3	48,2	4,0	0,6
Bismarckhering Konserve netto	Portion	65,0	117,0	10,0	7,6	2,1	0,2	0,3
Bitterlikör	Glas	20,0	49,6	0,0	0,0	2,0	0,2	0,0
Bittermandelessenz	TL	1,0	2,8	0,0	0,0	0,0	0,0	0,0
Bitterschokolade	Portion	20,0	78,8	2,2	3,7	9,2	0,8	3,6
Blätterteig TK	Portion	100,0	375,0	5,7	23,5	35,4	3,0	2,3
Blätterteigtaschen m. Spinat u. Feta	Portion	250,0	420,0	11,5	32,7	20,3	1,7	5,8
Blattsalat mit Dressing	Portion	100,0	65,0	1,2	5,4	2,6	0,2	1,5
Blattspinat	Portion	150,0	25,5	3,8	0,5	0,8	0,1	3,9
Blattspinat gegart	Portion	150,0	28,5	4,2	0,5	0,7	0,1	4,5
Blattspinat TK	Portion	150,0	27,0	4,0	0,5	0,8	0,1	4,1
Blaubeerkompott	Portion	250,0	242,5	1,3	1,3	53,7	4,5	10,4
Blauschimmel 50% F. i. Tr.	Portion	30,0	107,4	6,5	8,9	0,3	0,0	0,0
Bleichsellerie gegart	Portion	150,0	25,5	2,0	0,3	2,8	0,2	4,4
Bleichsellerie netto	Portion	150,0	25,5	1,8	0,3	3,3	0,3	3,8
Bleichsellerietrunk	Glas	200,0	10,0	0,8	0,1	1,4	0,1	0,2
Blinis	Stück	150,0	343,5	6,4	16,3	42,5	3,5	1,4
Blumenkohl gegart	Portion	150,0	27,0	3,3	0,4	2,4	0,2	4,0

Vitamin E mg je Portion	Folsäure gesamt µg je Port.	Vitamin C mg je Portion	Kalzium mg je Portion	Magnesium mg je Portion	Eisen mg je Portion	Jod µg je Portion	gesätt. FS g je Portion	einf. unges. FS g je Port.	mehrf. unges. FS g je Port.	Cholesterin mg je Port.	Saccharose g je Portion	Harnsäure mg je Portion	Slimfaktor
0,0	16,5	0,0	16,5	26,4	0,0	3,3	0,0	0,0	0,0	0,0	0,0	33,0	🟡
0,0	16,5	0,0	9,9	33,0	0,0	26,4	0,0	0,0	0,0	0,0	0,0	49,5	🟡
0,0	16,5	0,0	16,5	26,4	0,0	5,0	0,0	0,0	0,0	0,0	0,0	42,9	🟡
0,0	9,9	0,0	39,6	19,8	0,7	4,6	0,0	0,0	0,0	0,0	0,5	26,4	🟡
0,0	158,5	0,0	2,5	11,5	0,9	0,2	0,0	0,1	0,1	0,0	0,0	90,5	🟡
0,0	95,1	0,0	1,5	6,9	0,5	0,1	0,0	0,0	0,1	0,0	0,0	54,3	🟡
0,0	158,5	0,0	2,5	11,5	0,9	0,2	0,0	0,1	0,1	0,0	0,0	90,5	🟡
0,1	0,6	6,0	2,7	7,5	0,3	0,6	1,3	1,7	0,4	18,0	0,0	40,5	🔴
0,3	12,0	0,1	195,0	12,0	5,7	7,2	0,9	0,9	0,4	69,0	22,9	21,0	🟢
2,7	23,0	0,0	23,0	15,0	1,3	3,1	1,3	1,9	2,6	103,0	0,1	23,0	🔴
0,1	0,3	7,0	3,9	5,4	0,3	0,7	2,4	3,1	0,8	12,9	0,0	23,4	🔴
1,2	19,1	1,6	184,4	42,4	3,2	12,1	10,0	7,9	1,9	57,2	0,9	112,4	🔴
0,9	54,0	54,9	117,0	76,5	3,0	18,9	4,8	6,2	1,7	27,0	2,9	108,0	🟢
2,9	19,5	15,0	64,5	34,5	1,1	4,7	3,4	5,6	1,1	15,0	12,6	25,5	🟡
0,1	25,0	7,0	9,0	10,0	1,6	10,0	0,1	0,0	0,3	0,0	0,0	50,0	🟢
0,6	18,2	6,5	11,2	9,8	0,3	1,3	0,0	0,1	0,1	0,0	2,4	19,6	🟢
0,6	10,0	3,8	12,5	10,0	0,3	1,4	0,0	0,1	0,2	0,0	2,4	21,3	🟢
0,4	9,8	3,6	10,8	8,5	0,3	1,3	0,0	0,1	0,1	0,0	2,2	18,0	🟡
0,5	5,0	1,4	13,8	7,5	0,3	2,0	0,0	0,1	0,1	0,0	17,9	16,3	🟢
0,7	12,5	4,7	17,5	12,5	0,5	3,8	0,0	0,2	0,2	0,0	18,1	25,0	🟢
0,0	0,3	0,0	1,0	0,8	0,1	0,0	0,0	0,0	0,0	0,0	15,9	1,5	🔴
0,4	4,0	5,5	9,0	6,8	0,3	1,0	0,0	0,1	0,1	0,0	1,9	15,0	🟡
0,4	10,0	2,8	14,0	8,0	0,3	4,0	0,0	0,1	0,1	0,0	23,0	16,0	🟡
0,9	18,0	6,2	18,0	14,0	0,5	2,0	0,0	0,2	0,2	0,0	6,1	32,0	🟡
0,5	8,0	0,9	20,0	6,0	0,9	3,1	0,7	1,0	0,4	84,0	42,6	8,0	🔴
0,7	10,0	12,8	45,0	11,0	0,8	5,3	6,4	3,6	0,7	91,0	14,3	11,0	🔴
0,9	9,0	0,7	92,0	13,0	0,9	7,9	10,9	6,0	1,0	134,0	26,8	6,0	🔴
0,9	2,0	0,5	39,0	16,9	0,7	1,7	1,5	3,9	1,4	54,0	1,2	129,4	🔴
0,0	0,0	0,0	0,0	0,2	0,0	0,0	0,0	0,0	0,0	0,0	1,5	0,0	🔴
0,0	0,0	0,0	0,0	0,0	0,0	0,0	0,0	0,0	0,0	0,0	0,0	0,0	🔴
0,1	4,2	0,0	12,6	45,6	1,4	0,3	2,2	1,2	0,1	0,0	8,9	7,8	🟡
1,4	16,0	0,0	58,0	12,0	0,9	0,0	3,4	2,7	10,8	0,0	0,1	23,0	🔴
3,7	77,5	50,7	320,0	137,5	6,3	17,0	15,0	12,0	3,7	100,0	1,0	102,5	🟡
3,8	32,0	13,2	38,0	13,0	1,0	3,1	0,6	1,2	3,3	0,0	1,4	9,0	🟢
2,1	117,0	78,0	189,0	87,0	6,2	18,0	0,1	0,0	0,3	0,0	0,3	85,5	🟢
2,5	72,0	43,5	223,5	64,5	5,7	20,4	0,1	0,0	0,3	0,0	0,3	106,5	🟢
2,2	85,5	57,3	178,5	82,5	5,8	17,3	0,1	0,0	0,3	0,0	0,3	90,0	🟢
4,4	7,5	35,0	27,5	5,0	1,7	2,0	0,1	0,2	0,8	0,0	38,7	42,5	🟢
0,2	10,8	0,0	162,0	6,9	0,0	2,7	5,4	2,7	0,3	27,0	0,0	3,0	🔴
0,4	6,0	5,9	142,5	13,5	0,7	0,0	0,1	0,0	0,2	0,0	0,7	130,5	🟢
0,3	10,5	10,5	120,0	18,0	0,8	0,2	0,1	0,0	0,2	0,0	0,9	105,0	🟢
0,2	2,0	2,3	68,0	12,0	0,4	4,0	0,0	0,0	0,1	0,0	0,4	56,0	🟢
0,5	60,0	1,3	108,0	25,5	1,1	7,8	9,4	4,4	1,4	105,0	6,7	57,0	🔴
0,1	40,5	54,5	30,0	22,5	0,8	0,0	0,1	0,0	0,2	0,0	0,2	67,5	🟢

Lebensmittel	Menge	Portionsgröße in Gramm	kcal je Portion	Eiweiß g je Portion	Fett g je Portion	Kohlenhydrate g je Portion	Broteinheiten je Portion	Ballaststoffe g je Portion
Blumenkohl gesäuert	Portion	50,0	6,0	0,6	0,1	0,6	0,0	0,7
Blumenkohl mit Bechamelsoße	Portion	250,0	170,0	7,0	10,4	12,1	1,0	4,6
Blumenkohl netto	Portion	150,0	34,5	3,7	0,4	3,5	0,3	4,4
Blumenkohlauflauf	Portion	300,0	195,0	8,9	13,3	10,1	0,8	5,7
Blumenkohlcremesuppe	Teller	300,0	156,0	7,7	9,4	9,8	0,8	1,2
Blumenkohlgratin	Portion	300,0	513,0	14,2	48,7	6,1	0,5	5,6
Blumenkohlsuppe	Teller	350,0	542,5	11,8	38,5	37,5	3,1	4,9
Blutwurst frisch erhitzt	Stück	100,0	340,0	15,5	31,0	0,6	0,0	0,2
Bockbier hell	Glas	330,0	198,0	2,3	0,0	15,2	1,3	0,0
Bockshornklee	TL	1,0	3,5	0,2	0,1	0,5	0,0	0,1
Bockwurst	Stück	115,0	340,4	17,5	30,3	0,3	0,0	0,1
Bockwurst mit Brötchen und Senf	Stück	180,0	554,4	25,0	35,1	35,1	2,9	2,3
Bockwurst mit Kartoffelsalat u. Senf	Portion	370,0	632,7	23,7	44,2	34,4	2,9	5,7
Bockwurst mit Senf	Stück	120,0	414,0	21,3	36,6	0,8	0,1	0,2
Bohne grün gegart	Portion	150,0	37,5	3,5	0,4	4,7	0,4	4,5
Bohne grün gesäuert	Portion	50,0	6,5	0,6	0,1	0,8	0,1	0,7
Bohne grün in Butter geschwenkt	Portion	250,0	182,5	5,7	14,2	8,0	0,7	7,2
Bohne grün in heller Soße	Portion	250,0	125,0	5,6	6,4	11,3	0,9	5,2
Bohne grün Konserve netto	Portion	150,0	31,5	3,3	0,3	3,7	0,3	4,3
Bohne grün netto	Portion	150,0	37,5	3,6	0,4	4,8	0,4	4,5
Bohne weiß	Portion	150,0	394,5	32,0	2,4	59,7	5,0	25,5
Bohne weiß gegart	Portion	150,0	168,0	13,6	1,0	25,4	2,1	11,2
Bohne weiß Konserve	Portion	150,0	97,5	7,9	0,6	14,9	1,2	6,3
Bohnen-Paprikasalat	Portion	150,0	57,0	2,7	3,2	4,1	0,3	4,4
Bohneneintopf mit Birnen und Speck	Teller	450,0	355,5	14,7	17,2	35,4	2,9	9,2
Bohneneintopf weiß mit Rind	Teller	450,0	490,5	31,8	18,8	47,1	3,9	15,3
Bohnenkraut frisch	TL	1,0	0,5	0,0	0,0	0,1	0,0	0,0
Bohnenkraut getrocknet	TL	1,0	3,0	0,1	0,1	0,5	0,0	0,2
Bohnensalat grün mit Dressing	Portion	150,0	102,0	3,2	8,0	4,3	0,4	4,1
Bohnensprossen	Portion	100,0	41,0	3,5	0,3	5,8	0,5	3,0
Bonbons	Stück	5,0	19,6	0,0	0,0	4,8	0,4	0,0
Borretsch frisch	Portion	5,0	1,2	0,1	0,0	0,1	0,0	0,3
Borretsch getrocknet	TL	1,0	1,9	0,1	0,1	0,2	0,0	0,4
Borschtsch	Teller	350,0	140,0	14,6	4,8	8,8	0,7	3,1
Bouillabaisse	Portion	400,0	308,0	34,0	16,7	4,7	0,4	1,7
Bouillon	Teller	300,0	147,0	16,6	7,8	2,5	0,2	1,9
Bouillonkartoffeln	Portion	250,0	140,0	5,0	1,5	25,5	2,1	4,0
Boysenbeere	Portion	125,0	42,5	0,6	0,4	7,7	0,6	7,8
Boysenbeere Konserve netto	Portion	125,0	92,5	0,5	0,3	20,3	1,7	6,8
Boysenbeerkonfitüre	Portion	25,0	67,3	0,0	0,0	16,3	1,4	0,6
Boysenbeernektar	Glas	200,0	100,0	0,2	0,1	23,6	2,0	0,0
Boysenbeersaft	Glas	200,0	78,0	1,0	0,5	14,6	1,2	0,0
Brandteig	Portion	100,0	201,0	6,4	12,6	15,7	1,3	0,8
Branntweinessig	EL	15,0	3,0	0,1	0,0	0,1	0,0	0,0

Vitamin E mg je Portion	Folsäure gesamt µg je Port.	Vitamin C mg je Portion	Kalzium mg je Portion	Magnesium mg je Portion	Eisen mg je Portion	Jod µg je Portion	gesät. FS g je Portion	einf. unges. FS g je Port.	mehrf. unges. FS g je Port.	Cholesterin mg je Port.	Saccharose g je Portion	Harnsäure mg je Portion	Slimfaktor
0,0	8,0	12,7	6,5	5,0	0,1	0,5	0,0	0,0	0,0	0,0	0,0	11,0	🟢
0,4	60,0	82,8	132,5	37,5	1,1	6,3	6,1	3,0	0,6	30,0	0,8	70,0	🟢
0,1	82,5	109,5	30,0	25,5	0,9	0,2	0,1	0,0	0,2	0,0	0,3	67,5	🟢
0,5	57,0	71,9	123,0	45,0	1,4	3,6	7,5	4,0	0,8	45,0	0,6	93,0	🟢
0,7	18,0	22,7	126,0	36,0	0,4	6,6	4,1	3,6	1,1	12,0	0,2	21,0	🟡
2,3	99,0	104,1	303,0	48,0	2,7	14,1	27,5	15,1	2,6	351,0	0,5	87,0	🟡
3,3	52,5	64,3	220,5	49,0	1,5	11,9	14,5	17,3	4,8	31,5	0,5	66,5	🔴
0,2	3,0	0,1	18,0	14,0	16,8	2,0	11,2	14,7	3,6	33,0	0,1	14,0	🔴
0,0	16,5	0,0	13,2	39,6	0,0	5,0	0,0	0,0	0,0	0,0	0,0	42,9	🟡
0,0	0,6	0,0	1,8	1,9	0,3	0,1	0,0	0,0	0,0	0,0	0,2	1,2	🟡
0,3	1,2	26,3	13,8	23,0	0,9	2,8	11,0	14,3	3,5	61,0	0,0	107,0	🔴
0,6	7,2	27,9	28,8	36,0	2,0	4,1	12,5	16,4	4,3	70,2	0,8	154,8	🔴
1,6	40,7	56,5	48,1	66,6	2,3	13,0	16,8	19,7	5,4	77,7	1,0	155,4	🔴
0,4	1,2	29,9	19,2	22,8	1,2	3,0	13,1	17,3	4,2	75,6	0,2	134,4	🔴
0,2	36,0	17,9	93,0	37,5	1,2	5,0	0,1	0,0	0,2	0,0	0,3	69,0	🟢
0,0	6,5	3,5	15,0	7,0	0,2	1,5	0,0	0,0	0,0	0,0	0,0	10,5	🟢
0,8	57,5	32,7	162,5	62,5	2,1	9,0	8,4	4,1	0,8	40,0	0,5	105,0	🟢
1,2	52,5	25,3	140,0	47,5	1,5	9,3	2,0	2,6	1,5	5,0	0,4	70,0	🟢
0,2	13,5	7,7	82,5	28,5	0,9	7,1	0,1	0,0	0,2	0,0	0,2	66,0	🟢
0,2	66,0	30,0	85,5	37,5	1,2	4,5	0,1	0,0	0,2	0,0	0,3	63,0	🟢
0,3	367,5	3,8	169,5	210,0	9,3	0,9	0,3	0,2	1,4	0,0	1,8	270,0	🟡
0,1	87,0	0,9	72,0	84,0	3,7	0,8	0,1	0,1	0,6	0,0	0,8	115,5	🟢
0,1	78,0	0,4	49,5	54,0	2,3	3,0	0,1	0,0	0,3	0,0	0,4	67,5	🟢
3,1	18,0	70,4	60,0	24,0	1,0	5,6	0,4	0,6	1,9	0,0	0,3	45,0	🟢
0,9	72,0	38,0	94,5	76,5	2,4	11,7	6,0	7,7	2,1	36,0	3,2	139,5	🟢
0,6	202,5	25,8	121,5	148,5	6,7	11,3	7,7	8,5	1,4	45,0	1,5	211,5	🟢
0,0	0,0	0,1	3,5	0,6	0,1	0,0	0,0	0,0	0,0	0,0	0,0	0,2	🟢
0,0	0,0	0,6	21,3	3,8	0,4	0,1	0,0	0,0	0,0	0,0	0,1	1,0	🟡
5,0	33,0	16,4	87,0	36,0	1,1	4,8	1,0	1,7	4,9	0,0	0,4	61,5	🟢
0,1	100,0	20,0	30,0	50,0	1,0	1,0	0,0	0,0	0,2	0,0	0,1	12,0	🟢
0,0	0,0	0,0	0,2	0,2	0,0	0,0	0,0	0,0	0,0	0,0	4,8	0,0	🔴
0,1	2,5	1,8	4,7	2,6	0,2	0,2	0,0	0,0	0,0	0,0	0,0	0,8	🟢
0,1	4,1	1,6	6,9	3,9	0,2	0,3	0,0	0,0	0,0	0,0	0,0	1,2	🟢
1,0	63,0	19,2	66,5	45,5	2,4	10,5	2,7	1,6	0,3	45,5	5,8	98,0	🔴
1,9	32,0	14,6	148,0	64,0	2,5	200,8	8,4	5,2	1,5	124,0	0,3	264,0	🟢
0,6	12,0	8,4	57,0	30,0	2,5	9,0	3,4	3,4	0,4	51,0	0,7	111,0	🟢
0,1	40,0	25,9	17,5	42,5	0,9	7,8	0,6	0,6	0,2	0,0	0,6	27,5	🟢
0,5	15,0	16,3	31,3	22,5	2,0	0,9	0,0	0,0	0,2	0,0	0,6	18,8	🟢
0,5	3,8	3,6	30,0	20,0	1,5	2,0	0,0	0,0	0,2	0,0	16,3	16,3	🟢
0,0	0,0	0,1	2,5	1,8	0,2	0,0	0,0	0,0	0,0	0,0	15,8	1,5	🔴
0,2	4,0	3,7	20,0	10,0	0,9	4,0	0,0	0,0	0,1	0,0	20,7	8,0	🟡
0,8	16,0	16,5	54,0	38,0	3,2	2,2	0,0	0,1	0,3	0,0	2,9	32,0	🟡
0,9	22,0	0,4	46,0	10,0	0,9	5,6	6,6	4,1	0,9	140,0	0,1	10,0	🔴
0,0	0,0	0,0	2,3	3,0	0,1	0,2	0,0	0,0	0,0	0,0	0,0	0,0	🟡

Lebensmittel	Menge	Portionsgröße in Gramm	kcal je Portion	Eiweiß g je Portion	Fett g je Portion	Kohlenhydrate g je Portion	Broteinheiten je Portion	Ballaststoffe g je Portion
Brät	Portion	100,0	285,0	11,5	26,9	0,0	0,0	0,0
Bratapfel	Portion	200,0	204,0	0,7	7,0	34,2	2,8	3,7
Bratapfel mit Vanillesoße	Portion	250,0	190,0	4,3	4,6	32,3	2,7	2,5
Bratensoße Trockenpulver	TL	3,0	4,5	0,5	0,1	0,3	0,0	0,0
Bratensoße Konserve	Portion	50,0	26,0	1,8	0,9	2,6	0,2	0,3
Brathering	Stück	200,0	554,0	37,0	41,8	8,4	0,7	0,5
Bratkartoffeln	Portion	250,0	220,0	4,7	6,6	34,2	2,8	5,5
Bratkartoffeln mit Speck und Zwiebeln	Portion	350,0	364,0	9,8	16,5	42,6	3,5	7,0
Bratlinge vegetarisch	Stück	100,0	147,0	11,0	8,1	7,6	0,6	2,5
Bratwurst	Stück	100,0	282,0	12,6	26,0	0,3	0,0	0,1
Bratwurst geräuchert	Stück	150,0	430,5	31,0	34,4	0,3	0,0	0,1
Bratwurst grob	Stück	150,0	469,5	24,4	41,7	0,4	0,0	0,1
Bratwurst mit Brötchen und Senf	Stück	180,0	475,2	19,2	30,4	31,8	2,7	2,1
Brause mit Fruchtgeschmack	Glas	200,0	84,0	0,0	0,0	20,0	1,7	0,0
Brause mit Gewürzauszügen	Glas	200,0	72,0	0,0	0,0	17,4	1,5	0,0
Bregenwurst	Portion	150,0	348,0	29,6	25,5	0,6	0,0	0,0
Bremer Pinkel	Portion	100,0	210,0	9,9	11,0	17,9	1,5	1,2
Brennnessel	Portion	150,0	73,5	8,3	1,1	7,2	0,6	6,4
Brennnessel getrocknet	TL	1,0	2,7	0,3	0,0	0,3	0,0	0,2
Brennnesseltrunk	Glas	200,0	34,0	3,8	0,5	3,1	0,3	0,3
Brick 50% F. i. Tr.	Portion	30,0	107,4	7,0	8,9	0,0	0,0	0,0
Brie 40% F. i. Tr.	Portion	30,0	77,1	7,2	5,4	0,0	0,0	0,0
Brie 45% F. i. Tr.	Portion	30,0	85,2	6,3	6,7	0,0	0,0	0,0
Brie 50% F. i. Tr.	Portion	30,0	100,5	6,3	8,4	0,0	0,0	0,0
Brie 60% F. i. Tr.	Portion	30,0	108,6	5,0	10,0	0,0	0,0	0,0
Broccoli gegart	Portion	150,0	34,5	4,7	0,3	2,8	0,2	4,5
Broccoli mit gerösteten Mandeln	Portion	250,0	135,0	9,8	7,4	6,7	0,6	8,4
Broccoli netto	Portion	150,0	39,0	5,0	0,3	3,8	0,3	4,5
Broccolicremesuppe	Teller	300,0	111,0	4,7	4,8	11,8	1,0	3,3
Broccoligratin	Portion	300,0	180,0	11,0	9,3	12,6	1,0	6,7
Broiches ohne Füllung	Stück	100,0	268,0	7,3	10,9	35,0	2,9	1,8
Brombeere Konserve netto	Portion	125,0	92,5	1,2	1,0	17,9	1,5	7,1
Brombeere netto	Portion	125,0	37,5	1,5	1,3	3,4	0,3	8,3
Brombeerkompott	Portion	250,0	182,5	2,1	1,8	36,5	3,0	11,6
Brombeerkonfitüre	Portion	25,0	66,8	0,1	0,1	16,0	1,3	0,6
Brombeersaft	Glas	200,0	68,0	2,3	1,7	8,0	0,7	0,0
Brötchen	Stück	45,0	111,6	3,3	0,6	22,8	1,9	1,4
Brötchen mit Ölsamen	Stück	45,0	113,0	3,5	1,6	20,9	1,7	1,4
Brotfrucht	Stück	125,0	141,3	1,9	0,4	31,6	2,6	5,0
Brotpudding	Portion	250,0	435,0	13,0	22,6	44,4	3,7	1,4
Brotsuppe	Teller	400,0	368,0	10,2	24,6	26,8	2,2	2,0
Brühe gekörnt / instant	TL	3,0	4,5	0,5	0,1	0,3	0,0	0,0
Brühwurst	Stück	100,0	296,0	15,2	26,4	0,3	0,0	0,1
Brunnenkresse	Portion	25,0	4,8	0,4	0,1	0,5	0,0	0,8

Vitamin E mg je Portion	Folsäure gesamt µg je Port.	Vitamin C mg je Portion	Kalzium mg je Portion	Magnesium mg je Portion	Eisen mg je Portion	Jod µg je Portion	gesätt. FS g je Portion	einf. unges. FS g je Port.	mehrf. unges. FS g je Port.	Cholesterin mg je Port.	Saccharose g je Portion	Harnsäure mg je Portion	Slimfaktor
0,4	2,0	0,0	8,0	16,0	0,6	1,6	10,0	12,6	3,0	48,0	0,0	81,0	🔴
1,0	12,0	21,5	20,0	12,0	1,1	3,8	4,0	1,9	0,6	18,0	18,0	26,0	🟡
0,7	12,5	15,4	157,5	22,5	0,9	12,0	2,6	1,3	0,4	15,0	14,9	17,5	🟡
0,0	0,0	0,0	6,9	1,5	0,1	0,1	0,1	0,1	0,0	0,0	0,0	4,2	🔴
0,1	1,5	0,8	9,0	4,0	0,3	1,5	0,4	0,4	0,1	5,0	0,1	11,5	🟡
9,8	8,0	1,5	122,0	62,0	2,1	36,8	7,6	18,0	12,7	186,0	0,1	420,0	🔴
0,1	35,0	28,9	20,0	45,0	1,0	9,8	2,9	2,4	1,0	12,5	0,7	37,5	🟢
2,1	45,5	36,3	31,5	63,0	1,5	13,0	4,9	7,4	3,2	14,0	1,1	70,0	🟡
1,7	57,0	0,5	53,0	44,0	2,0	3,0	1,2	2,1	4,3	0,0	0,3	61,0	🟡
0,3	2,0	0,1	12,0	20,0	0,8	2,2	9,3	12,2	3,0	54,0	0,0	85,0	🔴
0,5	4,5	0,0	16,5	46,5	1,8	3,6	12,2	15,9	3,7	108,0	0,0	204,0	🔴
0,4	4,5	0,1	12,0	39,0	1,6	1,7	14,9	19,4	4,6	93,0	0,0	148,5	🔴
0,5	7,2	0,1	28,8	41,4	1,8	4,0	10,8	14,2	3,7	61,2	0,8	124,2	🔴
0,0	2,0	0,0	10,0	4,0	0,8	3,6	0,0	0,0	0,0	0,0	0,8	0,0	🟡
0,0	0,0	0,0	6,0	2,0	0,4	8,0	0,0	0,0	0,0	0,0	0,7	0,0	🟡
0,9	12,0	2,8	19,5	43,5	12,4	3,9	9,1	10,5	3,1	1317,0	0,0	283,5	🔴
0,3	9,0	0,2	27,0	32,0	1,4	2,4	3,9	4,9	1,6	20,0	0,3	78,0	🔴
1,2	45,0	262,5	300,0	60,0	3,3	4,5	0,2	0,1	0,6	0,0	0,7	90,0	🟢
0,0	0,8	3,9	10,1	2,0	0,1	0,2	0,0	0,0	0,0	0,0	0,0	3,4	🟡
0,7	10,0	57,1	164,0	32,0	1,6	6,2	0,1	0,0	0,3	0,0	0,3	50,0	🟡
0,2	6,0	0,0	202,2	7,2	0,1	6,0	5,4	2,7	0,3	28,2	0,0	3,0	🔴
0,1	15,0	0,3	120,0	6,0	0,1	6,0	3,3	1,6	0,2	12,6	0,0	3,0	🔴
0,2	19,5	0,0	105,0	6,0	0,1	6,0	4,1	2,0	0,2	15,3	0,0	3,0	🔴
0,2	19,5	0,0	120,0	6,0	0,2	6,0	5,1	2,5	0,3	27,6	0,0	3,0	🔴
0,3	18,0	0,0	84,0	6,0	0,1	6,0	6,0	3,0	0,4	27,9	0,0	3,0	🔴
1,0	72,0	91,7	168,0	34,5	1,8	22,4	0,1	0,0	0,2	0,0	0,5	79,5	🟢
3,9	155,0	218,1	277,5	87,5	3,5	36,0	1,5	4,1	1,3	5,0	1,8	122,5	🟢
0,9	135,0	172,5	157,5	36,0	2,0	22,5	0,1	0,0	0,2	0,0	0,7	75,0	🟢
0,8	60,0	82,3	126,0	30,0	1,5	21,3	2,7	1,4	0,4	15,0	0,6	54,0	🟢
1,5	138,0	182,1	333,0	63,0	2,9	38,4	5,4	2,7	0,6	27,0	1,1	111,0	🟢
0,6	33,0	0,3	57,0	11,0	1,2	4,8	5,7	3,4	0,8	108,0	3,5	26,0	🔴
0,8	10,0	4,7	52,5	30,0	0,9	2,0	0,1	0,1	0,6	0,0	16,2	16,3	🟢
0,9	42,5	21,3	56,3	37,5	1,1	0,5	0,1	0,2	0,8	0,0	0,1	18,8	🟢
1,3	32,5	16,5	82,5	52,5	1,7	1,3	0,1	0,2	1,1	0,0	31,8	27,5	🟢
0,0	0,3	0,2	4,3	2,8	0,1	0,0	0,0	0,0	0,1	0,0	15,8	1,5	🔴
1,5	42,0	21,7	94,0	62,0	1,8	0,0	0,1	0,2	1,0	0,0	3,0	32,0	🟡
0,2	4,1	0,0	7,2	9,5	0,6	0,9	0,2	0,1	0,2	0,0	0,4	19,8	🟡
0,9	9,5	0,0	8,6	16,7	0,7	1,2	0,3	0,3	0,8	0,0	0,4	21,2	🔴
0,6	8,8	26,3	38,8	31,3	1,3	1,9	0,1	0,1	0,1	0,0	0,0	18,8	🟢
1,3	40,0	1,6	205,0	27,5	1,5	17,5	11,8	7,3	1,6	247,5	18,4	27,5	🔴
0,6	16,0	3,4	60,0	44,0	0,9	5,6	13,9	8,0	1,2	56,0	0,7	24,0	🔴
0,0	0,0	0,0	6,9	1,5	0,1	0,1	0,1	0,1	0,0	0,0	0,0	4,2	🔴
0,3	1,0	22,9	12,0	20,0	0,8	2,4	9,5	12,5	3,0	53,0	0,0	93,0	🔴
0,3	10,0	12,8	45,0	8,5	0,8	0,5	0,0	0,0	0,0	0,0	0,1	7,5	🟢

Lebensmittel	Menge	Portionsgröße in Gramm	kcal je Portion	Eiweiß g je Portion	Fett g je Portion	Kohlenhydrate g je Portion	Broteinheiten je Portion	Ballaststoffe g je Portion	
Brunnenkresse getrocknet	TL	1,0	2,1	0,2	0,0	0,2	0,0	0,3	
Brunnenkressetrunk	Glas	200,0	12,0	1,1	0,2	1,3	0,1	0,2	
Buchecker	Portion	20,0	117,6	1,2	10,0	6,0	0,5	0,7	
Buchteln	Stück	90,0	314,1	5,8	12,7	43,9	3,7	1,8	
Buchweizen geschält gegart	Portion	180,0	163,8	4,8	0,9	33,6	2,8	2,0	
Buchweizen geschält	Portion	40,0	136,0	3,6	0,7	28,4	2,4	1,5	
Buchweizen Vollkorn gegart	Portion	180,0	196,2	5,8	1,1	40,3	3,4	6,5	
Buchweizen Vollkorn	Portion	40,0	136,0	3,6	0,7	28,4	2,4	4,0	
Buchweizenbrötchen	Stück	45,0	110,7	3,3	0,8	22,3	1,9	1,8	
Buchweizengrütze gegart	Portion	180,0	129,6	3,2	0,7	27,2	2,3	1,4	
Buchweizengrütze roh	Portion	40,0	135,6	3,0	0,6	29,1	2,4	1,3	
Buchweizenmehl	EL	10,0	34,6	0,5	0,1	7,8	0,7	0,3	
Buchweizenvollkornmehl	EL	10,0	34,1	1,1	0,3	6,7	0,6	0,4	
Buchweizenvollkornbrot	Scheibe	60,0	129,0	4,3	0,8	25,7	2,1	3,1	
Bückling	Portion	125,0	271,3	23,9	19,7	0,0	0,0	0,0	
Bulgur	Portion	180,0	585,0	16,2	1,8	124,0	10,3	18,5	
Burgunder	Glas	130,0	101,4	0,3	0,0	3,3	0,3	0,0	
Burgunder Schinken in Aspik	Portion	30,0	36,0	7,3	0,7	0,1	0,0	0,0	
Burgunderbraten mit Soße u. Gemüse	Portion	350,0	294,0	30,1	15,5	7,7	0,6	3,5	
Buschbohne grün netto Konserve	Portion	150,0	31,5	3,3	0,3	3,7	0,3	4,3	
Buschbohne grün netto	Portion	150,0	37,5	3,6	0,4	4,8	0,4	4,5	
Butter	Portion	20,0	148,2	0,1	16,6	0,1	0,0	0,0	
Butter halbfett	Portion	20,0	76,4	0,8	8,0	0,7	0,1	0,0	
Butter mit Kräutern	Portion	20,0	130,0	0,1	14,6	0,1	0,0	0,0	
Buttercremetorte Biskuit	Stück	100,0	316,0	4,1	19,4	31,4	2,6	1,2	
Buttergebäck	Portion	50,0	249,0	3,1	12,8	29,8	2,5	1,0	
Butterhörnchen	Stück	50,0	150,5	3,5	4,4	24,1	2,0	1,3	
Butterkäse 30% F. i. Tr.	Portion	30,0	73,5	7,9	4,6	0,0	0,0	0,0	
Butterkäse 45% F. i. Tr.	Portion	30,0	89,7	6,5	7,1	0,0	0,0	0,0	
Butterkäse 50% F. i. Tr.	Portion	30,0	96,6	6,3	8,0	0,0	0,0	0,0	
Butterkäse 60% F. i. Tr.	Portion	30,0	113,7	5,1	10,4	0,0	0,0	0,0	
Butterkeks	Stück	5,0	24,0	0,5	1,1	3,1	0,3	0,1	
Butterkuchen	Stück	100,0	376,0	6,1	18,2	46,9	3,9	2,5	
Buttermilch	Glas	200,0	72,0	6,4	1,0	8,0	0,7	0,0	
Buttermilch mit Fruchtzubereitung	Glas	200,0	150,0	5,5	0,9	28,4	2,4	0,2	
Buttermilchgelee mit Erdbeeren	Portion	250,0	205,0	8,3	1,0	38,7	3,2	1,5	
Buttermilchkaltschale	Teller	350,0	192,5	10,6	1,7	31,4	2,6	0,2	
Buttermilchspeise	Portion	250,0	262,5	15,6	2,8	38,4	3,2	0,0	
Buttermilchsuppe	Teller	350,0	217,0	11,1	1,7	37,0	3,1	1,0	
Butterpilz frisch	Portion	100,0	11,0	1,7	0,4	0,3	0,0	5,9	
Butterpilz getrocknet	Portion	25,0	28,8	4,4	0,9	0,8	0,1	15,3	
Butterpilz Konserve netto	Portion	100,0	11,0	1,6	0,3	0,3	0,0	5,8	
Butterreis	Portion	250,0	317,5	5,2	6,4	58,8	4,9	1,1	
Butterschmalz	EL	15,0	132,0	0,0	14,9	0,0	0,0	0,0	

Vitamin E mg je Portion	Folsäure gesamt µg je Port.	Vitamin C mg je Portion	Kalzium mg je Portion	Magnesium mg je Portion	Eisen mg je Portion	Jod µg je Portion	gesätt. FS g je Portion	einf. unges. FS g je Port.	mehrf. unges. FS g je Port.	Cholesterin mg je Port.	Saccharose g je Portion	Harnsäure mg je Portion	Slimfaktor
0,1	2,3	2,3	18,5	3,5	0,3	0,2	0,0	0,0	0,0	0,0	0,0	3,4	grün
0,8	12,0	16,5	146,0	28,0	2,3	4,0	0,1	0,0	0,1	0,0	0,1	24,0	grün
0,0	20,0	0,0	0,2	0,0	1,4	0,4	1,2	4,4	4,0	0,0	0,1	14,0	rot
0,5	8,1	0,2	32,4	11,7	0,9	2,8	7,3	3,8	0,7	54,9	11,8	22,5	rot
0,5	19,8	0,0	12,6	50,4	1,9	0,5	0,2	0,3	0,3	0,0	0,1	88,2	gelb
0,3	20,0	0,0	8,4	34,0	1,3	0,2	0,1	0,2	0,2	0,0	0,1	60,0	rot
0,8	25,2	0,0	54,0	91,8	2,2	0,7	0,2	0,3	0,4	0,0	0,2	106,2	grün
0,5	20,0	0,0	30,0	52,0	1,2	0,2	0,1	0,2	0,2	0,0	0,1	60,0	gelb
0,2	5,9	0,0	7,7	17,6	1,1	1,4	0,2	0,2	0,3	0,0	0,5	25,7	gelb
0,0	9,0	0,0	5,4	21,6	0,9	0,5	0,1	0,2	0,2	0,0	0,1	59,4	grün
0,0	11,6	0,0	4,8	19,2	0,8	0,2	0,1	0,2	0,2	0,0	0,1	50,0	rot
0,0	3,0	0,0	1,1	3,0	0,1	0,3	0,0	0,0	0,0	0,0	0,0	8,4	rot
0,2	5,0	0,0	3,3	5,0	0,2	0,3	0,0	0,1	0,1	0,0	0,0	18,0	rot
0,6	13,2	0,0	15,6	48,6	1,4	2,0	0,1	0,1	0,3	0,0	0,2	43,8	grün
1,9	5,0	0,6	78,8	38,8	1,3	38,8	4,0	10,0	3,7	120,0	0,0	276,3	rot
1,2	54,0	0,0	54,0	252,0	8,5	0,4	0,3	0,2	0,8	0,0	1,2	124,2	gelb
0,0	1,3	2,6	10,4	10,4	0,9	13,0	0,0	0,0	0,0	0,0	0,0	0,0	rot
0,1	1,5	0,1	2,1	9,0	0,4	0,4	0,3	0,3	0,1	20,1	0,0	52,2	rot
1,4	17,5	9,8	70,0	52,5	5,2	17,9	7,2	6,6	0,8	94,5	1,5	178,5	gelb
0,2	13,5	7,7	82,5	28,5	0,9	7,1	0,1	0,0	0,2	0,0	0,2	66,0	grün
0,2	66,0	30,0	85,5	37,5	1,2	4,5	0,1	0,0	0,2	0,0	0,3	63,0	grün
0,4	0,6	0,0	2,6	0,6	0,0	0,9	10,1	5,0	0,6	48,0	0,0	0,0	rot
0,2	2,0	0,0	23,0	2,8	0,0	0,7	4,8	2,4	0,3	28,0	0,0	0,0	rot
0,4	1,0	1,0	4,0	0,6	0,0	1,4	8,9	4,4	0,5	40,4	0,0	0,0	rot
0,7	6,0	0,4	63,0	19,0	0,8	5,2	11,3	6,0	0,9	95,0	15,7	5,0	rot
0,6	3,0	0,0	9,5	5,5	0,6	0,6	7,4	3,9	0,6	63,5	12,8	9,5	rot
0,2	11,0	0,1	23,5	6,0	0,5	1,6	2,5	1,3	0,3	12,0	3,5	20,5	rot
0,1	5,4	0,0	240,0	12,0	0,1	9,0	2,8	1,4	0,2	10,8	0,0	3,0	rot
0,2	5,4	0,0	225,0	10,5	0,1	10,5	4,3	2,1	0,3	16,2	0,0	3,0	rot
0,2	5,4	0,0	225,0	9,0	0,1	10,5	4,8	2,4	0,3	18,6	0,0	3,0	rot
0,3	5,4	0,0	180,0	8,1	0,1	9,0	6,3	3,1	0,4	24,3	0,0	3,0	rot
0,0	0,5	0,1	6,8	2,2	0,1	0,5	0,6	0,3	0,1	3,1	0,0	1,3	rot
1,6	9,0	0,3	46,0	22,0	1,0	3,1	9,6	6,3	1,2	45,0	14,8	24,0	rot
0,0	18,0	2,0	220,0	26,0	0,2	10,0	0,6	0,3	0,0	6,0	0,0	0,0	gelb
0,1	16,0	2,7	190,0	22,0	0,3	8,0	0,5	0,3	0,0	6,0	20,8	2,0	rot
0,1	25,0	48,6	177,5	30,0	0,9	8,3	0,5	0,3	0,2	5,0	29,6	17,5	rot
0,1	31,5	3,5	374,5	42,0	0,7	16,5	1,0	0,5	0,1	10,5	17,7	0,0	gelb
0,1	17,5	5,5	212,5	30,0	0,3	10,5	1,7	0,8	0,1	10,0	30,1	5,0	rot
0,2	35,0	4,2	353,5	49,0	0,8	16,5	1,0	0,5	0,1	10,5	16,9	10,5	gelb
0,1	25,0	8,0	25,0	6,0	1,3	10,0	0,1	0,0	0,2	0,0	0,0	50,0	grün
0,3	33,5	8,3	62,0	13,0	2,8	25,8	0,2	0,0	0,5	0,0	0,0	129,3	grün
0,1	6,0	1,8	29,0	9,0	1,1	12,8	0,1	0,0	0,2	0,0	0,0	53,0	grün
0,3	15,0	0,0	7,5	50,0	0,4	2,0	3,7	1,9	0,4	17,5	0,1	65,0	rot
0,5	0,0	0,0	0,9	0,2	0,0	0,1	9,1	4,5	0,6	51,0	0,0	0,0	rot

Lebensmittel	Menge	Portionsgröße in Gramm	kcal je Portion	Eiweiß g je Portion	Fett g je Portion	Kohlenhydrate g je Portion	Broteinheiten je Portion	Ballaststoffe g je Portion	
Cabanossi	Stück	150,0	676,5	22,7	65,9	0,5	0,0	0,2	
Calvados	Glas	20,0	62,6	0,0	0,0	0,3	0,0	0,0	
Camembert 20% F. i. Tr.	Portion	30,0	52,5	7,3	2,6	0,0	0,0	0,0	
Camembert 30% F. i. Tr.	Portion	30,0	62,7	6,9	3,9	0,0	0,0	0,0	
Camembert 40% F. i. Tr.	Portion	30,0	80,1	6,6	6,0	0,0	0,0	0,0	
Camembert 45% F. i. Tr.	Portion	30,0	86,4	6,3	6,8	0,0	0,0	0,0	
Camembert 50% F. i. Tr.	Portion	30,0	92,7	6,2	7,7	0,0	0,0	0,0	
Camembert 60% F. i. Tr.	Portion	30,0	108,6	5,0	10,0	0,0	0,0	0,0	
Camembert 70% F. i. Tr.	Portion	30,0	122,4	4,0	12,0	0,0	0,0	0,0	
Camembert gebacken	Portion	140,0	400,4	20,9	23,6	26,1	2,2	1,7	
Cannelloni alla napoletana	Portion	350,0	479,5	22,3	27,2	35,9	3,0	3,8	
Cannelloni überbacken	Portion	350,0	514,5	31,0	18,0	56,3	4,7	3,3	
Carissa	Stück	125,0	100,0	0,6	1,4	20,7	1,7	3,4	
Cashewmus pur	EL	20,0	123,4	3,5	9,9	5,4	0,4	0,2	
Cashewnuss	Portion	20,0	113,6	3,5	8,4	6,1	0,5	0,6	
Cashewnuss geröstet und gesalzen	Portion	20,0	116,6	3,2	9,5	5,0	0,4	0,6	
Cervelatwurst	Portion	30,0	110,7	6,0	9,7	0,1	0,0	0,0	
Cevapcici mit Reis und Zwiebeln	Portion	150,0	354,0	21,7	21,3	19,1	1,6	1,9	
Champagner	Glas	100,0	79,0	0,2	0,0	3,5	0,3	0,0	
Champignon gegart	Portion	100,0	15,0	2,7	0,2	0,5	0,0	2,1	
Champignon getrocknet	Portion	25,0	52,8	9,5	0,8	1,9	0,2	7,1	
Champignon Konserve netto	Portion	100,0	14,0	2,6	0,2	0,5	0,0	2,0	
Champignon netto	Portion	100,0	15,0	2,7	0,2	0,6	0,0	2,0	
Champignoncremesuppe Trockenprodukt	Portion	25,0	97,8	2,6	6,3	11,8	1,0	0,1	
Champignoncremesuppe	Teller	320,0	102,4	6,4	7,5	2,1	0,2	0,4	
Champignonpastete mit Mürbeteig	Portion	200,0	630,0	22,8	52,4	18,1	1,5	1,5	
Champignons gefüllt	Portion	250,0	307,5	23,4	19,6	9,5	0,8	3,0	
Champignons in Sahnesoße	Portion	250,0	177,5	6,7	15,0	4,4	0,4	4,6	
Champignonsoße m. Sahne u. Weißwein	Portion	60,0	54,6	1,3	4,1	3,1	0,3	0,4	
Cheddar 50% F. i. Tr.	Portion	30,0	121,5	7,4	10,2	0,0	0,0	0,0	
Cheeseburger	Stück	117,0	301,9	15,8	12,6	31,4	2,6	1,3	
Cherimoya	Portion	125,0	81,3	1,9	0,4	16,8	1,4	8,8	
Cherry Brandy	Glas	20,0	61,0	0,0	0,0	6,5	0,5	0,0	
Chester 20% F. i. Tr.	Portion	30,0	73,5	10,1	3,5	0,0	0,0	0,0	
Chester 30% F. i. Tr.	Portion	30,0	88,2	9,6	5,5	0,0	0,0	0,0	
Chester 45% F. i. Tr.	Portion	30,0	110,1	8,1	8,6	0,0	0,0	0,0	
Chester 50% F. i. Tr.	Portion	30,0	118,2	7,6	9,7	0,0	0,0	0,0	
Chicoree mit Käse überbacken	Portion	150,0	108,0	5,4	8,3	2,9	0,2	1,6	
Chicoree netto	Portion	50,0	8,5	0,7	0,1	1,2	0,1	0,7	
Chicoreesalat mit Dressing	Portion	150,0	165,0	2,2	14,6	5,9	0,5	1,4	
Chilli con carne	Portion	250,0	200,0	14,8	12,5	6,8	0,6	3,7	
Chilli Gewürz	TL	1,0	3,3	0,1	0,2	0,3	0,0	0,2	
Chillisoße mit Tomaten	Portion	20,0	25,2	0,9	0,4	4,4	0,4	0,9	
Chinakohl gegart	Portion	150,0	18,0	1,7	0,4	1,3	0,1	2,8	

Vitamin E mg je Portion	Folsäure gesamt µg je Port.	Vitamin C mg je Portion	Kalzium mg je Portion	Magnesium mg je Portion	Eisen mg je Portion	Jod µg je Portion	gesätt. FS g je Portion	einf. unges. FS g je Port.	mehrf. unges. FS g je Port.	Cholesterin mg je Port.	Saccharose g je Portion	Harnsäure mg je Portion	Slimfaktor
0,6	3,0	0,0	19,5	34,5	1,9	1,8	23,7	30,8	7,4	90,0	0,0	124,5	rot
0,0	0,0	0,0	0,0	0,2	0,0	0,0	0,0	0,0	0,0	0,0	0,1	0,0	rot
0,1	15,0	0,3	180,0	6,0	0,1	6,0	1,6	0,8	0,1	6,0	0,0	3,0	rot
0,1	26,1	0,0	180,0	6,0	0,1	6,0	2,4	1,2	0,1	10,5	0,0	3,0	rot
0,1	25,5	0,0	135,0	6,0	0,1	6,0	3,6	1,8	0,2	13,8	0,0	3,0	rot
0,2	24,0	0,0	150,0	6,0	0,1	6,0	4,1	2,1	0,3	21,0	0,0	3,0	rot
0,2	24,0	0,0	153,0	6,0	0,1	6,0	4,6	2,3	0,3	21,6	0,0	3,0	rot
0,2	18,0	0,0	120,0	8,7	0,1	6,0	6,0	3,0	0,4	27,9	0,0	3,0	rot
0,4	15,0	0,0	75,0	6,0	0,1	6,0	7,3	3,6	0,4	33,6	0,0	3,0	rot
0,9	65,8	0,1	336,0	25,2	1,3	16,5	13,1	7,4	1,4	179,2	0,9	25,2	rot
3,9	84,0	39,5	385,0	56,0	2,7	20,3	10,8	12,4	2,2	133,0	0,4	56,0	rot
1,7	38,5	2,9	206,5	45,5	3,3	12,6	6,8	6,6	2,2	647,5	0,4	136,5	rot
0,6	8,8	58,8	17,5	20,0	1,6	1,9	0,3	0,2	0,5	0,0	6,2	18,8	grün
0,8	13,6	0,0	8,6	51,6	1,0	0,2	2,2	6,5	0,8	0,0	2,4	8,0	rot
0,2	13,4	0,0	6,2	54,0	0,6	2,0	1,9	5,5	0,7	0,0	2,7	0,0	rot
0,3	13,4	0,0	9,0	50,4	0,8	2,2	2,1	6,2	0,8	0,0	2,2	0,0	rot
0,1	0,6	0,0	5,1	8,4	0,4	0,4	3,5	4,6	1,1	22,8	0,0	39,9	rot
0,7	22,5	0,3	31,5	43,5	2,5	2,6	11,9	6,3	1,8	72,0	0,6	144,0	rot
0,0	1,0	0,0	10,0	8,0	0,5	10,0	0,0	0,0	0,0	0,0	0,0	0,0	rot
0,1	14,0	3,8	11,0	11,0	1,1	18,9	0,1	0,0	0,1	0,0	0,0	67,0	grün
0,4	45,3	6,8	34,8	41,8	3,5	59,0	0,2	0,0	0,5	0,0	0,1	208,3	grün
0,1	6,0	1,1	18,0	13,0	1,0	18,3	0,1	0,0	0,1	0,0	0,0	62,0	grün
0,1	25,0	4,9	11,0	13,0	1,2	18,0	0,1	0,0	0,1	0,0	0,0	60,0	grün
0,0	3,8	0,5	75,0	15,0	0,3	0,5	1,5	0,1	3,4	0,0	0,4	25,0	rot
0,3	6,4	2,3	28,8	28,8	0,7	5,1	3,2	3,1	0,7	6,4	0,0	12,8	gelb
0,7	10,0	0,2	26,0	38,0	1,7	7,2	21,5	22,9	5,2	118,0	0,1	156,0	rot
1,5	255,0	19,7	175,0	45,0	7,9	28,8	8,2	7,5	1,9	430,0	0,4	242,5	rot
0,9	47,5	16,0	57,5	35,0	2,9	40,3	8,9	4,4	0,8	42,5	0,2	127,5	grün
0,1	3,0	0,7	6,6	6,0	0,2	2,3	3,1	0,6	0,1	2,4	0,1	7,2	rot
0,3	6,0	0,0	252,0	7,5	0,1	13,2	6,2	3,1	0,4	31,5	0,0	3,0	rot
0,7	5,9	0,2	117,0	24,6	1,9	7,5	6,5	5,1	1,2	37,4	0,4	67,9	rot
0,6	8,8	18,8	16,3	31,3	0,5	1,9	0,1	0,1	0,1	0,0	5,7	18,8	grün
0,0	0,2	0,0	0,4	0,2	0,0	0,0	0,0	0,0	0,0	0,0	0,0	0,0	rot
0,1	12,0	0,0	288,0	9,0	0,2	15,6	2,1	1,1	0,1	8,1	0,0	3,0	rot
0,2	12,0	0,0	270,0	9,0	0,1	15,6	3,3	1,6	0,2	12,9	0,0	3,0	rot
0,3	10,5	0,0	228,0	9,0	0,1	15,6	5,2	2,6	0,3	20,4	0,0	3,0	rot
0,3	9,9	0,0	216,0	7,5	0,1	15,6	5,9	2,9	0,4	22,8	0,0	3,0	rot
0,3	46,5	8,0	177,0	22,5	1,0	6,8	5,0	2,4	0,4	22,5	0,2	19,5	grün
0,1	26,0	4,3	13,0	6,5	0,4	0,5	0,0	0,0	0,1	0,0	0,1	7,5	grün
7,7	54,0	10,8	63,0	21,0	1,0	4,2	2,9	3,4	7,6	9,0	2,6	15,0	rot
0,9	15,0	5,0	32,5	42,5	2,2	3,8	4,2	6,4	1,2	35,0	0,3	95,0	gelb
0,0	0,0	0,8	1,5	1,5	0,1	0,1	0,0	0,0	0,1	0,0	0,0	1,5	gelb
0,7	7,6	6,8	10,2	10,2	0,4	0,8	0,1	0,1	0,2	0,0	2,1	15,6	grün
0,4	66,0	18,6	60,0	10,5	0,7	0,0	0,1	0,1	0,2	0,0	0,3	39,0	grün

Lebensmittel	Menge	Portionsgröße in Gramm	kcal je Portion	Eiweiß g je Portion	Fett g je Portion	Kohlenhydrate g je Portion	Broteinheiten je Portion	Ballaststoffe g je Portion
Chinakohl netto	Portion	150,0	21,0	1,8	0,5	1,8	0,1	2,9
Chinesische Suppe	Teller	350,0	273,0	29,3	10,9	13,7	1,1	2,0
Clementine Konserve netto	Portion	125,0	100,0	0,7	0,3	22,3	1,9	2,2
Clementine netto	Stück	40,0	18,4	0,3	0,1	3,6	0,3	0,8
Clementinennektar	Glas	200,0	124,0	0,6	0,2	28,6	2,4	0,2
Clementinensaft	Glas	200,0	88,0	1,3	0,5	17,2	1,4	0,4
Cocktail Dressing Fertigprodukt	Portion	25,0	144,3	0,5	15,6	0,8	0,1	0,1
Cocktail Kirsche	Portion	25,0	66,3	0,1	0,0	16,1	1,3	0,1
Cocktailwürstchen Konserve	Stück	10,0	30,4	1,4	2,8	0,0	0,0	0,0
Cognac	Glas	20,0	47,4	0,0	0,0	0,4	0,0	0,0
Cola	Glas	200,0	122,0	6,6	0,0	21,7	1,8	0,0
Cola kalorienarm	Glas	200,0	8,0	0,0	0,0	0,2	0,0	0,0
Cordon bleu vom Schwein	Stück	150,0	325,5	33,5	14,9	13,9	1,2	1,1
Cordon bleu vom Kalb	Stück	150,0	274,5	27,2	13,6	10,8	0,9	0,8
Corned Beef	Portion	30,0	42,3	6,5	1,8	0,0	0,0	0,0
Corned Beef deutsch Konserve	Portion	150,0	189,0	35,3	5,1	0,3	0,0	0,1
Cornflakes	Portion	30,0	106,5	2,1	0,2	23,7	2,0	1,2
Cornflakes mit Milch und Zucker	Portion	150,0	286,5	5,1	3,3	57,9	4,8	1,2
Couscous	Portion	250,0	565,0	11,3	21,9	80,3	6,7	8,5
Crème Fraîche 30% Fett	Portion	25,0	72,0	0,6	7,5	0,6	0,1	0,0
Crème Fraîche 40% Fett	Portion	25,0	93,3	0,5	10,0	0,5	0,0	0,0
Cremeeis	Portion	75,0	141,0	4,9	6,7	14,9	1,2	0,0
Cremespeisenpulver	TL	3,0	11,5	0,0	0,0	2,8	0,2	0,0
Cremetorte Biskuit	Stück	100,0	316,0	4,1	19,4	31,4	2,6	1,2
Cremetorte Rührteig	Stück	100,0	261,0	5,5	10,7	35,2	2,9	2,1
Crepes Suzette	Stück	200,0	378,0	8,5	15,9	48,7	4,1	1,4
Croissant	Stück	70,0	355,6	5,0	23,5	31,4	2,6	1,8
Croque Mozzarella mit Tomaten	Portion	200,0	416,0	18,8	16,5	47,3	3,9	3,2
Croque Salami mit Salat u. Tomate	Portion	170,0	425,0	17,5	18,1	47,5	4,0	3,1
Croque Schinken mit Käse Salat Tomate	Portion	235,0	531,1	30,9	24,2	46,8	3,9	3,1
Cumberlandsoße	Portion	45,0	89,6	0,3	0,1	20,8	1,7	0,9
Curacao	Glas	20,0	63,6	0,0	0,0	5,7	0,5	0,0
Curry Bratwurst	Stück	150,0	409,5	18,3	37,6	0,5	0,0	0,1
Curry Grillsoße	Portion	20,0	26,8	0,5	0,2	5,7	0,5	0,4
Curryketchup	Portion	20,0	22,0	0,4	0,1	4,8	0,4	0,2
Currypulver	TL	1,0	3,2	0,1	0,1	0,5	0,0	0,1
Currysoße indisch	Portion	60,0	38,4	0,7	2,5	3,3	0,3	1,0
Currywurst mit Curryketchup	Stück	100,0	264,0	11,6	23,4	2,7	0,2	0,1
Dampfnudeln	Stück	110,0	280,5	7,2	11,1	37,6	3,1	1,9
Danablu 50% F. i. Tr.	Portion	30,0	103,5	6,1	8,9	0,0	0,0	0,0
Danbo 45% F. i. Tr.	Portion	30,0	96,6	7,0	7,6	0,0	0,0	0,0
Dattel frisch netto	Portion	100,0	280,0	2,0	0,5	65,0	5,4	8,7
Dattel getrocknet	Stück	25,0	71,3	0,5	0,1	16,5	1,4	2,2
Debreziner	Stück	150,0	495,0	23,4	45,1	0,4	0,0	0,2

Vitamin E mg je Portion	Folsäure gesamt µg je Port.	Vitamin C mg je Portion	Kalzium mg je Portion	Magnesium mg je Portion	Eisen mg je Portion	Jod µg je Portion	gesätt. FS g je Portion	einf. unges. FS g je Port.	mehrf. unges. FS g je Port.	Cholesterin mg je Port.	Saccharose g je Portion	Harnsäure mg je Portion	Slimfaktor
0,4	124,5	39,0	60,0	16,5	0,9	0,5	0,1	0,1	0,2	0,0	0,4	37,5	🟢
1,1	31,5	11,2	56,0	52,5	2,6	8,4	4,2	4,3	1,7	101,5	0,9	224,0	🔴
0,3	5,0	8,4	43,8	12,5	0,4	2,0	0,1	0,1	0,1	0,0	20,2	22,5	🟡
0,1	6,0	12,0	14,0	4,4	0,1	0,3	0,0	0,0	0,0	0,0	2,3	8,0	🟢
0,3	10,0	16,6	40,0	12,0	0,4	4,0	0,1	0,0	0,1	0,0	25,9	22,0	🟡
0,6	18,0	36,9	70,0	22,0	0,6	2,0	0,1	0,1	0,2	0,0	11,9	42,0	🟡
9,6	3,3	0,5	9,5	4,5	0,3	0,5	1,9	3,6	9,3	25,3	0,3	1,8	🔴
0,0	0,5	1,3	3,3	1,5	0,2	0,1	0,0	0,0	0,0	0,0	10,0	1,3	🔴
0,0	0,2	2,3	1,2	2,0	0,1	0,2	1,0	1,3	0,3	5,7	0,0	9,6	🔴
0,0	0,0	0,0	0,0	0,2	0,0	0,0	0,0	0,0	0,0	0,0	0,1	0,0	🔴
0,0	0,0	0,0	8,0	2,0	0,1	3,6	0,0	0,0	0,0	0,0	11,8	20,0	🟡
0,0	0,0	0,0	8,0	2,0	0,1	2,2	0,0	0,0	0,0	0,0	0,1	0,0	🟡
0,9	22,5	7,6	213,0	37,5	2,5	10,1	8,0	4,8	0,9	147,0	0,9	198,0	🔴
0,7	22,5	5,9	106,5	39,0	2,8	5,1	6,9	4,2	0,9	127,5	0,7	172,5	🔴
0,0	0,6	0,0	9,9	4,5	0,8	0,9	0,8	0,8	0,1	21,0	0,0	42,0	🔴
0,4	1,5	0,0	18,0	33,0	2,5	1,5	2,2	2,2	0,3	66,0	0,0	154,5	🔴
0,1	1,8	0,0	3,9	4,2	0,6	0,3	0,0	0,1	0,1	0,0	0,7	24,0	🔴
0,1	6,0	1,5	112,5	15,0	0,7	7,1	1,9	1,0	0,2	12,0	30,7	24,0	🔴
2,5	25,0	0,0	40,0	42,5	1,4	5,3	7,6	11,2	1,9	27,5	0,8	92,5	🟡
0,2	2,5	0,3	20,0	2,3	0,0	2,3	4,6	2,3	0,3	22,5	0,0	0,0	🔴
0,2	2,0	0,3	17,5	2,0	0,0	2,0	6,1	3,0	0,4	29,3	0,0	0,0	🔴
0,6	18,0	1,7	135,0	13,5	0,8	9,0	3,1	2,3	0,6	140,3	10,1	0,0	🔴
0,0	0,0	0,0	0,5	0,0	0,0	0,0	0,0	0,0	0,0	0,0	0,0	0,0	🔴
0,7	6,0	0,4	63,0	19,0	0,8	5,2	11,3	6,0	0,9	95,0	15,7	5,0	🔴
1,2	7,0	0,4	76,0	28,0	1,2	5,3	4,7	3,9	1,3	82,0	18,8	11,0	🔴
1,1	32,0	21,8	94,0	28,0	1,7	7,2	8,1	5,1	1,2	188,0	20,8	28,0	🔴
3,7	15,4	0,2	35,0	11,2	0,7	2,7	10,5	7,9	3,9	18,2	2,4	29,4	🔴
1,2	36,0	8,3	270,0	36,0	1,6	12,2	9,6	4,6	1,2	32,0	0,9	50,0	🔴
0,9	17,0	3,5	27,2	35,7	2,1	3,4	6,7	7,9	2,4	40,8	0,9	112,2	🔴
6,1	32,9	4,1	357,2	51,7	2,3	19,3	9,3	7,0	6,4	70,5	1,6	145,7	🔴
0,1	0,9	4,2	10,8	4,1	0,3	0,9	0,0	0,0	0,0	0,0	19,2	3,6	🔴
0,0	0,2	0,0	0,4	0,2	0,0	0,0	0,0	0,0	0,0	0,0	5,5	0,0	🔴
0,4	3,0	0,1	16,5	28,5	1,2	3,2	13,5	17,7	4,3	76,5	0,1	120,0	🔴
0,3	3,8	2,6	9,2	7,4	0,7	0,6	0,0	0,0	0,0	0,0	4,2	7,0	🟡
0,1	1,0	2,4	4,0	3,6	0,2	0,2	0,0	0,0	0,0	0,0	0,2	15,8	🔴
0,0	0,3	0,2	2,4	1,9	0,3	0,1	0,0	0,0	0,0	0,0	0,1	0,8	🟡
0,6	6,0	24,5	9,6	6,0	0,5	1,5	1,8	0,3	0,1	1,8	0,1	4,8	🟢
0,3	2,0	1,2	13,0	21,0	0,8	2,1	8,4	11,0	2,7	49,0	0,1	84,0	🔴
0,5	59,4	0,7	62,7	17,6	1,1	5,1	6,2	3,4	0,7	67,1	7,3	44,0	🔴
0,2	10,8	0,0	186,0	6,9	0,1	2,7	5,4	2,7	0,3	29,1	0,0	3,0	🔴
0,2	5,4	0,0	225,0	12,0	0,2	9,0	4,6	2,3	0,3	17,7	0,0	3,0	🔴
0,2	21,0	3,0	65,0	50,0	1,9	1,0	0,1	0,1	0,2	0,0	0,1	15,0	🟡
0,0	4,3	0,6	16,5	12,8	0,5	0,3	0,0	0,0	0,1	0,0	0,0	3,8	🟡
0,5	3,0	0,0	18,0	34,5	1,8	1,7	16,3	21,1	5,0	85,5	0,0	135,0	🔴

Lebensmittel	Menge	Portionsgröße in Gramm	kcal je Portion	Eiweiß g je Portion	Fett g je Portion	Kohlenhydrate g je Portion	Broteinheiten je Portion	Ballaststoffe g je Portion
Debreziner Bohnengulasch	Portion	350,0	322,0	22,7	20,3	11,8	1,0	5,5
Dessertpulver für Quarkspeisen	TL	3,0	11,5	0,0	0,0	2,8	0,2	0,0
Dessertwein	Glas	50,0	95,0	0,1	0,0	6,0	0,5	0,0
Deutsche Salami	Portion	30,0	109,5	6,0	9,6	0,1	0,0	0,0
Diabetiker Eiswaffeln	Stück	20,0	89,2	1,4	6,5	6,4	0,5	0,2
Diabetiker Haferkeks	Stück	20,0	82,8	2,1	4,3	8,9	0,7	1,9
Diabetiker Karamelbonbon	Stück	3,0	7,4	0,2	0,0	2,7	0,2	0,0
Diabetiker Nougat	Portion	20,0	115,4	1,6	8,4	8,6	0,7	0,6
Diabetiker Nussnougatcreme	Portion	25,0	130,3	1,2	7,8	13,8	1,2	1,1
Diabetiker Vollkornzwieback	Scheibe	10,0	35,2	2,1	0,9	4,6	0,4	1,3
Diabetikerbier Pils	Glas	330,0	125,4	1,3	0,0	2,1	0,2	0,0
Diabetikermarmelade mit Fruchtzucker	Portion	25,0	27,3	0,1	0,0	7,4	0,6	0,1
Diabetikerschokolade	Portion	20,0	81,8	2,2	2,0	13,5	1,1	1,3
Diabetikersirup	Portion	25,0	68,0	0,1	0,0	19,5	1,6	0,0
Diabetikerzucker	TL	5,0	11,8	0,0	0,0	5,0	0,4	0,0
Dicke Bohne gegart	Portion	150,0	148,5	16,6	1,1	17,4	1,5	18,2
Dicke Bohne getrocknet	Portion	50,0	163,0	14,0	1,0	23,8	2,0	6,0
Dicke Bohne Konserve netto	Portion	150,0	108,0	10,0	0,7	15,1	1,3	4,4
Dicke Bohne netto	Portion	150,0	126,0	10,5	0,8	18,8	1,6	4,5
Dicke Bohnen in heller Soße	Portion	250,0	215,0	13,2	5,9	26,7	2,2	5,1
Dicke Bohneneintopf mit Speck	Teller	450,0	756,0	67,8	26,6	60,0	5,0	58,2
Dickmilch 0.3% Fett	Portion	150,0	51,0	5,1	0,2	6,3	0,5	0,0
Dickmilch 1.5% Fett	Portion	150,0	69,0	5,1	2,3	6,2	0,5	0,0
Dickmilch 3.5% Fett	Portion	150,0	96,0	5,1	5,3	6,0	0,5	0,0
Dickmilch 10% Fett	Portion	150,0	177,0	4,7	15,0	5,6	0,5	0,0
Dickmilch mit Früchten 0.3% Fett	Portion	150,0	109,5	4,4	0,2	21,3	1,8	1,4
Dickmilch mit Früchten 1.5% Fett	Portion	150,0	124,5	4,4	1,9	21,2	1,8	1,4
Dickmilch mit Früchten 3.5% Fett	Portion	150,0	145,5	4,4	4,4	21,1	1,8	1,4
Dickmilch mit Müsli	Portion	150,0	186,0	6,4	5,8	25,8	2,1	1,8
Dill frisch	Portion	5,0	2,8	0,2	0,0	0,4	0,0	0,3
Dill getrocknet	TL	1,0	2,6	0,2	0,0	0,4	0,0	0,3
Dillgurke sauer	Portion	50,0	4,0	0,2	0,1	0,7	0,1	0,2
Distelöl	EL	12,0	105,5	0,0	11,9	0,0	0,0	0,0
Dominosteine	Stück	48,0	185,3	2,5	4,0	34,5	2,9	1,0
Donau Wellen	Stück	70,0	218,4	2,9	13,4	21,5	1,8	1,3
Döner Kebab	Portion	350,0	665,0	41,9	17,2	84,1	7,0	6,1
Doppelbock	Glas	330,0	204,6	2,6	0,0	12,5	1,0	0,0
Dörrpflaumenkompott	Portion	250,0	172,5	1,6	0,6	38,2	3,2	4,4
Dosenschinken	Portion	30,0	36,3	5,8	1,3	0,3	0,0	0,0
Dresdner Stollen	Stück	100,0	408,0	5,7	21,8	46,7	3,9	3,4
Dukatenplätzchen	Portion	50,0	258,0	3,5	16,1	25,0	2,1	1,7
Eclairs mit Sahne	Stück	100,0	294,0	6,6	21,7	18,5	1,5	1,4
Edamer 30% F. i. Tr.	Portion	30,0	77,1	8,2	4,9	0,0	0,0	0,0
Edamer 40% F. i. Tr.	Portion	30,0	94,8	7,8	7,0	0,0	0,0	0,0

Vitamin E mg je Portion	Folsäure gesamt µg je Port.	Vitamin C mg je Portion	Kalzium mg je Portion	Magnesium mg je Portion	Eisen mg je Portion	Jod µg je Portion	gesätt. FS g je Portion	einf. unges. FS g je Port.	mehrf. unges. FS g je Port.	Cholesterin mg je Port.	Saccharose g je Portion	Harnsäure mg je Portion	Slimfaktor
0,9	49,0	25,7	157,5	73,5	4,4	11,2	11,3	5,7	1,8	70,0	0,7	192,5	🟡
0,0	0,0	0,0	0,5	0,2	0,0	0,0	0,0	0,0	0,0	0,0	0,0	0,0	🔴
0,0	0,5	0,0	5,0	5,5	0,3	5,0	0,0	0,0	0,0	0,0	0,0	0,0	🔴
0,1	0,6	0,0	4,5	8,7	0,3	0,8	3,5	4,6	1,1	22,8	0,0	41,7	🔴
3,7	2,4	0,0	6,0	2,0	0,2	0,8	0,9	1,6	3,6	27,2	0,0	2,6	🔴
2,2	9,6	0,0	18,8	34,6	1,1	1,8	0,6	1,1	2,4	0,0	0,2	19,8	🔴
0,0	0,0	0,0	0,0	0,0	0,0	0,0	0,0	0,0	0,0	0,0	0,0	0,0	🔴
1,9	6,2	0,5	41,8	13,8	0,3	1,8	2,7	4,7	0,6	2,8	0,4	2,8	🔴
3,9	5,0	0,2	38,5	18,3	0,5	2,2	1,1	3,1	3,2	0,0	0,4	4,3	🔴
0,5	8,5	0,0	7,3	17,8	0,6	1,3	0,1	0,2	0,5	0,0	0,1	13,5	🟡
0,0	16,5	0,0	13,2	33,0	0,0	3,0	0,0	0,0	0,0	0,0	0,0	33,0	🟡
0,0	0,3	0,9	1,5	0,8	0,0	0,3	0,0	0,0	0,0	0,0	0,0	1,3	🔴
0,0	3,6	0,4	56,6	21,4	0,6	3,1	1,2	0,7	0,1	0,2	0,3	2,8	🔴
0,0	0,0	0,0	1,3	0,0	0,0	0,0	0,0	0,0	0,0	0,0	0,0	0,0	🔴
0,0	0,0	0,0	0,0	0,0	0,0	0,0	0,0	0,0	0,0	0,0	0,0	0,0	🔴
0,2	27,0	0,5	63,0	114,0	3,3	9,9	0,2	0,2	0,5	0,0	0,5	82,5	🟢
0,5	44,0	26,5	46,0	67,5	3,4	6,0	0,2	0,0	0,6	0,0	1,4	83,5	🟡
0,5	15,0	13,1	40,5	43,5	2,2	7,2	0,2	0,0	0,4	0,0	0,9	67,5	🟢
0,5	66,0	49,5	37,5	57,0	3,0	4,5	0,2	0,0	0,4	0,0	1,1	63,0	🟢
0,6	52,5	41,4	90,0	67,5	3,5	9,0	2,4	2,2	0,9	7,5	1,2	72,5	🟢
0,9	162,0	7,2	234,0	423,0	12,7	37,8	8,6	11,3	4,1	49,5	1,8	351,0	🟢
0,0	7,5	1,5	180,0	18,0	0,1	11,3	0,1	0,0	0,0	1,5	0,0	0,0	🟡
0,1	7,5	1,5	180,0	18,0	0,1	11,3	1,4	0,7	0,1	9,0	0,0	0,0	🟡
0,2	7,5	1,5	180,0	18,0	0,1	11,3	3,2	1,6	0,2	19,5	0,0	0,0	🟡
0,5	13,5	1,5	165,0	16,5	0,1	10,5	9,1	4,5	0,6	55,5	0,0	0,0	🔴
0,0	7,5	2,3	159,0	16,5	0,2	9,0	0,1	0,0	0,0	1,5	15,2	1,5	🟢
0,1	7,5	2,3	159,0	16,5	0,2	9,0	1,1	0,6	0,1	7,5	15,2	1,5	🟡
0,2	7,5	2,3	159,0	16,5	0,2	9,0	2,7	1,3	0,2	16,5	15,2	1,5	🔴
0,9	16,5	1,6	156,0	39,0	0,8	10,5	2,8	2,1	0,7	15,0	8,2	24,0	🔴
0,1	2,5	3,5	11,5	1,4	0,3	0,2	0,0	0,0	0,0	0,0	0,1	0,8	🟢
0,1	2,4	1,8	9,9	1,2	0,2	0,2	0,0	0,0	0,0	0,0	0,1	0,7	🟡
0,0	3,5	1,8	8,5	3,5	0,2	1,5	0,0	0,0	0,0	0,0	0,2	2,0	🟢
5,3	0,0	0,0	0,0	0,0	0,0	0,0	1,1	1,4	8,9	0,0	0,0	0,0	🔴
1,1	1,9	0,5	14,9	10,1	0,7	0,5	0,8	2,1	0,8	0,0	10,8	9,1	🔴
0,5	4,2	0,4	29,4	15,4	0,7	2,9	7,8	4,2	0,6	60,9	12,2	8,4	🔴
2,0	70,0	6,4	91,0	70,0	5,5	8,1	5,2	7,6	2,1	150,5	1,6	259,0	🔴
0,0	16,5	0,0	9,9	42,9	0,0	3,3	0,0	0,0	0,0	0,0	0,0	46,2	🟡
2,1	2,5	8,9	42,5	30,0	1,2	6,5	0,1	0,1	0,3	0,0	19,9	55,0	🟢
0,1	0,6	0,0	6,6	6,6	0,3	1,1	0,5	0,6	0,1	15,9	0,3	41,4	🔴
1,9	21,0	0,4	39,0	24,0	1,0	2,0	11,6	7,5	1,4	54,0	9,2	54,0	🔴
1,7	4,0	0,0	22,0	20,0	0,9	1,7	9,2	4,0	1,9	31,0	13,4	9,0	🔴
3,1	14,0	0,3	68,0	23,0	1,2	7,0	9,2	9,0	2,0	145,0	5,1	9,0	🔴
0,1	12,0	0,0	261,0	12,0	0,1	9,0	2,9	1,5	0,2	11,1	0,0	3,0	🔴
0,2	10,8	0,0	240,0	11,1	0,1	9,0	4,3	2,1	0,3	15,6	0,0	3,0	🔴

Lebensmittel	Menge	Portionsgröße in Gramm	kcal je Portion	Eiweiß g je Portion	Fett g je Portion	Kohlenhydrate g je Portion	Broteinheiten je Portion	Ballaststoffe g je Portion
Edamer 45% F. i. Tr.	Portion	30,0	106,2	7,4	8,5	0,0	0,0	0,0
Edamer 50% F. i. Tr.	Portion	30,0	105,9	6,6	8,9	0,0	0,0	0,0
Edelkastanie geröstet	Portion	60,0	143,4	1,4	6,5	19,8	1,7	4,6
Edelkastanie gegart	Portion	60,0	100,8	1,4	1,1	21,0	1,8	5,1
Edelkastanienmehl	EL	10,0	17,7	0,3	0,2	3,7	0,3	0,6
Edelkastanienmus	EL	20,0	35,6	0,5	0,4	7,4	0,6	1,2
Edelpilzkäse 45% F. i. Tr.	Portion	30,0	90,9	6,6	7,2	0,0	0,0	0,0
Edelpilzkäse 50% F. i. Tr.	Portion	30,0	106,8	6,9	8,9	0,0	0,0	0,0
Edelpilzkäse 60% F. i. Tr.	Portion	30,0	127,5	5,7	11,7	0,0	0,0	0,0
Ei	Stück	60,0	92,4	7,7	6,7	0,4	0,0	0,0
Ei gebraten	Stück	60,0	98,4	8,2	7,1	0,4	0,0	0,0
Eier mit Senfsoße	Stück	130,0	162,5	10,0	11,5	4,9	0,4	0,2
Eier pochiert Verlorene Eier	Portion	120,0	184,8	15,4	13,4	0,8	0,1	0,0
Eier russisch	Portion	120,0	242,4	16,9	17,9	3,6	0,3	0,5
Eierflockensuppe	Teller	330,0	112,2	8,7	7,3	2,9	0,2	0,8
Eierlikör	Glas	20,0	57,0	0,8	1,4	5,6	0,5	0,0
Eierpfannkuchen	Portion	250,0	525,0	20,8	24,6	55,0	4,6	2,8
Eierpfannkuchen mit Äpfeln	Stück	270,0	359,1	7,8	13,6	51,0	4,2	3,4
Eierstich Suppeneinlage	Portion	30,0	32,7	2,4	2,2	0,8	0,1	0,0
Eigelb	Stück	22,0	76,6	3,5	7,0	0,1	0,0	0,0
Einfacheiscreme	Portion	75,0	96,8	0,6	0,7	21,6	1,8	0,0
Eintopf mit Birnen, Kartoffeln, Fleisch	Teller	450,0	351,0	20,8	12,2	38,9	3,2	9,0
Eintopf mit Gemüse	Teller	450,0	243,0	8,7	6,6	35,7	3,0	11,2
Eis mit Sahne	Portion	100,0	136,0	2,3	9,3	10,7	0,9	0,0
Eis mit Sahne und Früchten	Portion	150,0	189,0	3,1	11,8	17,7	1,5	0,4
Eisbaisertorte	Stück	250,0	595,0	6,6	24,1	87,1	7,3	0,6
Eisbecher Birne Helene	Portion	300,0	549,0	6,1	34,0	55,2	4,6	2,1
Eisbecher mit Sahne und Früchten	Portion	350,0	693,0	6,9	43,3	55,7	4,6	1,2
Eisbecher Pfirsich Melba	Portion	250,0	445,0	3,5	14,9	73,2	6,1	2,5
Eisbein gepökelt gekocht	Portion	250,0	362,5	41,3	21,0	2,4	0,2	0,0
Eisbein Haxe gegart	Portion	175,0	383,3	49,8	20,5	0,0	0,0	0,0
Eisbergsalat netto	Portion	50,0	6,5	0,5	0,1	0,8	0,1	0,9
Eisbock	Glas	330,0	287,1	2,5	0,0	12,0	1,0	0,0
Eiscreme	Portion	75,0	120,0	1,9	2,0	23,0	1,9	0,0
Eiskaffee	Glas	250,0	572,5	6,2	54,6	16,2	1,3	0,4
Eiskonfekt	Stück	12,0	62,6	0,5	3,7	6,8	0,6	0,7
Eiswein Beerenauslese	Glas	130,0	127,4	0,3	0,0	7,7	0,6	0,0
Eiszapfen weiß	Portion	100,0	14,0	1,1	0,1	1,9	0,2	1,6
Eiweiß	Stück	38,0	19,0	4,2	0,1	0,3	0,0	0,0
Elisenlebkuchen	Stück	25,0	103,0	2,2	5,0	12,3	1,0	1,3
Emmentaler 45% F. i. Tr.	Portion	30,0	114,9	8,6	9,0	0,0	0,0	0,0
Endivien netto	Portion	50,0	5,5	0,9	0,1	0,2	0,0	0,6
Ente gebraten mit Orangensoße	Portion	300,0	654,0	47,5	47,4	9,8	0,8	0,4
Ente mit Haut gegart	Portion	150,0	261,0	39,6	11,3	0,0	0,0	0,0

Vitamin E mg je Portion	Folsäure gesamt µg je Port.	Vitamin C mg je Portion	Kalzium mg je Portion	Magnesium mg je Portion	Eisen mg je Portion	Jod µg je Portion	gesätt. FS g je Portion	einf. unges. FS g je Port.	mehrf. unges. FS g je Port.	Cholesterin mg je Port.	Saccharose g je Portion	Harnsäure mg je Portion	Slimfaktor
0,1	10,5	0,0	240,0	10,8	0,1	10,5	5,2	2,6	0,3	17,7	0,0	3,0	🔴
0,3	9,6	0,0	219,3	9,9	0,1	9,0	5,4	2,7	0,3	20,7	0,0	3,0	🔴
1,7	16,8	7,4	19,2	21,6	0,6	0,0	0,6	3,4	2,2	0,0	5,9	0,0	🟢
0,8	20,4	8,8	21,6	15,6	0,6	0,0	0,2	0,4	0,4	0,0	6,3	0,0	🟢
0,1	3,2	1,4	3,6	4,1	0,1	0,0	0,0	0,1	0,1	0,0	1,1	0,0	🟢
0,2	6,4	2,8	7,2	8,2	0,2	0,0	0,1	0,1	0,2	0,0	2,2	0,0	🟢
0,2	13,5	0,0	165,0	13,5	0,2	12,0	4,4	2,2	0,3	17,7	0,0	3,0	🔴
0,2	13,5	0,0	210,0	15,0	0,1	6,0	5,4	2,7	0,3	20,7	0,0	3,0	🔴
0,4	13,5	0,0	180,0	15,0	0,1	6,0	7,1	3,5	0,4	27,0	0,0	3,0	🔴
1,2	39,0	0,0	33,6	7,2	1,3	6,0	2,0	2,7	0,9	237,6	0,0	3,0	🔴
0,9	36,6	0,0	33,6	7,8	1,3	6,4	2,1	2,8	1,0	252,6	0,0	3,0	🔴
1,9	33,8	0,3	68,9	19,5	1,6	7,9	3,5	4,8	1,8	248,3	0,2	6,5	🔴
2,4	62,4	0,0	63,6	12,0	1,9	12,0	4,0	5,3	1,8	474,0	0,0	6,0	🔴
3,5	39,6	2,9	88,8	32,4	2,0	20,0	6,1	6,6	3,0	298,8	0,5	84,0	🔴
0,7	26,4	11,1	52,8	36,3	1,0	2,6	2,9	3,0	0,6	72,6	0,2	13,2	🟡
0,1	8,0	0,1	2,8	0,8	0,1	0,2	0,4	0,6	0,2	30,0	5,3	13,6	🔴
3,7	57,5	0,8	155,0	37,5	2,8	15,5	7,6	10,0	4,5	350,0	0,2	32,5	🔴
6,1	29,7	5,6	67,5	21,6	1,7	9,2	2,8	3,6	6,0	124,2	19,5	32,4	🔴
0,3	8,1	0,1	26,7	3,6	0,2	2,6	0,8	0,8	0,2	60,3	0,0	0,6	🔴
1,2	28,6	0,0	30,8	3,5	1,6	2,6	2,1	2,8	0,9	277,2	0,0	1,3	🔴
0,0	0,0	0,2	33,0	4,5	0,1	6,8	0,4	0,2	0,0	2,3	20,7	0,0	🔴
1,2	49,5	27,4	63,0	99,0	3,7	19,4	4,2	5,5	1,6	49,5	3,9	166,5	🟢
2,4	85,5	71,8	117,0	76,5	3,0	18,5	1,7	2,7	1,8	0,0	4,0	117,0	🟢
0,3	5,0	1,1	83,0	9,0	0,1	6,6	5,7	2,8	0,3	29,0	7,4	0,0	🔴
0,4	6,0	2,7	108,0	13,5	0,2	9,0	7,1	3,6	0,5	37,5	13,1	4,5	🔴
1,0	22,5	17,3	112,5	20,0	1,1	11,0	14,0	7,4	1,1	132,5	80,0	10,0	🔴
1,1	21,0	4,9	183,0	36,0	0,9	14,7	20,5	10,4	1,3	84,0	41,3	21,0	🔴
1,8	28,0	12,0	199,5	28,0	1,5	20,0	25,3	13,3	2,0	234,5	46,7	14,0	🔴
0,9	15,0	21,4	117,5	22,5	0,8	9,3	8,9	4,5	0,6	45,0	66,9	15,0	🔴
0,4	5,0	0,0	45,0	40,0	3,5	9,3	7,4	9,6	2,2	137,5	2,4	260,0	🔴
0,8	5,3	0,0	15,8	29,8	3,6	2,5	7,2	9,3	2,1	150,5	0,0	294,0	🔴
0,3	26,5	2,0	9,5	3,5	0,3	1,0	0,0	0,0	0,1	0,0	0,1	5,5	🟢
0,0	16,5	0,0	9,9	39,6	0,0	3,3	0,0	0,0	0,0	0,0	0,0	42,9	🔴
0,0	3,8	0,8	78,8	9,8	0,1	9,8	1,2	0,6	0,1	8,3	20,1	0,0	🔴
1,8	25,0	2,1	172,5	27,5	0,7	18,3	32,7	16,6	2,1	200,0	8,9	0,0	🔴
0,1	0,8	0,0	2,6	9,0	0,3	0,1	3,1	0,4	0,1	0,0	6,8	1,6	🔴
0,0	1,3	0,0	18,2	14,3	0,8	13,0	0,0	0,0	0,0	0,0	0,0	0,0	🔴
0,1	14,0	29,0	27,0	9,0	0,8	8,0	0,0	0,0	0,0	0,0	0,1	10,0	🟢
0,0	5,7	0,1	4,2	4,6	0,1	2,6	0,0	0,0	0,0	0,0	0,0	0,0	🟡
2,2	5,8	1,8	29,8	19,0	0,6	0,8	0,5	3,2	0,9	19,3	11,8	4,3	🔴
0,2	6,0	0,0	330,0	12,9	0,1	12,0	5,5	2,7	0,3	27,0	0,0	3,0	🔴
0,5	24,5	5,0	27,0	5,0	0,7	3,2	0,0	0,0	0,1	0,0	0,1	5,5	🟢
1,9	42,0	10,0	72,0	66,0	6,7	4,2	12,6	24,9	7,2	195,0	1,5	291,0	🔴
0,0	33,0	0,0	24,0	37,5	3,9	2,3	3,1	6,2	1,4	82,5	0,0	240,0	🔴

Lebensmittel	Menge	Portionsgröße in Gramm	kcal je Portion	Eiweiß g je Portion	Fett g je Portion	Kohlenhydrate g je Portion	Broteinheiten je Portion	Ballaststoffe g je Portion
Entenei	Stück	50,0	91,5	6,5	7,2	0,4	0,0	0,0
Entenfett	EL	15,0	132,3	0,0	15,0	0,0	0,0	0,0
Entenklein	Portion	150,0	364,5	24,2	30,2	0,0	0,0	0,0
Entenklein gegart	Portion	150,0	265,5	36,1	13,5	0,0	0,0	0,0
Entenleber	Portion	125,0	163,8	23,4	5,7	4,4	0,4	0,0
Entenschenkel gegart	Portion	150,0	273,0	37,1	13,8	0,0	0,0	0,0
Erbse gekeimt	Portion	100,0	32,0	5,1	0,3	1,9	0,2	2,1
Erbse grün getrocknet gegart	Portion	150,0	157,5	13,0	1,0	23,2	1,9	10,3
Erbse grün gedünstet mit Kräutern	Portion	250,0	302,5	15,2	11,2	34,5	2,9	11,6
Erbse grün gegart	Portion	150,0	126,0	10,1	0,7	18,9	1,6	7,9
Erbse grün getrocknet	Portion	50,0	143,5	11,9	0,9	21,2	1,8	9,1
Erbse grün in heller Soße	Portion	250,0	217,5	15,1	2,9	31,6	2,6	11,4
Erbse grün Konserve netto	Portion	150,0	105,0	9,3	0,7	14,8	1,2	7,3
Erbse grün netto	Portion	150,0	123,0	9,8	0,7	18,5	1,5	7,5
Erbsen-Mais Gemüse gedünstet	Portion	250,0	297,5	10,5	16,7	26,0	2,2	8,4
Erbsen und Möhren in heller Soße	Portion	250,0	135,0	4,6	6,5	13,9	1,2	5,8
Erbseneintopf mit Würstchen	Teller	450,0	405,0	25,2	19,0	32,2	2,7	10,7
Erbsenpüree von Trockenerbsen	Portion	250,0	235,0	18,3	3,4	31,6	2,6	12,7
Erbsensuppe	Teller	400,0	244,0	11,7	14,6	16,7	1,4	6,1
Erbsensuppe mit Speck	Teller	400,0	344,0	20,6	12,6	35,9	3,0	12,9
Erbsensuppe püriert	Teller	350,0	294,0	15,3	15,2	23,5	2,0	9,3
Erbswurst	Portion	30,0	91,8	3,4	7,1	3,7	0,3	1,5
Erdbeerbowle	Glas	200,0	158,0	0,5	0,1	12,1	1,0	0,7
Erdbeercreme	Portion	200,0	322,0	4,6	22,0	26,0	2,2	2,2
Erdbeere Konserve netto	Portion	125,0	82,5	0,5	0,3	18,6	1,5	1,5
Erdbeere netto	Portion	125,0	40,0	1,0	0,5	6,9	0,6	2,5
Erdbeereis	Portion	100,0	105,0	1,9	1,9	19,4	1,6	0,7
Erdbeerkonfitüre	Portion	25,0	67,0	0,1	0,0	16,3	1,4	0,2
Erdbeersahnetorte	Stück	100,0	202,0	2,9	10,6	23,7	2,0	0,8
Erdnuss dragiert	Portion	25,0	132,5	5,1	9,6	6,6	0,6	2,2
Erdnuss geröstet	Portion	20,0	115,8	5,1	9,9	1,9	0,2	2,3
Erdnuss geröstet und gesalzen	Portion	20,0	113,6	5,0	9,7	1,9	0,2	2,2
Erdnuss Krokant	Portion	20,0	87,2	1,0	1,9	16,3	1,4	0,4
Erdnuss netto	Portion	20,0	112,2	5,1	9,6	1,7	0,1	2,2
Erdnussbutter	EL	20,0	119,4	5,2	10,0	2,4	0,2	1,5
Erdnussflips	Portion	25,0	132,3	2,4	8,7	11,3	0,9	1,2
Erdnussmus	EL	20,0	115,6	5,3	9,7	2,1	0,2	1,6
Erdnussmus gesalzen	EL	20,0	113,4	5,2	9,5	2,1	0,2	1,6
Erdnussöl	EL	12,0	105,5	0,0	11,9	0,0	0,0	0,0
Erdnussplätzchen	Portion	50,0	260,0	5,0	16,8	21,8	1,8	2,8
Esrom 45% F. i. Tr.	Portion	30,0	93,9	6,8	7,5	0,0	0,0	0,0
Essig / Weinessig	EL	15,0	2,9	0,1	0,0	0,1	0,0	0,0
Essig Kräuter Soße	Portion	45,0	239,0	0,3	26,3	0,7	0,1	0,3
Essigmarinade	Portion	45,0	135,9	0,1	14,9	0,5	0,0	0,1

Vitamin E mg je Portion	Folsäure gesamt µg je Port.	Vitamin C mg je Portion	Kalzium mg je Portion	Magnesium mg je Portion	Eisen mg je Portion	Jod µg je Portion	gesätt. FS g je Portion	einf. unges. FS g je Port.	mehrf. unges. FS g je Port.	Cholesterin mg je Portion	Saccharose g je Portion	Harnsäure mg je Portion	Slimfaktor
0,3	40,0	0,0	31,5	8,0	1,4	5,0	2,1	2,9	1,0	442,0	0,0	2,5	rot
0,4	0,0	0,0	0,2	0,0	0,0	0,3	4,5	7,8	1,9	15,0	0,0	0,0	rot
0,0	37,5	0,0	13,5	21,0	3,0	1,7	8,3	16,5	3,7	114,0	0,0	165,0	rot
0,0	33,0	0,0	15,0	24,0	3,4	2,3	3,8	7,4	1,7	85,5	0,0	247,5	rot
0,5	875,0	7,5	13,8	25,0	38,1	3,0	1,8	1,3	1,2	643,8	0,0	312,5	rot
0,0	33,0	0,0	18,0	24,0	3,4	2,3	3,8	7,6	1,7	85,5	0,0	247,5	rot
0,1	92,0	22,0	56,0	18,0	1,0	5,0	0,1	0,0	0,2	0,0	0,0	12,0	grün
0,5	18,0	12,1	48,0	58,5	2,9	8,0	0,4	0,3	0,1	0,0	9,3	331,5	grün
1,0	57,5	50,7	77,5	80,0	4,5	11,0	6,5	3,4	0,5	30,0	17,2	342,5	grün
0,4	28,5	23,5	40,5	51,0	2,7	6,9	0,3	0,2	0,1	0,0	7,6	256,5	grün
0,4	30,5	18,1	39,5	54,0	2,8	7,0	0,3	0,3	0,1	0,0	8,5	272,0	gelb
1,0	55,0	44,8	62,5	77,5	4,3	10,3	0,9	1,2	0,6	0,0	11,9	337,5	grün
0,4	10,5	9,9	39,0	40,5	2,0	9,6	0,3	0,2	0,1	0,0	5,9	237,0	grün
0,4	49,5	37,5	36,0	49,5	2,8	6,3	0,3	0,2	0,1	0,0	7,4	225,0	grün
3,4	30,0	19,2	45,0	72,5	2,5	8,5	4,2	7,4	4,1	2,5	7,3	215,0	grün
1,6	15,0	10,6	112,5	37,5	3,1	24,3	2,1	2,6	1,4	5,0	3,6	60,0	grün
0,9	81,0	26,0	81,0	103,5	4,4	13,1	7,4	8,2	2,2	27,0	1,4	148,5	grün
0,8	157,5	2,1	52,5	92,5	4,0	17,0	1,0	1,2	0,8	5,0	1,4	132,5	grün
0,6	20,0	12,2	52,0	52,0	1,9	10,4	10,0	3,1	0,5	12,0	5,2	168,0	grün
1,1	160,0	2,4	76,0	96,0	5,1	21,2	6,4	4,1	1,2	28,0	1,4	144,0	grün
0,5	24,5	14,5	49,0	70,0	2,5	6,7	6,2	3,0	4,0	3,5	7,3	217,0	grün
0,1	17,1	0,0	6,6	12,6	0,5	1,8	2,5	3,3	0,9	7,8	0,2	21,6	rot
0,0	8,0	23,9	28,0	18,0	1,1	15,8	0,0	0,0	0,1	0,0	5,9	10,0	rot
0,8	24,0	70,9	84,0	22,0	1,2	7,6	13,1	6,6	1,0	64,0	18,9	28,0	rot
0,1	2,5	12,2	23,8	11,3	0,7	3,9	0,0	0,0	0,2	0,0	16,6	17,5	grün
0,2	20,0	81,3	31,3	18,8	1,2	1,3	0,0	0,1	0,3	0,0	1,2	31,3	grün
0,1	8,0	23,1	68,0	12,0	0,4	4,0	1,1	0,5	0,2	6,0	13,9	9,0	rot
0,0	0,3	0,6	2,5	1,5	0,1	0,0	0,0	0,0	0,0	0,0	15,8	2,3	rot
0,5	7,0	12,1	57,0	11,0	0,6	5,3	6,1	3,2	0,6	58,0	11,8	10,0	rot
2,2	33,8	0,0	8,0	32,0	0,4	2,6	1,8	4,7	2,7	0,0	5,7	14,0	rot
1,8	25,2	0,0	13,0	36,4	0,5	2,8	1,8	4,8	2,8	0,0	0,8	14,2	rot
1,7	24,8	0,0	13,8	36,2	0,5	2,8	1,8	4,7	2,8	0,0	0,7	14,0	rot
0,4	6,8	0,0	1,8	6,4	0,1	0,5	0,4	0,9	0,6	0,0	16,1	2,8	rot
2,2	33,8	0,0	8,0	32,0	0,4	2,6	1,8	4,7	2,7	0,0	0,7	14,0	rot
1,4	10,6	0,0	11,0	36,0	0,4	0,1	2,0	5,0	2,5	0,0	1,2	14,0	rot
1,2	4,3	0,0	4,0	10,8	0,2	1,3	1,6	4,2	2,5	0,0	0,3	7,5	rot
1,6	17,0	0,0	7,0	31,6	0,4	2,6	1,8	4,7	2,8	0,0	0,8	14,2	rot
1,6	16,6	0,0	7,8	31,4	0,4	2,6	1,7	4,6	2,7	0,0	0,8	14,0	rot
1,2	0,0	0,0	0,1	0,1	0,0	0,0	2,2	5,8	3,4	0,1	0,0	0,0	rot
2,5	11,5	0,0	25,0	35,5	0,9	2,3	7,0	6,8	2,0	37,0	12,7	14,0	rot
0,2	5,4	0,0	210,0	15,0	0,2	10,5	4,5	2,3	0,3	17,4	0,0	3,0	rot
0,0	0,0	0,0	2,3	3,3	0,1	0,2	0,0	0,0	0,0	0,0	0,0	0,0	gelb
16,6	2,7	3,1	14,4	5,9	0,3	0,5	3,1	5,9	16,2	0,5	0,1	1,4	rot
9,3	0,9	1,4	7,2	3,6	0,1	0,8	1,7	3,3	9,2	0,4	0,4	0,5	rot

Lebensmittel	Menge	Portionsgröße in Gramm	kcal je Portion	Eiweiß g je Portion	Fett g je Portion	Kohlenhydrate g je Portion	Broteinheiten je Portion	Ballaststoffe g je Portion
Estragon frisch	Portion	5,0	2,5	0,2	0,1	0,3	0,0	0,3
Estragon getrocknet	TL	1,0	3,3	0,2	0,1	0,4	0,0	0,1
Fasan	Portion	150,0	202,5	33,0	7,8	0,0	0,0	0,0
Feige frisch netto	Stück	20,0	12,6	0,3	0,1	2,6	0,2	0,4
Feige getrocknet	Stück	25,0	71,0	1,5	0,6	14,5	1,2	2,3
Felchen gegart brutto	Portion	180,0	140,4	24,9	4,4	0,0	0,0	0,0
Felchen geräuchert	Portion	75,0	81,0	14,3	2,6	0,0	0,0	0,0
Feldsalat netto	Portion	50,0	7,0	0,9	0,2	0,4	0,0	0,9
Fenchel gegart	Portion	150,0	33,0	3,7	0,5	3,3	0,3	6,5
Fenchel netto	Portion	150,0	37,5	3,6	0,5	4,3	0,4	6,3
Fenchelgemüse gedünstet	Portion	200,0	106,0	4,1	7,1	6,0	0,5	6,9
Fenchelsamen frisch	Portion	5,0	17,3	0,8	0,7	1,8	0,2	0,8
Ferkel mit Fett	Portion	150,0	265,5	29,9	16,3	0,0	0,0	0,0
Feta	Portion	30,0	70,8	5,1	5,6	0,0	0,0	0,0
Filetsteak gebraten	Stück	200,0	296,0	39,3	15,3	0,3	0,0	0,1
Filetsteak mit Kräuterbutter	Stück	200,0	548,0	46,0	40,4	1,2	0,1	0,2
Fisch in Gelee	Portion	125,0	232,5	33,8	10,6	0,0	0,0	0,0
Fisch TK paniert	Portion	150,0	177,0	20,2	1,8	19,6	1,6	1,3
Fischauflauf mit Gemüse	Portion	300,0	213,0	21,8	10,2	8,2	0,7	5,0
Fischbrühe	Teller	300,0	69,0	5,2	4,4	2,2	0,2	0,4
Fischcurry mit Soße	Portion	300,0	297,0	34,8	12,1	11,8	1,0	0,9
Fischfilet Müllerin	Portion	230,0	411,7	44,4	21,7	9,7	0,8	0,6
Fischfilet paniert	Portion	200,0	346,0	30,4	12,2	28,1	2,3	1,9
Fischfrikadelle	Portion	120,0	189,6	18,6	7,0	12,6	1,0	0,9
Fischfrikassee mit Soße	Portion	300,0	321,0	36,8	14,2	11,0	0,9	0,8
Fischkroketten	Portion	180,0	192,6	30,3	3,9	8,7	0,7	0,9
Fischsalat mit Gemüse u. Mayonnaise	Portion	100,0	94,0	10,0	4,5	3,0	0,3	1,2
Fischsalat mit Salatsoße	Portion	100,0	189,0	16,2	13,3	1,1	0,1	0,2
Fischstäbchen gebraten	Portion	150,0	289,5	21,4	13,2	21,2	1,8	1,4
Fischstäbchen TK	Portion	150,0	177,0	20,2	1,8	19,6	1,6	1,3
Fischsuppe gebunden	Teller	400,0	492,0	27,9	37,9	10,1	0,8	0,9
Fladenbrot	Portion	50,0	117,5	3,5	0,6	24,0	2,0	1,5
Flädle Trockenprodukt	Portion	60,0	211,2	7,4	1,7	41,0	3,4	3,0
Flädlesuppe	Teller	330,0	221,1	9,0	11,8	19,9	1,7	1,4
Flammeri mit Erdbeeren	Portion	250,0	360,0	8,2	21,7	29,4	2,4	1,3
Fleisch Extrakt	TL	5,0	8,6	1,9	0,0	0,1	0,0	0,0
Fleisch-Gemüse Pie	Portion	200,0	442,0	18,7	25,9	33,6	2,8	4,7
Fleischbrühe klar	Teller	300,0	147,0	16,6	7,8	2,5	0,2	1,9
Fleischbrühe mit Nudeln	Teller	330,0	214,5	17,9	7,7	18,4	1,5	2,9
Fleischbrühe mit Gemüse	Teller	350,0	140,0	15,6	7,2	3,1	0,3	0,8
Fleischbrühe Würfel	Stück	5,0	7,5	0,9	0,2	0,6	0,0	0,0
Fleischkäse einfach	Portion	30,0	94,8	5,3	8,2	0,1	0,0	0,0
Fleischkäse grob	Portion	30,0	80,7	5,4	6,6	0,1	0,0	0,0
Fleischkäse im Teigmantel	Portion	200,0	710,0	30,1	57,7	19,1	1,6	1,3

Vitamin E mg je Portion	Folsäure gesamt µg je Port.	Vitamin C mg je Portion	Kalzium mg je Portion	Magnesium mg je Portion	Eisen mg je Portion	Jod µg je Portion	gesätt. FS g je Portion	einf. unges. FS g je Port.	mehrf. unges. FS g je Port.	Cholesterin mg je Port.	Saccharose g je Portion	Harnsäure mg je Portion	Slimfaktor
0,1	2,5	0,1	8,5	2,6	0,3	0,0	0,0	0,0	0,0	0,0	0,1	0,8	🔴
0,0	0,0	0,6	11,4	3,5	0,3	0,1	0,0	0,0	0,0	0,0	0,1	3,4	🔴
0,9	12,0	0,0	18,0	30,0	1,7	0,6	2,6	3,8	1,0	106,5	0,0	165,0	🔴
0,1	1,4	0,5	10,8	4,0	0,1	0,3	0,0	0,0	0,0	0,0	0,1	3,0	🟢
0,5	6,8	2,5	61,0	22,5	0,7	2,3	0,1	0,1	0,2	0,0	0,5	17,0	🟡
3,3	23,4	0,7	18,0	37,8	1,5	4,1	1,1	1,5	1,3	82,8	0,0	374,4	🔴
2,0	15,0	0,5	11,3	21,0	0,8	2,6	0,7	0,9	0,8	48,0	0,0	215,3	🔴
0,3	15,0	17,5	17,5	6,5	1,0	17,5	0,0	0,0	0,1	0,0	0,1	12,0	🟢
10,1	84,0	70,2	174,0	48,0	3,4	8,4	0,1	0,0	0,2	0,0	0,4	27,0	🟢
9,0	150,0	139,5	163,5	73,5	4,1	7,5	0,1	0,0	0,2	0,0	0,6	24,0	🟢
9,7	114,0	111,8	182,0	82,0	4,4	9,2	4,1	2,0	0,5	20,0	1,3	28,0	🟢
0,0	0,5	0,3	59,8	19,3	0,9	0,2	0,0	0,5	0,1	0,0	0,3	3,5	🟡
0,6	4,5	0,0	13,5	36,0	2,6	1,5	5,7	7,5	1,7	105,0	0,0	219,0	🔴
0,1	9,0	0,0	135,0	7,5	0,2	7,5	3,6	1,4	0,3	13,5	0,0	9,0	🔴
0,8	18,0	0,2	12,0	44,0	4,4	1,2	8,1	5,5	0,6	150,0	0,0	206,0	🔴
1,7	24,0	4,0	22,0	44,0	5,1	2,4	23,4	13,0	1,6	228,0	0,2	238,0	🔴
1,2	2,5	0,4	63,8	31,3	0,8	25,5	2,2	5,4	2,0	67,5	0,0	161,3	🔴
0,4	15,0	1,1	28,5	33,0	0,7	265,5	0,4	0,4	0,5	91,5	0,6	156,0	🔴
1,6	63,0	50,2	87,0	57,0	2,3	92,1	4,5	2,9	1,4	87,0	0,4	198,0	🟢
0,1	9,0	4,7	24,0	30,0	0,4	2,4	1,9	1,9	0,2	0,0	0,3	6,0	🟡
2,6	15,0	3,1	66,0	57,0	1,2	360,9	3,1	5,0	2,9	129,0	0,6	300,0	🔴
3,7	27,6	3,4	59,8	66,7	1,7	153,0	7,1	6,6	4,9	98,9	0,2	305,9	🔴
1,0	20,0	2,4	44,0	44,0	1,4	189,8	8,8	1,3	0,9	130,0	1,1	248,0	🔴
1,2	18,0	0,8	58,8	28,8	1,1	53,9	3,1	1,6	1,1	84,0	0,3	111,6	🔴
3,9	21,0	5,5	60,0	69,0	1,9	194,1	3,3	4,9	3,6	81,0	0,9	255,0	🔴
0,8	25,2	6,2	32,4	46,8	1,1	207,2	1,3	1,2	0,7	153,0	0,3	257,4	🔴
0,8	13,0	7,6	31,0	26,0	0,8	63,1	1,9	1,6	0,7	31,0	1,1	74,0	🟡
5,3	9,0	3,1	23,0	25,0	0,6	117,2	3,3	3,8	5,4	79,0	0,5	143,0	🔴
0,6	10,5	0,7	30,0	31,5	0,7	186,9	10,2	1,1	0,7	100,5	0,7	163,5	🔴
0,4	15,0	1,1	28,5	33,0	0,7	265,5	0,4	0,4	0,5	91,5	0,6	156,0	🔴
9,9	28,0	6,9	120,0	60,0	2,0	121,6	15,7	11,0	8,7	228,0	0,4	148,0	🔴
0,2	8,5	0,0	7,5	10,0	0,6	1,1	0,2	0,1	0,2	0,0	0,4	21,0	🟡
0,1	6,6	0,0	16,2	40,2	1,0	0,4	0,2	0,2	0,8	56,4	0,2	36,0	🔴
0,5	13,2	4,6	69,3	33,0	0,8	4,3	7,7	2,7	0,5	33,0	0,3	16,5	🔴
1,4	32,5	22,7	150,0	22,5	1,7	11,0	11,6	7,0	1,4	237,5	18,1	15,0	🔴
0,0	52,0	0,0	2,0	3,1	0,7	1,5	0,0	0,0	0,0	0,5	0,0	84,0	🔴
1,5	24,0	25,1	44,0	34,0	2,8	6,8	13,5	9,1	1,7	116,0	1,3	130,0	🟡
0,6	12,0	8,4	57,0	30,0	2,5	9,0	3,4	3,4	0,4	51,0	0,7	111,0	🟢
0,6	13,2	7,6	56,1	42,9	2,6	8,6	3,1	3,1	0,7	66,0	0,7	115,5	🟢
0,4	10,5	8,1	24,5	42,0	1,5	1,4	3,1	3,0	0,5	31,5	0,2	66,5	🟡
0,0	0,0	0,0	11,5	2,5	0,1	0,2	0,1	0,1	0,0	0,0	0,0	7,0	🔴
0,1	0,3	7,9	4,2	6,9	0,3	0,8	3,0	3,9	0,9	14,7	0,0	32,1	🔴
0,1	0,6	7,1	3,3	7,8	0,3	0,7	2,4	3,1	0,7	19,8	0,0	37,2	🔴
2,0	10,0	10,2	40,0	48,0	2,2	7,0	21,7	25,2	7,7	154,0	0,1	188,0	🔴

Lebensmittel	Menge	Portionsgröße in Gramm	kcal je Portion	Eiweiß g je Portion	Fett g je Portion	Kohlenhydrate g je Portion	Broteinheiten je Portion	Ballaststoffe g je Portion
Fleischklößchen	Portion	50,0	96,0	6,4	6,1	4,0	0,3	0,4
Fleischpastete	Portion	350,0	875,0	36,9	52,9	63,0	5,2	4,0
Fleischpirogge mit Sauerkraut	Portion	350,0	591,5	22,3	31,4	54,5	4,5	6,3
Fleischsuppe klar Brühwürfel	Stück	5,0	7,5	0,9	0,2	0,6	0,0	0,0
Fleischtomate	Portion	150,0	25,5	1,4	0,3	3,9	0,3	1,4
Fleischwurst	Portion	30,0	84,9	4,3	7,6	0,1	0,0	0,0
Fleischwurst im Blätterteig	Portion	200,0	662,0	25,2	52,6	23,4	2,0	1,3
Flunder gebraten	Portion	250,0	367,5	43,7	20,0	3,2	0,3	0,7
Flunder gegart brutto	Portion	180,0	82,8	14,4	2,8	0,0	0,0	0,0
Flunder geräuchert	Portion	75,0	75,8	13,1	2,6	0,0	0,0	0,0
Flunder paniert	Portion	200,0	358,0	31,3	17,6	18,5	1,5	1,3
Flunderfilet	Portion	150,0	142,5	24,8	4,8	0,0	0,0	0,0
Flunderfilet gegart	Portion	150,0	168,0	28,8	5,8	0,0	0,0	0,0
Flusskrebs gegart netto	Portion	100,0	92,0	19,0	1,1	1,3	0,1	0,0
Flusskrebs Konserve in Öl netto	Portion	60,0	91,8	9,6	5,7	0,7	0,1	0,0
Fondant	Portion	20,0	71,4	0,0	0,0	17,6	1,5	0,0
Fondantkonfekt	Portion	20,0	76,0	0,7	0,4	17,1	1,4	0,6
Forelle blau	Portion	200,0	236,0	45,6	5,6	0,0	0,0	0,0
Forelle gegart brutto	Portion	180,0	115,2	21,0	3,4	0,0	0,0	0,0
Forelle geräuchert	Portion	75,0	90,0	16,3	2,7	0,0	0,0	0,0
Forelle Müllerin	Portion	200,0	354,0	41,7	17,3	7,8	0,7	0,5
Forelle paniert	Portion	200,0	376,0	37,3	16,6	18,9	1,6	1,4
Forellenfilet	Portion	150,0	169,5	30,8	5,0	0,0	0,0	0,0
Forellenfilet gegart	Portion	150,0	184,5	35,8	4,4	0,0	0,0	0,0
Frankfurter Kranz	Stück	70,0	254,1	3,4	16,8	22,5	1,9	1,0
Frankfurter Würstchen	Stück	100,0	276,0	14,5	24,5	0,2	0,0	0,1
French Dressing Fertigprodukt	Portion	25,0	52,0	0,1	5,3	1,2	0,1	0,1
Frikadelle	Stück	70,0	109,2	14,4	4,1	3,5	0,3	0,3
Frischkäse 50% F. i. Tr.	Portion	30,0	84,3	4,1	7,1	1,0	0,1	0,0
Frischkäse 60% F. i. Tr.	Portion	30,0	100,5	3,3	9,5	0,8	0,1	0,0
Frischkäse 70% F. i. Tr.	Portion	30,0	113,1	2,9	11,1	0,8	0,1	0,0
Frischkäse m. Kräutern 60% F. i. Tr.	Portion	30,0	74,7	2,6	6,9	0,7	0,1	0,1
Frischkäse m. Kräutern Magerstufe	Portion	30,0	27,0	4,9	0,3	0,9	0,1	0,1
Frischkäsezubereitung 60% F. i. Tr.	Portion	30,0	101,7	3,3	9,6	0,7	0,1	0,0
Frischkäsezubereitung 50% F. i. Tr.	Portion	30,0	85,2	4,1	7,2	1,0	0,1	0,0
Frischkäsezubereitung 45% F. i. Tr.	Portion	30,0	49,2	3,4	3,9	0,2	0,0	0,0
Frischkäsezubereitung 40% F. i. Tr.	Portion	30,0	45,3	2,9	3,3	1,0	0,1	0,0
Frischkäsezubereitung 30% F. i. Tr.	Portion	30,0	33,9	3,2	1,8	1,1	0,1	0,0
Frischkäsezubereitung 20% F. i. Tr.	Portion	30,0	31,5	3,2	1,5	1,1	0,1	0,0
Frischkäsezubereitung 10% F. i. Tr.	Portion	30,0	24,9	3,5	0,6	1,1	0,1	0,0
Fritierfett	EL	15,0	132,5	0,0	15,0	0,0	0,0	0,0
Fruchtdickmilch mit Süßstoff	Portion	150,0	93,0	4,8	4,8	6,8	0,6	1,4
Früchtebrot	Scheibe	45,0	157,5	3,0	5,3	23,8	2,0	2,1
Früchtebrot Rührteig	Scheibe	70,0	245,0	4,6	8,3	37,0	3,1	3,2

Vitamin E mg je Portion	Folsäure gesamt µg je Port.	Vitamin C mg je Portion	Kalzium mg je Portion	Magnesium mg je Portion	Eisen mg je Portion	Jod µg je Portion	gesätt. FS g je Portion	einf. unges. FS g je Port.	mehrf. unges. FS g je Port.	Cholesterin mg je Port.	Saccharose g je Portion	Harnsäure mg je Portion	Slimfaktor
0,4	9,0	0,6	13,0	9,0	0,8	2,0	2,4	2,6	0,5	68,5	0,2	30,0	🔴
1,9	59,5	7,6	84,0	59,5	6,9	10,5	26,7	18,1	3,9	322,0	0,8	234,5	🔴
1,5	98,0	16,9	101,5	49,0	3,4	9,8	18,5	8,4	2,3	140,0	3,2	147,0	🟡
0,0	0,0	0,0	11,5	2,5	0,1	0,2	0,1	0,1	0,0	0,0	0,0	7,0	🔴
1,2	58,5	36,8	21,0	19,5	0,8	2,6	0,1	0,0	0,1	0,0	0,2	15,0	🟢
0,1	0,3	6,5	3,3	5,7	0,2	0,7	2,7	3,6	0,9	15,0	0,0	25,5	🔴
0,7	6,0	0,0	30,0	46,0	1,7	4,8	22,4	22,5	5,0	128,0	0,3	156,0	🔴
2,1	25,0	10,0	122,5	75,0	1,8	53,0	8,4	5,2	3,0	165,0	0,5	315,0	🔴
0,5	7,2	0,4	23,4	21,6	0,5	25,2	0,6	0,6	0,8	45,0	0,0	104,4	🟡
0,5	6,8	0,4	22,5	18,8	0,4	24,3	0,5	0,5	0,7	39,8	0,0	96,0	🔴
1,7	30,0	5,0	70,0	48,0	1,6	34,0	7,6	5,0	2,4	202,0	0,8	202,0	🔴
1,1	16,5	1,2	40,5	36,0	0,8	43,5	1,0	1,0	1,4	75,0	0,0	180,0	🔴
1,1	13,5	0,9	48,0	39,0	0,8	34,2	1,2	1,2	1,7	90,0	0,0	208,5	🔴
0,1	13,0	1,9	24,0	25,0	1,5	4,2	0,1	0,2	0,4	146,0	0,0	61,0	🔴
4,3	6,6	1,0	13,8	13,2	0,7	2,8	0,7	1,3	3,4	75,6	0,0	32,4	🔴
0,0	0,0	0,0	0,6	2,0	0,0	0,0	0,0	0,0	0,0	0,0	17,6	0,0	🔴
0,0	1,0	0,1	13,8	8,8	0,3	0,7	0,3	0,2	0,0	0,0	13,1	1,2	🔴
3,5	12,0	5,1	32,0	56,0	1,4	5,0	1,5	1,7	1,8	132,0	0,0	658,0	🔴
1,5	5,4	2,2	12,6	27,0	0,7	4,0	0,9	1,1	1,1	57,6	0,0	302,4	🟡
1,3	3,8	1,8	9,8	19,5	0,5	2,5	0,7	0,8	0,9	44,3	0,0	236,3	🔴
3,6	14,0	8,3	36,0	50,0	1,5	5,4	8,7	5,2	2,1	152,0	0,1	592,0	🔴
3,2	26,0	7,9	48,0	48,0	1,8	7,0	7,7	5,2	2,2	216,0	0,8	472,0	🔴
2,5	10,5	5,4	18,0	39,0	1,0	4,8	1,3	1,5	1,7	84,0	0,0	445,5	🔴
2,8	9,0	4,0	22,5	39,0	1,0	3,8	1,1	1,3	1,4	103,5	0,0	517,5	🔴
1,8	6,3	0,4	49,7	16,8	0,6	2,9	8,7	5,9	1,1	73,5	13,6	4,9	🔴
0,3	2,0	22,2	11,0	22,0	0,8	2,3	8,8	11,5	2,8	56,0	0,0	100,0	🔴
0,6	0,0	0,0	7,5	3,5	0,1	1,0	0,8	3,7	0,5	0,0	0,8	0,5	🔴
0,5	6,3	0,4	9,8	15,4	1,3	1,3	1,4	1,8	0,6	54,6	0,1	88,2	🔴
0,2	7,5	0,1	30,0	2,7	0,0	2,4	4,3	2,1	0,3	23,1	0,0	0,0	🔴
0,2	6,9	0,1	27,0	2,1	0,0	2,4	5,7	2,8	0,3	30,9	0,0	0,0	🔴
0,3	3,9	0,0	24,0	1,8	0,1	2,1	6,7	3,3	0,4	36,6	0,0	0,0	🔴
0,2	6,9	0,1	27,0	2,1	0,0	2,4	4,2	2,1	0,3	25,5	0,0	0,0	🔴
0,0	9,3	0,1	36,6	3,3	0,0	3,0	0,2	0,1	0,0	1,2	0,0	0,0	🔴
0,2	6,9	0,1	26,7	2,1	0,0	2,4	5,8	2,9	0,4	31,5	0,0	0,0	🔴
0,2	7,5	0,1	29,7	2,7	0,0	2,4	4,4	2,2	0,3	23,4	0,0	0,0	🔴
0,2	5,4	0,0	62,1	3,3	0,1	3,0	2,4	1,2	0,1	15,3	0,0	1,5	🔴
0,1	8,1	0,0	32,7	3,0	0,0	2,7	2,0	1,0	0,1	12,3	0,0	0,0	🔴
0,0	8,7	0,0	35,4	3,3	0,0	3,0	1,1	0,5	0,1	6,6	0,0	0,0	🔴
0,0	9,0	0,0	35,7	3,3	0,0	3,0	0,9	0,5	0,1	5,4	0,0	0,0	🔴
0,0	9,0	0,0	36,0	3,3	0,0	3,0	0,4	0,2	0,0	2,1	0,0	0,0	🔴
0,0	0,0	0,0	0,0	0,0	0,0	0,0	6,7	5,7	2,0	4,5	0,0	0,0	🔴
0,2	7,5	2,8	172,5	18,0	0,1	10,4	2,9	1,4	0,2	18,0	0,3	1,5	🟢
2,2	6,3	0,6	40,1	20,7	0,7	1,4	0,6	3,6	0,8	27,9	8,9	19,4	🔴
3,4	9,8	0,9	62,3	32,2	1,1	2,2	1,0	5,5	1,2	43,4	13,8	30,1	🔴

Lebensmittel	Menge	Portionsgröße in Gramm	kcal je Portion	Eiweiß g je Portion	Fett g je Portion	Kohlenhydrate g je Portion	Broteinheiten je Portion	Ballaststoffe g je Portion
Früchtecreme	Portion	200,0	228,0	4,6	6,3	37,1	3,1	1,1
Fruchteis	Portion	75,0	99,0	1,0	1,0	21,0	1,8	0,5
Früchtemüsli	Portion	40,0	136,0	4,0	2,4	24,1	2,0	3,4
Früchtequark	Portion	250,0	257,5	15,0	1,8	43,7	3,6	2,0
Früchtetee	Tasse	125,0	1,3	0,0	0,0	0,3	0,0	0,0
Fruchtgummi	Stück	5,0	9,4	0,1	0,0	2,3	0,2	0,0
Fruchtjoghurt mit Süßstoff	Becher	150,0	96,0	4,6	5,2	6,8	0,6	1,4
Fruchtquark mit Süßstoff	Becher	150,0	109,5	18,4	0,3	6,8	0,6	1,4
Fruchtsaftgetränk Beerenobst	Glas	200,0	102,0	0,2	0,0	24,4	2,0	0,0
Fruchtsaftgetränk Trauben	Glas	200,0	124,0	0,4	0,1	29,3	2,4	0,0
Fruchtsaftgetränk Zitrus	Glas	200,0	94,0	0,3	0,1	22,4	1,9	0,7
Fruchtsaftgetränk Zitrus kalorienarm	Glas	200,0	24,0	0,4	0,0	5,2	0,4	0,7
Fruchtsaftlikör	Glas	20,0	61,0	0,0	0,0	6,5	0,5	0,0
Fruchtschaumdessert aus Pulver	Portion	150,0	163,5	0,3	0,3	39,4	3,3	0,2
Fruchtschnitten	Stück	50,0	156,5	2,1	6,0	22,2	1,8	1,4
Fruchtsirup	Portion	25,0	72,3	0,0	0,0	17,7	1,5	0,2
Fruchtzucker	TL	5,0	20,3	0,0	0,0	5,0	0,4	0,0
Frühlingsquark mit Kartoffel u. Butter	Portion	400,0	412,0	26,4	19,4	31,3	2,6	4,5
Frühlingsrolle mit Gemüsefüllung	Portion	150,0	304,5	10,7	18,8	24,0	2,0	2,3
Frühlingssuppe klar	Teller	350,0	175,0	10,3	5,2	21,3	1,8	4,2
Frühstücksfleisch	Portion	30,0	86,7	4,8	7,6	0,1	0,0	0,0
Fürst Pückler Bombe	Portion	250,0	805,0	11,0	65,4	41,6	3,5	1,0
Gaisburger Marsch-Konserve	Portion	500,0	720,0	62,9	22,3	65,5	5,5	7,1
Gans frisch	Portion	150,0	507,0	23,6	46,5	0,0	0,0	0,0
Gans gegart	Portion	150,0	418,5	35,1	31,2	0,0	0,0	0,0
Gänsebraten mit Soße	Portion	300,0	975,0	45,0	88,5	2,1	0,2	0,3
Gänseei	Stück	65,0	116,4	9,0	8,6	0,8	0,1	0,0
Gänsekeule überbacken mit Soße	Portion	300,0	561,0	30,4	43,9	11,8	1,0	1,3
Gänseklein gegart	Portion	150,0	436,5	34,6	33,6	0,0	0,0	0,0
Gänseleber	Portion	125,0	163,8	22,5	5,4	6,3	0,5	0,0
Gänseleber in Aspik	Portion	30,0	35,1	5,1	1,0	1,3	0,1	0,0
Gänseleberpastete	Portion	30,0	74,1	5,5	5,3	1,2	0,1	0,0
Gänseleberwurst mit Trüffeln	Portion	30,0	75,6	6,0	5,4	0,9	0,1	0,1
Gänseschmalz	EL	15,0	132,5	0,0	15,0	0,0	0,0	0,0
Garnele	Portion	100,0	102,0	20,3	1,7	0,9	0,1	0,0
Garnelencremesuppe Konserve	Teller	250,0	520,0	41,1	39,1	1,8	0,2	0,0
Garnelensuppe Konserve	Teller	250,0	220,0	44,2	3,8	2,0	0,2	0,0
Gartenkürbis	Portion	150,0	19,5	0,8	0,3	3,3	0,3	1,7
Gartenkürbis gesäuert	Portion	50,0	3,5	0,1	0,1	0,5	0,0	0,3
Gartenkürbis Konserve	Portion	150,0	13,5	0,5	0,2	2,1	0,2	1,1
Gazpacho	Teller	350,0	66,5	1,5	5,0	3,7	0,3	1,7
Geflügelbrühe	Teller	300,0	240,0	17,6	18,2	1,7	0,1	1,4
Geflügelcremesuppe	Teller	350,0	210,0	12,0	14,2	8,3	0,7	0,2
Geflügeldöner	Portion	350,0	574,0	44,7	9,0	76,6	6,4	5,5

Vitamin E mg je Portion	Folsäure gesamt µg je Port.	Vitamin C mg je Portion	Kalzium mg je Portion	Magnesium mg je Portion	Eisen mg je Portion	Jod µg je Portion	gesätt. FS g je Portion	einf. unges. FS g je Port.	mehrf. unges. FS g je Port.	Cholesterin mg je Port.	Saccharose g je Portion	Harnsäure mg je Portion	Slimfaktor
0,2	12,0	14,1	156,0	24,0	0,5	9,6	3,8	1,9	0,3	20,0	16,4	10,0	🔴
0,1	3,8	3,1	37,5	6,0	0,2	4,5	0,6	0,3	0,1	3,8	17,7	3,8	🔴
1,1	14,8	1,2	21,2	44,0	1,3	1,5	0,3	1,1	0,8	0,0	1,5	38,0	🟡
0,3	45,0	20,6	177,5	30,0	0,9	14,3	1,0	0,5	0,2	5,0	30,3	17,5	🟡
0,0	1,3	0,0	2,5	1,3	0,1	6,3	0,0	0,0	0,0	0,0	0,0	0,0	🟡
0,0	0,0	0,0	18,0	5,5	0,2	0,0	0,0	0,0	0,0	0,0	1,2	1,8	🔴
0,2	15,0	2,8	186,0	18,0	0,1	10,4	3,1	1,6	0,2	19,5	0,3	1,5	🟢
0,1	42,0	2,4	172,5	16,5	0,6	13,8	0,2	0,1	0,0	1,5	0,3	1,5	🟢
0,1	0,0	3,9	62,0	20,0	0,2	1,2	0,0	0,0	0,0	0,0	4,9	2,0	🟡
0,4	2,0	1,5	54,0	18,0	0,4	1,4	0,1	0,0	0,1	0,0	2,7	12,0	🟡
0,0	2,0	12,7	38,0	4,0	0,8	3,8	0,0	0,0	0,0	0,0	0,9	6,0	🟡
0,0	2,0	12,7	38,0	4,0	0,8	3,8	0,0	0,0	0,0	0,0	0,2	6,0	🟢
0,0	0,2	0,0	0,4	0,2	0,0	0,0	0,0	0,0	0,0	0,0	0,0	0,0	🔴
0,0	0,0	0,0	12,0	4,5	0,6	3,2	0,0	0,1	0,2	0,0	0,0	0,0	🔴
1,7	8,5	13,6	55,5	22,5	0,5	2,9	1,8	3,3	0,7	1,5	9,5	10,5	🔴
0,0	0,5	1,0	0,8	0,5	0,1	0,2	0,0	0,0	0,0	0,0	16,9	1,3	🔴
0,0	0,0	0,0	0,1	0,0	0,0	0,0	0,0	0,0	0,0	0,0	0,0	0,0	🔴
1,1	92,0	42,1	300,0	60,0	2,0	28,4	11,7	5,8	0,8	56,0	0,5	28,0	🟡
5,4	39,0	7,5	51,0	34,5	1,4	5,1	6,5	5,2	6,0	48,0	1,0	75,0	🔴
0,7	31,5	22,7	42,0	59,5	1,8	6,7	2,1	1,9	0,6	21,0	1,9	70,0	🟢
0,1	0,6	6,5	2,7	7,5	0,3	0,7	2,7	3,5	0,8	18,3	0,0	30,6	🔴
2,8	22,5	2,2	212,5	47,5	1,0	18,3	38,4	20,8	2,7	170,0	33,2	17,5	🔴
1,3	25,0	7,9	60,0	125,0	6,9	5,0	9,0	10,0	1,6	205,0	1,2	360,0	🔴
0,0	6,0	0,0	18,0	36,0	2,9	6,0	13,7	24,6	5,0	129,0	0,0	255,0	🔴
0,0	6,0	0,0	19,5	40,5	3,2	6,8	9,2	16,5	3,4	115,5	0,0	381,0	🔴
0,1	9,0	1,3	42,0	72,0	5,5	12,3	26,0	46,7	9,6	246,0	0,2	486,0	🔴
0,3	49,4	0,0	39,0	10,4	2,3	6,5	2,6	3,4	1,2	553,8	0,0	3,3	🔴
0,5	12,0	4,7	51,0	60,0	4,3	10,8	16,8	19,9	4,2	183,0	6,1	336,0	🔴
0,0	6,0	0,0	18,0	34,5	2,3	2,3	9,9	17,7	3,6	105,0	0,0	361,5	🔴
0,5	922,5	5,6	15,0	25,0	13,5	3,5	1,7	1,2	1,1	582,5	0,0	312,5	🔴
0,1	171,3	0,2	4,8	6,3	2,8	1,5	0,3	0,2	0,2	120,0	0,0	64,5	🔴
0,1	129,6	0,5	5,7	7,5	3,0	1,1	1,9	2,2	0,7	111,0	0,0	66,3	🔴
0,1	129,9	7,5	5,1	7,8	7,0	1,1	1,9	2,2	0,7	114,0	0,0	69,6	🔴
0,4	0,0	0,0	0,2	0,0	0,0	0,3	4,0	8,7	1,6	15,0	0,0	0,0	🔴
4,0	7,0	2,0	52,0	37,0	1,7	130,0	0,3	0,4	0,6	152,0	0,0	65,0	🔴
30,4	12,5	2,8	135,0	90,0	3,5	265,0	4,7	8,7	23,1	307,5	0,0	132,5	🔴
8,7	12,5	3,0	195,0	120,0	3,7	290,0	0,6	0,8	1,3	330,0	0,0	142,5	🔴
0,8	34,5	16,5	27,0	15,0	0,3	2,1	0,1	0,0	0,1	0,0	0,5	10,5	🟢
0,1	3,5	1,9	6,0	3,0	0,1	1,0	0,0	0,0	0,0	0,0	0,1	1,5	🟢
0,5	9,0	5,4	21,0	10,5	0,2	3,0	0,0	0,0	0,1	0,0	0,3	7,5	🟢
1,4	35,0	52,8	45,5	21,0	0,7	10,5	1,9	2,3	0,4	7,0	0,2	10,5	🟢
0,4	15,0	5,6	51,0	39,0	1,8	9,6	6,1	8,2	2,8	84,0	0,5	153,0	🔴
0,6	7,0	1,9	108,5	38,5	0,5	6,0	5,7	5,9	1,7	31,5	0,0	38,5	🟡
1,7	59,5	5,8	77,0	73,5	3,6	7,4	2,1	4,4	1,6	133,0	1,5	308,0	🔴

Lebensmittel	Menge	Portionsgröße in Gramm	kcal je Portion	Eiweiß g je Portion	Fett g je Portion	Kohlenhydrate g je Portion	Broteinheiten je Portion	Ballaststoffe g je Portion
Geflügelkraftbrühe	Teller	300,0	294,0	26,3	20,6	1,3	0,1	0,5
Geflügelkroketten	Portion	200,0	350,0	22,2	22,5	15,0	1,2	1,0
Geflügelmortadella	Portion	30,0	52,2	6,3	2,9	0,1	0,0	0,0
Geflügelsalat mit Walnüssen und Sahne	Portion	100,0	262,0	16,8	19,4	5,3	0,4	1,1
Gekochte Eier	Stück	60,0	92,4	7,7	6,7	0,4	0,0	0,0
Gelatine Gelee extra	Portion	25,0	64,8	0,0	0,0	15,8	1,3	0,0
Geleefrüchte	Portion	25,0	82,3	0,4	0,0	19,8	1,6	3,0
Gemüse überbacken in Käsesoße	Portion	350,0	311,5	14,3	18,9	20,3	1,7	7,4
Gemüsebratling	Portion	200,0	264,0	9,6	14,2	24,0	2,0	3,7
Gemüsebrühe	Teller	300,0	57,0	0,7	5,5	1,5	0,1	1,3
Gemüseburger	Stück	200,0	236,0	8,0	6,9	34,6	2,9	5,5
Gemüsecremesuppe	Teller	350,0	129,5	4,0	6,0	14,1	1,2	2,8
Gemüseeintopf	Teller	350,0	252,0	33,9	9,0	7,8	0,7	4,5
Gemüseeintopf mit Hammel	Teller	450,0	409,5	43,0	24,4	4,8	0,4	3,3
Gemüseeintopf mit Rind	Teller	450,0	211,5	17,4	5,6	21,3	1,8	8,8
Gemüseeintopf mit Weißkohl	Teller	450,0	234,0	6,4	8,3	31,8	2,6	9,8
Gemüsemischung gegart	Portion	150,0	51,0	4,0	0,5	7,1	0,6	5,6
Gemüsemischung Konserve netto	Portion	150,0	48,0	3,9	0,4	6,6	0,5	5,4
Gemüseplatte mit Kartoffeln	Portion	250,0	200,0	6,6	9,2	21,6	1,8	6,0
Gemüsereis	Portion	250,0	227,5	4,8	4,9	40,3	3,4	2,6
Gemüsesalat gegart mit Mayonnaise	Portion	150,0	130,5	4,1	9,4	7,1	0,6	5,5
Gemüsesalat gegart mit Joghurtdressing	Portion	150,0	61,5	4,2	1,4	7,5	0,6	5,5
Gemüsesalat gegart mit Essigmarinade	Portion	150,0	57,0	4,0	0,5	8,5	0,7	5,5
Gemüsesuppe italienisch	Teller	350,0	133,0	5,6	4,9	16,3	1,4	5,1
Gemüsesuppe mit Graupen	Teller	450,0	189,0	10,2	7,3	20,4	1,7	4,4
Gemüsetrunk	Glas	200,0	24,0	1,9	0,2	3,6	0,3	0,3
Gemüsezwiebel	Stück	30,0	22,4	1,0	0,2	3,9	0,3	1,4
Genever	Glas	20,0	38,8	0,0	0,0	0,0	0,0	0,0
Germknödel	Stück	330,0	841,5	16,3	46,4	90,3	7,5	12,0
Gerste Vollkorn gegart	Portion	180,0	183,6	6,2	1,3	36,3	3,0	6,4
Gerste Vollkorn	Portion	40,0	128,0	3,9	0,8	25,7	2,1	3,9
Gerstenbrot	Scheibe	45,0	94,5	2,5	0,4	20,0	1,7	2,1
Gerstenflocken	Portion	40,0	125,6	3,2	0,6	26,4	2,2	4,1
Gerstenmehl	EL	10,0	33,6	1,0	0,2	6,9	0,6	0,5
Gerstensuppe Bündner Art	Teller	350,0	115,5	4,2	3,8	15,6	1,3	4,3
Getränkepulver Orange	Portion	25,0	95,8	0,0	0,0	22,5	1,9	0,1
Getreidebratling	Portion	200,0	236,0	11,9	5,9	33,5	2,8	7,8
Getreidesprossen	Portion	12,0	8,4	0,4	0,0	1,6	0,1	0,3
Gewürzgurke netto	Portion	50,0	8,0	0,3	0,1	0,9	0,1	0,3
Gewürzkuchen Rührteig	Stück	70,0	252,0	4,6	11,1	33,3	2,8	1,0
Gewürzmischung chinesisch	TL	1,0	3,1	0,4	0,1	0,3	0,0	0,1
Gin	Glas	20,0	52,4	0,0	0,0	0,0	0,0	0,0
Glühwein	Glas	200,0	210,0	0,3	0,0	29,5	2,5	0,1
Glutamat	Portion	0,5	2,0	0,5	0,0	0,0	0,0	0,0

Vitamin E mg je Portion	Folsäure gesamt µg je Port.	Vitamin C mg je Portion	Kalzium mg je Portion	Magnesium mg je Portion	Eisen mg je Portion	Jod µg je Portion	gesätt. FS g je Portion	einf. unges. FS g je Port.	mehrf. unges. FS g je Port.	Cholesterin mg je Port.	Saccharose g je Portion	Harnsäure mg je Portion	Slimfaktor
0,4	12,0	3,4	33,0	51,0	2,0	2,4	7,1	8,9	3,4	96,0	0,2	189,0	🔴
1,6	16,0	0,5	50,0	36,0	1,8	6,0	7,2	10,0	3,9	120,0	0,5	154,0	🔴
0,0	2,7	7,9	6,9	8,1	0,4	2,5	1,0	1,2	0,5	24,3	0,0	40,8	🔴
3,2	20,0	3,2	31,0	33,0	0,9	7,6	4,1	5,0	9,3	82,0	3,4	89,0	🔴
1,2	31,2	0,0	31,8	6,0	0,9	6,0	2,0	2,7	0,9	237,0	0,0	3,0	🔴
0,0	0,3	0,7	1,0	0,8	0,1	0,3	0,0	0,0	0,0	0,0	14,9	1,8	🔴
0,0	0,0	0,0	24,8	3,0	0,2	0,0	0,0	0,0	0,0	0,0	13,5	0,0	🟡
2,4	49,0	58,3	210,0	49,0	2,9	23,8	12,5	3,9	1,1	119,0	4,0	115,5	🟢
2,0	28,0	12,8	240,0	70,0	3,9	15,6	4,9	3,7	4,7	12,0	1,4	56,0	🟡
3,6	6,0	4,7	39,0	12,0	0,5	10,8	0,7	1,2	3,4	0,0	0,6	9,0	🟢
0,8	62,0	18,8	70,0	44,0	2,9	10,6	3,0	2,2	0,9	92,0	4,1	46,0	🟢
0,7	28,0	25,6	77,0	31,5	2,2	13,0	3,5	1,8	0,4	14,0	0,9	35,0	🟢
1,5	28,0	35,6	63,0	59,5	4,9	9,5	4,4	3,4	0,5	94,5	2,0	241,5	🟢
1,0	40,5	20,4	99,0	67,5	5,2	11,7	10,7	10,6	1,3	139,5	1,3	310,5	🔴
1,8	81,0	49,8	135,0	72,0	3,9	19,4	2,3	2,3	0,5	36,0	2,7	153,0	🟢
8,5	153,0	102,6	121,5	85,5	1,9	18,9	1,0	1,8	5,1	0,0	1,4	67,5	🟢
1,3	24,0	48,7	37,5	25,5	1,7	8,0	0,1	0,1	0,2	0,0	2,2	88,5	🟢
1,3	9,0	23,6	37,5	24,0	1,4	9,5	0,1	0,1	0,2	0,0	2,0	84,0	🟢
1,7	50,0	33,7	70,0	45,0	1,8	12,3	3,3	3,0	2,4	12,5	1,8	65,0	🟢
1,3	22,5	7,1	60,0	42,5	0,8	8,5	1,4	2,0	1,2	2,5	0,9	57,5	🟡
6,8	25,5	47,3	40,5	27,0	1,7	8,1	1,2	2,1	5,6	13,5	2,3	85,5	🟢
1,3	24,0	47,6	49,5	27,0	1,7	8,6	0,7	0,4	0,2	3,0	2,2	85,5	🟢
1,3	24,0	47,9	40,5	28,5	1,7	8,1	0,1	0,1	0,2	0,0	3,4	85,5	🟢
3,6	42,0	24,0	87,5	42,0	2,1	14,0	0,6	1,0	2,9	14,0	2,1	77,0	🟢
0,7	22,5	13,3	63,0	63,0	1,9	8,1	3,8	2,3	0,5	0,0	2,2	72,0	🟢
0,7	10,0	19,8	26,0	18,0	1,0	8,2	0,1	0,0	0,1	0,0	1,1	44,0	🟢
0,1	13,6	6,5	24,8	8,8	0,4	1,6	0,0	0,0	0,1	0,0	0,8	12,0	🟢
0,0	0,0	0,0	0,0	0,0	0,0	0,0	0,0	0,0	0,0	0,0	0,0	0,0	🔴
2,7	79,2	0,7	650,1	155,1	5,4	7,6	21,7	8,4	13,6	102,3	44,8	118,8	🔴
0,5	32,4	0,0	27,0	81,0	2,0	4,9	0,2	0,1	0,6	0,0	0,6	75,6	🟢
0,3	26,0	0,0	15,2	45,6	1,1	2,8	0,2	0,1	0,4	0,0	0,4	43,2	🟡
0,3	10,4	0,0	10,4	17,1	0,7	1,5	0,1	0,1	0,2	0,0	0,3	18,9	🟡
0,3	7,6	0,0	6,4	26,4	0,8	0,4	0,1	0,1	0,3	0,0	0,4	32,8	🟡
0,1	2,0	0,0	3,9	15,5	0,5	0,5	0,0	0,0	0,1	0,0	0,1	10,2	🔴
0,9	31,5	12,6	101,5	38,5	1,9	14,7	1,6	1,1	0,6	56,0	1,6	45,5	🟢
0,0	0,0	50,0	21,0	0,5	0,4	0,3	0,0	0,0	0,0	0,0	0,9	0,0	🔴
1,1	46,0	0,4	74,0	124,0	4,8	5,2	1,1	1,5	2,6	40,0	0,6	82,0	🟢
0,0	0,7	0,0	1,3	6,0	0,1	0,0	0,0	0,0	0,0	0,0	0,1	1,8	🟢
0,0	2,5	1,0	11,0	6,0	0,3	1,6	0,0	0,0	0,0	0,0	0,2	4,0	🟢
1,7	5,6	0,2	42,7	15,4	0,8	2,9	3,7	4,6	2,1	51,8	17,1	13,3	🔴
0,0	0,1	0,0	1,5	1,1	0,1	0,0	0,0	0,0	0,0	0,0	0,0	0,5	🟡
0,0	0,0	0,0	0,0	0,0	0,0	0,0	0,0	0,0	0,0	0,0	0,0	0,0	🔴
0,0	2,0	2,6	18,0	12,0	1,1	14,2	0,0	0,0	0,0	0,0	26,0	0,0	🔴
0,0	0,0	0,0	0,0	0,0	0,0	0,0	0,0	0,0	0,0	0,0	0,0	0,0	🔴

Lebensmittel	Menge	Portionsgröße in Gramm	kcal je Portion	Eiweiß g je Portion	Fett g je Portion	Kohlenhydrate g je Portion	Broteinheiten je Portion	Ballaststoffe g je Portion
Glutenfleisch braun	Portion	30,0	41,1	6,5	0,6	2,3	0,2	0,2
Glutenfr. Biskuit	Stück	20,0	99,2	0,0	4,8	14,0	1,2	0,1
Glutenfr. Brot dunkel	Scheibe	45,0	99,9	0,5	0,5	22,9	1,9	0,7
Glutenfr. Gewürzgebäck	Stück	20,0	85,8	0,5	3,1	13,8	1,1	0,3
Glutenfr. Hirsemüsli	Portion	40,0	122,8	3,7	2,2	21,7	1,8	5,2
Glutenfr. Hirsebrot	Scheibe	45,0	113,9	2,0	1,0	23,9	2,0	2,3
Glutenfr. Kastanienbrot	Scheibe	45,0	79,7	0,6	0,4	18,3	1,5	0,7
Glutenfr. Knusperbrot	Scheibe	10,0	26,7	1,0	0,1	5,3	0,4	1,5
Glutenfr. Körnerbrot	Scheibe	45,0	98,1	2,0	2,1	17,5	1,5	3,0
Glutenfr. Löffelbiskuit	Stück	20,0	83,6	1,7	1,5	15,6	1,3	0,2
Glutenfr. Maiskeks	Stück	20,0	87,6	1,1	3,3	13,4	1,1	0,4
Glutenfr. Mehl	EL	10,0	35,0	0,0	0,0	8,5	0,7	0,2
Glutenfr. Mehlmischung für Brot	EL	10,0	34,9	0,2	0,1	8,3	0,7	0,2
Glutenfr. Müslikeks	Stück	20,0	85,8	1,9	3,7	11,0	0,9	0,8
Glutenfr. Nudeln roh	Portion	60,0	213,0	0,3	0,1	52,1	4,3	0,9
Glutenfr. Paniermehl	EL	8,0	29,8	0,6	0,6	5,6	0,5	0,2
Glutenfr. Plätzchen	Stück	20,0	47,0	0,1	0,1	11,4	0,9	0,2
Glutenfr. Rosinenbrot	Scheibe	45,0	122,9	0,5	2,3	24,7	2,1	1,1
Glutenfr. Schokokeks	Stück	20,0	86,6	1,3	3,1	13,3	1,1	0,6
Glutenfr. Toastbrot	Scheibe	30,0	86,4	0,2	1,4	17,9	1,5	0,6
Glutenfr. Waffeln	Stück	20,0	102,2	0,7	5,7	11,9	1,0	0,2
Glutenfr. Weißbrot	Scheibe	40,0	97,2	0,5	0,7	21,9	1,8	0,7
Glutenfr. Zitronenkeks	Stück	20,0	101,8	0,7	5,7	11,9	1,0	0,2
Glutenfr. Zwieback	Scheibe	10,0	43,5	0,8	1,6	6,4	0,5	0,2
Goldbackfisch TK	Portion	150,0	225,0	23,2	10,9	8,6	0,7	0,5
Gorgonzola	Portion	30,0	106,8	5,8	9,4	0,0	0,0	0,0
Gouda 30% F. i. Tr.	Portion	30,0	76,8	8,2	4,8	0,0	0,0	0,0
Gouda 40% F. i. Tr.	Portion	30,0	90,0	7,4	6,7	0,0	0,0	0,0
Gouda 45% F. i. Tr.	Portion	30,0	109,5	7,7	8,8	0,0	0,0	0,0
Gouda 50% F. i. Tr.	Portion	30,0	110,1	6,7	9,3	0,0	0,0	0,0
Gouda 60% F. i. Tr.	Portion	30,0	126,0	6,0	11,4	0,0	0,0	0,0
Grahambrot	Scheibe	40,0	84,8	3,1	0,6	16,5	1,4	2,6
Granatapfel netto	Portion	125,0	97,5	0,9	0,8	20,9	1,7	2,8
Granatapfelsaft	Glas	200,0	154,0	1,3	1,0	33,7	2,8	0,0
Grand Marnier	Glas	20,0	63,6	0,0	0,0	5,7	0,5	0,0
Grapefruit netto	Stück	100,0	50,0	0,6	0,2	9,0	0,7	0,6
Grapefruitkonfitüre	Portion	25,0	68,5	0,1	0,0	16,6	1,4	0,1
Grapefruitnektar	Glas	200,0	128,0	0,5	0,1	28,4	2,4	0,1
Grapefruitsaft	Glas	200,0	96,0	1,1	0,2	16,9	1,4	0,1
Graubrot	Scheibe	45,0	94,5	2,5	0,4	20,0	1,7	2,1
Graubrot mit Ölsamen	Scheibe	45,0	101,7	2,9	1,3	19,3	1,6	2,2
Graubrot mit Zwiebel	Scheibe	45,0	91,8	2,5	0,3	19,4	1,6	2,1
Graubrot mit Sesam	Scheibe	45,0	101,3	2,8	1,3	19,3	1,6	2,3
Graupen, Perlgraupen	EL	20,0	67,8	1,9	0,3	14,2	1,2	0,9

Vitamin E mg je Portion	Folsäure gesamt µg je Port.	Vitamin C mg je Portion	Kalzium mg je Portion	Magnesium mg je Portion	Eisen mg je Portion	Jod µg je Portion	gesätt. FS g je Portion	einf. unges. FS g je Port.	mehrf. unges. FS g je Port.	Cholesterin mg je Port.	Saccharose g je Portion	Harnsäure mg je Portion	Slimfaktor
0,1	1,8	0,1	3,6	3,3	0,1	2,8	0,1	0,2	0,2	0,0	0,1	26,7	● (rot)
2,9	0,0	0,0	2,0	0,2	0,1	0,2	0,6	1,1	2,9	0,0	5,2	0,2	● (rot)
0,1	0,5	0,0	25,7	3,6	0,2	1,4	0,1	0,1	0,3	0,0	1,3	1,4	● (rot)
1,9	0,4	0,0	5,0	3,0	0,2	0,4	0,4	0,7	1,9	0,8	5,1	1,6	● (rot)
0,6	12,8	0,7	19,2	47,2	2,5	1,4	0,3	1,0	0,7	0,0	1,6	28,4	● (gelb)
0,5	4,5	0,0	14,0	24,3	1,0	1,4	0,1	0,2	0,5	0,0	0,2	18,0	● (rot)
0,2	3,6	1,2	5,0	5,0	0,3	1,4	0,0	0,1	0,2	0,0	0,8	3,6	● (rot)
0,1	1,9	0,1	11,9	10,1	0,4	0,7	0,0	0,0	0,1	0,0	0,3	6,9	● (gelb)
0,4	7,7	5,2	27,9	27,0	0,8	0,9	0,3	0,6	1,1	0,0	2,2	8,1	● (grün)
0,3	3,8	0,0	7,8	2,6	0,4	1,2	0,4	0,5	0,3	45,4	12,0	1,4	● (rot)
1,9	1,6	0,1	23,8	5,2	0,3	1,4	0,4	0,7	2,0	0,0	2,9	3,8	● (rot)
0,0	0,0	0,0	0,3	0,4	0,0	0,0	0,0	0,0	0,0	0,0	0,0	0,0	● (rot)
0,0	0,2	0,0	0,9	1,1	0,1	0,3	0,0	0,0	0,0	0,0	0,0	0,6	● (rot)
1,9	4,0	0,1	34,0	13,8	0,6	2,2	0,5	1,1	1,9	0,0	3,6	12,4	● (rot)
0,0	0,0	0,0	3,0	1,2	0,3	1,8	0,0	0,0	0,0	0,0	0,0	0,0	● (rot)
0,3	0,6	0,0	1,5	3,3	0,2	1,8	0,1	0,1	0,3	0,0	0,1	2,0	● (rot)
0,0	0,0	0,0	4,4	0,6	0,0	0,2	0,0	0,0	0,0	0,0	0,0	0,0	● (rot)
1,4	2,7	0,0	8,1	2,7	0,2	0,9	0,3	0,5	1,4	0,9	2,0	7,7	● (rot)
1,6	1,4	0,1	34,4	8,4	0,3	1,8	0,6	0,7	1,6	0,2	2,4	3,0	● (rot)
0,9	1,8	55,4	4,5	1,2	0,2	0,6	0,2	0,3	0,9	0,0	1,3	2,1	● (rot)
3,4	0,8	0,1	40,8	5,6	0,2	3,2	0,7	1,3	3,4	0,2	5,2	1,4	● (rot)
0,4	2,0	0,0	5,2	2,8	0,2	1,2	0,1	0,2	0,4	0,0	0,0	3,2	● (rot)
3,4	0,8	0,1	44,0	5,6	0,2	3,6	0,8	2,5	2,1	0,2	4,8	1,2	● (rot)
0,9	3,2	0,0	3,1	3,4	0,2	0,4	0,2	0,4	0,9	5,8	2,0	4,5	● (rot)
1,7	16,5	0,7	39,0	37,5	1,1	114,3	3,6	3,3	2,4	66,0	0,0	153,0	● (rot)
0,2	9,3	0,3	183,6	6,0	0,1	12,0	5,7	2,8	0,3	30,6	0,0	3,0	● (rot)
0,1	12,0	0,0	270,0	12,0	0,1	9,0	2,9	1,4	0,2	11,1	0,0	3,0	● (rot)
0,2	10,8	0,0	240,0	11,1	0,1	10,5	4,1	2,0	0,2	15,6	0,0	3,0	● (rot)
0,2	6,3	0,0	240,0	10,8	0,1	10,5	5,3	2,6	0,3	17,7	0,0	3,0	● (rot)
0,3	9,6	0,0	222,0	11,4	0,1	9,0	5,6	2,8	0,3	20,7	0,0	3,0	● (rot)
0,2	6,0	0,0	210,0	12,0	0,0	9,0	6,9	3,4	0,4	26,1	0,0	3,0	● (rot)
0,5	13,6	0,0	12,0	36,4	1,1	1,3	0,1	0,1	0,3	0,0	0,2	25,6	● (grün)
0,3	8,8	8,8	10,0	3,8	0,6	1,9	0,2	0,1	0,3	0,0	0,4	18,8	● (grün)
0,4	8,0	8,6	16,0	6,0	1,0	2,0	0,2	0,2	0,4	0,0	3,3	32,0	● (rot)
0,0	0,2	0,0	0,4	0,2	0,0	0,0	0,0	0,0	0,0	0,0	5,5	0,0	● (rot)
0,3	11,0	44,0	18,0	10,0	0,3	1,3	0,0	0,0	0,1	0,0	3,5	15,0	● (grün)
0,0	0,0	0,4	1,8	1,0	0,1	0,3	0,0	0,0	0,0	0,0	16,1	1,5	● (rot)
0,3	8,0	24,1	22,0	10,0	0,4	4,0	0,0	0,0	0,0	0,0	24,0	16,0	● (gelb)
0,5	14,0	53,5	36,0	20,0	0,7	2,0	0,1	0,1	0,1	0,0	8,2	30,0	● (gelb)
0,3	10,4	0,0	10,4	17,1	0,7	1,5	0,1	0,0	0,2	0,0	0,3	18,9	● (gelb)
1,1	11,7	0,0	11,7	24,3	0,8	1,7	0,2	0,3	0,8	0,0	0,3	21,2	● (gelb)
0,3	10,4	0,1	10,4	16,7	0,7	1,5	0,0	0,0	0,2	0,0	0,3	18,5	● (grün)
0,4	11,7	0,0	24,3	23,4	0,9	1,6	0,2	0,4	0,6	0,0	0,3	19,8	● (gelb)
0,0	4,0	0,0	2,8	13,0	0,4	0,2	0,1	0,0	0,1	0,0	0,2	20,0	● (rot)

Lebensmittel	Menge	Portionsgröße in Gramm	kcal je Portion	Eiweiß g je Portion	Fett g je Portion	Kohlenhydrate g je Portion	Broteinheiten je Portion	Ballaststoffe g je Portion	
Graupensuppe	Teller	350,0	171,5	9,0	5,7	21,1	1,8	2,5	
Greyerzer 50% F. i. Tr.	Portion	30,0	121,8	8,7	9,7	0,0	0,0	0,0	
Grießbrei	Portion	200,0	146,0	4,8	3,8	22,9	1,9	0,8	
Grießflammeri mit Mandeln	Portion	250,0	400,0	14,7	18,6	42,9	3,6	3,8	
Grießklösschensuppe	Teller	350,0	504,0	19,6	30,3	38,4	3,2	4,1	
Grießklösse	Portion	250,0	377,5	15,0	14,3	46,5	3,9	4,3	
Grießnockerln	Portion	30,0	132,6	2,3	10,6	7,2	0,6	0,8	
Grießpudding	Portion	250,0	545,0	15,1	30,9	51,4	4,3	3,9	
Grießschnitten	Portion	250,0	435,0	12,4	16,1	59,4	5,0	3,5	
Grießsuppe aus Milch	Teller	350,0	339,5	12,2	11,3	46,3	3,9	1,2	
Grießsuppe mit Gemüseeinlage	Teller	400,0	188,0	10,7	7,4	19,0	1,6	3,0	
Grillsoße Barbecue	Portion	20,0	29,2	0,4	0,0	6,3	0,5	0,4	
Grillsoße mexikanisch	Portion	20,0	11,8	0,5	0,3	1,6	0,1	0,7	
Grillsteak	Stück	250,0	397,5	74,3	10,8	0,0	0,0	0,0	
Grüne Bohneneintopf mit Hammel	Teller	450,0	378,0	24,4	18,1	28,3	2,4	8,2	
Grüne Bohneneintopf mit Rind	Teller	450,0	274,5	23,0	6,6	30,1	2,5	11,1	
Grüne Soße	Portion	45,0	105,8	1,1	10,7	1,4	0,1	0,2	
Grünkern Gemüse Bratling	Portion	200,0	288,0	10,2	11,4	35,8	3,0	5,3	
Grünkern Vollkorn gegart	Portion	180,0	187,2	6,8	1,7	35,7	3,0	5,8	
Grünkern Vollkorn	Portion	40,0	129,6	4,3	1,1	25,3	2,1	3,5	
Grünkernsuppe	Teller	350,0	346,5	3,3	32,5	11,2	0,9	2,1	
Grünkohl gegart	Portion	150,0	42,0	5,1	1,1	2,3	0,2	5,2	
Grünkohl Konserve netto	Portion	150,0	49,5	6,0	1,3	3,0	0,2	6,0	
Grünkohl netto	Portion	150,0	55,5	6,5	1,4	3,8	0,3	6,3	
Grünkohleintopf mit Schweinebauch	Teller	450,0	522,0	31,1	39,5	10,8	0,9	9,1	
Grünkohleintopf mit Kochwurst	Teller	450,0	391,5	18,9	26,4	18,9	1,6	9,8	
Grützblutwurst	Portion	30,0	71,7	4,5	4,8	2,8	0,2	0,2	
Guave Konserve netto	Stück	100,0	76,0	0,7	0,4	16,5	1,4	4,5	
Guave netto	Stück	100,0	38,0	0,9	0,5	6,7	0,6	5,2	
Guavennektar	Glas	200,0	102,0	0,4	0,2	23,8	2,0	0,0	
Gulaschsuppe	Teller	400,0	248,0	15,3	14,0	14,8	1,2	1,7	
Gulaschsuppe Konserve	Teller	250,0	275,0	26,6	15,8	6,5	0,5	1,9	
Gummibonbons	Stück	5,0	9,4	0,1	0,0	2,3	0,2	0,0	
Gurke brutto	Portion	150,0	13,5	0,6	0,2	2,0	0,2	0,6	
Gurke gegart	Portion	150,0	18,0	0,9	0,3	2,7	0,2	0,8	
Gurke Konserve netto	Portion	150,0	15,0	0,8	0,3	2,1	0,2	0,8	
Gurke sauer	Portion	50,0	4,0	0,2	0,1	0,6	0,1	0,1	
Gurke süß sauer	Portion	50,0	9,0	0,6	0,1	1,4	0,1	0,8	
Gurkenrahmsuppe mit Dill	Teller	300,0	126,0	2,2	10,1	6,4	0,5	1,8	
Gurkensalat mit Dressing	Portion	150,0	61,5	1,6	4,1	4,2	0,3	0,8	
Gurkensalat mit Joghurt	Portion	150,0	87,0	1,8	6,8	4,4	0,4	0,6	
Gurkentrunk	Glas	200,0	8,0	0,4	0,1	1,2	0,1	0,0	
Hackbällchen auf Tomate	Stück	250,0	322,5	17,5	23,8	10,0	0,8	2,8	
Hackbraten mit Soße	Portion	380,0	680,2	49,0	46,5	16,8	1,4	1,8	

Vitamin E mg je Portion	Folsäure gesamt µg je Port.	Vitamin C mg je Portion	Kalzium mg je Portion	Magnesium mg je Portion	Eisen mg je Portion	Jod µg je Portion	gesätt. FS g je Portion	einf. unges. FS g je Port.	mehrf. unges. FS g je Port.	Cholesterin mg je Port.	Saccharose g je Portion	Harnsäure mg je Portion	Slimfaktor
0,3	17,5	8,6	42,0	52,5	1,3	2,8	2,4	2,2	0,5	0,0	0,8	38,5	🟢
0,2	3,6	0,0	300,0	11,1	0,1	12,0	5,9	2,9	0,4	33,0	0,0	3,0	🔴
0,3	10,0	0,6	98,0	14,0	0,4	6,2	1,9	1,2	0,3	46,0	11,4	10,0	🟡
5,2	45,0	1,6	260,0	65,0	2,0	14,8	5,4	9,3	2,5	182,5	22,2	22,5	🔴
1,7	35,0	5,4	45,5	49,0	2,2	4,9	16,4	9,9	1,7	192,5	0,5	87,5	🔴
1,3	32,5	3,0	240,0	40,0	1,2	15,5	7,5	4,5	1,0	142,5	0,5	47,5	🟡
0,5	7,5	0,3	8,7	4,5	0,3	1,1	8,5	1,0	0,3	37,8	0,1	9,0	🔴
3,0	40,0	1,7	195,0	45,0	1,7	13,5	20,5	6,3	1,8	192,5	15,4	40,0	🔴
2,6	25,0	2,2	220,0	35,0	1,2	13,5	7,6	4,7	2,6	107,5	17,8	40,0	🔴
0,3	14,0	2,7	385,0	42,0	0,4	22,4	6,8	3,4	0,5	42,0	19,2	14,0	🔴
0,5	36,0	36,9	152,0	56,0	1,0	6,8	3,7	2,7	0,5	12,0	0,5	44,0	🟢
0,3	4,0	2,4	8,0	7,6	0,2	0,6	0,0	0,0	0,0	0,0	4,1	10,6	🟡
0,3	4,0	4,0	8,8	7,2	0,3	0,8	0,1	0,1	0,2	0,0	0,1	8,8	🟢
1,3	30,0	0,0	15,0	67,5	7,9	0,3	4,8	4,6	0,5	215,0	0,0	385,0	🔴
0,5	99,0	48,7	130,5	99,0	3,6	14,0	7,9	7,7	1,1	72,0	0,8	225,0	🟡
0,5	103,5	35,8	139,5	108,0	5,0	12,2	2,9	2,4	0,7	36,0	1,0	184,5	🟢
13,5	5,9	2,6	42,3	5,9	0,2	4,0	3,1	2,3	4,8	11,3	0,2	0,9	🔴
3,0	40,0	4,2	68,0	84,0	3,6	8,6	2,9	3,5	3,8	106,0	0,9	74,0	🟡
0,2	25,2	0,0	16,2	91,8	3,0	0,7	0,3	0,2	0,8	0,0	0,4	88,2	🟢
0,1	20,0	0,0	8,8	52,0	1,7	0,2	0,2	0,1	0,5	0,0	0,3	50,0	🟡
4,0	21,0	6,4	87,5	24,5	0,9	14,7	20,1	6,7	3,8	49,0	0,7	28,0	🔴
2,2	39,0	62,4	265,5	25,5	1,9	14,6	0,1	0,1	0,6	0,0	0,6	39,0	🟢
2,6	19,5	40,5	286,5	34,5	2,0	16,5	0,2	0,1	0,7	0,0	0,7	46,5	🟢
2,6	90,0	157,5	318,0	46,5	2,9	18,0	0,2	0,1	0,8	0,0	1,0	45,0	🟢
3,9	90,0	166,8	445,5	121,5	5,6	30,6	14,4	17,2	5,0	85,5	2,2	207,0	🟡
3,6	94,5	178,1	423,0	94,5	4,9	30,2	9,4	11,6	3,9	40,5	1,7	126,0	🟢
0,1	2,4	0,1	7,2	9,0	3,1	0,7	1,8	2,2	0,6	18,0	0,1	36,0	🔴
0,4	7,0	60,9	17,0	11,0	0,6	3,2	0,1	0,0	0,2	0,0	13,9	13,0	🟢
0,4	30,0	273,0	17,0	13,0	0,8	1,6	0,1	0,0	0,2	0,0	1,6	15,0	🟢
0,2	10,0	77,4	16,0	8,0	0,5	4,0	0,1	0,0	0,1	0,0	21,4	8,0	🟡
0,7	12,0	7,7	40,0	52,0	1,9	2,0	5,7	6,0	1,3	28,0	0,6	60,0	🟡
1,2	15,0	8,0	55,0	50,0	3,7	5,0	7,4	6,4	1,1	72,5	0,7	175,0	🔴
0,0	0,0	0,0	18,0	5,5	0,2	0,0	0,0	0,0	0,0	0,0	1,2	1,8	🔴
0,1	21,0	8,6	16,5	9,0	0,5	2,7	0,1	0,0	0,1	0,0	0,1	9,0	🟢
0,1	16,5	6,7	24,0	12,0	0,7	3,3	0,1	0,0	0,1	0,0	0,1	13,5	🟢
0,1	6,0	3,1	25,5	9,0	0,5	4,7	0,1	0,0	0,1	0,0	0,1	12,0	🟢
0,0	3,5	1,5	7,5	3,5	0,1	1,5	0,0	0,0	0,0	0,0	0,1	2,0	🟢
0,0	7,0	3,8	18,5	8,0	0,2	1,5	0,0	0,0	0,0	0,0	0,5	11,5	🟢
2,0	24,0	11,9	69,0	21,0	1,0	10,8	4,8	2,8	2,0	21,0	0,6	21,0	🟢
2,0	28,5	12,8	55,5	15,0	0,7	5,1	1,0	0,9	2,0	3,0	1,0	10,5	🟢
3,4	25,5	9,5	64,5	13,5	0,6	5,4	1,5	1,6	3,4	4,5	1,2	9,0	🟡
0,1	6,0	2,6	20,0	8,0	0,4	6,0	0,0	0,0	0,1	0,0	0,1	6,0	🟡
6,5	50,0	23,4	127,5	65,0	4,6	7,0	6,0	8,8	7,5	115,0	0,7	100,0	🔴
2,5	19,0	3,3	49,4	68,4	4,6	6,8	17,2	22,0	4,7	201,4	0,8	288,8	🔴

Lebensmittel	Menge	Portionsgröße in Gramm	kcal je Portion	Eiweiß g je Portion	Fett g je Portion	Kohlenhydrate g je Portion	Broteinheiten je Portion	Ballaststoffe g je Portion
Hackfleisch Schwein gegart	Portion	100,0	264,0	25,3	18,2	0,0	0,0	0,0
Hackfleisch Schwein roh	Portion	100,0	250,0	17,8	20,1	0,0	0,0	0,0
Hackfleisch gemischt gegart	Portion	100,0	239,0	26,7	14,6	0,4	0,0	0,0
Hackfleisch gemischt roh	Portion	100,0	221,0	18,9	16,2	0,3	0,0	0,0
Hackfleisch Rind gegart	Portion	100,0	223,0	27,6	12,2	0,7	0,1	0,0
Hackfleisch Rind roh	Portion	100,0	202,0	19,7	13,6	0,5	0,0	0,0
Hackfleischsoße	Portion	75,0	82,5	3,8	5,7	4,1	0,3	0,3
Hacksteak Fertiggericht	Stück	150,0	282,0	23,2	20,5	1,6	0,1	0,5
Hacksteak gegart	Stück	200,0	402,0	36,9	27,1	3,3	0,3	0,1
Hafer gegart	Portion	180,0	207,0	7,4	4,5	33,7	2,8	3,6
Hafer Vollkorn	Portion	40,0	141,2	4,7	2,8	23,9	2,0	2,2
Haferbrei	Portion	250,0	402,5	12,6	16,4	50,4	4,2	1,9
Haferflocken	Portion	40,0	148,0	5,0	2,8	25,3	2,1	2,2
Haferflocken gegart	Portion	80,0	63,2	2,3	1,3	10,4	0,9	1,0
Haferflocken Vollkorn	Portion	40,0	148,0	5,0	2,8	25,3	2,1	2,2
Haferflockennussgebäck	Portion	50,0	236,5	3,7	15,3	21,4	1,8	1,6
Haferflockenplätzchen	Portion	50,0	208,5	3,8	10,3	25,1	2,1	1,2
Hafergrütze	Portion	40,0	148,4	5,2	2,3	26,3	2,2	1,6
Hafergrütze gegart	Portion	180,0	194,4	7,3	3,3	33,3	2,8	2,4
Hafervollkornbrot	Scheibe	50,0	103,0	3,5	0,8	20,0	1,7	4,2
Hagebutte gegart	Portion	125,0	140,0	4,6	0,8	24,9	2,1	7,9
Hagebutte netto	Portion	125,0	135,0	4,5	0,8	24,1	2,0	7,5
Hagebuttenkonfitüre	Portion	25,0	74,0	0,3	0,1	17,5	1,5	0,6
Hähnchen gegart netto	Portion	150,0	283,5	39,0	14,1	0,0	0,0	0,0
Hähnchen gegrillt	Portion	250,0	435,0	53,4	24,7	0,0	0,0	0,0
Hähnchen Innereien gegart	Portion	125,0	183,8	26,0	5,3	7,6	0,6	0,0
Hähnchenbrust	Portion	150,0	153,0	35,3	1,1	0,0	0,0	0,0
Hähnchenflügel	Portion	150,0	312,0	24,8	24,0	0,0	0,0	0,0
Hähnchenklein gegart	Portion	150,0	342,0	32,7	23,7	0,0	0,0	0,0
Hähnchenleber gegart	Portion	125,0	183,8	26,0	5,3	7,6	0,6	0,0
Hähnchenschenkel gegart	Portion	150,0	321,0	42,2	16,9	0,0	0,0	0,0
Halbbitterkuvertüre	Portion	25,0	99,0	2,5	2,7	16,0	1,3	2,5
Hallimasch frisch	Portion	100,0	15,0	2,1	0,7	0,1	0,0	7,6
Halwa	Portion	50,0	189,5	0,6	1,1	43,7	3,6	1,1
Hamburger	Stück	103,0	253,4	12,8	8,9	30,7	2,6	1,6
Hamburger Aalsuppe	Teller	400,0	328,0	20,0	18,5	19,0	1,6	5,1
Hamburger Pfannfisch	Portion	250,0	267,5	21,6	10,6	20,8	1,7	3,4
Hammelbraten mit Fett	Portion	125,0	277,5	21,5	21,5	0,0	0,0	0,0
Hammelbrust gegart	Portion	125,0	256,3	33,6	13,5	0,0	0,0	0,0
Hammelfilet gegart	Portion	125,0	187,5	35,4	5,0	0,0	0,0	0,0
Hammelkeule gegart	Portion	125,0	338,8	29,7	24,7	0,0	0,0	0,0
Hammelkotelett mit Fett gegart	Stück	150,0	388,5	37,1	26,9	0,0	0,0	0,0
Hammellende gegart	Portion	125,0	186,3	34,9	5,1	0,0	0,0	0,0
Hammeltalg	EL	15,0	110,1	0,6	12,2	0,0	0,0	0,0

Vitamin E mg je Portion	Folsäure gesamt µg je Port.	Vitamin C mg je Portion	Kalzium mg je Portion	Magnesium mg je Portion	Eisen mg je Portion	Jod µg je Portion	gesätt. FS g je Portion	einf. unges. FS g je Port.	mehrf. unges. FS g je Port.	Cholesterin mg je Port.	Saccharose g je Portion	Harnsäure mg je Portion	Slimfaktor
0,5	3,0	0,0	3,0	20,0	1,3	1,5	6,6	8,6	2,1	67,0	0,0	183,0	🔴
0,5	3,0	0,0	3,0	21,0	0,9	1,0	7,2	9,5	2,3	63,0	0,0	129,0	🔴
0,5	2,0	0,0	6,0	18,0	2,2	1,5	5,7	7,0	1,1	63,0	0,0	164,0	🔴
0,4	2,0	0,0	5,0	20,0	1,5	0,6	6,4	7,8	1,2	60,0	0,0	116,0	🔴
0,4	2,0	0,0	6,0	16,0	2,7	0,0	5,2	6,0	0,4	61,0	0,0	152,0	🔴
0,4	2,0	0,0	6,0	19,0	1,9	0,3	5,8	6,7	0,5	58,0	0,0	108,0	🔴
0,1	0,8	0,1	7,5	6,8	0,4	1,8	2,9	2,2	0,3	18,0	0,1	21,8	🔴
0,5	7,5	1,3	24,0	30,0	1,9	3,0	7,9	9,8	1,7	94,5	0,2	144,0	🔴
0,6	4,0	0,2	56,0	32,0	6,1	2,6	12,7	11,2	1,7	90,0	0,0	224,0	🔴
0,6	16,2	0,0	55,8	90,0	4,1	4,1	0,8	1,6	1,8	0,0	0,5	72,0	🟡
0,3	13,2	0,0	32,0	51,6	2,3	2,4	0,5	1,0	1,1	0,0	0,4	40,8	🔴
1,1	25,0	1,5	235,0	70,0	2,2	15,5	8,2	5,3	1,7	120,0	20,8	35,0	🔴
0,6	9,6	0,0	21,6	55,6	1,8	1,6	0,5	1,0	1,1	0,0	0,4	40,0	🔴
0,3	3,2	0,0	11,2	28,8	0,9	0,8	0,2	0,5	0,5	0,0	0,2	20,8	🟡
0,6	9,6	0,0	21,6	55,6	1,8	1,6	0,5	1,0	1,1	0,0	0,4	40,0	🔴
4,2	6,5	0,2	34,5	34,0	1,1	1,5	2,9	8,5	3,1	21,0	9,8	18,5	🔴
0,6	5,0	0,0	20,0	25,5	1,1	2,1	5,4	3,2	0,9	54,5	10,0	19,5	🔴
0,5	12,0	0,0	26,8	28,4	1,6	1,8	0,4	0,8	0,9	0,0	0,4	55,6	🔴
0,7	12,6	0,0	43,2	45,0	2,5	3,2	0,6	1,2	1,3	0,0	0,5	88,2	🟡
0,5	17,0	0,0	14,0	32,0	1,5	2,2	0,1	0,2	0,4	0,0	0,3	31,0	🟢
0,7	7,5	934,3	200,0	83,8	0,4	1,4	0,0	0,1	0,5	0,0	2,5	20,0	🟢
0,6	12,5	1562,5	187,5	81,3	0,5	1,3	0,0	0,1	0,5	0,0	2,4	18,8	🟢
0,0	0,0	11,5	14,0	6,0	0,1	0,0	0,0	0,0	0,0	0,0	15,9	1,5	🔴
0,1	9,0	0,0	18,0	30,0	1,0	15,8	4,3	5,7	3,4	135,0	0,0	235,5	🔴
3,5	15,0	0,0	32,5	50,0	1,8	27,0	6,5	9,0	7,9	175,0	0,0	320,0	🔴
0,5	488,8	27,5	21,3	26,3	11,5	3,0	1,7	1,2	1,1	671,3	0,0	348,8	🔴
0,4	13,5	0,0	21,0	40,5	0,8	0,6	0,3	0,4	0,3	99,0	0,0	270,0	🔴
0,2	7,5	0,0	18,0	37,5	1,4	0,6	7,2	9,7	5,8	115,5	0,0	240,0	🔴
0,2	6,0	0,0	18,0	37,5	1,4	0,0	7,2	9,6	5,7	129,0	0,0	316,5	🔴
0,5	488,8	27,5	21,3	26,3	11,5	3,0	1,7	1,2	1,1	671,3	0,0	348,8	🔴
0,2	22,5	0,0	25,5	49,5	2,9	0,0	5,1	6,8	4,1	127,5	0,0	256,5	🔴
0,1	4,3	0,3	44,8	35,5	1,0	2,3	1,6	0,9	0,1	0,0	14,4	5,5	🟡
0,1	25,0	5,0	4,0	13,0	0,9	10,0	0,2	0,0	0,4	0,0	0,0	50,0	🟢
0,5	2,0	0,0	14,0	6,0	0,4	0,1	0,1	0,7	0,2	0,0	35,0	1,0	🔴
0,6	6,2	0,1	19,6	18,5	1,9	1,8	4,5	4,1	1,1	28,8	0,5	67,0	🔴
7,4	16,0	11,9	76,0	52,0	3,2	12,0	4,4	8,7	4,4	84,0	8,3	140,0	🟡
1,2	42,5	21,0	55,0	70,0	1,6	101,3	3,6	3,6	2,0	52,5	0,9	152,5	🟡
0,3	25,0	0,0	20,0	26,3	1,9	0,9	9,6	9,4	1,0	87,5	0,0	162,5	🔴
0,3	25,0	0,0	20,0	28,8	2,9	1,9	5,3	5,8	0,7	102,5	0,0	218,8	🔴
0,3	28,8	0,0	20,0	33,8	3,4	1,9	2,0	2,2	0,3	110,0	0,0	260,0	🔴
0,3	22,5	0,0	15,0	27,5	2,8	1,8	9,7	10,6	1,3	106,3	0,0	198,8	🔴
0,4	33,0	0,0	19,5	36,0	3,6	2,1	10,8	11,6	1,4	129,0	0,0	363,0	🔴
0,3	28,8	0,0	20,0	33,8	3,4	1,9	2,0	2,2	0,3	103,8	0,0	256,3	🔴
0,1	0,0	0,0	0,3	0,2	0,0	0,0	5,7	5,4	0,5	15,0	0,0	0,0	🔴

Lebensmittel	Menge	Portionsgröße in Gramm	kcal je Portion	Eiweiß g je Portion	Fett g je Portion	Kohlenhydrate g je Portion	Broteinheiten je Portion	Ballaststoffe g je Portion
Hartkaramelle gefüllt	Stück	5,0	18,0	0,0	0,0	4,4	0,4	0,0
Hase gegart i.D.	Portion	150,0	229,5	44,8	5,3	0,0	0,0	0,0
Haselnuss Krokant	Portion	20,0	90,2	0,5	2,5	16,4	1,4	0,3
Haselnuss netto	Portion	20,0	127,2	2,4	12,3	2,1	0,2	1,6
Haselnussberge	Portion	50,0	233,5	3,4	14,7	22,1	1,8	1,6
Haselnusscreme Dessert	Portion	200,0	472,0	11,9	34,6	26,8	2,2	1,4
Haselnussflammeri	Portion	250,0	320,0	8,4	15,5	36,2	3,0	1,4
Haselnusskugeln	Portion	50,0	262,5	3,7	16,5	25,0	2,1	1,6
Haselnussmark ungezuckert	Portion	20,0	130,4	2,5	12,6	2,2	0,2	1,2
Haselnussmus	EL	20,0	130,4	2,5	12,6	2,2	0,2	1,2
Haselnussöl	EL	12,0	105,8	0,0	12,0	0,0	0,0	0,0
Hasenbraten mit Soße	Portion	200,0	340,0	30,0	22,8	3,8	0,3	1,9
Hasenpfeffer mit Soße	Portion	350,0	535,5	66,5	26,1	7,3	0,6	1,0
Hasenragout	Portion	350,0	213,5	30,8	5,9	9,1	0,8	0,9
Hausmacher Blutwurst	Portion	30,0	103,2	4,7	9,4	0,2	0,0	0,1
Hausmacher Lebewurst Konserve	Portion	30,0	90,3	4,5	8,0	0,3	0,0	0,0
Hausmacher Sülze Konserve	Portion	30,0	82,5	5,6	6,7	0,1	0,0	0,0
Havarti 45% F.i.Tr.	Portion	30,0	96,6	7,0	7,6	0,0	0,0	0,0
Hecht gegart brutto	Portion	180,0	90,0	20,2	0,9	0,0	0,0	0,0
Hechtfilet gegart	Portion	150,0	139,5	32,1	1,1	0,0	0,0	0,0
Hechtfilet paniert	Portion	200,0	338,0	34,0	13,7	18,9	1,6	1,4
Hefe Boller	Stück	50,0	160,5	2,7	6,9	21,7	1,8	0,7
Hefe frisch	TL	5,0	4,2	0,8	0,1	0,1	0,0	0,3
Hefeaufstrichpaste mit Getreide	Portion	20,0	38,2	0,6	3,3	1,6	0,1	0,3
Hefeaufstrichpaste mit Olive	Portion	20,0	49,6	1,2	4,7	0,8	0,1	0,3
Hefeaufstrichpaste mit Champignons	Portion	20,0	38,4	1,0	3,5	0,8	0,1	0,6
Hefeaufstrichpaste mit Kräutern	Portion	20,0	39,4	0,9	3,7	0,8	0,1	0,4
Hefebrühe Extrakt	TL	5,0	14,6	0,8	1,0	0,6	0,0	0,0
Hefebrühe Extrakt mit Gemüse gekörnt	TL	5,0	12,0	0,8	0,5	1,1	0,1	0,1
Hefebrühe Extrakt mit Gemüse	TL	5,0	13,0	1,2	0,7	0,5	0,0	0,0
Hefebrühe Extrakt mit Gemüse Paste	TL	5,0	9,2	0,3	0,8	0,2	0,0	0,1
Hefeextrakt Hefeaufstrich	Portion	20,0	62,6	0,7	6,5	0,5	0,0	0,3
Hefeflocken	TL	3,0	10,8	1,3	0,2	1,0	0,1	0,2
Hefegranulat	TL	5,0	18,1	2,2	0,3	1,7	0,1	0,3
Hefeklösse im Backofen	Portion	180,0	502,2	14,1	15,5	75,7	6,3	4,4
Hefeplinsen	Stück	150,0	337,5	11,8	12,6	43,6	3,6	2,2
Hefeteig	Portion	100,0	302,0	7,3	10,7	43,7	3,6	2,3
Hefeweizenbier	Glas	330,0	125,4	1,0	0,0	10,0	0,8	0,0
Hefezopf	Stück	100,0	302,0	7,5	9,1	46,6	3,9	2,6
Heidelbeere gegart	Portion	125,0	55,0	0,8	0,8	9,7	0,8	6,5
Heidelbeere Konserve netto	Portion	125,0	92,5	0,5	0,5	20,1	1,7	4,3
Heidelbeere netto	Portion	125,0	52,5	0,8	0,8	9,3	0,8	6,1
Heidelbeerkonfitüre	Portion	25,0	67,8	0,1	0,1	16,4	1,4	0,5
Heidelbeerkonfitüre extra m. Süßstoff	Portion	25,0	17,3	0,1	0,1	4,5	0,4	0,5

Vitamin E mg je Portion	Folsäure gesamt µg je Port.	Vitamin C mg je Portion	Kalzium mg je Portion	Magnesium mg je Portion	Eisen mg je Portion	Jod µg je Portion	gesätt. FS g je Portion	einf. unges. FS g je Port.	mehrf. unges. FS g je Port.	Cholesterin mg je Port.	Saccharose g je Portion	Harnsäure mg je Portion	Slimfaktor
0,0	0,0	0,0	0,8	0,3	0,0	0,0	0,0	0,0	0,0	0,0	2,2	0,0	🔴
0,2	7,5	0,0	22,5	37,5	4,3	0,0	1,8	0,9	1,4	123,0	0,0	231,0	🔴
1,1	2,8	0,1	9,2	6,2	0,2	0,1	0,2	1,9	0,3	0,0	16,2	1,6	🔴
5,3	14,2	0,6	45,0	31,0	0,8	0,3	0,9	9,6	1,3	0,0	1,3	8,0	🔴
3,5	7,0	0,2	38,0	25,0	0,9	1,6	4,6	8,1	1,2	41,0	16,1	8,5	🔴
5,8	30,0	1,5	212,0	44,0	1,9	13,0	12,9	16,4	3,0	244,0	20,0	8,0	🔴
4,4	25,0	1,5	185,0	40,0	1,3	10,5	3,7	9,3	1,4	92,5	20,0	7,5	🔴
4,9	6,0	0,2	31,5	23,0	0,8	1,2	2,9	9,7	3,1	14,0	12,5	11,5	🔴
4,9	7,2	0,3	46,2	31,8	0,8	0,4	0,9	9,8	1,3	0,0	1,3	8,2	🔴
4,9	7,2	0,3	46,2	31,8	0,8	0,4	0,9	9,8	1,3	0,0	1,3	8,2	🔴
1,2	0,0	0,0	0,0	0,0	0,0	0,0	0,9	9,3	1,2	0,0	0,0	0,0	🔴
1,3	16,0	5,7	52,0	48,0	2,9	3,8	5,2	3,4	10,3	102,0	0,6	150,0	🔴
0,8	17,5	4,1	84,0	87,5	17,1	10,5	13,4	6,5	3,1	231,0	0,9	329,0	🔴
0,9	7,0	2,5	49,0	49,0	4,3	11,6	1,7	1,2	1,8	87,5	1,9	161,0	🟡
0,1	0,9	0,0	5,4	4,2	5,1	0,6	3,4	4,5	1,1	9,9	0,0	4,2	🔴
0,2	16,5	0,6	3,9	5,7	2,2	0,9	3,0	3,7	0,9	45,3	0,0	40,2	🔴
0,1	0,6	0,0	2,1	6,9	0,2	0,4	2,5	3,1	0,7	18,0	0,0	34,8	🔴
0,2	5,4	0,0	225,0	12,0	0,2	9,0	4,6	2,3	0,3	17,7	0,0	3,0	🔴
0,9	9,0	2,5	21,6	30,6	0,7	4,0	0,2	0,2	0,3	77,4	0,0	153,0	🟡
1,5	15,0	4,2	37,5	40,5	0,9	5,6	0,2	0,2	0,3	130,5	0,0	244,5	🔴
2,0	32,0	8,1	62,0	48,0	1,7	8,6	6,9	4,2	1,2	240,0	0,8	232,0	🔴
0,7	4,0	0,2	24,0	7,0	0,4	2,1	3,1	2,5	0,9	27,0	7,5	8,5	🔴
0,0	60,0	0,0	1,3	3,0	0,3	0,0	0,0	0,0	0,0	0,0	0,0	34,0	🟢
0,9	21,4	0,1	3,0	3,8	0,2	0,4	2,0	0,8	0,3	0,2	0,0	14,4	🔴
1,3	31,6	1,2	10,8	3,4	0,2	0,9	3,2	1,0	0,3	0,2	0,0	19,6	🔴
1,0	43,4	0,4	5,0	4,8	0,3	2,0	2,3	0,7	0,3	0,0	0,1	30,4	🟡
1,1	50,6	0,1	3,4	4,0	0,3	0,4	2,5	0,7	0,3	0,0	0,0	29,8	🔴
0,4	2,7	0,0	7,1	0,8	0,6	5,0	0,4	0,3	0,3	0,0	0,0	5,8	🔴
0,1	2,4	0,5	7,3	0,9	0,6	0,5	0,1	0,1	0,2	0,0	0,0	6,0	🔴
0,1	3,1	0,0	6,5	0,8	0,6	5,0	0,4	0,2	0,0	0,0	0,0	5,6	🔴
0,4	4,4	0,4	1,9	0,7	0,2	0,6	0,1	0,1	0,6	0,0	0,0	3,7	🔴
2,0	40,8	0,0	2,6	3,0	0,2	0,3	4,7	1,2	0,3	0,2	0,0	23,8	🔴
0,1	2,4	0,0	6,0	6,9	0,5	0,1	0,0	0,0	0,1	0,0	0,0	53,8	🔴
0,2	4,0	0,0	10,0	11,5	0,8	0,2	0,0	0,1	0,1	0,0	0,0	75,0	🔴
0,8	90,0	0,5	84,6	30,6	2,1	5,9	11,0	2,3	0,9	57,6	2,3	81,0	🔴
1,0	63,0	0,5	85,5	22,5	1,7	7,8	4,9	4,4	2,1	151,5	5,2	42,0	🔴
0,5	49,0	0,4	41,0	17,0	1,1	3,2	6,0	3,2	0,7	58,0	6,3	42,0	🔴
0,0	13,2	0,0	6,6	33,0	0,0	3,3	0,0	0,0	0,0	0,0	0,0	49,5	🟡
0,7	12,0	0,2	39,0	16,0	1,1	4,1	4,7	2,8	0,7	84,0	5,4	37,0	🔴
2,8	5,0	22,7	17,5	2,5	0,9	1,4	0,0	0,1	0,5	0,0	0,4	27,5	🟢
1,9	1,3	6,7	16,3	2,5	0,6	4,0	0,0	0,1	0,3	0,0	16,5	17,5	🟢
2,6	7,5	37,5	16,3	2,5	0,9	1,5	0,0	0,1	0,5	0,0	0,4	25,0	🟢
0,1	0,0	0,3	1,3	0,3	0,1	0,0	0,0	0,0	0,0	0,0	15,8	1,8	🔴
0,2	0,3	2,6	2,0	0,3	0,1	0,5	0,0	0,0	0,0	0,0	0,0	1,8	🟢

Lebensmittel	Menge	Portionsgröße in Gramm	kcal je Portion	Eiweiß g je Portion	Fett g je Portion	Kohlenhydrate g je Portion	Broteinheiten je Portion	Ballaststoffe g je Portion
Heidesand	Portion	50,0	230,5	2,1	11,5	29,6	2,5	0 8
Heilbutt gegart brutto	Portion	180,0	158,4	33,0	2,8	0,0	0,0	0,0
Heilbutt gegrillt	Portion	200,0	342,0	39,3	19,5	2,1	0,2	0,3
Heilbutt gekocht	Portion	200,0	222,0	45,9	4,0	0,1	0,0	0,0
Heilbutt geräuchert	Portion	75,0	76,5	16,0	1,4	0,0	0,0	0,0
Heilbutt paniert	Portion	200,0	360,0	36,8	15,2	18,5	1,5	1,3
Heilbuttfilet	Portion	150,0	145,5	30,2	2,6	0,0	0,0	0,0
Heilbuttfilet gegart	Portion	150,0	168,0	34,9	3,0	0,0	0,0	0,0
Hering gegart brutto	Portion	180,0	286,2	25,2	20,8	0,0	0,0	0,0
Hering geräuchert	Portion	75,0	162,8	14,4	11,8	0,0	0,0	0,0
Hering grün gegrillt	Stück	200,0	502,0	38,5	39,0	0,0	0,0	0,0
Hering Konserve netto	Portion	65,0	132,0	11,7	9,6	0,0	0,0	0,0
Hering Konserve in Öl netto	Portion	60,0	124,2	10,2	9,4	0,0	0,0	0,0
Heringsfilet frisch	Portion	150,0	309,0	27,3	22,5	0,0	0,0	0,0
Heringsfilet gegart	Portion	150,0	355,5	30,8	26,1	0,0	0,0	0,0
Heringsfilet in Sahne Meerrettich	Portion	90,0	158,4	9,6	12,7	1,7	0,1	0,5
Heringsfilet in Senfcreme	Portion	90,0	158,4	9,9	12,2	2,2	0,2	0,4
Heringsfilet in Dillrahmcreme	Portion	90,0	154,8	10,1	12,0	1,9	0,2	0,8
Heringsfilet in Kräuterbuttercreme	Portion	90,0	184,5	10,5	14,6	2,8	0,2	0,4
Heringsfilet in Tomatensoße	Portion	90,0	165,6	13,4	11,8	1,6	0,1	0,4
Heringsfilet Matjesart	Portion	90,0	188,1	16,0	14,0	0,0	0,0	0,0
Heringsfilet mit Remouladensoße	Portion	230,0	457,7	29,4	34,6	7,9	0,7	0,6
Heringsfilet paniert	Stück	250,0	657,5	41,5	44,6	22,7	1,9	1,6
Heringssalat mit Äpfeln u. Zwiebeln	Portion	150,0	265,5	21,1	18,9	3,1	0,3	0,6
Heringssalat mit Rote Bete u. Äpfeln	Portion	150,0	228,0	9,1	16,9	9,7	0,8	1,8
Himbeere Konserve netto	Portion	125,0	85,0	0,9	0,2	18,2	1,5	4,9
Himbeere netto	Portion	125,0	42,5	1,6	0,4	6,0	0,5	8,4
Himbeergeist	Glas	20,0	48,4	0,0	0,0	0,0	0,0	0,0
Himbeerkompott	Portion	250,0	165,0	2,4	0,5	34,1	2,8	12,2
Himbeerkonfitüre	Portion	25,0	67,0	0,1	0,0	16,2	1,4	0,6
Himbeersaft	Glas	200,0	78,0	2,5	0,5	12,1	1,0	0,0
Himmel und Erde	Portion	350,0	245,0	6,4	2,4	47,6	4,0	7,5
Himmel und Erde mit Blutwurst	Portion	350,0	574,0	19,1	42,2	30,0	2,5	5,2
Hinterschinken	Portion	30,0	36,3	5,8	1,3	0,3	0,0	0,0
Hirsch gegart i.D.	Portion	150,0	223,5	42,2	5,9	0,0	0,0	0,0
Hirschbraten mit Soße	Portion	400,0	352,0	40,3	18,1	6,9	0,6	0,7
Hirschhornsalz	TL	1,0	1,6	0,0	0,0	0,4	0,0	0,0
Hirschkotelett mit Pfifferlingen	Stück	350,0	514,5	45,6	32,8	9,2	0,8	5,4
Hirse ganzes Korn	EL	20,0	66,2	1,9	0,7	12,8	1,1	2,6
Hirse gegart	Portion	180,0	205,2	6,3	2,5	38,9	3,2	2,5
Hirse Vollkornflocken	Portion	40,0	141,6	3,9	1,6	27,5	2,3	1,5
Hirseflocken	Portion	40,0	141,6	3,9	1,6	27,5	2,3	1,5
Hirsevollkornbrot	Scheibe	50,0	108,5	3,6	0,9	21,2	1,8	2,6
Holunderbeere gegart	Portion	125,0	62,5	3,3	0,7	9,7	0,8	5,3

Vitamin E mg je Portion	Folsäure gesamt µg je Port.	Vitamin C mg je Portion	Kalzium mg je Portion	Magnesium mg je Portion	Eisen mg je Portion	Jod µg je Portion	gesätt. FS g je Portion	einf. unges. FS g je Port.	mehrf. unges. FS g je Port.	Cholesterin mg je Port.	Saccharose g je Portion	Harnsäure mg je Portion	Slimfaktor
2,3	1,5	0,0	5,5	6,0	0,4	0,5	2,9	5,2	2,8	1,0	14,6	8,5	🔴
1,3	14,4	0,0	23,4	45,0	0,9	86,2	0,3	0,7	1,0	54,0	0,0	279,0	🔴
2,8	20,0	6,8	44,0	56,0	1,3	69,2	6,5	8,9	2,3	86,0	0,5	332,0	🔴
2,0	22,0	0,1	36,0	60,0	1,1	80,2	0,5	1,0	1,4	74,0	0,0	388,0	🔴
0,6	6,8	0,0	12,0	21,0	0,4	43,6	0,2	0,3	0,5	25,5	0,0	135,0	🔴
1,9	32,0	4,3	50,0	52,0	1,6	57,8	6,9	4,6	1,8	172,0	0,8	278,0	🔴
1,3	18,0	0,0	21,0	42,0	0,8	78,0	0,3	0,6	0,9	48,0	0,0	255,0	🔴
1,4	15,0	0,0	25,5	45,0	0,8	60,9	0,4	0,7	1,0	57,0	0,0	295,5	🔴
1,9	5,4	0,6	79,2	43,2	1,5	39,6	4,3	10,6	3,9	126,0	0,0	291,6	🔴
1,1	3,0	0,3	47,3	23,3	0,8	23,3	2,4	6,0	2,2	72,0	0,0	165,8	🔴
3,1	8,0	0,9	128,0	64,0	2,1	39,4	12,2	17,0	6,2	198,0	0,0	444,0	🔴
0,5	2,0	0,3	35,1	18,9	0,6	16,3	2,0	4,9	1,8	57,9	0,0	134,6	🔴
5,0	1,8	0,2	32,4	17,4	0,6	15,0	1,4	3,1	4,3	54,0	0,0	123,6	🔴
2,3	7,5	1,1	85,5	46,5	1,7	42,3	4,6	11,4	4,2	136,5	0,0	315,0	🔴
2,4	6,0	0,7	99,0	49,5	1,6	31,4	5,3	13,3	4,9	159,0	0,0	355,5	🔴
3,6	1,8	2,0	38,7	18,0	0,7	15,3	2,5	5,0	4,2	47,7	1,0	105,3	🔴
3,6	1,8	0,2	45,0	25,2	0,8	15,3	2,1	5,0	4,2	45,0	1,5	106,2	🔴
3,6	1,8	0,3	40,5	18,0	0,8	15,3	2,1	4,8	4,2	45,0	0,9	106,2	🔴
3,6	4,5	0,7	66,6	20,7	0,7	16,2	3,7	5,6	4,3	53,1	0,9	105,3	🔴
1,9	5,4	2,7	47,7	25,2	1,0	20,7	2,4	5,9	2,4	64,8	0,9	155,7	🔴
1,5	5,4	0,7	73,8	38,7	1,1	29,5	2,9	7,1	2,6	89,1	0,0	205,2	🔴
8,6	16,1	6,5	177,1	64,4	2,2	46,5	7,0	14,3	10,4	156,4	0,9	315,1	🔴
3,5	30,0	6,0	145,0	70,0	2,9	39,8	14,0	19,7	6,6	327,5	1,0	417,5	🔴
2,8	9,0	4,2	73,5	39,0	1,4	33,3	3,7	9,1	4,2	105,0	0,7	246,0	🔴
1,4	37,5	11,9	171,0	30,0	0,9	21,5	7,5	6,1	2,1	61,5	2,9	66,0	🔴
0,7	2,5	4,7	35,0	20,0	0,7	3,9	0,0	0,0	0,1	0,0	16,6	13,8	🟢
1,1	20,0	31,3	50,0	37,5	1,3	0,8	0,0	0,0	0,2	0,0	1,2	22,5	🟢
0,0	0,0	0,0	0,4	0,0	0,0	0,0	0,0	0,0	0,0	0,0	0,0	0,0	🔴
1,7	17,5	25,0	75,0	55,0	1,9	3,3	0,0	0,1	0,4	0,0	27,1	32,5	🟢
0,0	0,3	0,2	3,8	2,8	0,1	0,0	0,0	0,0	0,0	0,0	15,8	1,8	🔴
1,9	20,0	31,9	84,0	62,0	2,0	2,2	0,0	0,1	0,3	0,0	4,7	38,0	🟡
0,6	59,5	42,0	24,5	56,0	1,5	11,9	0,8	0,9	0,5	3,5	3,4	59,5	🟢
1,0	31,5	22,1	45,5	45,5	18,7	8,8	18,6	17,0	4,3	49,0	4,2	52,5	🔴
0,1	0,6	0,0	6,6	6,6	0,3	1,1	0,5	0,6	0,1	15,9	0,3	41,4	🔴
0,2	7,5	0,0	15,0	33,0	3,6	0,0	2,7	2,5	0,3	94,5	0,0	232,5	🔴
1,4	12,0	2,0	48,0	64,0	4,2	4,4	7,0	7,7	2,1	92,0	0,2	192,0	🔴
0,0	0,0	0,0	11,3	0,1	0,0	0,0	0,0	0,0	0,0	0,0	0,0	0,0	🔴
2,4	28,0	6,3	66,5	66,5	11,0	10,2	17,9	9,5	3,3	164,5	1,6	259,0	🟡
0,0	6,0	0,0	4,0	34,0	1,8	1,0	0,2	0,2	0,3	0,0	0,3	13,2	🟡
0,3	10,8	0,0	14,4	120,6	6,4	2,2	0,6	0,5	1,1	0,0	0,8	59,4	🟡
0,2	8,0	0,0	8,0	68,0	3,6	1,0	0,3	0,3	0,7	0,0	0,6	34,0	🔴
0,2	8,0	0,0	8,0	68,0	3,6	1,0	0,3	0,3	0,7	0,0	0,6	34,0	🔴
0,5	9,5	0,0	13,0	48,5	1,8	1,7	0,2	0,1	0,4	0,0	0,1	30,0	🟢
1,4	12,5	13,6	50,0	40,0	2,0	4,1	0,0	0,0	0,4	0,0	0,4	45,0	🟢

Lebensmittel	Menge	Portionsgröße in Gramm	kcal je Portion	Eiweiß g je Portion	Fett g je Portion	Kohlenhydrate g je Portion	Broteinheiten je Portion	Ballaststoffe g je Portion
Holunderbeere netto	Portion	125,0	60,0	3,1	0,6	9,3	0,8	5,0
Holunderbeersaft	Glas	200,0	100,0	4,7	0,8	16,6	1,4	0,0
Holundersuppe mit Äpfeln	Teller	350,0	164,5	1,8	0,7	36,2	3,0	4,0
Holundersuppe mit Äpfeln und Klössen	Teller	350,0	210,0	4,4	3,7	39,2	3,3	3,6
Holzofenbrot	Scheibe	45,0	94,5	2,5	0,4	20,0	1,7	2,1
Honig	Portion	25,0	76,5	0,1	0,0	18,8	1,6	0,0
Honigkuchen	Stück	70,0	251,3	4,9	4,2	47,5	4,0	2,0
Honigmelone netto	Portion	125,0	32,5	1,1	0,1	6,6	0,6	1,3
Hörnchen Blätterteig	Stück	70,0	329,0	5,4	19,3	33,5	2,8	2,0
Huhn in Currysoße-Konserve	Portion	150,0	216,0	22,5	12,5	3,7	0,3	0,2
Hühnerbrühe gekörnt	TL	3,0	4,5	0,5	0,1	0,3	0,0	0,0
Hühnerbrühe mit Nudeln	Teller	330,0	287,1	18,5	17,3	14,3	1,2	2,4
Hühnerbrühe mit Reis	Teller	350,0	122,5	7,2	4,4	13,0	1,1	2,7
Hühnerfrikassee	Portion	450,0	607,5	38,8	47,3	8,1	0,7	1,3
Hühnerpastete	Portion	30,0	78,0	6,1	5,0	2,3	0,2	0,1
Hühnersuppe gebunden	Teller	350,0	248,5	15,9	14,9	12,4	1,0	0,9
Hummer gegart netto	Portion	100,0	88,0	19,1	0,9	0,5	0,0	0,0
Hummer netto	Portion	100,0	86,0	18,8	0,9	0,5	0,0	0,0
Hummersalat mit Mayonnaise	Portion	150,0	193,5	16,8	11,7	4,7	0,4	1,1
Hummersuppe	Teller	400,0	492,0	27,9	37,9	10,1	0,8	0,9
Husarenkrapfen	Portion	50,0	266,5	3,5	16,7	25,7	2,1	1,2
Hüttenkäse 10% F. i. Tr.	Portion	30,0	27,0	4,1	0,9	0,5	0,0	0,0
Hüttenkäse 20% F. i. Tr.	Portion	30,0	30,6	3,8	1,3	0,8	0,1	0,0
Hüttenkäse Magerstufe	Portion	30,0	24,3	4,0	0,4	1,0	0,1	0,0
Ingwer kandiert	Portion	25,0	65,0	0,1	0,1	15,7	1,3	0,1
Ingwerknolle	Portion	5,0	2,5	0,1	0,1	0,5	0,0	0,1
Ingwerpulver	TL	1,0	3,0	0,1	0,0	0,6	0,1	0,1
Irish Stew	Teller	400,0	352,0	19,2	20,9	21,4	1,8	7,5
Italian Dressing	Portion	60,0	304,8	0,2	33,8	0,6	0,1	0,2
Jacobsmuschel	Portion	100,0	77,0	11,1	0,9	5,9	0,5	0,0
Jagdwurst	Portion	30,0	65,4	5,0	5,0	0,1	0,0	0,0
Jagdwurst fettarm	Portion	30,0	61,5	5,2	4,6	0,0	0,0	0,0
Jäger Grillsoße	Portion	20,0	21,6	0,4	0,0	4,8	0,4	0,2
Jägerpilzsuppe	Teller	320,0	102,4	7,3	7,2	2,7	0,2	0,4
Jägerschnitzel	Stück	150,0	172,5	18,8	8,6	4,8	0,4	1,2
Jägersoße	Portion	60,0	44,4	1,9	2,6	3,6	0,3	0,6
Jarlsberg 45% F. i. Tr.	Portion	30,0	104,7	8,0	8,1	0,0	0,0	0,0
Jerome 45% F. i.Tr.	Portion	30,0	95,4	7,0	7,5	0,0	0,0	0,0
Jodiertes Salz	TL	0,5	0,0	0,0	0,0	0,0	0,0	0,0
Joghurt 0.3% Fett	Becher	150,0	57,0	6,5	0,2	6,3	0,5	0,0
Joghurt 1.5% Fett	Becher	150,0	69,0	5,1	2,3	6,2	0,5	0,0
Joghurt 10% Fett	Becher	150,0	177,0	4,7	15,0	5,6	0,5	0,0
Joghurt 3.5% Fett	Becher	150,0	99,0	5,0	5,7	6,0	0,5	0,0
Joghurt Dressing	Portion	60,0	71,4	1,8	5,6	3,2	0,3	0,1

Vitamin E mg je Portion	Folsäure gesamt µg je Port.	Vitamin C mg je Portion	Kalzium mg je Portion	Magnesium mg je Portion	Eisen mg je Portion	Jod µg je Portion	gesätt. FS g je Portion	einf. unges. FS g je Port.	mehrf. unges. FS g je Port.	Cholesterin mg je Port.	Saccharose g je Portion	Harnsäure mg je Portion	Slimfaktor
1,3	21,3	22,5	46,3	37,5	2,0	3,8	0,0	0,0	0,4	0,0	0,3	41,3	🟢
2,1	22,0	22,4	76,0	62,0	3,2	6,4	0,1	0,1	0,5	0,0	3,3	70,0	🟡
1,0	10,5	14,4	38,5	28,0	1,5	9,1	0,1	0,0	0,4	0,0	19,0	35,0	🟢
1,2	14,0	8,5	73,5	28,0	1,4	9,1	1,3	1,2	0,7	35,0	20,0	31,5	🟢
0,3	10,4	0,0	10,4	17,1	0,7	1,5	0,1	0,0	0,2	0,0	0,3	18,9	🟡
0,0	0,0	0,6	1,3	1,5	0,3	0,1	0,0	0,0	0,0	0,0	0,6	0,0	🔴
1,6	7,0	0,6	35,0	20,3	1,2	1,4	0,6	2,4	0,8	37,1	9,4	13,3	🔴
0,1	37,5	41,3	17,5	13,8	0,6	0,4	0,0	0,0	0,0	0,0	5,1	31,3	🟢
3,8	4,9	0,3	44,1	12,6	0,7	2,9	7,8	6,6	3,9	4,9	0,1	18,9	🔴
0,2	7,5	0,3	22,5	27,0	1,6	12,0	4,4	4,8	2,5	94,5	0,2	135,0	🔴
0,0	0,0	0,0	6,9	1,5	0,1	0,1	0,1	0,1	0,0	0,0	0,0	4,2	🔴
0,5	16,5	9,2	62,7	49,5	2,0	9,2	5,7	7,6	2,8	92,4	0,6	151,8	🔴
0,5	24,5	17,1	49,0	45,5	1,0	4,2	1,9	1,8	0,3	0,0	1,1	45,5	🟢
1,1	22,5	2,8	67,5	76,5	3,8	14,9	17,5	20,4	6,5	274,5	1,3	324,0	🔴
0,1	2,1	0,0	4,2	6,9	0,3	2,6	2,0	1,9	0,8	27,6	0,0	36,6	🔴
0,3	14,0	3,2	94,5	45,5	1,2	6,7	5,9	6,3	1,7	63,0	0,2	77,0	🟡
1,4	12,0	1,9	61,0	24,0	1,0	68,1	0,1	0,2	0,4	100,0	0,0	120,0	🔴
1,5	17,0	3,0	61,0	24,0	1,0	100,0	0,1	0,2	0,3	95,0	0,0	118,0	🔴
2,5	16,5	7,0	64,5	28,5	1,3	59,9	4,9	4,2	1,8	114,0	2,0	115,5	🔴
9,9	28,0	6,9	120,0	60,0	2,0	121,6	15,7	11,0	8,7	228,0	0,4	148,0	🔴
1,0	5,5	0,1	15,5	9,5	0,8	2,3	7,5	6,6	1,5	78,0	9,1	10,5	🔴
0,0	4,5	0,0	30,0	2,7	0,0	3,0	0,5	0,3	0,0	3,0	0,0	0,0	🔴
0,0	4,5	0,0	24,0	2,4	0,0	6,0	0,8	0,4	0,0	4,8	0,0	0,0	🔴
0,0	3,6	0,0	20,4	1,8	0,0	3,0	0,3	0,1	0,0	1,5	0,0	0,0	🔴
0,0	1,0	0,4	3,3	4,5	0,2	0,5	0,0	0,0	0,0	0,0	10,1	1,3	🔴
0,0	0,6	0,3	0,9	2,2	0,0	0,3	0,0	0,0	0,0	0,0	0,1	0,7	🟢
0,0	0,0	0,0	1,0	1,3	0,1	0,1	0,0	0,0	0,0	0,0	0,1	1,0	🟡
4,2	128,0	76,9	124,0	84,0	2,9	15,2	8,0	9,1	2,3	60,0	1,1	164,0	🟡
4,1	1,2	0,7	7,2	5,4	0,2	2,2	5,0	24,2	3,2	0,6	0,1	1,2	🔴
0,5	17,0	0,6	69,0	50,0	7,5	120,0	0,3	0,1	0,3	150,0	0,0	330,0	🔴
0,1	0,6	6,3	3,0	7,2	0,3	0,7	1,8	2,4	0,6	17,7	0,0	35,7	🔴
0,1	0,6	0,0	3,0	7,2	0,3	0,7	1,6	2,1	0,5	18,0	0,0	36,3	🔴
0,3	4,2	2,5	5,2	4,6	0,2	1,2	0,0	0,0	0,0	0,0	4,0	7,8	🟡
0,1	9,6	5,6	16,0	32,0	0,5	4,5	2,9	3,0	0,7	3,2	0,0	19,2	🟡
0,9	12,0	5,7	18,0	30,0	1,4	6,0	3,6	2,8	1,3	57,0	0,2	136,5	🔴
0,1	2,4	0,8	27,0	9,6	0,9	2,0	1,0	0,9	0,4	3,6	0,4	13,2	🟢
0,2	9,0	0,0	240,0	12,0	0,1	10,5	4,9	2,4	0,3	20,7	0,0	3,0	🔴
0,2	9,0	0,0	225,0	10,8	0,1	9,0	4,5	2,3	0,3	17,4	0,0	3,0	🔴
0,0	0,0	0,0	1,3	0,6	0,0	10,0	0,0	0,0	0,0	0,0	0,0	0,0	🟡
0,0	15,0	1,5	210,0	19,5	0,1	11,3	0,1	0,0	0,0	1,5	0,0	0,0	🟡
0,1	15,0	1,5	195,0	18,0	0,1	11,3	1,4	0,7	0,1	7,5	0,0	0,0	🟡
0,5	13,5	1,5	180,0	16,5	0,1	10,5	9,1	4,5	0,6	55,5	0,0	0,0	🔴
0,1	15,0	1,5	195,0	18,0	0,1	11,3	3,5	1,7	0,2	21,0	0,0	0,0	🟡
0,2	4,8	1,6	70,8	9,0	0,1	4,0	3,4	1,7	0,2	20,4	0,6	1,2	🔴

Lebensmittel	Menge	Portionsgröße in Gramm	kcal je Portion	Eiweiß g je Portion	Fett g je Portion	Kohlenhydrate g je Portion	Broteinheiten je Portion	Ballaststoffe g je Portion
Joghurt mit Früchten 3.5% Fett	Becher	150,0	148,5	4,3	4,8	21,1	1,8	1,4
Joghurt mit Früchten 1.5% Fett	Becher	150,0	124,5	4,4	1,9	21,2	1,8	1,4
Joghurt mit Früchten 0.3% Fett	Becher	150,0	114,0	5,5	0,2	21,3	1,8	1,4
Joghurt mit Müsli	Becher	150,0	189,0	6,3	6,2	25,8	2,1	1,8
Joghurt mit Vanille und Nuss	Becher	150,0	171,0	4,0	4,6	27,3	2,3	0,0
Johannisbeere schwarz Konserve	Portion	125,0	102,5	1,1	0,2	21,8	1,8	6,0
Johannisbeere schwarz netto	Portion	125,0	71,3	1,6	0,3	12,9	1,1	8,5
Johannisbeere rot netto	Portion	125,0	53,8	1,4	0,3	9,1	0,8	9,3
Johannisbeere weiß Konserve netto	Portion	125,0	97,5	0,7	0,2	21,2	1,8	5,4
Johannisbeere weiß netto	Portion	125,0	63,8	1,1	0,3	11,5	1,0	7,6
Johannisbeerkaltschale	Teller	350,0	192,5	1,7	0,4	42,5	3,5	10,8
Johannisbeerkonfitüre rot	Portion	25,0	68,0	0,1	0,0	16,4	1,4	0,7
Johannisbeerkonfitüre schwarz	Portion	25,0	69,3	0,1	0,0	16,7	1,4	0,6
Johannisbeerkuchen Hefeteig	Stück	150,0	373,5	8,3	12,5	55,3	4,6	5,6
Johannisbeernektar schwarz	Glas	200,0	140,0	0,5	0,1	32,3	2,7	0,0
Johannisbeernektar rot	Glas	200,0	134,0	0,5	0,1	31,1	2,6	0,0
Johannisbeersaft rot	Glas	200,0	204,0	1,8	0,3	44,7	3,7	0,0
Johannisbeersaft schwarz	Glas	200,0	228,0	2,1	0,3	49,5	4,1	0,0
Johannisbeersoße	Portion	60,0	64,2	0,5	0,1	14,4	1,2	1,5
Johannisbrotkernmehl	EL	10,0	6,0	0,5	0,1	0,7	0,1	7,4
Kabeljau auf Chinagemüse	Portion	300,0	213,0	36,2	5,8	3,5	0,3	9,9
Kabeljau gegart brutto	Portion	180,0	117,0	26,7	1,0	0,0	0,0	0,0
Kabeljau gekocht	Portion	200,0	164,0	36,8	1,5	0,5	0,0	0,4
Kabeljau paniert	Portion	200,0	330,0	32,8	13,6	18,6	1,5	1,3
Kabeljaufilet	Portion	150,0	115,5	26,1	1,0	0,0	0,0	0,0
Kabeljaufilet gegart	Portion	150,0	135,0	30,5	1,2	0,0	0,0	0,0
Kaffee Getränk	Tasse	125,0	2,5	0,3	0,0	0,4	0,0	0,0
Kaffee Instant Pulver	TL	3,0	10,2	0,5	0,0	1,9	0,2	0,0
Kaffee mit Kondensmilch und Zucker	Tasse	125,0	17,5	0,5	0,3	3,1	0,3	0,0
Kaffee mit Kondensmilch	Tasse	125,0	7,5	0,5	0,3	0,8	0,1	0,0
Kaffee mit Milch und Zucker	Tasse	125,0	15,0	0,4	0,1	2,9	0,2	0,0
Kaffee mit Milch	Tasse	125,0	5,0	0,4	0,1	0,6	0,0	0,0
Kaffee mit Zucker	Tasse	125,0	12,5	0,2	0,0	2,8	0,2	0,0
Kaffee Zichorien-Pulver	TL	3,0	5,7	0,0	0,0	1,3	0,1	0,0
Kaffeecreme	Portion	200,0	266,0	12,7	9,4	31,9	2,7	2,9
Kaffeeersatz-Getränk	Tasse	125,0	2,5	0,0	0,0	0,6	0,1	0,0
Kaffeeersatz-Pulver	TL	3,0	9,6	0,2	0,0	2,1	0,2	0,2
Kaffeegebäck-Blätterteig	Portion	70,0	301,7	5,4	19,1	27,1	2,3	0,9
Kaffeesahne 10 % Fett	TL	5,0	5,9	0,2	0,5	0,2	0,0	0,0
Kaffeesahne 15% Fett	TL	5,0	8,0	0,2	0,8	0,2	0,0	0,0
Kaffeesahne 20% Fett	TL	5,0	10,2	0,1	1,0	0,2	0,0	0,0
Kaffeeweißer	TL	3,0	16,5	0,1	1,1	1,7	0,1	0,0
Kaiserreis	Portion	200,0	312,0	5,8	15,6	36,4	3,0	0,7
Kaiserschmarrn	Portion	250,0	475,0	15,7	24,1	48,3	4,0	2,0

Vitamin E mg je Portion	Folsäure gesamt µg je Port.	Vitamin C mg je Portion	Kalzium mg je Portion	Magnesium mg je Portion	Eisen mg je Portion	Jod µg je Portion	gesätt. FS g je Portion	einf. unges. FS g je Port.	mehrf. unges. FS g je Port.	Cholesterin mg je Port.	Saccharose g je Portion	Harnsäure mg je Portion	Slimfaktor
0,2	13,5	2,3	171,0	16,5	0,2	9,0	2,9	1,4	0,2	18,0	15,2	1,5	rot
0,1	13,5	2,3	171,0	16,5	0,2	9,0	1,1	0,6	0,1	6,0	15,2	1,5	gelb
0,0	13,5	2,3	184,5	18,0	0,2	9,0	0,1	0,0	0,0	1,5	15,2	1,5	gelb
0,9	22,5	1,6	168,0	39,0	0,8	10,5	3,0	2,2	0,7	16,5	8,2	24,0	rot
0,1	12,0	1,2	156,0	15,0	0,1	9,0	2,8	1,4	0,2	16,5	22,5	0,0	rot
1,7	1,3	42,9	52,5	16,3	1,0	4,0	0,0	0,0	0,1	0,0	17,1	13,8	grün
2,4	10,0	236,3	66,3	21,3	1,5	1,3	0,0	0,0	0,1	0,0	1,5	18,8	grün
0,9	7,5	45,0	37,5	16,3	1,1	1,3	0,0	0,0	0,1	0,0	0,5	18,8	grün
0,1	1,3	7,9	31,3	7,5	0,8	4,0	0,0	0,0	0,1	0,0	16,8	13,8	grün
0,1	7,5	43,8	37,5	11,3	1,3	1,3	0,0	0,0	0,1	0,0	1,0	18,8	grün
0,9	3,5	25,6	112,0	21,0	3,3	7,4	0,1	0,1	0,2	0,0	26,9	21,0	grün
0,0	0,0	0,3	3,0	1,3	0,1	0,0	0,0	0,0	0,0	0,0	15,8	1,5	rot
0,1	0,0	1,7	5,0	1,5	0,2	0,0	0,0	0,0	0,0	0,0	15,9	1,5	rot
1,5	24,0	11,2	60,0	21,0	2,3	4,7	6,0	4,1	1,1	195,0	20,8	37,5	gelb
0,9	2,0	46,3	30,0	8,0	0,6	4,0	0,0	0,0	0,0	0,0	28,5	6,0	gelb
0,3	2,0	8,8	20,0	8,0	0,5	4,0	0,0	0,0	0,0	0,0	28,3	6,0	gelb
1,3	6,0	39,4	54,0	24,0	1,7	2,2	0,0	0,1	0,1	0,0	33,5	26,0	rot
3,5	10,0	206,2	96,0	30,0	2,2	2,2	0,0	0,1	0,1	0,0	34,6	26,0	rot
0,3	1,2	6,7	12,6	5,4	0,4	0,5	0,0	0,0	0,0	0,0	10,5	6,0	grün
0,0	0,0	0,0	67,0	6,2	0,1	0,0	0,0	0,0	0,1	0,0	0,0	0,0	grün
3,7	60,0	18,1	105,0	84,0	2,9	222,9	0,9	1,0	3,2	93,0	0,4	279,0	grün
0,6	12,6	1,8	25,2	48,6	0,7	262,1	0,2	0,1	0,4	77,4	0,0	169,2	gelb
1,0	20,0	3,7	42,0	66,0	1,0	243,0	0,3	0,2	0,6	108,0	0,1	234,0	rot
1,3	32,0	6,2	54,0	60,0	1,5	181,8	6,8	4,1	1,3	202,0	0,8	186,0	rot
0,7	18,0	3,0	24,0	48,0	0,7	255,0	0,2	0,1	0,4	75,0	0,0	165,0	rot
0,7	15,0	2,2	28,5	52,5	0,7	200,4	0,2	0,1	0,5	90,0	0,0	192,0	rot
0,0	1,3	0,0	2,5	7,5	0,3	1,3	0,0	0,0	0,0	0,0	0,0	0,0	gelb
0,0	0,0	0,0	5,0	11,7	0,1	0,6	0,0	0,0	0,0	0,0	0,1	3,0	rot
0,0	1,3	0,0	12,5	7,5	0,2	1,8	0,2	0,1	0,0	1,3	2,7	0,0	gelb
0,0	1,3	0,0	12,5	8,8	0,2	1,9	0,2	0,1	0,0	1,3	0,3	0,0	gelb
0,0	1,3	0,1	7,5	7,5	0,2	1,5	0,1	0,0	0,0	0,0	2,4	0,0	gelb
0,0	1,3	0,1	7,5	7,5	0,2	1,5	0,1	0,0	0,0	0,0	0,0	0,0	gelb
0,0	1,3	0,0	2,5	7,5	0,3	1,3	0,0	0,0	0,0	0,0	2,5	0,0	gelb
0,0	0,3	0,0	0,9	1,2	0,0	0,1	0,0	0,0	0,0	0,0	1,1	1,5	rot
0,7	20,0	0,6	246,0	66,0	2,2	16,0	4,6	3,2	0,7	148,0	26,6	8,0	gelb
0,0	0,0	0,0	3,8	5,0	0,1	0,0	0,0	0,0	0,0	0,0	0,0	0,0	gelb
0,0	0,2	0,0	0,6	0,6	0,0	0,0	0,0	0,0	0,0	0,0	0,1	3,0	gelb
0,5	4,9	0,1	39,9	8,4	0,5	3,2	11,5	5,7	0,8	54,6	9,8	9,1	rot
0,0	0,6	0,1	5,5	0,6	0,0	0,6	0,3	0,2	0,0	2,0	0,0	0,0	rot
0,0	0,6	0,1	5,0	0,6	0,0	0,6	0,5	0,2	0,0	2,6	0,0	0,0	rot
0,0	0,6	0,1	5,0	0,6	0,0	0,6	0,6	0,3	0,0	3,3	0,0	0,0	rot
0,0	0,0	0,0	0,6	0,1	0,0	0,1	1,0	0,0	0,0	0,0	0,0	0,0	rot
0,5	12,0	2,5	138,0	28,0	0,5	10,8	9,4	4,7	0,7	48,0	15,4	22,0	rot
1,4	42,5	1,3	182,5	32,5	1,9	15,8	12,4	7,9	1,7	292,5	10,3	27,5	rot

Lebensmittel	Menge	Portionsgröße in Gramm	kcal je Portion	Eiweiß g je Portion	Fett g je Portion	Kohlenhydrate g je Portion	Broteinheiten je Portion	Ballaststoffe g je Portion
Kakaobutter	Portion	20,0	175,8	0,0	19,9	0,0	0,0	0,0
Kakaogetränkepulver löslich	TL	4,0	15,6	0,2	0,2	3,1	0,3	0,2
Kakaolikör	Glas	20,0	56,8	0,0	0,1	6,4	0,5	0,0
Kakaopulver schwach entölt	TL	4,0	13,7	0,8	1,0	0,4	0,0	1,3
Kakaopulver stark entölt	TL	4,0	10,1	0,9	0,5	0,5	0,0	1,5
Kakaotrunk Trinkschokolade	Glas	200,0	262,0	6,7	7,2	41,7	3,5	1,6
Kaki gegart	Portion	125,0	92,5	0,8	0,4	20,9	1,7	4,0
Kaki netto	Stück	125,0	88,8	0,8	0,4	20,0	1,7	3,8
Kalb Innereien gegart	Portion	125,0	182,5	27,3	5,0	6,9	0,6	0,0
Kalbfleisch mager gegart	Portion	150,0	205,5	41,8	4,0	0,0	0,0	0,0
Kalbfleischpastete	Portion	30,0	69,0	5,7	4,2	2,3	0,2	0,1
Kalbfleischsülze	Portion	30,0	32,7	5,9	1,0	0,1	0,0	0,0
Kalbfleischsuppe Trockenprodukt	Portion	50,0	71,5	7,2	4,4	0,8	0,1	0,3
Kalbfleischwurst	Portion	30,0	96,3	4,0	9,0	0,1	0,0	0,0
Kalblendchen mit Soße	Portion	150,0	259,5	21,4	18,2	2,8	0,2	0,3
Kalbsbraten gegart	Portion	125,0	171,3	34,8	3,4	0,0	0,0	0,0
Kalbsbraten Konserve	Portion	150,0	144,0	23,0	4,6	2,3	0,2	0,2
Kalbsbries gegart	Portion	125,0	131,3	23,7	3,9	0,0	0,0	0,0
Kalbsfilet gebraten	Portion	150,0	292,5	39,8	14,9	0,0	0,0	0,0
Kalbsfilet gegart	Portion	150,0	213,0	42,5	4,5	0,0	0,0	0,0
Kalbsfrikassee	Portion	250,0	227,5	24,4	11,4	6,8	0,6	0,4
Kalbsfrikassee Konserve	Portion	150,0	160,5	23,1	6,2	2,8	0,2	0,0
Kalbsgeschnetzeltes Zürcher Art	Portion	250,0	325,0	26,2	22,2	5,2	0,4	1,1
Kalbsgulasch gegart	Portion	150,0	228,0	40,8	7,1	0,0	0,0	0,0
Kalbshaxe gegart	Portion	150,0	228,0	43,5	5,9	0,0	0,0	0,0
Kalbsherz gegart	Portion	125,0	137,5	23,7	4,6	0,1	0,0	0,0
Kalbskeule mit Fett gegart	Portion	125,0	180,0	36,7	3,4	0,0	0,0	0,0
Kalbsklösschen	Portion	50,0	96,0	6,7	6,1	3,8	0,3	0,3
Kalbskotelett paniert	Stück	150,0	400,5	30,7	19,4	25,7	2,1	1,6
Kalbskotelett in Rahm	Portion	200,0	268,0	29,6	15,2	3,3	0,3	0,5
Kalbskotelett mit Fett gegart	Stück	150,0	258,0	40,4	10,6	0,0	0,0	0,0
Kalbskotelett mit Champignons	Portion	200,0	216,0	27,0	10,3	3,3	0,3	1,9
Kalbskotelett natur	Stück	150,0	276,0	40,2	12,7	0,0	0,0	0,0
Kalbsleber gebraten	Portion	250,0	380,0	53,4	12,5	12,9	1,1	0,2
Kalbsleber gegart	Portion	125,0	182,5	27,3	5,0	6,9	0,6	0,0
Kalbsleberwurst	Portion	30,0	94,8	5,0	8,2	0,5	0,0	0,0
Kalbslende gegart	Portion	125,0	177,5	35,4	3,7	0,0	0,0	0,0
Kalbsnacken Kamm gegart	Portion	125,0	185,0	34,9	4,9	0,0	0,0	0,0
Kalbsniere gegart	Portion	125,0	145,0	21,7	5,7	1,5	0,1	0,0
Kalbsragout mit Champignon u. Soße	Portion	250,0	230,0	29,1	11,2	3,0	0,3	1,0
Kalbsroulade mit Fett gegart	Stück	150,0	216,0	44,0	4,1	0,0	0,0	0,0
Kalbsschnitzel mit Fett gegart	Portion	125,0	180,0	36,7	3,4	0,0	0,0	0,0
Kalbssteak gegart	Stück	150,0	204,0	42,6	3,5	0,0	0,0	0,0
Kalte Ente Getränk	Glas	200,0	202,0	0,3	0,1	21,6	1,8	0,2

Vitamin E mg je Portion	Folsäure gesamt µg je Port.	Vitamin C mg je Portion	Kalzium mg je Portion	Magnesium mg je Portion	Eisen mg je Portion	Jod µg je Portion	gesätt. FS g je Portion	einf. unges. FS g je Port.	mehrf. unges. FS g je Portion	Cholesterin mg je Port.	Saccharose g je Portion	Harnsäure mg je Portion	Slimfaktor
0,2	0,0	0,0	0,0	0,0	0,0	0,0	11,8	6,5	0,6	0,6	0,0	0,0	●
0,0	0,4	0,0	1,3	6,0	0,1	0,1	0,1	0,1	0,0	0,0	2,9	0,8	●
0,0	0,0	0,0	0,2	0,6	0,0	0,0	0,0	0,0	0,0	0,0	5,0	0,0	●
0,0	1,5	0,0	4,6	16,6	0,5	0,1	0,6	0,3	0,0	0,0	0,3	2,8	●
0,0	1,8	0,0	5,3	19,3	0,6	0,1	0,3	0,2	0,0	0,0	0,0	3,3	●
0,2	10,0	2,7	200,0	58,0	0,7	12,0	4,3	2,2	0,3	20,0	33,1	6,0	●
1,1	6,3	12,1	11,3	11,3	0,5	2,8	0,1	0,1	0,2	0,0	1,3	20,0	●
1,0	10,0	20,0	10,0	10,0	0,5	2,3	0,1	0,1	0,1	0,0	1,2	18,8	●
0,3	308,8	21,6	10,0	22,5	9,6	4,5	1,5	0,9	1,3	435,0	0,0	358,8	●
0,5	16,5	0,0	40,5	36,0	3,0	0,0	1,3	1,2	0,4	109,5	0,0	316,5	●
0,1	2,7	0,0	6,0	8,1	0,5	0,4	1,8	1,6	0,3	22,8	0,0	39,9	●
0,0	3,0	0,0	4,8	7,2	0,5	0,4	0,3	0,3	0,1	16,5	0,0	36,3	●
0,1	2,5	0,8	7,5	9,5	0,7	0,5	2,1	1,8	0,3	21,0	0,1	43,5	●
0,1	1,2	0,0	4,5	5,7	0,3	0,7	3,2	3,8	0,8	18,3	0,0	25,5	●
1,0	22,5	3,8	34,5	28,5	2,0	3,2	6,7	6,9	1,6	141,0	0,4	142,5	●
0,4	13,8	0,0	33,8	30,0	2,5	0,0	1,1	1,0	0,4	91,3	0,0	263,8	●
0,2	10,5	0,5	25,5	30,0	2,4	1,5	1,6	1,6	0,3	76,5	0,1	166,5	●
0,2	20,0	55,8	5,0	20,0	2,3	4,6	1,5	1,2	0,2	328,8	0,0	1835,0	●
0,4	25,5	0,0	34,5	40,5	2,9	0,2	4,7	4,5	1,6	129,0	0,0	295,5	●
0,5	21,0	0,0	31,5	36,0	3,0	0,0	1,4	1,4	0,5	109,5	0,0	295,5	●
1,2	12,5	0,8	40,0	35,0	1,9	3,8	3,3	4,2	1,9	87,5	0,4	175,0	●
0,3	9,0	0,2	25,5	30,0	2,4	1,5	2,7	2,0	0,3	84,0	0,0	166,5	●
2,8	22,5	3,2	82,5	45,0	2,6	14,3	9,9	6,4	3,3	125,0	0,6	197,5	●
0,5	18,0	0,0	40,5	34,5	3,0	0,0	2,2	2,2	0,8	111,0	0,0	297,0	●
0,5	21,0	0,0	9,0	37,5	4,8	0,0	1,9	1,8	0,5	109,5	0,0	309,0	●
0,5	3,8	5,4	6,3	21,3	5,2	36,8	2,2	1,2	0,2	127,5	0,0	262,5	●
0,4	17,5	0,0	7,5	31,3	4,1	0,0	1,1	1,0	0,4	91,3	0,0	262,5	●
0,2	5,0	0,1	23,5	11,5	0,8	1,8	3,4	1,8	0,3	34,0	0,1	43,5	●
1,0	25,5	0,0	31,5	36,0	3,5	1,5	6,9	6,3	3,2	112,5	0,8	210,0	●
0,6	22,0	1,6	30,0	42,0	3,5	6,8	8,0	4,6	0,9	126,0	0,4	212,0	●
0,5	19,5	0,0	21,0	36,0	4,5	0,0	3,3	3,2	1,2	111,0	0,0	297,0	●
0,6	36,0	14,9	46,0	48,0	4,1	14,4	3,2	3,1	1,3	90,0	1,6	230,0	●
0,4	25,5	0,0	25,5	43,5	4,3	0,2	4,0	3,9	1,4	129,0	0,0	295,5	●
0,6	445,0	37,8	32,5	50,0	20,0	11,3	4,9	2,7	2,4	772,5	0,0	630,0	●
0,3	308,8	21,6	10,0	22,5	9,6	4,5	1,5	0,9	1,3	435,0	0,0	358,8	●
0,1	16,8	7,0	4,5	6,9	2,2	0,7	2,9	3,7	1,0	55,5	0,0	46,5	●
0,4	17,5	0,0	26,3	30,0	2,5	0,0	1,2	1,1	0,4	91,3	0,0	246,3	●
0,4	17,5	0,0	16,3	30,0	3,7	0,0	1,6	1,6	0,4	91,3	0,0	256,3	●
0,2	103,8	12,7	13,8	20,0	14,1	4,6	2,6	1,4	0,3	446,3	0,0	350,0	●
1,1	17,5	3,5	47,5	42,5	2,9	7,3	2,8	5,3	1,2	95,0	0,2	212,5	●
0,5	21,0	0,0	9,0	37,5	4,9	0,0	1,3	1,2	0,5	109,5	0,0	315,0	●
0,4	17,5	0,0	7,5	31,3	4,1	0,0	1,1	1,0	0,4	91,3	0,0	262,5	●
0,4	21,0	0,0	19,5	37,5	4,5	0,0	1,1	1,1	0,4	109,5	0,0	316,5	●
0,1	2,0	6,5	22,0	18,0	1,0	17,2	0,0	0,0	0,0	0,0	15,5	2,0	●

Lebensmittel	Menge	Portionsgröße in Gramm	kcal je Portion	Eiweiß g je Portion	Fett g je Portion	Kohlenhydrate g je Portion	Broteinheiten je Portion	Ballaststoffe g je Portion
Kandierte Früchte	Portion	25,0	65,8	0,1	0,0	16,1	1,3	0,2
Kaninchen mit Fett gegart	Portion	150,0	282,0	40,3	13,4	0,0	0,0	0,0
Kapern	TL	5,0	20,7	0,3	1,0	2,6	0,2	0,5
Kapernsoße	Portion	60,0	51,6	0,8	3,7	3,7	0,3	0,3
Karamelcreme	Portion	200,0	216,0	6,7	5,8	33,4	2,8	0,1
Karamelflammeri	Portion	250,0	367,5	7,4	7,5	66,5	5,5	0,1
Karamelguss	Portion	15,0	50,7	0,0	0,0	12,5	1,0	0,0
Karamelsoße	Portion	60,0	96,0	2,1	3,2	14,7	1,2	0,0
Karausche gegart brutto	Portion	180,0	129,6	18,5	6,1	0,0	0,0	0,0
Kardamom	TL	1,0	3,4	0,1	0,1	0,6	0,0	0,1
Karottensalat sauer	Portion	50,0	10,0	0,4	0,1	1,6	0,1	1,2
Karpfen blau	Portion	200,0	234,0	40,1	8,0	0,0	0,0	0,0
Karpfen paniert	Portion	200,0	376,0	33,5	18,3	19,0	1,6	1,4
Karpfenfilet	Portion	150,0	174,0	27,0	7,2	0,0	0,0	0,0
Kartoffel gegart	Portion	200,0	138,0	3,9	0,2	28,5	2,4	4,6
Kartoffel Konserve netto	Portion	150,0	96,0	2,9	0,2	19,6	1,6	3,3
Kartoffel Lauchcremesuppe mit Speck	Teller	400,0	324,0	20,1	19,3	17,1	1,4	4,8
Kartoffel Lauchcremesuppe	Teller	350,0	276,5	17,7	15,9	14,7	1,2	3,7
Kartoffel Möhreneintopf mit Schwein	Teller	450,0	337,5	21,9	12,6	32,4	2,7	9,1
Kartoffel roh	Portion	200,0	142,0	4,1	0,2	29,6	2,5	4,5
Kartoffel-Spinat-Auflauf	Portion	350,0	318,5	11,4	15,2	32,7	2,7	5,9
Kartoffel ungeschält gegart	Portion	240,0	136,8	3,9	0,2	28,4	2,4	4,3
Kartoffelauflauf	Portion	350,0	535,5	15,0	38,0	33,5	2,8	5,1
Kartoffelbrei	Portion	250,0	197,5	5,6	4,4	32,4	2,7	4,6
Kartoffelbreipulver	Portion	25,0	82,0	2,2	0,1	17,8	1,5	3,7
Kartoffelchips	Portion	25,0	133,8	1,4	9,9	10,2	0,8	0,8
Kartoffelflocken Trockenprodukt	Portion	30,0	98,4	2,6	0,2	21,3	1,8	4,5
Kartoffelgratin	Portion	350,0	374,5	8,2	19,9	39,1	3,3	5,2
Kartoffelkloß Trockenprodukt	Portion	30,0	97,5	1,7	0,1	22,1	1,8	1,9
Kartoffelklöße halb und halb	Stück	200,0	188,0	4,7	3,4	33,4	2,8	4,6
Kartoffelklöße aus rohen Kartoffeln	Stück	200,0	158,0	4,7	3,8	25,0	2,1	3,5
Kartoffelklöße mit Backobst	Stück	250,0	300,0	5,5	7,1	52,1	4,3	5,8
Kartoffelkroketten	Portion	250,0	340,0	7,6	12,7	47,5	4,0	5,7
Kartoffelomelette m. Tomate u. Zwieb.	Portion	550,0	495,0	15,8	20,4	60,1	5,0	8,9
Kartoffelpuffer	Portion	200,0	306,0	6,6	14,1	37,2	3,1	4,9
Kartoffelpüree	Portion	250,0	270,0	5,7	14,1	29,2	2,4	4,0
Kartoffelpüree aus Pulver	Portion	250,0	240,0	5,3	12,0	27,6	2,3	4,8
Kartoffelsalat mit Dressing	Portion	250,0	267,5	4,4	15,4	26,8	2,2	4,5
Kartoffelsalat mit Mayonnaise	Portion	250,0	252,5	4,6	11,3	31,9	2,7	5,2
Kartoffelsalat mit grüner Gurke und Öl	Portion	250,0	197,5	3,8	8,3	25,5	2,1	4,3
Kartoffelstärke	EL	10,0	34,1	0,1	0,0	8,3	0,7	0,0
Kartoffelsticks	Portion	25,0	123,0	1,6	7,9	11,5	1,0	0,5
Kartoffelsuppe	Teller	400,0	168,0	3,6	5,6	25,3	2,1	3,5
Kartoffelsuppe mit Wurst	Teller	400,0	344,0	15,0	18,8	28,4	2,4	5,4

Vitamin E mg je Portion	Folsäure gesamt µg je Port.	Vitamin C mg je Portion	Kalzium mg je Portion	Magnesium mg je Portion	Eisen mg je Portion	Jod µg je Portion	gesätt. FS g je Portion	einf. unges. FS g je Port.	mehrf. unges. FS g je Port.	Cholesterin mg je Port.	Saccharose g je Portion	Harnsäure mg je Portion	Slimfaktor
0,0	1,5	1,8	3,3	2,0	0,2	0,2	0,0	0,0	0,0	0,0	10,4	1,8	🔴
0,7	12,0	0,0	18,0	33,0	2,1	0,0	4,4	2,2	3,5	130,5	0,0	198,0	🔴
0,0	0,0	0,0	36,5	13,0	0,3	0,3	0,3	0,4	0,1	0,0	0,5	1,5	🟡
0,2	2,4	0,0	19,8	6,6	0,3	1,8	2,7	0,5	0,2	23,4	0,3	2,4	🔴
0,1	6,0	1,4	200,0	20,0	0,2	12,4	3,5	1,8	0,2	22,0	19,8	0,0	🔴
0,4	12,5	1,4	200,0	22,5	0,8	13,5	3,9	2,5	0,5	100,0	46,8	0,0	🔴
0,0	0,0	0,0	0,3	0,0	0,0	0,1	0,0	0,0	0,0	0,0	12,5	0,0	🔴
0,4	7,8	0,3	44,4	4,8	0,5	3,2	1,3	1,2	0,3	86,4	13,2	0,6	🔴
2,6	18,0	0,7	59,4	68,4	1,0	2,0	1,3	2,9	1,3	75,6	0,0	178,2	🟡
0,0	0,0	0,0	1,3	2,3	1,0	0,1	0,0	0,1	0,0	0,0	0,0	0,5	🟡
0,2	2,0	1,1	15,5	8,0	0,7	5,5	0,0	0,0	0,0	0,0	0,5	5,0	🟢
1,1	38,0	1,4	152,0	112,0	1,4	2,6	1,7	3,8	1,7	160,0	0,0	356,0	🔴
1,4	46,0	5,3	132,0	80,0	1,8	5,4	7,9	6,7	2,1	234,0	0,8	262,0	🔴
0,8	34,5	1,5	94,5	76,5	1,1	2,6	1,5	3,4	1,6	100,5	0,0	240,0	🔴
0,1	30,0	24,1	12,0	36,0	0,8	8,0	0,1	0,0	0,1	0,0	0,6	30,0	🟢
0,1	9,0	9,3	16,5	31,5	0,6	9,5	0,0	0,0	0,1	0,0	0,4	24,0	🟢
0,9	60,0	32,0	120,0	72,0	2,7	12,4	7,6	8,0	2,6	84,0	1,2	180,0	🟡
0,8	52,5	28,9	94,5	52,5	2,4	9,8	6,3	6,5	2,1	63,0	0,7	143,5	🟡
1,3	49,5	32,4	90,0	108,0	5,2	29,7	4,4	5,6	1,7	54,0	3,9	171,0	🟢
0,1	60,0	34,0	12,0	40,0	0,8	7,6	0,1	0,0	0,1	0,0	0,6	32,0	🟢
1,9	115,5	58,8	196,0	94,5	4,7	25,9	8,0	4,8	1,1	161,0	4,7	73,5	🟡
0,1	52,8	26,1	12,0	36,0	0,7	7,2	0,1	0,0	0,1	0,0	0,6	31,2	🟢
1,9	77,0	27,2	91,0	56,0	3,0	19,6	20,3	12,2	2,4	427,0	0,7	35,0	🔴
0,7	47,5	30,0	65,0	47,5	0,9	11,3	1,7	1,7	0,8	5,0	0,6	32,5	🟢
0,1	6,0	5,0	7,5	17,3	0,6	0,1	0,0	0,0	0,1	0,0	0,4	15,0	🟡
1,5	5,0	2,0	13,0	16,0	0,6	2,5	2,5	0,2	5,2	0,0	0,2	17,5	🔴
0,1	7,2	6,0	9,0	20,7	0,7	0,2	0,0	0,0	0,1	0,0	0,4	18,0	🟡
0,6	73,5	38,2	136,5	59,5	1,1	19,3	12,0	5,9	0,9	59,5	0,7	38,5	🟡
0,0	7,2	6,0	12,0	13,5	0,7	4,8	0,0	0,0	0,0	0,0	0,4	12,6	🔴
0,2	28,0	21,8	16,0	36,0	0,9	7,6	2,7	0,2	0,2	0,0	0,7	34,0	🟢
0,2	24,0	18,4	66,0	34,0	0,6	9,4	2,2	1,1	0,2	12,0	0,5	24,0	🟡
0,7	32,5	24,5	32,5	45,0	1,2	8,3	3,9	2,1	0,5	37,5	14,7	47,5	🟡
0,9	40,0	24,4	32,5	42,5	1,3	10,3	4,9	4,3	2,6	47,5	1,5	42,5	🟡
3,8	93,5	52,2	159,5	93,5	2,6	25,3	6,4	8,4	4,1	165,0	1,3	66,0	🟡
0,3	48,0	16,3	24,0	44,0	1,2	9,2	6,0	5,2	2,0	70,0	0,9	38,0	🟡
0,4	42,5	26,1	85,0	42,5	0,8	12,0	8,5	4,2	0,6	42,5	0,5	27,5	🟡
1,2	10,0	6,9	107,5	35,0	0,9	10,0	5,6	4,3	1,5	22,5	0,6	20,0	🟡
9,3	30,0	23,9	22,5	40,0	0,9	7,8	2,0	3,5	9,2	0,0	0,7	30,0	🟡
1,2	37,5	28,6	30,0	45,0	1,1	9,8	5,0	4,2	1,6	10,0	0,7	37,5	🟡
5,1	37,5	26,4	27,5	40,0	1,1	8,8	1,0	1,8	5,0	0,0	0,6	30,0	🟡
0,0	0,0	0,0	3,5	0,6	0,2	0,1	0,0	0,0	0,0	0,0	0,0	0,4	🔴
1,1	10,0	2,0	15,0	18,5	0,7	2,5	2,0	0,2	4,1	0,0	0,2	20,8	🔴
0,3	28,0	16,9	48,0	36,0	1,6	14,8	3,2	1,6	0,4	16,0	0,6	24,0	🟢
0,6	48,0	43,6	64,0	68,0	2,1	11,2	7,0	8,6	2,1	28,0	1,1	92,0	🟡

Lebensmittel	Menge	Portionsgröße in Gramm	kcal je Portion	Eiweiß g je Portion	Fett g je Portion	Kohlenhydrate g je Portion	Broteinheiten je Portion	Ballaststoffe g je Portion
Kartoffelsuppe mit Speck und Zwiebeln	Teller	400,0	200,0	8,8	5,3	28,1	2,3	5,4
Kartoffelsuppe mit Gemüse	Teller	400,0	228,0	7,9	8,1	29,4	2,5	5,6
Kartoffelwurst	Portion	30,0	91,2	3,1	8,1	1,6	0,1	0,3
Käse Hartkäse 30% F. i. Tr.	Portion	30,0	106,8	11,6	6,8	0,0	0,0	0,0
Käse Hartkäse 45% F. i. Tr.	Portion	30,0	114,9	8,6	9,0	0,0	0,0	0,0
Käse Hartkäse 50% F. i. Tr.	Portion	30,0	121,8	8,7	9,7	0,0	0,0	0,0
Käse Hartkäse Magerstufe	Scheibe	30,0	50,1	11,4	0,3	0,0	0,0	0,0
Käse im Blätterteig	Portion	150,0	531,0	22,9	37,2	26,6	2,2	1,7
Käse-Wurst-Salat mit Essigmarinade	Portion	150,0	313,5	13,1	26,4	6,0	0,5	1,1
Käsecremesuppe mit Schmelzkäse	Teller	320,0	320,0	9,2	28,1	8,1	0,7	0,6
Käsefondue	Portion	270,0	683,0	45,9	53,3	4,8	0,4	0,3
Käsegebäck Blätterteig	Portion	70,0	368,9	7,6	26,9	24,4	2,0	1,3
Käseklößchen	Portion	30,0	118,5	4,9	9,0	4,6	0,4	0,3
Käseknusperchen Mürbeteig	Portion	50,0	251,5	5,9	18,1	16,4	1,4	1,3
Käsekuchen Mürbeteig	Stück	100,0	276,0	8,8	14,1	27,9	2,3	0,9
Käsenockerln	Portion	200,0	466,0	19,4	30,3	29,1	2,4	1,4
Käsesahnetorte	Stück	120,0	250,8	7,1	7,5	37,7	3,1	0,2
Käsesalat	Portion	150,0	318,0	20,0	22,6	7,9	0,7	1,4
Käseschinkenwurst	Portion	30,0	69,6	5,8	5,2	0,1	0,0	0,0
Käsesoße	Portion	60,0	67,2	3,1	4,5	3,6	0,3	0,2
Käsesoufflee	Portion	140,0	415,8	19,9	35,5	5,1	0,4	0,3
Käsespätzle	Portion	200,0	398,0	16,8	22,8	31,6	2,6	1,9
Käsesuppe italienisch	Teller	320,0	217,6	15,2	13,6	8,5	0,7	0,8
Käsetoast	Portion	100,0	298,0	16,4	21,3	10,3	0,9	0,7
Käsetorte Mürbeteig	Stück	120,0	331,2	10,6	17,0	33,5	2,8	1,1
Käsetorte Rührteig	Stück	100,0	342,0	7,6	15,0	43,5	3,6	2,3
Kasseler Aufschnitt	Portion	30,0	51,6	5,0	3,4	0,3	0,0	0,0
Kasseler im Teigmantel	Portion	300,0	678,0	40,3	43,9	30,8	2,6	1,9
Kasseler Pirogge	Portion	350,0	707,0	34,5	38,8	54,5	4,5	3,8
Katenrauchwurst	Portion	30,0	109,5	6,0	9,6	0,1	0,0	0,0
Katfisch gegart brutto	Portion	180,0	90,0	17,9	2,0	0,0	0,0	0,0
Katfischfilet	Portion	150,0	132,0	26,3	2,9	0,0	0,0	0,0
Katfischfilet gegart	Portion	150,0	154,5	30,5	3,5	0,0	0,0	0,0
Kathrinchen	Stück	50,0	190,5	3,0	4,0	35,0	2,9	1,0
Kaugummi	Stück	3,0	11,6	0,0	0,0	2,9	0,2	0,0
Kaviar echt	TL	5,0	13,0	1,3	0,8	0,2	0,0	0,0
Kaviarersatz	TL	5,0	5,1	0,9	0,1	0,1	0,0	0,0
Kefir 0.3% Fett	Portion	150,0	57,0	5,2	0,2	6,2	0,5	0,0
Kefir 1.5% Fett	Portion	150,0	75,0	5,1	2,3	6,2	0,5	0,0
Kefir 3.5% Fett	Portion	150,0	99,0	5,0	5,3	6,0	0,5	0,0
Kefir mit Früchten 3.5% Fett	Portion	150,0	148,5	4,3	4,4	21,1	1,8	1,4
Kefir mit Früchten 1.5% Fett	Portion	150,0	129,0	4,4	1,9	21,2	1,8	1,4
Kefir mit Früchten 0.3% Fett	Portion	150,0	114,0	4,5	0,2	21,3	1,8	1,4
Kerbel frisch	Portion	5,0	2,4	0,2	0,0	0,3	0,0	0,3

Vitamin E mg je Portion	Folsäure gesamt µg je Port.	Vitamin C mg je Portion	Kalzium mg je Portion	Magnesium mg je Portion	Eisen mg je Portion	Jod µg je Portion	gesätt. FS g je Portion	einf. unges. FS g je Port.	mehrf. unges. FS g je Port.	Cholesterin mg je Port.	Saccharose g je Portion	Harnsäure mg je Portion	Slimfaktor
0,4	48,0	30,9	60,0	60,0	1,7	9,6	2,1	2,2	0,6	4,0	1,2	48,0	🟢
1,4	56,0	35,0	56,0	64,0	1,4	10,4	2,6	3,5	1,5	0,0	1,1	44,0	🟢
0,1	3,3	0,4	3,6	6,9	0,2	0,7	2,9	3,8	0,9	11,4	0,0	17,1	🔴
0,2	2,1	0,0	420,0	13,2	0,2	12,0	4,1	2,0	0,2	15,9	0,0	3,0	🔴
0,2	6,0	0,0	330,0	12,9	0,1	12,0	5,5	2,7	0,3	27,0	0,0	3,0	🔴
0,2	3,6	0,0	300,0	11,1	0,1	12,0	5,9	2,9	0,4	33,0	0,0	3,0	🔴
0,1	13,5	0,0	322,8	10,2	0,2	17,4	0,2	0,1	0,0	0,6	0,0	3,3	🔴
1,7	31,5	0,0	525,0	30,0	1,3	33,6	13,9	8,1	8,9	105,0	0,1	24,0	🔴
6,6	12,0	14,6	349,5	28,5	0,8	14,9	9,4	8,4	7,2	48,0	1,5	52,5	🔴
0,5	9,6	0,9	384,0	32,0	1,0	27,8	19,5	6,1	0,9	51,2	0,4	12,8	🔴
1,1	13,5	0,1	1566,0	70,2	1,4	72,6	31,7	16,5	2,2	175,5	0,1	18,9	🔴
0,7	7,0	0,2	56,0	10,5	0,6	4,8	16,2	8,1	1,1	77,0	0,1	12,6	🔴
0,3	6,9	0,2	101,1	5,4	0,3	5,9	6,9	1,3	0,3	29,7	0,0	3,9	🔴
3,4	6,5	0,0	78,5	32,5	1,2	5,4	4,9	8,0	4,3	33,5	0,2	22,0	🔴
0,8	12,0	0,3	68,0	12,0	0,9	6,5	7,7	4,4	0,8	118,0	10,6	12,0	🔴
1,7	38,0	0,6	314,0	28,0	1,5	21,8	16,4	9,6	1,8	272,0	0,1	18,0	🔴
0,7	10,8	0,7	78,0	12,0	0,7	6,4	3,7	2,5	0,6	112,8	29,1	3,6	🔴
0,7	25,5	32,5	633,0	39,0	0,7	27,9	13,6	6,8	1,0	45,0	4,3	21,0	🔴
0,1	1,2	6,8	21,9	8,1	0,3	1,4	1,9	2,4	0,6	18,0	0,0	36,6	🔴
0,1	2,4	0,2	83,4	5,4	0,1	5,3	3,4	0,7	0,1	5,4	0,0	2,4	🔴
1,3	37,8	0,3	504,0	29,4	1,7	24,8	19,7	11,2	1,9	315,0	0,0	7,0	🔴
1,1	24,0	0,5	348,0	26,0	1,3	15,6	12,6	7,1	1,4	180,0	0,2	24,0	🔴
0,9	25,6	1,3	201,6	38,4	1,0	9,0	6,2	5,0	1,0	147,2	0,1	12,8	🟠
0,9	26,0	0,4	428,0	23,0	1,1	26,4	11,9	6,6	1,2	145,0	0,3	19,0	🔴
0,9	14,4	0,4	81,6	14,4	1,1	7,8	9,3	5,3	1,0	141,6	12,8	14,4	🔴
3,9	10,0	0,2	68,0	24,0	1,0	4,1	3,4	7,4	3,4	42,0	18,2	22,0	🔴
0,1	0,6	0,0	9,3	16,2	0,4	1,0	1,2	1,6	0,4	15,3	0,3	33,9	🔴
1,8	18,0	0,1	126,0	123,0	4,1	8,1	11,7	13,7	11,5	171,0	2,2	246,0	🔴
2,4	105,0	4,5	182,0	105,0	4,3	13,7	20,4	11,6	4,0	178,5	1,6	210,0	🔴
0,1	0,6	0,0	4,2	9,0	0,3	0,8	3,4	4,5	1,1	22,8	0,0	40,2	🔴
1,9	1,8	0,6	19,8	27,0	1,0	60,8	0,4	0,5	0,5	82,8	0,0	111,6	🟠
3,2	1,5	1,5	30,0	40,5	1,5	90,0	0,6	0,7	0,8	120,0	0,0	165,0	🔴
3,4	1,5	1,1	36,0	43,5	1,5	70,2	0,7	0,8	0,9	144,0	0,0	192,0	🔴
0,8	2,5	0,2	11,5	7,5	0,8	0,6	1,0	1,7	1,0	16,0	8,5	10,5	🔴
0,0	0,0	0,0	0,3	0,2	0,0	0,0	0,0	0,0	0,0	0,0	2,9	0,0	🔴
0,5	0,3	0,7	2,6	0,2	0,1	1,3	0,1	0,2	0,3	15,0	0,0	7,2	🔴
0,4	0,5	1,1	2,6	1,5	0,0	5,9	0,0	0,0	0,0	16,6	0,0	4,9	🔴
0,1	7,5	1,5	183,0	18,0	0,1	12,0	0,1	0,0	0,0	0,0	0,0	0,0	🟠
0,1	7,5	1,5	180,0	18,0	0,1	11,3	1,4	0,7	0,1	9,0	0,0	0,0	🟠
0,2	7,5	1,5	180,0	19,5	0,1	11,3	3,2	1,6	0,2	19,5	0,0	0,0	🟠
0,2	7,5	2,3	159,0	18,0	0,2	9,0	2,7	1,3	0,2	16,5	15,2	1,5	🔴
0,1	7,5	2,3	159,0	16,5	0,2	9,0	1,1	0,6	0,1	7,5	15,2	1,5	🟠
0,1	7,5	2,3	162,0	16,5	0,2	10,5	0,1	0,0	0,0	0,0	15,2	1,5	🟠
0,1	0,5	1,8	20,0	1,7	0,1	0,1	0,0	0,0	0,0	0,0	0,1	0,8	🟢

Lebensmittel	Menge	Portionsgröße in Gramm	kcal je Portion	Eiweiß g je Portion	Fett g je Portion	Kohlenhydrate g je Portion	Broteinheiten je Portion	Ballaststoffe g je Portion
Kerbel getrocknet	TL	1,0	2,3	0,2	0,0	0,3	0,0	0,3
Kichererbse frisch	Portion	60,0	160,8	11,9	2,0	23,0	1,9	12,8
Kichererbse getrocknet	Portion	50,0	162,5	8,9	3,2	23,9	2,0	5,9
Kichererbse gegart	Portion	150,0	171,0	12,6	2,2	24,5	2,0	14,1
Kichererbse gekeimt	Portion	100,0	32,0	5,1	0,3	1,9	0,2	2,1
Kichererbse Konserve netto	Portion	150,0	100,5	7,4	1,3	14,3	1,2	8,0
Kichererbseneintopf mit Gemüse	Teller	450,0	270,0	15,1	9,1	30,7	2,6	16,5
Kidney Bohne getrocknet	Portion	150,0	376,5	33,2	2,1	54,8	4,6	32,0
Kidney Bohne Konserve	Portion	150,0	94,5	8,2	0,5	13,6	1,1	7,9
Kirsche kandiert	Portion	25,0	66,3	0,1	0,0	16,1	1,3	0,1
Kirsche sauer Konserve netto	Portion	125,0	110,0	0,9	0,4	23,8	2,0	1,2
Kirsche sauer netto	Portion	120,0	69,6	1,1	0,5	13,2	1,1	1,2
Kirsche süß Konserve netto	Portion	125,0	113,8	0,9	0,3	25,5	2,1	1,7
Kirsche süß netto	Portion	120,0	75,6	1,1	0,4	16,0	1,3	1,8
Kirschgrütze	Portion	250,0	187,5	0,8	0,4	43,0	3,6	1,0
Kirschkaltschale	Teller	350,0	353,5	2,5	1,0	78,4	6,5	0,2
Kirschkompott	Portion	250,0	200,0	1,8	0,6	44,5	3,7	2,9
Kirschkonfitüre	Portion	25,0	69,3	0,1	0,0	16,8	1,4	0,1
Kirschmichel	Portion	250,0	495,0	10,7	13,7	80,6	6,7	4,6
Kirschnektar sauer	Glas	200,0	122,0	0,6	0,2	27,9	2,3	0,0
Kirschsaft sauer	Glas	200,0	116,0	1,6	0,6	22,7	1,9	0,0
Kirschstrudel	Stück	150,0	325,5	4,8	10,6	51,6	4,3	2,9
Kirschtorte Mürbeteig	Stück	120,0	357,6	5,7	18,3	41,9	3,5	1,9
Kirschwasser	Glas	20,0	48,4	0,0	0,0	0,0	0,0	0,0
Kiwi netto	Stück	45,0	27,5	0,5	0,3	4,8	0,4	1,8
Klaffmuschel	Portion	100,0	65,0	10,5	1,3	2,6	0,2	0,0
Klaffmuschel gegart netto	Portion	100,0	66,0	10,7	1,4	2,7	0,2	0,0
Klare Brühe mit Reis und Gemüse	Teller	350,0	126,0	7,6	4,5	13,2	1,1	3,0
Klare Brühe mit Eierstich	Teller	330,0	194,7	19,5	11,2	3,7	0,3	1,8
Klarer	Glas	20,0	37,0	0,0	0,0	0,0	0,0	0,0
Klippfisch	Portion	150,0	237,0	54,0	2,1	0,0	0,0	0,0
Knäckebrot	Scheibe	10,0	35,9	1,1	0,2	7,3	0,6	0,5
Knäckebrot mit Ölsamen	Scheibe	10,0	37,4	1,2	0,5	6,9	0,6	0,5
Knackwurst	Stück	100,0	283,0	12,7	26,0	0,3	0,0	0,1
Knoblauch Flüssigwürze	Portion	20,0	21,4	3,1	0,3	1,9	0,2	0,8
Knoblauch gegart	Stück	2,0	2,5	0,1	0,0	0,5	0,0	0,0
Knoblauch Grillsoße	Portion	20,0	23,6	0,4	0,0	5,3	0,4	0,2
Knoblauch netto	Stück	2,0	2,8	0,1	0,0	0,6	0,0	0,0
Knoblauchbutter	Portion	20,0	113,6	0,9	12,4	0,1	0,0	0,0
Knoblauchpulver	TL	1,0	3,6	0,2	0,0	0,7	0,1	0,0
Knoblauchwurst	Stück	150,0	498,0	21,8	46,2	0,3	0,0	0,1
Kochbanane	Portion	100,0	123,0	1,0	0,3	28,3	2,4	1,5
Kochbanane gegart	Portion	125,0	160,0	1,3	0,4	36,7	3,1	2,0
Kochkäse 10% F. i. Tr.	Portion	30,0	30,9	4,4	0,9	1,1	0,1	0,0

Vitamin E mg je Portion	Folsäure gesamt µg je Port.	Vitamin C mg je Portion	Kalzium mg je Portion	Magnesium mg je Portion	Eisen mg je Portion	Jod µg je Portion	gesätt. FS g je Portion	einf. unges. FS g je Port.	mehrf. unges. FS g je Port.	Cholesterin mg je Port.	Saccharose g je Portion	Harnsäure mg je Portion	Slimfaktor
0,1	0,5	0,9	17,5	1,5	0,1	0,2	0,0	0,0	0,0	0,0	0,1	0,7	🟢
1,7	204,0	2,4	74,4	93,0	4,2	12,0	0,2	0,4	0,9	0,0	1,2	78,0	🟡
2,9	20,0	11,9	62,0	59,5	3,0	4,5	0,6	0,2	1,8	0,0	0,4	178,0	🟡
2,0	120,0	1,4	79,5	93,0	4,2	12,8	0,2	0,5	1,0	0,0	1,2	82,5	🟢
0,1	92,0	22,0	56,0	18,0	1,0	5,0	0,0	0,1	0,2	0,0	0,2	12,0	🟢
1,1	108,0	0,6	54,0	60,0	2,6	10,5	0,1	0,3	0,6	0,0	0,7	48,0	🟢
3,5	162,0	32,0	144,0	130,5	5,9	22,5	1,2	4,9	2,2	0,0	2,5	103,5	🟢
0,8	195,0	6,0	150,0	225,0	9,6	1,5	0,3	0,2	1,2	0,0	1,6	220,5	🟡
0,2	40,5	0,6	45,0	58,5	2,4	4,5	0,1	0,0	0,3	0,0	0,4	55,5	🟢
0,0	0,5	1,3	3,3	1,5	0,2	0,1	0,0	0,0	0,0	0,0	10,0	1,3	🔴
0,1	1,3	3,4	12,5	10,0	0,6	2,0	0,1	0,1	0,1	0,0	16,9	16,3	🟡
0,2	9,6	14,4	9,6	9,6	0,7	0,2	0,1	0,1	0,1	0,0	0,6	18,0	🟢
0,2	1,3	4,3	22,5	12,5	0,4	2,0	0,1	0,1	0,1	0,0	16,9	16,3	🟡
0,2	7,2	18,0	20,4	13,2	0,5	1,2	0,1	0,1	0,1	0,0	0,2	18,0	🟢
0,1	2,5	6,5	12,5	7,5	0,7	2,5	0,1	0,1	0,1	0,0	25,1	12,5	🔴
0,4	10,5	12,3	24,5	24,5	1,9	0,4	0,2	0,3	0,3	0,0	38,5	45,5	🔴
0,3	5,0	16,0	35,0	22,5	0,8	3,0	0,1	0,2	0,2	0,0	19,0	30,0	🟡
0,0	0,0	0,1	1,0	0,8	0,1	0,0	0,0	0,0	0,0	0,0	15,8	1,5	🔴
1,0	27,5	14,0	107,5	32,5	1,6	7,3	7,3	4,3	1,0	115,0	25,7	50,0	🔴
0,1	4,0	4,6	12,0	6,0	0,5	4,0	0,1	0,1	0,1	0,0	21,2	10,0	🟡
0,3	10,0	14,5	16,0	16,0	1,2	0,0	0,1	0,2	0,2	0,0	3,6	30,0	🟡
2,2	4,5	6,6	27,0	19,5	1,1	1,7	2,6	4,7	2,7	1,5	12,3	28,5	🔴
4,0	9,6	3,3	33,6	19,2	1,2	2,5	4,5	8,4	4,2	67,2	15,1	19,2	🔴
0,0	0,0	0,0	0,4	0,0	0,0	0,0	0,0	0,0	0,0	0,0	0,0	0,0	🔴
0,2	9,0	32,0	17,1	10,8	0,4	0,7	0,1	0,0	0,1	0,0	0,6	8,6	🟢
0,8	3,0	2,0	46,0	63,0	7,3	120,0	0,4	0,1	0,4	66,0	0,0	300,0	🟡
0,8	2,0	1,3	46,0	63,0	7,2	81,8	0,4	0,2	0,4	69,0	0,0	305,0	🟡
0,4	24,5	20,4	56,0	49,0	1,2	4,6	1,9	1,8	0,3	0,0	1,3	52,5	🟢
1,1	26,4	8,1	95,7	33,0	2,8	12,5	4,7	4,6	0,8	145,2	0,7	105,6	🟡
0,0	0,0	0,0	0,0	0,0	0,0	0,0	0,0	0,0	0,0	0,0	0,0	0,0	🔴
1,4	37,5	6,2	126,0	136,5	1,4	535,2	0,4	0,2	0,8	157,5	0,0	340,5	🔴
0,1	2,6	0,0	2,3	3,1	0,2	0,3	0,0	0,0	0,1	0,0	0,1	6,4	🔴
0,3	3,1	0,0	2,8	5,5	0,2	0,4	0,1	0,1	0,3	0,0	0,1	7,0	🔴
0,3	1,0	22,6	12,0	20,0	0,8	2,3	9,4	12,3	3,0	53,0	0,0	91,0	🔴
0,0	0,2	0,1	18,6	2,6	0,8	0,6	0,1	0,1	0,0	0,0	0,1	5,8	🟢
0,0	0,2	0,1	0,9	0,5	0,0	0,0	0,0	0,0	0,0	0,0	0,1	0,4	🟡
0,3	3,6	2,5	5,6	4,6	0,1	0,6	0,0	0,0	0,0	0,0	4,1	5,8	🔴
0,0	0,4	0,3	0,8	0,7	0,0	0,1	0,0	0,0	0,0	0,0	0,1	0,3	🟡
0,3	1,0	0,1	4,0	0,6	0,0	1,2	7,5	3,7	0,5	34,4	0,0	0,0	🔴
0,0	0,3	0,1	0,9	0,9	0,0	0,1	0,0	0,0	0,0	0,0	0,1	0,4	🔴
0,5	3,0	0,0	18,0	33,0	1,7	1,7	16,7	21,7	5,1	82,5	0,0	120,0	🔴
0,3	19,0	16,0	8,0	35,0	0,7	2,5	0,1	0,1	0,1	0,0	0,5	25,0	🟡
0,4	13,8	12,0	11,3	45,0	0,9	2,8	0,1	0,1	0,2	0,0	0,6	33,8	🟡
0,0	13,5	0,0	60,0	6,0	0,1	4,5	0,5	0,3	0,0	2,1	0,0	0,0	🔴

Lebensmittel	Menge	Portionsgröße in Gramm	kcal je Portion	Eiweiß g je Portion	Fett g je Portion	Kohlenhydrate g je Portion	Broteinheiten je Portion	Ballaststoffe g je Portion
Kochkäse 20% F. i. Tr.	Portion	30,0	36,6	4,1	1,7	1,1	0,1	0,0
Kochkäse 30% F. i. Tr.	Portion	30,0	49,8	3,9	3,3	1,0	0,1	0,0
Kochkäse Magerstufe	Portion	30,0	25,2	4,6	0,2	1,2	0,1	0,0
Kochmettwurst	Portion	30,0	87,3	5,5	7,3	0,1	0,0	0,0
Kochsalami	Portion	100,0	321,0	15,4	29,1	0,2	0,0	0,1
Kochwurst	Portion	100,0	328,0	15,2	29,4	1,5	0,1	0,1
Kohlgemüse	Portion	150,0	37,5	2,1	0,3	6,2	0,5	4,4
Kohlrabi gedünstet mit Sahne	Portion	250,0	232,5	5,5	18,7	10,6	0,9	3,4
Kohlrabi gegart	Portion	150,0	30,0	2,9	0,1	4,1	0,3	2,2
Kohlrabi netto	Portion	150,0	37,5	3,0	0,2	5,6	0,5	2,3
Kohlrabigemüse mit Soße	Portion	250,0	92,5	5,3	3,2	10,0	0,8	3,2
Kohlroulade Konserve	Stück	250,0	215,0	13,9	14,4	7,4	0,6	5,4
Kohlroulade mit Hackfüllung	Portion	300,0	240,0	15,3	11,1	19,5	1,6	5,0
Kohlrübe gegart	Portion	150,0	33,0	1,7	0,2	5,6	0,5	3,6
Kohlrübe netto	Portion	150,0	40,5	1,7	0,2	7,5	0,6	3,6
Kokosfett gehärtet	Portion	20,0	175,6	0,2	19,8	0,0	0,0	0,0
Kokosmakronen	Stück	25,0	109,8	1,3	6,6	11,2	0,9	2,1
Kokosmilch	Portion	100,0	24,0	0,3	0,4	4,9	0,4	0,0
Kokosnuss netto	Portion	50,0	179,0	2,0	18,3	2,4	0,2	4,5
Kokosnussraspeln	EL	10,0	61,0	0,6	6,3	0,6	0,1	2,0
Kölsch	Glas	330,0	151,8	1,3	0,0	13,2	1,1	0,0
Kommissbrot	Scheibe	40,0	84,0	2,3	0,3	17,7	1,5	1,9
Kondensmilch 10% Fett	Portion	15,0	26,4	1,3	1,5	1,9	0,2	0,0
Kondensmilch 4% Fett	Portion	15,0	16,7	1,1	0,6	1,6	0,1	0,0
Kondensmilch 7.5% Fett	Portion	15,0	20,0	1,0	1,1	1,5	0,1	0,0
Konfitüre einfach	Portion	25,0	69,8	0,0	0,0	17,1	1,4	0,2
Konfitüre extra	Portion	25,0	64,5	0,0	0,0	15,8	1,3	0,2
Königsberger Klops mit Kapernsoße	Portion	260,0	361,4	22,5	23,6	15,2	1,3	1,2
Königskuchen	Stück	70,0	244,3	4,0	9,8	34,4	2,9	1,6
Kopfsalat mit Dressing	Portion	100,0	110,0	0,9	11,3	1,1	0,1	1,2
Kopfsalat netto	Portion	50,0	6,0	0,6	0,1	0,5	0,1	0,8
Koriander	TL	1,0	3,1	0,1	0,2	0,3	0,0	0,3
Krabben	Portion	100,0	91,0	18,6	1,4	0,7	0,1	0,0
Krabben Cocktail mit Mayonnaise	Portion	150,0	240,0	9,2	19,1	7,1	0,6	1,2
Krabben Konserve	Portion	65,0	46,8	9,5	0,7	0,4	0,0	0,0
Kräcker	Portion	25,0	94,0	2,6	0,8	18,8	1,6	1,1
Kraftbrühe	Teller	300,0	159,0	15,4	10,1	2,0	0,2	0,7
Kraftbrühe mit Flädle	Teller	330,0	244,2	18,6	15,0	9,0	0,7	1,1
Kraftbrühe mit pochiertem Ei	Teller	330,0	234,3	21,6	15,7	2,2	0,2	0,6
Kraftbrühe mit Gemüsewürfeln	Teller	350,0	182,0	17,0	10,3	5,4	0,5	2,6
Kraftbrühe mit Nudeln	Teller	330,0	207,9	16,6	10,0	13,1	1,1	1,5
Krakauer	Portion	30,0	89,7	4,7	7,9	0,1	0,0	0,0
Krapfen	Stück	200,0	342,0	12,8	2,2	66,5	5,5	3,2
Kräuterbutter	Portion	20,0	128,8	0,2	14,2	0,6	0,0	0,0

Vitamin E mg je Portion	Folsäure gesamt µg je Port.	Vitamin C mg je Portion	Kalzium mg je Portion	Magnesium mg je Portion	Eisen mg je Portion	Jod µg je Portion	gesätt. FS g je Portion	einf. unges. FS g je Port.	mehrf. unges. FS g je Port.	Cholesterin mg je Port.	Saccharose g je Portion	Harnsäure mg je Portion	Slimfaktor
0,1	13,5	0,0	54,0	5,4	0,1	4,5	1,0	0,5	0,1	4,2	0,0	0,0	● (rot)
0,1	12,6	0,0	51,0	5,1	0,1	4,2	2,0	1,0	0,1	8,4	0,0	0,0	● (rot)
0,0	13,5	0,0	60,0	6,0	0,1	4,5	0,1	0,0	0,0	0,6	0,0	0,0	● (rot)
0,1	0,9	7,0	3,3	8,4	0,4	0,4	2,6	3,4	0,7	19,5	0,0	32,7	● (rot)
0,4	1,0	25,4	14,0	21,0	1,2	2,6	10,6	13,7	3,3	61,0	0,0	93,0	● (rot)
0,4	53,0	22,4	13,0	21,0	7,1	2,2	10,5	13,4	3,5	160,0	0,1	140,0	● (rot)
2,6	118,5	68,7	69,0	34,5	0,8	7,8	0,1	0,0	0,2	0,0	0,5	30,0	● (grün)
1,4	42,5	105,9	187,5	100,0	2,1	6,3	11,2	5,6	0,8	55,0	3,4	65,0	● (gelb)
0,6	19,5	61,4	103,5	42,0	1,2	1,7	0,0	0,0	0,1	0,0	1,3	48,0	● (grün)
0,6	37,5	96,0	102,0	64,5	1,4	2,1	0,0	0,0	0,1	0,0	1,7	45,0	● (grün)
1,3	37,5	103,3	152,5	97,5	2,1	2,5	1,0	1,4	0,7	0,0	2,4	65,0	● (grün)
3,4	57,5	24,7	85,0	50,0	1,4	10,0	5,4	6,6	1,6	55,0	0,6	110,0	● (grün)
3,2	72,0	35,0	87,0	51,0	1,8	9,9	5,4	4,2	0,9	33,0	0,5	126,0	● (gelb)
0,3	21,0	31,8	73,5	10,5	0,6	6,5	0,0	0,0	0,1	0,0	0,7	31,5	● (grün)
0,3	40,5	49,5	72,0	16,5	0,7	6,0	0,0	0,0	0,1	0,0	1,0	30,0	● (grün)
0,4	0,0	0,0	0,4	0,0	0,0	0,0	17,2	1,2	0,3	0,2	0,0	0,0	● (rot)
0,1	1,0	0,1	3,8	10,3	0,4	0,8	5,7	0,4	0,1	0,0	11,0	0,0	● (rot)
0,0	10,0	2,0	27,0	30,0	0,1	0,4	0,3	0,0	0,0	0,0	4,8	0,0	● (gelb)
0,4	15,0	1,0	10,0	19,5	1,1	0,6	15,8	1,1	0,3	0,0	2,3	0,0	● (gelb)
0,1	0,9	0,1	2,5	9,0	0,3	0,3	5,5	0,4	0,1	0,0	0,6	0,0	● (gelb)
0,0	13,2	0,0	13,2	29,7	0,0	3,3	0,0	0,0	0,0	0,0	0,0	39,6	● (gelb)
0,3	9,2	0,0	9,2	15,2	0,6	1,3	0,0	0,0	0,1	0,0	0,2	16,8	● (gelb)
0,0	1,2	0,2	49,5	5,0	0,0	3,0	0,9	0,5	0,1	5,7	1,5	0,0	● (rot)
0,0	1,1	0,2	39,0	3,9	0,0	2,6	0,4	0,2	0,0	2,4	1,3	0,0	● (rot)
0,0	0,9	0,2	36,0	3,6	0,0	2,3	0,7	0,3	0,0	4,2	1,2	0,0	● (rot)
0,0	0,3	1,0	0,8	0,5	0,1	0,3	0,0	0,0	0,0	0,0	16,2	1,5	● (rot)
0,0	0,3	1,2	1,0	0,8	0,1	0,3	0,0	0,0	0,0	0,0	14,8	1,5	● (rot)
1,5	10,4	2,0	52,0	49,4	2,2	3,6	8,4	10,9	2,8	98,8	2,3	124,8	● (rot)
0,6	5,6	0,2	27,3	8,4	0,6	2,2	5,4	3,0	0,6	69,3	10,6	23,8	● (rot)
7,4	27,0	10,0	31,0	10,0	0,8	2,8	1,3	2,5	7,0	0,0	0,4	7,0	● (gelb)
0,3	18,5	6,5	18,5	5,5	0,5	1,7	0,0	0,0	0,1	0,0	0,0	5,0	● (grün)
0,0	0,0	0,0	6,6	3,3	0,2	0,1	0,0	0,1	0,0	0,0	0,0	0,6	● (rot)
4,0	7,0	1,9	92,0	67,0	1,8	130,0	0,2	0,3	0,5	138,0	0,0	147,0	● (rot)
3,8	13,5	11,5	63,0	40,5	1,3	61,2	8,3	7,0	2,7	111,0	1,7	85,5	● (rot)
2,0	2,6	0,7	50,7	35,8	0,9	67,0	0,1	0,1	0,2	70,2	0,0	74,8	● (rot)
0,2	2,5	0,0	16,8	3,8	0,4	0,8	0,3	0,2	0,2	0,0	0,1	10,5	● (rot)
0,3	12,0	7,4	39,0	39,0	1,3	2,7	3,7	4,1	1,5	39,0	0,2	87,0	● (gelb)
1,1	29,7	10,6	92,4	42,9	2,0	7,9	6,0	5,8	1,9	168,3	0,2	79,2	● (gelb)
1,5	42,9	6,7	69,3	42,9	2,4	8,3	5,3	6,4	2,3	267,3	0,2	82,5	● (gelb)
0,5	21,0	14,8	63,0	49,0	2,0	7,0	3,7	4,2	1,6	38,5	1,3	119,0	● (grün)
0,3	13,2	7,0	42,9	46,2	1,4	3,0	3,5	4,0	1,7	52,8	0,2	92,4	● (gelb)
0,1	0,6	6,5	3,3	6,3	0,4	0,3	3,0	3,7	0,8	17,4	0,0	27,6	● (rot)
0,3	14,0	0,1	20,0	30,0	1,3	5,0	1,3	0,2	0,4	0,0	6,9	40,0	● (rot)
0,4	1,6	2,0	4,6	1,4	0,1	0,9	8,6	4,3	0,5	41,0	0,3	0,6	● (rot)

Lebensmittel	Menge	Portionsgröße in Gramm	kcal je Portion	Eiweiß g je Portion	Fett g je Portion	Kohlenhydrate g je Portion	Broteinheiten je Portion	Ballaststoffe g je Portion
Kräuteressig	EL	15,0	3,0	0,1	0,0	0,1	0,0	0,0
Kräuterleberwurst	Portion	30,0	102,3	4,1	9,5	0,4	0,0	0,1
Kräutermischung frisch	Portion	5,0	2,3	0,2	0,0	0,3	0,0	0,3
Kräutersalz	TL	0,5	0,1	0,0	0,0	0,0	0,0	0,0
Kräutertee	Tasse	125,0	1,3	0,0	0,0	0,3	0,0	0,0
Kräutertee mit Zucker	Tasse	125,0	11,3	0,0	0,0	2,7	0,2	0,0
Krautgulasch mit Soße	Portion	400,0	280,0	24,4	15,4	11,0	0,9	4,3
Krautroulade mit Tomatenreisfüllung	Portion	300,0	171,0	5,4	4,7	26,1	2,2	4,9
Krautsalat m. Speck u. Zwiebeln	Portion	100,0	93,0	2,6	7,7	3,1	0,3	2,2
Krautspätzle	Portion	200,0	272,0	11,0	9,4	34,6	2,9	7,0
Krebse in Dill	Portion	200,0	270,0	23,1	16,9	6,5	0,5	0,8
Krebssuppe Krebstiere gegart	Portion	100,0	93,0	18,9	1,5	0,8	0,1	0,0
Kresse	Portion	150,0	57,0	6,3	2,1	2,7	0,2	4,5
Kresse gegart	Portion	150,0	61,5	7,0	2,3	2,3	0,2	5,2
Kresse getrocknet	TL	1,0	2,8	0,3	0,1	0,1	0,0	0,2
Kressetrunk	Glas	200,0	26,0	2,9	0,9	1,2	0,1	0,2
Kreuzkümmel	TL	1,0	4,1	0,2	0,2	0,3	0,0	0,1
Krokant	Portion	20,0	90,2	0,5	2,5	16,4	1,4	0,3
Küchenkräuter frisch	Portion	5,0	2,6	0,2	0,0	0,4	0,0	0,2
Kümmel	TL	1,0	3,6	0,2	0,1	0,4	0,0	0,1
Kümmelstange	Stück	70,0	325,5	6,6	16,7	37,2	3,1	2,3
Kumquat	Portion	125,0	85,0	0,8	0,4	18,3	1,5	4,6
Kumquatkonfitüre	Portion	25,0	70,3	0,1	0,0	17,1	1,4	0,3
Kunsthonig	Portion	25,0	84,0	0,0	0,0	20,6	1,7	0,0
Kunstspeiseeis	Portion	75,0	45,8	0,0	0,0	11,2	0,9	0,0
Kürbis gegart	Portion	150,0	40,5	2,1	0,3	6,9	0,6	1,2
Kürbis gesäuert	Portion	50,0	7,0	0,4	0,1	1,1	0,1	0,2
Kürbis Konserve netto	Portion	150,0	33,0	1,9	0,3	5,4	0,4	1,1
Kürbis netto	Portion	150,0	40,5	2,1	0,3	6,9	0,6	1,2
Kürbiscremesuppe	Teller	350,0	238,0	3,8	19,4	12,8	1,1	3,9
Kürbisgemüse mit Sahnesoße	Portion	250,0	120,0	4,7	5,3	13,0	1,1	1,9
Kürbiskern	Portion	20,0	112,0	4,9	9,1	2,8	0,2	1,8
Kürbiskernöl	EL	12,0	105,5	0,0	11,9	0,0	0,0	0,0
Kürbiskompott	Portion	250,0	105,0	2,2	0,3	22,2	1,9	1,2
Kürbissuppe	Teller	350,0	52,5	1,5	0,2	10,2	0,8	1,0
Kurkuma Gewürz	TL	1,0	3,6	0,1	0,1	0,6	0,0	0,1
Kutteln Rind gegart	Portion	125,0	122,5	20,2	4,6	0,0	0,0	0,0
Labskaus Konserve	Portion	500,0	515,0	48,4	19,3	35,5	3,0	6,0
Labskaus mit Rote Bete	Portion	350,0	395,5	30,8	17,6	27,6	2,3	5,2
Lachs	Portion	150,0	196,5	27,6	9,5	0,0	0,0	0,0
Lachs gegart brutto	Portion	180,0	144,0	25,9	4,5	0,0	0,0	0,0
Lachs gekocht	Portion	200,0	398,0	37,9	27,5	0,4	0,0	0,1
Lachs geräuchert	Portion	75,0	103,5	14,6	5,0	0,0	0,0	0,0
Lachsfilet	Portion	150,0	168,0	29,9	5,2	0,0	0,0	0,0

Vitamin E mg je Portion	Folsäure gesamt µg je Port.	Vitamin C mg je Portion	Kalzium mg je Portion	Magnesium mg je Portion	Eisen mg je Portion	Jod µg je Portion	gesätt. FS g je Portion	einf. unges. FS g je Port.	mehrf. unges. FS g je Port.	Cholesterin mg je Portion	Saccharose g je Portion	Harnsäure mg je Portion	Slimfaktor
0,0	0,0	0,0	0,9	3,0	0,1	0,2	0,0	0,0	0,0	0,0	0,0	0,0	gelb
0,1	12,3	0,5	4,8	6,3	1,7	0,7	3,4	4,4	1,1	44,7	0,0	35,7	rot
0,1	4,1	4,7	10,1	1,9	0,2	0,4	0,0	0,0	0,0	0,0	0,0	1,4	grün
0,0	0,0	0,0	1,3	0,6	0,0	0,3	0,0	0,0	0,0	0,0	0,0	0,0	grün
0,0	1,3	0,0	2,5	1,3	0,1	6,3	0,0	0,0	0,0	0,0	0,0	0,0	gelb
0,0	1,3	0,0	2,5	1,3	0,1	6,1	0,0	0,0	0,0	0,0	2,5	0,0	gelb
2,7	72,0	45,5	80,0	56,0	3,5	11,2	9,0	4,7	0,7	68,0	0,8	148,0	grün
4,4	75,0	51,6	87,0	60,0	1,3	11,1	1,0	1,5	1,7	36,0	0,5	63,0	grün
4,3	31,0	15,8	41,0	17,0	0,5	4,1	1,6	2,4	3,3	6,0	0,7	26,0	grün
1,9	48,0	9,0	78,0	88,0	3,3	7,4	3,2	3,7	1,4	132,0	0,7	58,0	grün
0,7	18,0	6,7	50,0	36,0	2,4	7,6	10,5	4,1	1,0	196,0	0,4	86,0	rot
3,8	5,0	1,2	91,0	67,0	1,8	89,0	0,2	0,3	0,5	145,0	0,0	149,0	rot
1,1	165,0	88,5	321,0	60,0	4,4	3,0	0,3	0,1	1,2	0,0	0,0	45,0	grün
1,3	102,0	49,3	376,5	45,0	4,0	3,8	0,4	0,2	1,3	0,0	0,0	55,5	grün
0,0	4,2	1,8	14,7	2,7	0,2	0,2	0,0	0,0	0,1	0,0	0,0	2,3	gelb
0,6	36,0	19,1	172,0	32,0	2,1	4,0	0,1	0,1	0,5	0,0	0,0	24,0	gelb
0,0	0,0	0,0	9,7	3,7	0,7	0,1	0,0	0,1	0,0	0,0	0,1	1,5	gelb
1,1	2,8	0,1	9,2	6,2	0,2	0,1	0,2	1,9	0,3	0,0	16,2	1,6	rot
0,1	3,5	4,5	12,6	1,7	0,3	0,4	0,0	0,0	0,0	0,0	0,0	1,2	grün
0,0	0,0	0,0	9,5	2,6	0,2	0,1	0,0	0,1	0,0	0,0	0,1	1,5	gelb
3,2	5,6	0,2	69,3	22,4	1,5	2,8	4,4	7,4	3,9	47,6	0,4	23,8	rot
0,4	8,8	47,5	20,0	16,3	0,8	0,6	0,1	0,1	0,2	0,0	7,5	18,8	grün
0,0	0,0	0,4	1,8	1,3	0,1	0,0	0,0	0,0	0,0	0,0	16,3	1,5	rot
0,0	0,0	0,0	1,5	0,0	0,0	0,0	0,0	0,0	0,0	0,0	1,4	0,0	rot
0,0	0,0	0,0	6,0	1,5	0,0	3,0	0,0	0,0	0,0	0,0	11,2	0,0	gelb
0,2	13,5	11,7	43,5	34,5	1,1	1,7	0,1	0,0	0,1	0,0	1,1	12,0	grün
0,0	2,5	2,4	8,0	6,5	0,2	1,0	0,0	0,0	0,0	0,0	0,2	1,5	grün
0,2	4,5	5,4	42,0	25,5	0,8	4,7	0,1	0,0	0,1	0,0	0,9	12,0	grün
0,2	25,5	21,0	40,5	34,5	1,2	2,1	0,1	0,0	0,1	0,0	1,1	10,5	grün
3,0	17,5	13,8	91,0	35,0	1,2	11,2	6,9	3,8	6,6	24,5	1,9	14,0	grün
0,9	27,5	23,7	77,5	52,5	1,8	4,3	1,8	2,0	1,1	7,5	1,6	22,5	grün
0,8	10,0	0,0	8,2	80,4	2,5	2,4	1,9	2,1	4,7	0,0	0,1	0,0	rot
0,5	0,0	0,0	0,0	0,0	0,0	0,0	2,5	2,8	6,2	0,0	0,0	0,0	rot
0,2	20,0	18,3	47,5	37,5	1,3	4,0	0,1	0,0	0,2	0,0	15,8	12,5	grün
0,1	14,0	12,1	56,0	31,5	1,3	13,0	0,1	0,0	0,1	0,0	1,5	7,0	grün
0,0	0,0	0,3	1,8	1,9	0,4	0,1	0,0	0,0	0,0	0,0	0,1	0,7	rot
0,1	12,5	3,0	18,8	8,8	2,4	6,1	2,2	1,4	0,1	117,5	0,0	205,0	rot
1,2	35,0	12,7	40,0	90,0	6,2	10,0	8,3	8,7	1,0	130,0	1,2	275,0	gelb
1,0	70,0	18,7	98,0	80,5	3,8	18,9	5,8	8,2	2,2	98,0	5,1	241,5	gelb
3,3	39,0	0,0	19,5	43,5	1,5	51,0	2,4	3,7	2,5	52,5	0,0	255,0	rot
0,5	23,4	2,3	25,2	39,6	1,0	41,9	1,1	1,7	1,2	68,4	0,0	181,8	rot
5,1	42,0	2,0	36,0	58,0	1,9	47,6	12,0	9,4	4,0	114,0	0,0	348,0	rot
1,7	15,0	0,0	10,5	21,8	0,7	28,4	1,3	1,9	1,3	27,8	0,0	135,0	rot
0,6	39,0	4,5	30,0	45,0	1,2	48,0	1,3	2,0	1,3	78,0	0,0	210,0	rot

Lebensmittel	Menge	Portionsgröße in Gramm	kcal je Portion	Eiweiß g je Portion	Fett g je Portion	Kohlenhydrate g je Portion	Broteinheiten je Portion	Ballaststoffe g je Portion	
Lachsfilet gegart	Portion	150,0	195,0	34,5	6,2	0,0	0,0	0,0	
Lachsschinkenpastete	Portion	30,0	75,0	5,3	6,0	0,2	0,0	0,0	
Lakritze	Portion	25,0	93,8	1,1	0,2	21,5	1,8	0,5	
Lammfilet	Portion	150,0	225,0	43,2	5,6	0,0	0,0	0,0	
Lammfleischsalami	Portion	30,0	104,7	6,0	9,1	0,1	0,0	0,0	
Lammkotelett	Stück	200,0	502,0	50,8	33,4	0,0	0,0	0,0	
Landjäger	Stück	150,0	684,0	22,8	66,7	0,6	0,0	0,0	
Landmettwurst	Portion	30,0	93,0	6,5	7,5	0,1	0,0	0,0	
Languste	Portion	100,0	102,0	20,6	1,5	1,3	0,1	0,0	
Lasagne al forno	Portion	350,0	525,0	29,0	33,9	26,6	2,2	2,4	
Lasagne mit Spinat	Portion	350,0	518,0	22,4	32,0	34,7	2,9	5,9	
Lauchcremesuppe	Teller	350,0	318,5	15,0	20,0	19,9	1,7	1,6	
Lauchgemüse gedünstet	Portion	250,0	137,5	6,1	7,4	11,1	0,9	5,6	
Lauchgemüse in heller Soße	Portion	250,0	135,0	5,2	8,0	10,7	0,9	3,6	
Lauchsalat mit Dressing	Portion	130,0	88,4	2,6	7,2	3,0	0,3	2,7	
Lauchsalat mit Speckmarinade	Portion	130,0	49,4	3,7	2,3	3,1	0,3	2,7	
Lauchsuppe	Teller	350,0	294,0	3,5	26,5	11,5	1,0	2,0	
Lauchsuppe passiert	Teller	350,0	318,5	7,6	26,9	12,6	1,0	1,9	
Lauchzwiebel	Stück	30,0	12,6	0,3	0,1	2,6	0,2	0,8	
Laugengebäck	Stück	50,0	170,0	4,7	1,3	34,3	2,9	2,1	
Leberkäse	Portion	30,0	80,7	5,2	6,7	0,1	0,0	0,0	
Leberkäse gebraten	Portion	130,0	369,2	23,1	30,8	0,6	0,0	0,2	
Leberklößchen	Portion	50,0	70,0	7,1	2,9	3,7	0,3	0,6	
Leberknödel Konserve	Portion	150,0	237,0	17,5	11,8	15,3	1,3	1,2	
Leberknödelsuppe	Teller	350,0	196,0	16,7	9,1	12,0	1,0	1,7	
Leberpastete	Portion	30,0	89,7	5,4	7,5	0,3	0,0	0,0	
Leberpastete mit Champignons	Portion	30,0	83,4	4,4	7,3	0,3	0,0	0,1	
Leberpresssack	Portion	30,0	105,3	4,4	9,8	0,3	0,0	0,0	
Leberspätzle	Portion	50,0	97,5	5,3	3,0	12,2	1,0	0,8	
Leberspätzlesuppe mit Fleischbrühe	Teller	350,0	133,0	12,0	7,4	5,0	0,4	0,3	
Lebertran	EL	15,0	132,3	0,0	15,0	0,0	0,0	0,0	
Leberwurst einfach	Portion	30,0	99,0	3,7	9,4	0,2	0,0	0,0	
Leberwurst fein	Portion	30,0	98,4	4,6	8,8	0,4	0,0	0,0	
Leberwurst fettarm	Portion	30,0	81,3	5,0	6,7	0,5	0,0	0,0	
Leberwurst frisch erhitzt	Stück	100,0	319,0	17,3	27,5	1,3	0,1	0,1	
Leberwurst grob	Portion	30,0	96,9	5,3	8,3	0,4	0,0	0,0	
leicht und cross	Scheibe	6,0	20,7	0,7	0,1	4,3	0,4	0,4	
Leinöl	EL	12,0	105,5	0,0	11,9	0,0	0,0	0,0	
Leinsamen	Portion	20,0	74,4	4,9	6,2	0,0	0,0	7,0	
Leinsamen geschrotet	Portion	20,0	75,8	5,0	6,3	0,0	0,0	6,8	
Leipziger Allerlei	Portion	250,0	95,0	5,7	3,2	10,3	0,9	8,4	
Leng gegart brutto	Portion	180,0	113,4	26,1	0,8	0,0	0,0	0,0	
Lengfilet gegart	Portion	150,0	144,0	33,2	1,1	0,0	0,0	0,0	
Liebesperlen	Portion	25,0	95,0	0,0	0,0	23,3	1,9	0,0	

Vitamin E mg je Portion	Folsäure gesamt µg je Port.	Vitamin C mg je Portion	Kalzium mg je Portion	Magnesium mg je Portion	Eisen mg je Portion	Jod µg je Portion	gesätt. FS g je Portion	einf. unges. FS g je Port.	mehrf. unges. FS g je Port.	Cholesterin mg je Port.	Saccharose g je Portion	Harnsäure mg je Portion	Slimfaktor
0,6	33,0	3,2	36,0	48,0	1,2	37,5	1,6	2,4	1,6	93,0	0,0	243,0	🔴
0,1	0,6	0,0	6,6	12,3	0,5	0,7	2,1	2,8	0,7	17,1	0,1	35,4	🔴
0,0	1,0	0,3	4,0	4,5	0,7	0,1	0,1	0,0	0,1	0,0	13,9	5,0	🔴
0,3	48,0	0,0	25,5	49,5	4,0	2,4	2,2	2,4	0,3	123,0	0,0	318,0	🔴
0,1	5,4	0,0	6,6	9,0	0,5	0,4	3,4	4,2	1,0	23,1	0,0	48,3	🔴
0,4	60,0	0,0	30,0	62,0	4,8	3,0	13,5	14,4	1,7	162,0	0,0	498,0	🔴
0,5	3,0	0,0	19,5	33,0	1,8	1,8	24,6	31,6	6,7	88,5	0,0	115,5	🔴
0,1	0,9	0,0	4,2	9,6	0,4	0,8	2,7	3,5	0,8	23,7	0,0	45,3	🔴
0,2	17,0	2,0	49,0	20,0	1,2	50,0	0,2	0,3	0,6	140,0	0,0	60,0	🔴
1,8	80,5	8,1	266,0	59,5	4,4	16,1	17,4	12,1	2,0	255,5	0,6	154,0	🔴
4,6	108,5	59,9	595,0	115,5	7,9	35,0	16,1	10,6	2,9	234,5	0,5	112,0	🟡
0,9	28,0	8,4	164,5	45,5	1,7	9,1	11,0	6,6	1,0	112,0	0,3	52,5	🔴
2,6	97,5	47,5	227,5	50,0	2,5	3,3	1,9	3,0	2,1	2,5	1,3	100,0	🟡
2,1	62,5	27,8	185,0	35,0	1,6	6,3	2,5	3,2	1,9	5,0	0,8	62,5	🟢
5,0	36,4	15,9	110,5	15,6	1,0	1,6	0,9	1,5	4,5	0,0	0,6	52,0	🟢
0,7	36,4	16,1	111,8	16,9	1,1	1,7	0,7	0,9	0,5	3,9	0,6	58,5	🟢
3,9	24,5	9,0	84,0	21,0	1,1	12,6	16,0	5,3	3,6	94,5	0,7	28,0	🔴
0,9	31,5	14,6	98,0	42,0	0,9	4,2	18,9	5,4	0,9	28,0	0,5	38,5	🔴
0,1	5,1	7,5	42,0	3,3	0,4	0,6	0,0	0,0	0,0	0,0	0,5	4,5	🟢
0,3	4,5	0,0	32,5	7,0	0,7	1,5	0,4	0,3	0,4	0,0	0,1	19,5	🔴
0,1	2,7	6,4	4,5	6,6	0,5	0,7	2,4	3,1	0,8	20,7	0,0	30,0	🔴
0,4	11,7	26,9	20,8	31,2	2,3	2,9	11,2	14,4	3,6	96,2	0,0	136,5	🔴
0,4	26,5	7,7	24,5	12,5	3,1	2,1	1,0	1,1	0,4	84,5	0,1	62,5	🔴
0,7	69,0	6,3	34,5	27,0	4,0	7,5	4,1	4,9	1,5	180,0	0,4	145,5	🔴
0,6	94,5	12,6	52,5	45,5	4,4	8,8	3,5	3,2	0,9	192,5	0,3	126,0	🟡
0,1	14,7	0,6	4,5	7,2	2,0	0,8	2,7	3,4	0,9	51,9	0,0	49,2	🔴
0,1	12,0	0,5	4,5	6,6	1,6	1,5	2,6	3,3	0,8	40,2	0,0	39,9	🔴
0,1	12,0	0,4	3,3	6,3	1,7	0,7	3,5	4,5	1,1	45,3	0,0	36,3	🔴
0,3	22,5	2,5	10,0	8,0	2,7	1,4	1,6	0,7	0,3	77,5	0,1	43,5	🔴
0,4	42,0	7,5	31,5	38,5	2,4	3,5	3,1	3,0	0,6	94,5	0,0	52,5	🟡
3,0	0,0	0,0	0,2	0,0	0,0	129,0	2,7	7,2	4,4	127,5	0,0	0,0	🔴
0,1	4,8	0,3	4,5	4,5	1,2	1,1	3,5	4,2	1,0	36,6	0,0	39,3	🔴
0,1	15,9	6,7	3,9	6,3	2,1	0,7	3,2	4,0	1,1	48,0	0,0	42,0	🔴
0,1	17,4	0,7	3,9	6,9	2,3	0,7	2,4	3,0	0,8	58,8	0,0	46,2	🔴
0,3	40,0	20,7	13,0	26,0	6,0	2,0	9,8	12,5	3,2	157,0	0,1	146,0	🔴
0,1	13,2	7,0	3,9	7,8	1,8	0,7	3,0	3,8	1,0	47,7	0,0	44,4	🔴
0,1	3,6	0,0	2,1	3,8	0,2	0,2	0,0	0,0	0,0	0,0	0,0	4,6	🔴
0,7	0,0	0,0	0,1	0,1	0,0	0,0	1,2	2,2	8,0	0,8	0,0	0,0	🔴
0,6	4,0	0,0	46,0	70,0	1,6	2,0	0,6	1,1	4,2	0,0	0,0	21,0	🟡
0,3	2,0	0,0	46,8	71,2	1,7	2,0	0,6	1,1	4,2	0,0	0,0	21,4	🟡
1,3	62,5	40,9	57,5	42,5	2,7	16,8	1,8	0,9	0,3	7,5	4,0	112,5	🟢
0,4	9,0	1,6	19,8	84,6	1,0	246,1	0,2	0,2	0,3	68,4	0,0	178,2	🟡
0,5	13,5	2,2	27,0	100,5	1,1	210,6	0,2	0,2	0,4	90,0	0,0	226,5	🔴
0,0	0,0	0,0	2,3	0,8	0,2	0,0	0,0	0,0	0,0	0,0	17,2	0,0	🔴

Lebensmittel	Menge	Portionsgröße in Gramm	kcal je Portion	Eiweiß g je Portion	Fett g je Portion	Kohlenhydrate g je Portion	Broteinheiten je Portion	Ballaststoffe g je Portion
Liebstöckel frisch	Portion	5,0	2,1	0,2	0,0	0,3	0,0	0,2
Liegnitzer	Stück	60,0	224,4	3,8	6,3	37,5	3,1	2,6
Likörwein	Glas	50,0	76,5	0,1	0,0	6,0	0,5	0,0
Limabohne frisch gegart	Portion	150,0	97,5	5,1	0,3	18,0	1,5	4,6
Limabohne frisch netto	Portion	150,0	97,5	5,1	0,3	18,0	1,5	4,5
Limabohne getrocknet gegart	Portion	150,0	120,0	6,5	0,4	21,9	1,8	5,9
Limabohne getrocknet	Portion	50,0	155,0	8,5	0,5	28,4	2,4	7,5
Limabohne Konserve netto	Portion	150,0	81,0	4,8	0,3	14,3	1,2	4,4
Limburger 20% F. i. Tr.	Portion	30,0	56,4	7,9	2,7	0,0	0,0	0,0
Limburger 30% F. i. Tr.	Portion	30,0	65,7	7,6	3,9	0,0	0,0	0,0
Limburger 40% F. i. Tr.	Portion	30,0	81,0	7,0	5,9	0,0	0,0	0,0
Limburger 45% F. i. Tr.	Portion	30,0	86,1	6,8	6,6	0,0	0,0	0,0
Limburger 50% F. i. Tr.	Portion	30,0	93,9	6,0	7,8	0,0	0,0	0,0
Limburger 60% F. i. Tr.	Portion	30,0	112,2	5,4	10,2	0,0	0,0	0,0
Limette netto	Stück	125,0	58,8	0,6	3,0	2,4	0,2	1,3
Limettensaft	Glas	200,0	184,0	0,8	3,4	30,6	2,6	0,2
Limonade kalorien arm	Glas	200,0	6,0	0,0	0,0	0,9	0,1	0,0
Limonade koffeinhaltig	Glas	200,0	122,0	6,6	0,0	21,7	1,8	0,0
Limonade mit Fruchtsäften	Glas	200,0	100,0	0,0	0,0	24,0	2,0	0,0
Limonade mit Fruchtgeschmack	Glas	200,0	84,0	0,0	0,0	20,0	1,7	0,0
Limonade mit Kohlensäure	Glas	200,0	84,0	0,0	0,0	20,0	1,7	0,0
Linsen	Portion	150,0	463,5	35,3	2,1	74,0	6,2	15,9
Linsen gegart	Portion	150,0	172,5	13,2	0,8	27,6	2,3	6,1
Linsen gekeimt Linsen Konserve netto	Portion	150,0	115,5	8,8	0,5	18,4	1,5	4,0
Linseneintopf	Teller	450,0	373,5	30,0	6,4	47,1	3,9	10,8
Linseneintopf mit Blutw. u. Backpfl.	Teller	450,0	720,0	33,7	39,4	54,1	4,5	13,0
Linseneintopf mit Würstchen	Teller	450,0	531,0	38,1	21,3	45,3	3,8	10,6
Linseneintopf mit Speck	Teller	450,0	391,5	20,5	16,7	38,3	3,2	7,9
Linsengemüse mit Speck	Portion	250,0	420,0	16,5	24,5	33,5	2,8	7,5
Linsensuppe	Teller	400,0	260,0	20,7	7,0	28,1	2,3	6,8
Linsensuppe mit gepökeltem Schwein	Teller	450,0	279,0	25,0	6,3	29,9	2,5	7,7
Linsensuppe süßsauer	Teller	400,0	248,0	15,7	8,9	25,2	2,1	5,5
Linzer Torte	Stück	120,0	500,4	9,0	28,3	52,4	4,4	4,5
Litchi Konserve netto	Portion	125,0	122,5	1,0	0,3	28,3	2,4	1,8
Litchi netto	Portion	125,0	95,0	1,1	0,4	21,3	1,8	2,0
Löffelbiskuit	Stück	5,0	20,7	0,6	0,4	3,6	0,3	0,1
Loganbeere gegart	Portion	125,0	33,8	1,4	0,0	4,4	0,4	7,5
Loganbeere Konserve netto	Portion	125,0	87,5	1,1	0,0	18,3	1,5	6,0
Loganbeere netto	Portion	125,0	32,5	1,4	0,0	4,3	0,4	7,0
Loosbrot	Scheibe	45,0	84,6	2,9	0,4	16,9	1,4	3,9
Lorbeer	Stück	1,0	0,5	0,0	0,0	0,1	0,0	0,0
Lotos Wurzel frisch	Portion	150,0	118,5	3,9	0,2	24,7	2,1	1,2
Löwenzahn	Portion	150,0	81,0	3,9	0,9	13,7	1,1	3,9
Löwenzahn gegart	Portion	150,0	78,0	4,4	1,0	12,0	1,0	4,5

Vitamin E mg je Portion	Folsäure gesamt µg je Port.	Vitamin C mg je Portion	Kalzium mg je Portion	Magnesium mg je Portion	Eisen mg je Portion	Jod µg je Portion	gesätt. FS g je Portion	einf. unges. FS g je Port.	mehrf. unges. FS g je Port.	Cholesterin mg je Port.	Saccharose g je Portion	Harnsäure mg je Portion	Slimfaktor
0,1	1,5	2,3	7,5	1,5	0,1	0,2	0,0	0,0	0,0	0,0	0,0	0,8	🟢
1,1	4,8	0,3	40,2	30,0	1,2	2,0	2,7	2,6	0,6	29,4	19,1	13,2	🔴
0,0	0,5	0,0	3,5	4,5	0,2	5,0	0,0	0,0	0,0	0,0	0,0	0,0	🔴
0,8	27,0	30,2	103,5	36,0	1,6	6,6	0,1	0,0	0,2	0,0	1,1	166,5	🟢
0,8	49,5	49,5	93,0	36,0	1,7	6,0	0,1	0,0	0,2	0,0	1,1	150,0	🟢
1,0	18,0	15,5	118,5	42,0	1,7	7,7	0,1	0,0	0,2	0,0	1,3	214,5	🟢
1,1	42,0	32,9	139,0	54,5	2,3	10,0	0,1	0,0	0,3	0,0	1,7	250,5	🟡
0,8	10,5	13,0	90,0	28,5	1,2	7,2	0,1	0,0	0,2	0,0	0,9	157,5	🟢
0,1	15,0	0,0	153,0	7,5	0,1	6,0	1,6	0,8	0,1	6,3	0,0	7,2	🔴
0,1	14,4	0,0	146,4	7,2	0,1	5,7	2,4	1,2	0,1	9,0	0,0	6,9	🔴
0,2	15,0	0,0	105,0	6,0	0,1	6,0	3,6	1,8	0,2	13,8	0,0	5,7	🔴
0,2	14,7	0,0	102,0	5,7	0,1	5,7	4,0	2,0	0,2	15,3	0,0	5,4	🔴
0,2	15,0	0,0	90,0	6,0	0,1	6,0	4,7	2,4	0,3	18,3	0,0	3,6	🔴
0,2	13,5	0,0	80,4	5,4	0,1	5,4	6,2	3,1	0,4	24,0	0,0	3,3	🔴
0,5	10,0	54,4	16,3	18,8	0,3	0,6	0,5	0,5	1,4	0,0	0,4	25,0	🟢
0,7	8,0	45,7	24,0	26,0	0,4	0,0	0,6	0,5	1,5	0,0	28,4	36,0	🔴
0,0	0,0	0,0	42,0	4,0	0,9	4,0	0,0	0,0	0,0	0,0	0,0	0,0	🟡
0,0	0,0	0,0	8,0	2,0	0,1	3,6	0,0	0,0	0,0	0,0	11,8	20,0	🟡
0,0	0,0	4,0	10,0	4,0	0,8	3,6	0,0	0,0	0,0	0,0	1,0	0,0	🟡
0,0	2,0	0,0	10,0	4,0	0,8	3,6	0,0	0,0	0,0	0,0	0,8	0,0	🟡
0,0	2,0	0,0	10,0	4,0	0,8	3,6	0,0	0,0	0,0	0,0	0,8	0,0	🟡
1,7	349,5	1,5	106,5	193,5	11,3	1,1	0,3	0,4	1,0	0,0	3,7	300,0	🟢
0,7	72,0	0,3	40,5	69,0	4,0	0,6	0,1	0,1	0,4	0,0	1,4	112,5	🟢
0,4	73,5	0,2	34,5	49,5	2,8	3,0	0,1	0,1	0,2	0,0	0,9	75,0	🟢
1,2	157,5	29,7	112,5	121,5	6,6	14,4	2,2	2,6	0,9	40,5	2,8	225,0	🟢
2,5	130,5	7,7	112,5	112,5	22,9	7,7	14,0	18,2	4,9	45,0	9,9	202,5	🟡
1,7	112,5	28,0	121,5	139,5	7,7	7,7	7,5	9,6	2,8	63,0	5,2	292,5	🟡
0,9	130,5	24,8	108,0	99,0	4,5	16,7	6,3	7,2	2,0	36,0	1,8	157,5	🟡
1,1	152,5	3,2	75,0	92,5	5,3	7,5	9,9	10,5	2,7	22,5	2,8	137,5	🟡
0,9	76,0	16,3	84,0	84,0	4,7	11,6	2,4	3,0	1,0	36,0	1,7	168,0	🟢
1,0	117,0	7,8	94,5	112,5	5,9	20,7	2,1	2,6	1,0	31,5	2,9	180,0	🟢
0,7	84,0	7,0	80,0	80,0	3,7	6,0	3,3	3,7	1,0	8,0	1,5	96,0	🟢
5,8	16,8	0,4	75,6	54,0	1,8	3,7	11,0	12,5	2,9	116,4	30,3	21,6	🔴
0,6	7,5	11,4	15,0	12,5	0,4	4,1	0,1	0,1	0,1	0,0	22,7	16,3	🟡
0,6	31,3	49,0	11,3	12,5	0,4	2,0	0,1	0,1	0,1	0,0	10,6	18,8	🟡
0,1	1,3	0,0	3,3	0,8	0,1	0,4	0,1	0,2	0,1	14,1	1,7	0,8	🔴
0,7	10,0	26,5	46,3	32,5	1,7	1,4	0,0	0,0	0,0	0,0	0,3	21,3	🟢
0,5	5,0	9,6	43,8	23,8	1,3	2,0	0,0	0,0	0,0	0,0	16,3	16,3	🟢
0,6	17,5	43,8	43,8	31,3	1,8	0,9	0,0	0,0	0,0	0,0	0,3	18,8	🟢
0,5	16,2	0,0	9,5	25,2	1,2	2,0	0,1	0,0	0,2	0,0	0,3	25,7	🟢
0,0	0,0	0,0	1,3	0,2	0,1	0,0	0,0	0,0	0,0	0,0	0,0	0,2	🟢
0,0	30,0	66,0	67,5	34,5	1,7	3,0	0,0	0,0	0,0	0,0	0,1	21,0	🔴
3,8	60,0	45,0	237,0	54,0	4,7	4,5	0,2	0,1	0,5	0,0	0,0	90,0	🟢
4,7	37,5	25,4	282,0	42,0	4,4	5,7	0,2	0,1	0,6	0,0	0,0	112,5	🟢

Lebensmittel	Menge	Portionsgröße in Gramm	kcal je Portion	Eiweiß g je Portion	Fett g je Portion	Kohlenhydrate g je Portion	Broteinheiten je Portion	Ballaststoffe g je Portion	
Löwenzahntrunk	Glas	200,0	36,0	1,8	0,4	5,9	0,5	0,2	
Luan Dressing süßsauer	Portion	45,0	32,4	0,3	0,1	6,9	0,6	0,2	
Luzernensprossen	Portion	12,0	3,8	0,5	0,1	0,3	0,0	0,2	
Macadamianuss	Portion	20,0	135,2	1,5	14,6	0,0	0,0	3,1	
Macadamianuss geröstet und gesalzen	Portion	20,0	138,4	1,4	15,0	0,0	0,0	2,5	
Madeirasoße	Portion	60,0	35,4	1,3	1,8	3,6	0,3	0,6	
Madeirawein	Glas	50,0	83,5	0,0	0,0	5,0	0,4	0,0	
Magermilchpulver	EL	10,0	36,8	3,6	0,1	5,2	0,4	0,0	
Maggi	Portion	0,5	1,1	0,1	0,0	0,1	0,0	0,0	
Mais frisch gegart	Portion	150,0	133,5	4,9	1,8	23,6	2,0	4,3	
Mais frisch netto	Portion	150,0	133,5	4,9	1,8	23,6	2,0	4,2	
Mais gesäuert	Portion	50,0	22,0	0,8	0,3	3,8	0,3	0,7	
Mais Konserve netto	Portion	150,0	114,0	4,7	1,8	18,9	1,6	4,1	
Mais Vollkorn getrocknet gegart	Portion	150,0	160,5	4,5	2,0	30,4	2,5	5,0	
Mais Vollkorn getrocknet	Portion	40,0	132,4	3,4	1,5	25,9	2,2	3,7	
Maisfladenbrot	Stück	45,0	99,9	2,3	0,8	20,5	1,7	0,8	
Maisgrieß	Portion	40,0	138,0	3,5	0,4	29,5	2,5	2,0	
Maiskeimöl	EL	12,0	106,0	0,0	12,0	0,0	0,0	0,0	
Maismehl	EL	10,0	35,4	0,8	0,3	7,3	0,6	0,3	
Maisstärke	EL	20,0	70,2	0,1	0,0	17,2	1,4	0,2	
Maisvollkornbrot	Scheibe	50,0	107,0	3,5	0,9	20,8	1,7	3,1	
Majoran frisch	Portion	5,0	2,3	0,1	0,1	0,3	0,0	0,1	
Majoran getrocknet	TL	1,0	2,9	0,1	0,1	0,4	0,0	0,2	
Makkaroni mit Tomatensoße	Portion	250,0	345,0	13,3	12,9	43,9	3,7	3,7	
Makkaroni mit vier Käsesorten	Portion	250,0	455,0	19,7	23,8	40,4	3,4	3,0	
Makkaroniauflauf mit Schinken	Portion	350,0	542,5	30,5	24,9	48,9	4,1	3,5	
Makrele gegart brutto	Portion	180,0	234,0	24,4	15,3	0,0	0,0	0,0	
Makrele geräuchert	Portion	75,0	144,0	15,0	9,4	0,0	0,0	0,0	
Makrele Konserve in in Öl netto	Portion	60,0	117,6	10,4	8,5	0,0	0,0	0,0	
Makrele paniert	Portion	150,0	367,5	25,9	23,2	13,7	1,1	1,0	
Makrelenfilet gegart	Portion	150,0	315,0	32,3	20,9	0,0	0,0	0,0	
Makronen	Stück	10,0	44,9	1,0	2,4	4,7	0,4	0,7	
Makronentorte	Stück	120,0	531,6	9,9	30,3	54,9	4,6	5,4	
Malzbier	Glas	330,0	181,5	1,7	0,0	35,8	3,0	0,0	
Malzkaffee	Tasse	125,0	2,5	0,0	0,0	0,6	0,1	0,0	
Malzkaffee trocken	TL	3,0	9,4	0,2	0,1	1,9	0,2	0,5	
Malzzucker	TL	5,0	20,3	0,0	0,0	5,0	0,4	0,0	
Mandarine Konserve netto	Portion	125,0	103,8	0,7	0,3	23,1	1,9	1,9	
Mandarine netto	Stück	40,0	20,0	0,3	0,1	4,0	0,3	0,7	
Mandarinennektar	Glas	200,0	128,0	0,6	0,2	29,5	2,5	0,2	
Mandarinensaft	Glas	200,0	94,0	1,3	0,5	19,0	1,6	0,3	
Mandel dragiert	Portion	25,0	134,0	3,7	10,8	5,7	0,5	3,0	
Mandel geröstet	Portion	20,0	117,2	4,1	10,7	1,4	0,1	2,7	
Mandel geröstet und gesalzen	Portion	20,0	114,8	4,0	10,5	1,4	0,1	2,6	

Vitamin E mg je Portion	Folsäure gesamt µg je Port.	Vitamin C mg je Portion	Kalzium mg je Portion	Magnesium mg je Portion	Eisen mg je Portion	Jod µg je Portion	gesätt. FS g je Portion	einf. unges. FS g je Port.	mehrf. unges. FS g je Port.	Cholesterin mg je Port.	Saccharose g je Portion	Harnsäure mg je Portion	Slimfaktor
2,0	14,0	9,7	130,0	30,0	2,3	6,2	0,1	0,0	0,2	0,0	0,0	48,0	gelb
0,0	1,8	2,8	10,4	8,6	0,2	0,5	0,0	0,0	0,0	0,0	5,6	5,4	gelb
0,0	4,3	1,0	3,8	3,2	0,1	0,1	0,0	0,0	0,0	0,0	0,0	1,8	grün
0,3	10,0	0,0	10,2	21,6	0,3	0,6	2,2	11,3	0,4	0,0	0,0	0,0	gelb
0,3	87,4	0,0	9,8	23,4	0,4	0,6	2,3	11,6	0,5	0,0	0,0	0,0	rot
0,1	1,8	1,1	10,8	7,2	0,5	1,1	0,8	0,7	0,2	1,8	0,2	4,2	grün
0,0	0,5	0,0	1,5	5,5	0,2	5,0	0,0	0,0	0,0	0,0	0,0	0,0	rot
0,0	5,0	1,0	130,0	12,0	0,1	7,5	0,1	0,0	0,0	0,3	0,0	0,0	rot
0,0	0,0	0,0	1,2	0,1	0,1	0,0	0,0	0,0	0,0	0,0	0,0	0,7	rot
0,2	36,0	10,0	10,5	72,0	0,8	5,0	0,3	0,5	0,8	0,8	0,8	70,5	grün
0,1	64,5	18,0	9,0	72,0	0,8	5,0	0,3	0,5	0,8	0,8	0,8	63,0	grün
0,0	6,5	2,1	3,0	11,5	0,1	1,5	0,0	0,1	0,1	0,0	0,1	10,5	grün
0,1	13,5	4,8	15,0	57,0	0,6	7,2	0,2	0,4	0,7	0,0	0,7	67,5	grün
1,1	10,5	0,0	9,0	70,5	0,9	1,8	0,3	0,7	0,7	0,0	0,5	36,0	grün
0,8	10,4	0,0	6,0	48,0	0,6	1,0	0,2	0,6	0,6	0,0	0,5	24,0	gelb
0,4	1,4	0,0	7,7	14,0	0,7	1,5	0,1	0,2	0,4	0,0	0,4	8,1	rot
0,3	2,0	0,0	1,6	8,0	0,4	1,0	0,1	0,2	0,2	0,0	0,5	11,6	rot
4,1	0,0	0,0	1,8	0,0	0,2	0,0	1,8	3,1	6,6	0,1	0,0	0,0	rot
0,2	1,0	0,0	1,8	4,7	0,2	0,3	0,0	0,1	0,1	0,0	0,1	2,9	rot
0,0	0,0	0,0	0,0	0,4	0,1	0,5	0,0	0,0	0,0	0,0	0,0	0,0	rot
0,6	9,5	0,0	13,0	42,0	1,1	1,7	0,1	0,1	0,4	0,0	0,3	27,5	grün
0,0	0,0	0,0	16,1	2,9	0,7	0,1	0,0	0,0	0,0	0,0	0,1	1,6	grün
0,0	0,0	0,0	19,9	3,5	0,8	0,1	0,0	0,0	0,0	0,0	0,1	1,9	gelb
1,5	12,5	5,3	195,0	47,5	1,5	7,8	4,9	4,6	2,3	67,5	1,2	52,5	gelb
0,6	15,0	0,3	400,0	50,0	0,9	17,8	13,8	6,8	1,5	117,5	0,2	37,5	rot
1,1	35,0	0,4	357,0	70,0	2,2	22,4	12,6	7,8	2,2	262,5	1,0	115,5	rot
1,8	1,8	0,3	16,2	39,6	1,3	61,2	3,8	5,9	4,0	97,2	0,0	185,4	rot
1,2	0,8	0,2	9,8	22,5	0,7	39,9	2,4	3,6	2,5	59,3	0,0	114,8	rot
5,0	0,6	0,1	9,6	16,2	0,5	23,6	1,4	2,4	4,3	43,2	0,0	84,0	rot
2,2	15,0	3,4	34,5	42,0	1,7	39,3	8,3	8,3	4,3	178,5	0,6	177,0	rot
2,5	1,5	0,4	21,0	48,0	1,5	54,3	5,2	8,1	5,5	132,0	0,0	246,0	rot
1,2	2,2	0,0	11,5	10,2	0,2	0,2	0,2	1,7	0,5	0,0	4,7	1,8	rot
10,3	19,2	0,2	88,8	70,8	2,0	2,4	5,2	17,1	6,5	57,6	34,8	22,8	rot
0,0	16,5	0,0	9,9	19,8	0,7	3,3	0,0	0,0	0,0	0,0	0,3	79,2	gelb
0,0	0,0	0,0	3,8	5,0	0,1	0,0	0,0	0,0	0,0	0,0	0,0	0,0	gelb
0,0	0,3	0,0	1,6	7,3	0,1	0,1	0,0	0,0	0,1	0,0	0,0	3,0	gelb
0,0	0,0	0,0	0,1	0,0	0,0	0,0	0,0	0,0	0,0	0,0	0,0	0,0	rot
0,3	1,3	8,5	42,5	12,5	0,4	2,0	0,1	0,1	0,1	0,0	21,2	22,5	gelb
0,1	2,8	12,0	13,2	4,4	0,1	0,3	0,0	0,0	0,0	0,0	2,8	8,0	grün
0,3	4,0	16,6	38,0	12,0	0,4	4,0	0,1	0,0	0,1	0,0	27,0	22,0	gelb
0,6	8,0	36,9	68,0	22,0	0,6	2,0	0,1	0,1	0,2	0,0	14,1	42,0	gelb
5,2	19,3	0,2	50,0	44,0	0,8	0,4	0,9	7,4	2,1	0,0	5,7	8,0	gelb
4,9	12,8	0,1	52,0	58,0	0,8	0,4	0,9	7,3	2,0	0,0	1,4	7,4	gelb
4,8	12,6	0,1	52,0	57,4	0,8	0,5	0,9	7,2	2,0	0,0	1,4	7,2	gelb

Lebensmittel	Menge	Portionsgröße in Gramm	kcal je Portion	Eiweiß g je Portion	Fett g je Portion	Kohlenhydrate g je Portion	Broteinheiten je Portion	Ballaststoffe g je Portion
Mandel netto	Portion	20,0	113,8	3,7	10,8	0,7	0,1	3,0
Mandelbrot Hefeteig	Scheibe	100,0	377,0	7,2	18,4	45,0	3,8	3,6
Mandelgebäck Mürbeteig	Portion	50,0	251,5	4,1	14,6	26,0	2,2	2,4
Mandelhörnchen	Stück	50,0	175,5	3,7	10,2	17,1	1,4	1,3
Mandellikör	Glas	20,0	63,6	0,0	0,0	5,7	0,5	0,0
Mandelmakronen	Stück	25,0	115,3	3,2	7,6	8,6	0,7	2,1
Mandelmehl	EL	10,0	59,6	2,0	5,7	0,4	0,0	1,1
Mandelmus	EL	20,0	119,4	3,9	11,3	0,8	0,1	2,2
Mandelmus gesalzen	EL	20,0	116,6	3,8	11,0	1,0	0,1	2,1
Mandelöl	EL	12,0	105,8	0,0	12,0	0,0	0,0	0,0
Mandelsandtorte	Stück	120,0	520,8	9,2	34,0	44,6	3,7	3,6
Mandelsoße	Portion	60,0	69,0	2,2	3,8	6,5	0,5	0,7
Mandeltorte Mürbeteig	Stück	100,0	460,0	7,9	32,7	33,6	2,8	3,3
Mango Chutney	Portion	20,0	28,4	0,1	0,1	6,5	0,5	0,2
Mango gegart	Portion	125,0	78,8	0,8	0,6	16,7	1,4	2,3
Mango Konserve netto	Portion	125,0	111,3	0,6	0,5	25,1	2,1	1,9
Mango netto	Portion	125,0	75,0	0,8	0,6	16,0	1,3	2,1
Mangold gegart	Portion	150,0	39,0	3,6	0,5	3,8	0,3	4,5
Mangold Konserve netto	Portion	150,0	33,0	2,9	0,4	3,4	0,3	3,7
Mangold netto	Portion	150,0	37,5	3,2	0,5	4,4	0,4	3,9
Mangonektar	Glas	200,0	124,0	0,4	0,3	29,1	2,4	0,0
Mangosaft	Glas	200,0	120,0	1,1	0,7	26,2	2,2	0,0
Maniok	Portion	200,0	274,0	2,0	0,5	64,1	5,3	5,8
Maniok Pulver	EL	20,0	67,8	0,5	0,1	15,9	1,3	1,4
Marashino Likör	Glas	20,0	63,6	0,0	0,0	5,7	0,5	0,0
Margarine aus Sojaöl	Portion	20,0	143,8	0,2	16,1	0,2	0,0	0,0
Margarine halbfett	Portion	20,0	72,4	0,3	8,0	0,1	0,0	0,0
Margarine pflanzlich	Portion	20,0	141,8	0,0	16,0	0,1	0,0	0,0
Markerbsen netto	Portion	150,0	123,0	9,8	0,7	18,5	1,5	7,5
Markklösschen	Portion	50,0	210,0	4,2	16,6	11,5	1,0	0,9
Markklösschen Konserve	Portion	50,0	204,5	4,2	16,1	10,9	0,9	0,8
Marmelade	Portion	25,0	69,8	0,0	0,0	17,1	1,4	0,2
Marmelade Beeren m. Fruchtzucker	Portion	25,0	25,0	0,1	0,0	6,8	0,6	0,5
Marmelade mit Süßstoff	Portion	25,0	17,3	0,1	0,1	4,5	0,4	0,5
Marmelade Steinobst mit Fruchtzucker	Portion	25,0	27,3	0,1	0,0	7,4	0,6	0,1
Marmelade Zitrus mit Fruchtzucker	Portion	25,0	26,8	0,1	0,0	7,3	0,6	0,2
Marmorkuchen	Stück	70,0	273,7	4,3	15,2	30,0	2,5	1,1
Maronencreme süß	Portion	25,0	66,5	0,4	0,3	15,4	1,3	1,3
Marseiller Fischsuppe Konserve	Teller	250,0	162,5	21,0	7,4	3,2	0,3	0,8
Marshmallow	Stück	5,0	16,7	0,1	0,0	4,0	0,3	0,0
Marzipan	Portion	15,0	68,9	0,9	2,6	10,3	0,9	0,7
Marzipan Pludergebäck	Stück	70,0	263,2	4,9	14,8	27,5	2,3	2,1
Marzipan Rohmasse	Portion	15,0	76,8	1,8	5,3	5,6	0,5	1,5
Marzipanmonde	Portion	50,0	236,0	5,6	15,3	19,1	1,6	4,4

Vitamin E mg je Portion	Folsäure gesamt µg je Port.	Vitamin C mg je Portion	Kalzium mg je Portion	Magnesium mg je Portion	Eisen mg je Portion	Jod µg je Portion	gesätt. FS g je Portion	einf. unges. FS g je Port.	mehrf. unges. FS g je Port.	Cholesterin mg je Port.	Saccharose g je Portion	Harnsäure mg je Portion	Slimfaktor
5,2	19,2	0,2	50,0	44,0	0,8	0,4	0,9	7,4	2,1	0,0	0,7	8,0	gelb
2,8	12,0	0,2	51,0	32,0	1,2	3,1	8,5	7,2	1,6	58,0	7,3	37,0	rot
1,7	5,0	0,3	36,5	28,0	1,0	1,7	7,2	5,5	1,1	42,0	12,0	11,5	rot
2,8	7,0	0,0	22,5	16,0	0,7	1,6	2,2	5,2	2,2	48,5	8,1	8,0	rot
0,0	0,2	0,0	0,4	0,2	0,0	0,0	0,0	0,0	0,0	0,0	5,5	0,0	rot
3,7	7,0	0,2	36,0	31,5	0,6	0,6	0,7	5,2	1,4	0,0	8,5	5,8	rot
1,4	5,0	0,0	26,2	23,0	0,4	0,2	0,5	3,9	1,1	0,0	0,4	4,2	rot
4,9	10,0	0,1	52,4	46,2	0,9	0,4	1,0	7,7	2,2	0,0	0,8	8,4	rot
4,8	9,6	0,1	50,6	44,6	0,8	8,4	0,9	7,4	2,1	0,0	1,0	8,0	rot
4,8	0,0	0,0	0,0	0,0	0,0	0,0	1,0	7,8	2,7	0,0	0,0	0,0	rot
9,3	18,0	0,1	62,4	48,0	1,7	3,7	7,2	17,3	7,5	104,4	25,0	18,0	rot
1,1	3,6	0,4	61,8	14,4	0,2	3,1	1,1	2,0	0,5	5,4	3,1	1,8	rot
4,8	15,0	0,1	60,0	41,0	1,4	3,1	14,9	13,0	2,7	134,0	14,4	18,0	rot
0,1	2,8	2,4	3,6	3,0	0,1	0,2	0,0	0,0	0,0	0,0	5,3	2,8	rot
1,4	27,5	29,3	16,3	23,8	0,5	2,8	0,1	0,2	0,1	0,0	12,0	21,3	grün
1,2	10,0	11,0	16,3	20,0	0,4	4,0	0,1	0,2	0,1	0,0	22,7	16,3	gelb
1,3	45,0	48,4	15,0	22,5	0,5	2,0	0,1	0,2	0,1	0,0	11,5	18,8	grün
2,8	28,5	32,7	183,0	91,5	3,8	1,8	0,1	0,0	0,3	0,0	0,4	106,5	grün
2,3	12,0	12,0	142,5	91,5	2,8	4,7	0,1	0,0	0,2	0,0	0,3	87,0	grün
2,3	45,0	58,5	154,5	121,5	4,1	1,5	0,1	0,0	0,2	0,0	0,4	85,5	grün
0,7	14,0	14,9	14,0	14,0	0,3	4,0	0,1	0,1	0,1	0,0	26,8	12,0	gelb
2,0	44,0	47,3	24,0	38,0	0,8	4,2	0,2	0,3	0,1	0,0	19,5	32,0	gelb
0,0	48,0	60,0	64,0	130,0	2,4	4,0	0,1	0,1	0,1	0,0	0,3	28,0	gelb
0,0	6,4	6,7	15,8	32,2	0,6	1,0	0,0	0,0	0,0	0,0	0,1	6,8	rot
0,0	0,2	0,0	0,4	0,2	0,0	0,0	0,0	0,0	0,0	0,0	5,5	0,0	rot
0,6	0,2	0,0	6,0	0,6	0,0	0,2	4,1	7,4	3,9	0,0	0,0	0,0	rot
1,2	0,4	0,0	2,4	0,2	0,0	0,3	2,0	3,7	1,9	0,8	0,0	0,0	rot
3,2	0,4	0,0	2,0	2,6	0,0	0,3	4,7	3,8	6,9	1,4	0,0	0,0	rot
0,4	49,5	37,5	36,0	49,5	2,8	6,3	0,3	0,2	0,1	0,0	7,4	225,0	grün
0,5	16,5	1,2	21,0	6,5	0,6	2,5	6,7	7,9	0,8	82,5	0,7	10,5	rot
0,3	13,5	1,1	22,5	7,0	0,7	2,5	6,5	7,7	0,8	86,0	0,6	10,0	rot
0,0	0,3	1,0	0,8	0,5	0,1	0,3	0,0	0,0	0,0	0,0	16,2	1,5	rot
0,1	0,5	1,8	4,3	2,5	0,1	0,3	0,0	0,0	0,0	0,0	0,1	1,5	gelb
0,2	0,3	2,6	2,0	0,3	0,1	0,5	0,0	0,0	0,0	0,0	0,0	1,8	grün
0,0	0,3	0,9	1,5	0,8	0,0	0,3	0,0	0,0	0,0	0,0	0,0	1,3	rot
0,0	0,5	3,5	4,3	1,3	0,0	0,5	0,0	0,0	0,0	0,0	0,3	1,5	rot
0,7	6,3	0,1	27,3	10,5	0,8	2,9	8,6	4,7	0,8	98,7	15,7	9,1	rot
0,2	9,3	4,1	5,3	6,0	0,2	0,0	0,1	0,1	0,1	0,0	11,6	0,0	rot
1,9	5,0	1,0	125,0	72,5	1,8	167,5	1,5	3,5	1,5	110,0	0,1	195,0	gelb
0,0	0,0	0,0	0,9	0,0	0,1	0,0	0,0	0,0	0,0	0,0	4,0	0,0	rot
1,3	4,7	0,0	12,3	10,8	0,2	0,1	0,2	1,8	0,5	0,0	10,3	2,0	rot
2,5	9,8	0,6	42,7	24,5	0,9	2,2	6,4	6,2	1,4	53,2	12,0	15,4	rot
2,5	9,3	0,1	24,5	21,5	0,4	0,2	0,4	3,6	1,0	0,0	5,6	3,9	rot
7,4	14,0	0,2	72,0	62,5	1,2	1,0	1,3	10,4	2,9	0,0	17,6	11,5	rot

Lebensmittel	Menge	Portionsgröße in Gramm	kcal je Portion	Eiweiß g je Portion	Fett g je Portion	Kohlenhydrate g je Portion	Broteinheiten je Portion	Ballaststoffe g je Portion
Marzipanstollen	Stück	100,0	389,0	5,9	18,7	47,3	3,9	4,1
Mate Tee	Tasse	125,0	0,0	0,1	0,0	0,0	0,0	0,0
Matjeshering gesalzen	Portion	75,0	211,5	13,5	17,7	0,0	0,0	0,0
Matjeshering Hausfrauenart	Stück	250,0	485,0	22,9	40,7	6,4	0,5	1,2
Matjeshering Konserve in Öl netto	Portion	60,0	147,0	10,6	11,7	0,0	0,0	0,0
Matjeshering mit Zwiebeln	Stück	250,0	635,0	40,4	52,5	1,4	0,1	0,5
Maulbeere	Portion	125,0	55,0	1,6	0,0	10,1	0,8	1,9
Maulbeere Konserve netto	Portion	125,0	100,0	1,3	0,0	21,7	1,8	1,6
Maultaschen schwäbisch Röstzwiebeln	Portion	250,0	382,5	19,0	17,5	37,1	3,1	3,4
Mayonnaise 80% Fett	EL	15,0	111,5	0,2	12,4	0,3	0,0	0,0
Mayonnaise leicht	EL	15,0	55,2	1,1	5,4	0,7	0,1	0,0
Mayonnaise Salatdressing	EL	15,0	58,7	0,1	6,1	1,1	0,1	0,0
Meeresfrüchtecocktail	Portion	150,0	193,5	15,1	13,4	3,1	0,3	0,5
Meerrettich frisch	Portion	10,0	6,4	0,3	0,0	1,2	0,1	0,3
Meerrettich gegart	Portion	10,0	5,2	0,3	0,0	0,9	0,1	0,3
Meerrettich Sahnesoße	Portion	60,0	83,4	1,6	6,1	5,4	0,4	2,9
Meerrettichbutter	Portion	20,0	102,6	0,3	11,1	0,9	0,1	0,5
Meerrettichsoße	Portion	60,0	62,4	1,9	3,6	5,5	0,5	0,4
Meersalz	TL	0,5	0,0	0,0	0,0	0,0	0,0	0,0
Mehlkloß mit Backobst	Portion	250,0	410,0	9,0	11,6	66,2	5,5	5,3
Mehlklöße	Stück	200,0	280,0	8,6	5,9	47,8	4,0	2,8
Mehrfruchtnektarmit Süßstoff	Glas	200,0	62,0	1,4	0,3	11,5	1,0	0,1
Mehrkornbrot	Scheibe	45,0	98,6	2,7	0,4	20,6	1,7	2,2
Mehrkornbrot Vollkorn	Scheibe	50,0	100,5	3,4	0,6	20,0	1,7	4,1
Mehrkornflocken geröstet gesüßt	Portion	40,0	126,0	3,8	0,7	25,8	2,1	4,0
Mehrkornflocken	Portion	40,0	122,8	3,8	0,7	25,0	2,1	4,6
Mehrkornschrot	Portion	40,0	124,4	4,1	0,8	24,9	2,1	4,4
Melassesirup dunkel	Portion	25,0	69,5	0,3	0,0	16,8	1,4	0,0
Melde gegart	Portion	150,0	39,0	3,7	0,5	3,9	0,3	4,5
Melde netto	Portion	150,0	37,5	3,3	0,5	4,5	0,4	3,9
Melisse	TL	1,0	3,4	0,0	0,2	0,5	0,0	0,2
Mettwurst gekocht	Portion	30,0	101,1	3,6	9,7	0,1	0,0	0,0
Mettwurst grob	Portion	30,0	93,3	5,1	8,2	0,1	0,0	0,0
Mettwurst luftgetrocknet	Portion	30,0	100,5	6,0	8,6	0,1	0,0	0,0
Mettwurst schnittfest	Portion	30,0	110,1	4,4	10,4	0,0	0,0	0,0
Mettwurst streichfähig	Portion	30,0	109,2	6,0	9,6	0,1	0,0	0,0
Miesmuschel gegart netto	Portion	100,0	69,0	10,0	1,4	3,9	0,3	0,0
Miesmuschel Konserve in Öl netto	Portion	60,0	79,2	5,1	5,7	2,0	0,2	0,0
Miesmuschel Konserve netto	Portion	65,0	42,9	6,3	0,9	2,4	0,2	0,0
Milch 0.3% Fett	Glas	200,0	72,0	7,0	0,2	10,0	0,8	0,0
Milch 1.5% Fett	Glas	200,0	96,0	6,8	3,2	9,8	0,8	0,0
Milch 3.5% Fett	Glas	200,0	128,0	6,6	7,0	9,5	0,8	0,0
Milchpulver teilentrahmt	EL	10,0	42,6	3,1	1,4	4,4	0,4	0,0
Milchreis mit Zucker und Zimt	Portion	250,0	325,0	10,0	8,1	52,1	4,3	0,7

Vitamin E mg je Portion	Folsäure gesamt µg je Port.	Vitamin C mg je Portion	Kalzium mg je Portion	Magnesium mg je Portion	Eisen mg je Portion	Jod µg je Portion	gesätt. FS g je Portion	einf. unges. FS g je Port.	mehrf. unges. FS g je Port.	Cholesterin mg je Port.	Saccharose g je Portion	Harnsäure mg je Portion	Slimfaktor
3,9	12,0	0,4	60,0	39,0	1,2	2,1	7,4	8,3	1,9	45,0	17,5	40,0	rot
0,0	6,3	0,0	10,0	3,8	0,0	1,3	0,0	0,0	0,0	0,0	0,0		gelb
1,9	2,3	0,2	48,0	35,3	1,1	47,3	3,6	9,0	3,3	107,3	0,0	180,8	rot
9,6	17,5	14,1	127,5	72,5	2,4	79,3	8,5	17,2	11,6	192,5	1,3	295,0	rot
5,5	1,2	0,1	25,8	20,4	0,7	29,0	1,9	4,2	4,8	79,8	0,0	135,0	rot
5,6	12,5	3,0	150,0	107,5	3,3	140,5	10,7	26,7	9,9	317,5	0,3	540,0	rot
0,6	7,5	12,5	45,0	18,8	2,0	1,3	0,0	0,0	0,0	0,0	0,0	18,8	grün
0,6	1,3	2,8	46,3	17,5	1,5	2,0	0,0	0,0	0,0	0,0	16,5	16,3	gelb
2,6	42,5	14,7	87,5	37,5	3,3	9,8	5,5	7,6	2,7	170,0	0,5	97,5	rot
1,1	2,1	0,0	2,7	0,8	0,1	0,9	5,5	4,7	1,7	35,6	0,0	0,2	rot
3,1	3,9	0,7	9,9	1,8	0,2	0,8	0,7	1,3	3,1	19,7	0,4	0,6	rot
1,2	1,1	0,0	1,5	0,3	0,0	0,5	2,7	2,3	0,8	6,8	0,0	1,8	rot
4,2	30,0	11,4	73,5	54,0	3,3	106,1	2,0	8,9	1,6	127,5	0,1	129,0	rot
0,0	2,6	11,4	10,5	3,3	0,1	0,1	0,0	0,0	0,0	0,0	0,4	3,0	grün
0,0	1,4	7,5	10,9	2,2	0,1	0,1	0,0	0,0	0,0	0,0	0,3	3,3	grün
0,2	12,0	44,2	57,0	15,0	0,6	2,2	3,6	1,8	0,3	18,0	1,8	12,0	grün
0,3	2,2	7,6	8,8	2,6	0,1	0,7	6,7	3,3	0,4	31,8	0,3	2,0	rot
0,4	2,4	3,7	59,4	7,8	0,1	3,3	1,5	1,4	0,6	6,0	0,5	2,4	rot
0,0	0,0	0,0	0,3	0,2	0,0	10,0	0,0	0,0	0,0	0,0	0,0	0,0	gelb
1,4	32,5	16,0	70,0	42,5	1,8	9,0	5,7	3,7	1,1	125,0	25,0	57,5	gelb
0,4	38,0	0,2	48,0	20,0	1,2	3,4	3,0	1,7	0,6	38,0	0,3	44,0	rot
0,4	14,0	22,7	60,0	20,0	0,8	2,2	0,1	0,1	0,1	0,0	5,6	18,0	gelb
0,3	10,8	0,0	10,8	19,8	0,8	1,5	0,1	0,1	0,2	0,0	0,3	20,7	gelb
0,5	17,0	0,0	11,0	31,0	1,4	2,2	0,1	0,1	0,3	0,0	0,3	31,5	grün
0,5	11,6	0,1	12,4	41,2	1,4	1,6	0,1	0,1	0,3	0,0	0,4	32,8	gelb
0,5	16,4	0,0	15,6	42,0	1,2	1,4	0,1	0,1	0,3	0,0	0,4	32,4	gelb
0,6	25,6	0,0	13,6	44,8	1,4	1,9	0,1	0,1	0,3	0,0	0,3	36,0	gelb
0,0	0,0	0,0	125,0	35,0	2,3	0,0	0,0	0,0	0,0	0,0	12,3	0,0	rot
2,8	28,5	29,4	177,0	73,5	3,8	1,8	0,1	0,0	0,3	0,0	0,4	112,5	grün
2,3	45,0	52,5	150,0	97,5	4,1	1,5	0,1	0,0	0,2	0,0	0,5	90,0	grün
0,0	0,0	0,0	12,8	2,2	0,3	0,1	0,0	0,0	0,1	0,0	0,1	7,5	gelb
0,1	0,3	0,0	3,3	5,4	0,2	0,7	3,5	4,6	1,1	16,5	0,0	24,6	rot
0,1	0,6	0,0	3,6	6,9	0,3	0,6	3,0	3,9	0,9	19,5	0,0	35,4	rot
0,1	0,6	0,0	4,2	9,0	0,3	0,8	3,1	4,0	1,0	22,5	0,0	40,2	rot
0,1	0,6	0,0	3,6	6,6	0,3	0,3	3,8	4,9	1,2	16,8	0,0	24,0	rot
0,1	1,2	0,0	4,5	10,8	0,4	0,9	3,4	4,5	1,1	27,3	0,0	52,2	rot
0,7	24,0	2,0	27,0	36,0	5,1	89,1	0,3	0,3	0,4	132,0	0,0	114,0	gelb
4,4	12,0	1,0	15,0	18,0	2,4	60,2	0,7	1,3	3,4	68,4	0,0	61,2	rot
0,2	13,7	1,2	18,9	21,5	2,8	72,0	0,2	0,2	0,3	81,3	0,0	72,2	gelb
0,0	10,0	2,0	240,0	24,0	0,1	15,0	0,1	0,1	0,0	4,0	0,0	0,0	gelb
0,1	10,0	2,0	240,0	24,0	0,1	15,0	1,9	1,0	0,1	12,0	0,0	0,0	gelb
0,1	10,0	3,4	240,0	24,0	0,1	15,0	4,2	2,1	0,3	26,0	0,0	0,0	gelb
0,0	4,5	1,0	110,0	12,0	0,1	7,0	0,8	0,4	0,0	5,4	0,0	0,0	rot
0,2	20,0	1,8	242,5	55,0	0,4	15,0	4,8	2,4	0,4	27,5	4,0	42,5	rot

Lebensmittel	Menge	Portionsgröße in Gramm	kcal je Portion	Eiweiß g je Portion	Fett g je Portion	Kohlenhydrate g je Portion	Broteinheiten je Portion	Ballaststoffe g je Portion
Milchreis mit Früchten	Portion	250,0	337,5	7,1	5,0	64,9	5,4	1,8
Milchreis mit Beeren	Portion	250,0	240,0	6,9	4,8	40,0	3,3	5,4
Milchspeiseeis	Portion	75,0	63,8	1,7	1,8	9,9	0,8	0,0
Milchsuppe	Teller	320,0	291,2	10,6	12,1	34,5	2,9	0,1
Milchsuppe mit Mehl	Teller	350,0	416,5	12,3	15,8	55,5	4,6	1,0
Milchzucker	TL	5,0	20,3	0,0	0,0	5,0	0,4	0,0
Mineralwasser mit Kohlensäure	Glas	200,0	0,0	0,0	0,0	0,0	0,0	0,0
Mineralwasser still	Glas	200,0	0,0	0,0	0,0	0,0	0,0	0,0
Minestrone	Teller	400,0	304,0	19,8	11,2	30,0	2,5	7,6
Mirabelle gegart	Portion	125,0	83,8	0,9	0,3	18,3	1,5	1,7
Mirabelle Konserve netto	Portion	125,0	113,8	0,7	0,2	26,0	2,2	1,5
Mirabelle netto	Portion	125,0	80,0	0,9	0,3	17,5	1,5	1,6
Mirabellekonfitüre	Portion	25,0	70,0	0,1	0,0	17,0	1,4	0,1
Mirabellenkompott	Portion	250,0	155,0	1,1	0,3	35,4	3,0	2,1
Mirabellennektar	Glas	200,0	120,0	0,4	0,1	28,5	2,4	0,0
Mirabellensaft	Glas	200,0	128,0	1,3	0,3	28,3	2,4	0,0
Mischgemüse gedünset	Portion	250,0	132,5	5,8	4,3	17,2	1,4	7,3
Mischgemüse in Rahmsoße	Portion	250,0	167,5	6,7	8,7	15,2	1,3	6,8
Miso	Portion	20,0	23,0	2,1	1,2	0,9	0,1	2,1
Mispel netto	Stück	25,0	12,3	0,1	0,1	2,7	0,2	2,5
Mohn	Portion	10,0	47,2	2,0	4,2	0,4	0,0	2,1
Mohn Apfeltorte Mürbeteig	Stück	120,0	344,4	6,0	19,4	36,3	3,0	4,6
Mohn geschrotet	Portion	10,0	47,7	2,0	4,3	0,4	0,0	2,0
Mohn Gitter Torte Quarkölteig	Stück	80,0	278,4	7,3	14,1	29,3	2,4	5,0
Mohnhörnchen	Stück	50,0	166,0	4,1	5,9	23,9	2,0	2,1
Mohnrolle	Stück	100,0	374,0	7,3	19,6	41,8	3,5	4,4
Mohnstollen	Stück	100,0	321,0	8,6	14,7	37,7	3,1	5,0
Möhre brutto	Portion	150,0	31,5	1,2	0,2	5,9	0,5	4,5
Möhre gegart	Portion	150,0	31,5	1,4	0,3	5,4	0,5	5,5
Möhre gesäuert	Portion	50,0	6,5	0,3	0,1	1,2	0,1	0,9
Möhre Konserve netto	Portion	150,0	31,5	1,4	0,3	5,6	0,5	5,2
Möhren in Butter geschwenkt	Portion	250,0	160,0	2,1	10,6	14,0	1,2	7,5
Möhrengemüse gedünstet	Portion	250,0	102,5	2,2	5,8	10,3	0,9	7,8
Möhrengemüse in heller Soße	Portion	250,0	127,5	3,4	6,4	13,6	1,1	5,9
Möhrennusstorte Biskuit	Stück	100,0	317,0	6,5	16,6	35,2	2,9	3,2
Möhrenrohkost mit Öl	Portion	130,0	68,9	1,2	4,1	6,2	0,5	4,3
Möhrensaft	Glas	200,0	44,0	1,7	0,3	8,0	0,7	0,8
Möhrensalat gegart mit Öl	Portion	150,0	117,0	1,3	9,3	6,7	0,6	4,7
Möhrensuppe unpassiert	Teller	350,0	238,0	4,8	19,4	11,0	0,9	4,9
Mohrrübensuppe passiert	Teller	350,0	108,5	2,8	6,1	10,4	0,9	2,6
Mokkacreme	Portion	200,0	380,0	9,3	22,7	34,6	2,9	0,0
Mokkacremetorte	Stück	100,0	347,0	5,3	16,8	43,2	3,6	2,5
Mokkasahnetorte	Stück	100,0	306,0	3,6	20,4	27,5	2,3	0,5
Mokkaspeise	Portion	250,0	335,0	8,1	8,2	56,3	4,7	0,5

Vitamin E mg je Portion	Folsäure gesamt µg je Port.	Vitamin C mg je Portion	Kalzium mg je Portion	Magnesium mg je Portion	Eisen mg je Portion	Jod µg je Portion	gesätt. FS g je Portion	einf. unges. FS g je Port.	mehrf. unges. FS g je Port.	Cholesterin mg je Port.	Saccharose g je Portion	Harnsäure mg je Portion	Slimfaktor
0,3	25,0	14,4	172,5	47,5	0,6	11,3	2,9	1,5	0,3	17,5	27,5	40,0	🔴
1,0	25,0	37,5	172,5	47,5	1,2	10,0	2,6	1,4	0,5	15,0	0,7	45,0	🟢
0,0	2,3	0,9	63,0	6,8	0,0	4,4	1,1	0,5	0,1	6,8	7,4	0,0	🔴
0,5	16,0	2,5	355,2	35,2	0,7	21,4	6,7	3,8	0,6	115,2	11,6	0,0	🔴
0,4	10,5	2,6	367,5	42,0	0,7	21,4	9,4	4,7	0,7	52,5	24,1	10,5	🔴
0,0	0,0	0,0	0,1	0,0	0,0	0,0	0,0	0,0	0,0	0,0	0,0	0,0	🔴
0,0	0,0	0,0	70,0	22,0	0,0	1,2	0,0	0,0	0,0	0,0	0,0	0,0	🟡
0,0	0,0	0,0	68,0	20,0	0,0	1,2	0,0	0,0	0,0	0,0	0,0	0,0	🟡
2,9	80,0	43,5	104,0	84,0	3,4	11,2	3,9	4,5	2,0	44,0	1,6	132,0	🟢
0,7	2,5	5,3	16,3	18,8	0,6	1,4	0,0	0,0	0,1	0,0	6,0	27,5	🟢
0,6	1,3	2,0	16,3	18,8	0,5	2,0	0,0	0,0	0,1	0,0	19,8	22,5	🟡
0,6	3,8	8,8	15,0	18,8	0,6	1,3	0,0	0,0	0,1	0,0	5,8	25,0	🟢
0,0	0,0	0,1	1,3	1,5	0,1	0,0	0,0	0,0	0,0	0,0	16,2	1,8	🔴
0,8	2,5	6,2	22,5	25,0	0,9	4,0	0,1	0,0	0,2	0,0	20,3	32,5	🟢
0,3	2,0	2,3	14,0	10,0	0,4	4,0	0,0	0,0	0,0	0,0	23,3	12,0	🟡
1,0	4,0	8,5	24,0	30,0	1,0	2,0	0,1	0,0	0,2	0,0	11,2	42,0	🟡
1,8	40,0	21,2	82,5	47,5	3,4	20,0	1,1	1,8	1,1	0,0	5,9	110,0	🟢
1,0	42,5	25,0	132,5	47,5	2,8	20,8	5,1	2,5	0,5	25,0	3,2	90,0	🟢
0,2	8,0	0,0	13,6	24,0	0,3	0,6	0,2	0,2	0,7	0,0	0,9	12,0	🟢
0,2	1,5	0,5	7,5	2,8	0,1	0,4	0,0	0,0	0,0	0,0	0,3	3,8	🟢
0,4	10,0	0,0	146,0	33,3	1,0	1,0	0,5	0,5	3,1	0,0	0,0	17,0	🟡
2,8	10,8	1,5	232,8	64,8	2,2	3,8	6,1	7,1	5,1	49,2	19,8	37,2	🔴
0,2	5,1	0,0	147,5	33,6	1,0	1,0	0,5	0,5	3,1	0,0	0,0	17,2	🟡
1,1	13,6	0,3	332,0	73,6	2,3	4,2	4,2	2,7	6,5	26,4	13,2	46,4	🔴
0,9	7,5	0,1	88,0	23,5	0,9	1,6	1,3	1,9	2,4	2,0	5,5	28,5	🔴
1,4	15,0	0,6	244,0	61,0	2,1	4,1	8,0	5,1	5,3	74,0	21,9	43,0	🔴
2,0	18,0	0,2	297,0	74,0	2,5	4,2	2,8	4,2	6,9	36,0	16,1	53,0	🔴
0,6	15,0	8,6	51,0	22,5	2,6	18,5	0,0	0,0	0,1	0,0	2,1	18,0	🟢
0,8	9,0	6,8	63,0	18,0	2,9	22,7	0,1	0,0	0,2	0,0	1,9	24,0	🟢
0,1	2,0	1,2	11,5	5,0	0,5	4,0	0,0	0,0	0,0	0,0	0,4	3,5	🟢
0,7	3,0	2,7	61,5	24,0	2,2	21,2	0,1	0,0	0,2	0,0	2,0	24,0	🟢
1,2	20,0	13,7	92,5	40,0	4,4	32,5	6,2	3,1	0,6	30,0	7,5	32,5	🟢
2,2	20,0	16,0	97,5	42,5	4,6	33,5	1,5	2,5	1,6	0,0	3,5	32,5	🟢
1,7	17,5	10,0	120,0	37,5	3,4	28,3	2,1	2,6	1,4	5,0	2,6	27,5	🟢
6,6	17,0	2,4	86,0	49,0	2,1	5,2	1,8	11,6	2,0	101,0	28,3	18,0	🔴
3,0	15,6	9,6	53,3	23,4	2,5	17,9	0,5	0,9	2,5	0,0	2,4	18,2	🟢
1,0	10,0	5,8	84,0	38,0	3,9	29,4	0,1	0,0	0,2	0,0	2,8	32,0	🟢
6,3	7,5	6,7	57,0	27,0	2,8	19,4	1,1	2,0	5,7	0,0	2,6	21,0	🟢
2,7	24,5	19,0	185,5	38,5	2,9	30,1	10,5	5,6	2,2	52,5	2,2	24,5	🟢
0,5	10,5	7,2	59,5	17,5	2,5	18,6	3,5	1,8	0,3	17,5	1,0	21,0	🟢
1,0	18,0	1,5	186,0	22,0	0,9	13,6	12,9	7,1	1,1	170,0	21,5	2,0	🔴
3,1	10,0	0,4	83,0	36,0	1,1	4,1	6,8	7,3	1,6	61,0	30,3	8,0	🔴
0,8	7,0	0,4	61,0	9,0	0,5	7,4	12,0	6,2	0,9	98,0	15,0	3,0	🔴
0,3	12,5	1,7	245,0	35,0	0,8	14,8	4,6	2,6	0,5	60,0	30,5	2,5	🔴

Lebensmittel	Menge	Portionsgröße in Gramm	kcal je Portion	Eiweiß g je Portion	Fett g je Portion	Kohlenhydrate g je Portion	Broteinheiten je Portion	Ballaststoffe g je Portion
Molke	Glas	200,0	50,0	1,6	0,5	9,4	0,8	0,0
Molke mit Früchten	Glas	200,0	130,0	1,6	0,5	29,2	2,4	1,3
Molkenpulver	EL	10,0	35,3	1,1	0,1	6,8	0,6	0,0
Moosbeere	Portion	125,0	45,0	0,5	0,9	4,9	0,4	4,8
Morchel frisch	Portion	100,0	11,0	1,7	0,3	0,5	0,0	7,0
Morchel getrocknet	Portion	25,0	24,5	3,7	0,7	1,1	0,1	15,4
Morchel Konserve netto	Portion	100,0	11,0	1,6	0,3	0,4	0,0	6,8
Mortadella fettarm	Scheibe	30,0	52,2	6,3	2,9	0,1	0,0	0,0
Mortadella i.D.	Portion	30,0	92,4	3,6	8,7	0,1	0,0	0,‾
Most Apfelwein	Glas	130,0	55,9	0,0	0,0	1,3	0,1	0,0
Mousse au chocolat	Portion	200,0	414,0	5,1	26,9	38,2	3,2	3,2
Mozzarella	Stück	125,0	318,8	23,8	24,8	0,0	0,0	0,0
Muffins	Stück	60,0	130,2	4,2	2,1	23,2	1,9	1,3
Muffins mit Heidelbeeren	Stück	60,0	168,6	3,5	6,5	23,7	2,0	1,3
Muffins mit Schokolade	Stück	60,0	171,6	4,7	6,9	22,4	1,9	4,0
Multivitaminnektar mit Süßstoff	Glas	200,0	64,0	0,9	0,3	12,6	1,0	0,0
Mungobohne frisch	Portion	150,0	409,5	34,7	1,8	61,9	5,2	22,5
Mungobohnensprossen	Portion	100,0	24,0	3,2	0,3	1,8	0,1	5,6
Münster 30% F. i. Tr.	Portion	30,0	71,7	8,4	4,2	0,0	0,0	0,0
Münster 45% F. i. Tr.	Portion	30,0	87,9	6,5	6,9	0,0	0,0	0,0
Münster 50% F. i. Tr.	Portion	30,0	93,9	6,0	7,8	0,0	0,0	0,0
Mürbeteig	Portion	100,0	479,0	5,1	27,5	53,1	4,4	2,0
Musaka	Portion	300,0	417,0	10,3	34,1	17,4	1,5	3,6
Muscheln im Weißweinsud	Portion	200,0	118,0	16,7	2,3	7,3	0,6	0,6
Muscheln in Tomatensoße	Portion	200,0	234,0	10,9	17,9	7,4	0,6	0,8
Muskatnuss	TL	1,0	5,3	0,1	0,4	0,5	0,0	0,0
Müsli	Portion	40,0	140,4	4,2	2,9	24,0	2,0	3,2
Müsli mit Milch, Zucker und Obst	Portion	150,0	189,0	4,5	3,0	34,9	2,9	3,1
Müslikeks Vollkorn	Stück	20,0	88,2	1,6	4,7	9,8	0,8	1,8
Müsliriegel	Stück	25,0	93,8	1,7	4,7	11,0	0,9	1,1
Mutzen rheinisch	Portion	50,0	147,0	4,5	1,9	27,0	2,3	1,1
Nährhefe	TL	5,0	4,2	0,8	0,1	0,0	0,0	0,3
Napfkuchen Hefeteig	Stück	100,0	349,0	6,4	16,8	42,5	3,5	2,8
Napfkuchen mit Rosinen	Stück	70,0	252,7	4,4	11,1	33,1	2,8	1,7
Nasi Goreng	Portion	550,0	803,0	33,7	32,5	93,2	7,8	2,6
Natrium Glutamat	Portion	0,5	1,7	0,4	0,0	0,0	0,0	0,0
Natto	Portion	20,0	35,2	3,5	2,2	0,4	0,0	3,0
Natursauer getrocknet	TL	1,0	3,4	0,1	0,0	0,7	0,1	0,1
Nektarine gegart	Stück	115,0	67,9	1,1	0,1	14,9	1,2	2,7
Nektarine Konserve netto	Portion	125,0	107,5	0,9	0,1	24,8	2,1	2,5
Nektarine netto	Stück	115,0	65,6	1,0	0,1	14,3	1,2	2,5
Nektarinenkonfitüre	Portion	25,0	69,3	0,1	0,0	16,9	1,4	0,2
Nektarinennektar	Glas	200,0	134,0	0,7	0,1	31,5	2,6	0,0
Nizzaer Salat mit Thunfisch	Portion	200,0	180,0	9,1	12,3	8,0	0,7	4,0

Vitamin E mg je Portion	Folsäure gesamt µg je Port.	Vitamin C mg je Portion	Kalzium mg je Portion	Magnesium mg je Portion	Eisen mg je Portion	Jod µg je Portion	gesätt. FS g je Portion	einf. unges. FS g je Port.	mehrf. unges. FS g je Port.	Cholesterin mg je Port.	Saccharose g je Portion	Harnsäure mg je Portion	Slimfaktor
0,0	2,0	2,0	120,0	16,0	0,2	16,0	0,3	0,1	0,0	4,0	0,0	0,0	gelb
0,1	2,0	3,1	112,0	16,0	0,3	14,0	0,3	0,1	0,0	4,0	20,3	2,0	grün
0,0	3,3	0,5	150,0	12,0	0,1	12,0	0,1	0,0	0,0	0,4	0,0	0,0	rot
0,6	2,5	13,8	17,5	8,8	1,1	2,5	0,1	0,1	0,5	0,0	0,3	18,8	grün
0,2	25,0	5,0	11,0	11,0	1,2	10,0	0,1	0,0	0,2	0,0	0,0	30,0	grün
0,4	28,5	4,4	22,0	22,0	2,2	22,0	0,2	0,0	0,4	0,0	0,0	66,0	grün
0,2	6,0	1,1	18,0	9,0	1,0	12,9	0,1	0,0	0,2	0,0	0,0	31,0	rot
0,0	2,7	7,9	6,9	8,1	0,4	2,5	1,0	1,2	0,5	24,3	0,0	40,8	rot
0,1	0,6	7,8	4,5	8,1	0,3	0,8	3,1	4,2	1,0	19,5	0,0	34,8	rot
0,0	1,3	0,0	6,5	5,2	0,4	14,3	0,0	0,0	0,0	0,0	0,0	0,0	gelb
0,8	14,0	1,1	122,0	52,0	1,4	12,2	16,3	8,2	1,0	70,0	33,7	6,0	rot
0,7	25,0	0,0	503,8	25,0	0,3	18,8	16,2	6,6	0,6	57,5	0,0	12,5	rot
0,6	7,8	0,3	42,6	10,8	0,5	2,5	0,8	0,5	0,6	3,6	0,1	18,6	rot
1,4	3,6	1,5	35,4	8,4	0,6	1,9	1,8	2,8	1,5	26,4	5,9	11,4	rot
0,9	5,4	0,1	42,0	49,8	1,7	1,9	2,8	2,7	1,0	22,2	11,3	13,2	gelb
0,4	8,0	15,9	22,0	14,0	0,6	5,0	0,1	0,0	0,1	0,0	5,3	18,0	gelb
2,9	210,0	4,5	184,5	364,5	14,7	10,5	0,4	0,3	1,0	0,0	1,9	333,0	gelb
0,1	61,0	11,0	13,0	18,0	0,9	2,0	0,1	0,0	0,1	0,0	0,3	12,0	grün
0,1	4,5	0,0	69,0	9,0	0,1	9,0	2,5	1,3	0,2	9,0	0,0	3,0	rot
0,2	24,0	0,0	105,0	7,5	0,1	6,0	4,2	2,1	0,3	16,2	0,0	3,0	rot
0,2	15,0	0,0	90,0	7,5	0,1	6,0	4,7	2,4	0,3	18,3	0,0	3,0	rot
0,8	6,0	0,1	12,0	11,0	0,8	1,7	16,5	8,2	1,2	78,0	17,6	20,0	rot
3,8	51,0	17,0	243,0	39,0	1,7	17,1	9,6	19,7	2,9	93,0	1,1	33,0	rot
1,4	46,0	5,8	62,0	66,0	8,8	150,0	0,5	0,5	0,7	214,0	0,2	190,0	gelb
1,5	28,0	7,7	54,0	42,0	4,9	79,4	10,7	4,8	1,0	154,0	0,2	114,0	rot
0,0	0,0	0,0	1,8	1,8	0,0	0,1	0,3	0,0	0,0	0,0	0,2	0,3	rot
1,4	17,6	0,7	20,4	43,6	1,3	1,4	0,4	1,4	0,9	0,0	1,3	42,0	gelb
0,8	13,5	16,7	51,0	49,5	1,8	4,2	0,9	0,9	1,0	3,0	4,9	42,0	gelb
2,7	6,0	0,1	13,2	27,2	0,7	1,7	0,5	2,0	1,9	0,0	0,4	11,0	rot
1,8	7,0	0,5	19,3	21,0	0,5	0,6	0,5	3,4	0,6	0,0	5,7	10,8	rot
0,4	5,5	0,0	14,0	7,5	0,7	1,6	0,5	0,7	0,4	53,5	7,1	12,0	rot
0,0	60,0	0,0	1,3	3,0	0,3	0,0	0,0	0,0	0,0	0,0	0,0	34,0	grün
4,0	19,0	0,3	48,0	25,0	1,1	3,1	4,1	8,0	3,8	46,0	11,9	40,0	rot
1,1	6,3	0,2	34,3	13,3	0,7	2,2	5,6	3,8	0,8	66,5	11,0	20,3	rot
1,3	38,5	2,1	33,0	110,0	2,5	9,9	22,7	5,2	2,6	88,0	0,7	264,0	rot
0,0	0,0	0,0	0,0	0,0	0,0	0,0	0,0	0,0	0,0	0,0	0,0	0,0	rot
0,2	25,2	0,0	20,6	18,0	0,7	0,5	0,3	0,4	1,3	0,0	0,3	22,0	grün
0,0	0,7	0,0	0,3	0,6	0,0	0,1	0,0	0,0	0,0	0,0	0,0	0,8	gelb
0,6	3,5	5,6	4,6	12,7	0,6	0,0	0,0	0,0	0,0	0,0	10,4	23,0	grün
0,6	1,3	2,3	7,5	12,5	0,5	2,0	0,0	0,0	0,0	0,0	22,4	20,0	grün
0,6	5,8	9,2	4,6	11,5	0,6	0,6	0,0	0,0	0,0	0,0	10,0	20,7	grün
0,0	0,0	0,1	0,5	1,0	0,1	0,0	0,0	0,0	0,0	0,0	16,6	1,8	rot
0,5	2,0	4,0	8,0	10,0	0,5	2,0	0,0	0,0	0,0	0,0	28,4	18,0	gelb
2,5	46,0	49,6	82,0	38,0	1,7	15,0	2,6	6,8	1,9	102,0	0,5	66,0	gelb

Lebensmittel	Menge	Portionsgröße in Gramm	kcal je Portion	Eiweiß g je Portion	Fett g je Portion	Kohlenhydrate g je Portion	Broteinheiten je Portion	Ballaststoffe g je Portion
Nougat	Portion	25,0	118,5	1,3	5,3	16,3	1,4	1,2
Nougat Rohmasse	Portion	25,0	127,8	2,0	8,2	11,6	1,0	1,9
Nougatcreme	Portion	25,0	104,0	2,0	2,3	18,5	1,5	1,2
Nudelauflauf mit Schinken überbacken	Portion	350,0	535,5	22,1	18,2	70,1	5,8	5,3
Nudelauflauf mit Käse	Portion	350,0	665,0	30,2	41,3	42,4	3,5	2,2
Nudeleintopf mit Huhn und Gemüse	Teller	400,0	384,0	23,1	20,2	27,8	2,3	3,5
Nudeln gegart eifrei	Portion	125,0	187,5	6,7	0,6	37,9	3,2	2 9
Nudeln gegart mit Ei	Portion	125,0	157,5	5,5	1,2	30,5	2,5	2 4
Nudeln grün mit Gorgonzolasoße	Portion	250,0	350,0	15,5	15,4	36,9	3,1	2 8
Nudeln selbstgemacht	Portion	200,0	276,0	6,4	7,1	46,0	3,8	2 6
Nudeln selbstgemacht mit Ei	Portion	200,0	308,0	11,5	8,5	45,5	3,8	2 6
Nudelsalat mit Mayonnaise	Portion	350,0	553,0	10,8	38,3	41,8	3,5	5,8
Nudelsuppe	Teller	330,0	145,2	8,0	5,3	15,9	1,3	1,3
Nudelsuppe mit Huhn	Teller	350,0	294,0	21,0	20,2	7,6	0,6	1,0
Nürnberger Lebkuchen	Stück	40,0	159,6	2,6	5,5	24,6	2,1	1,7
Nuss Nougat Creme	Portion	25,0	130,3	1,1	7,4	14,9	1,2	1,0
Nuss Nougat Törtchen Fertigmischung	Stück	60,0	174,6	2,3	12,6	13,1	1,1	0,7
Nüsse netto	Portion	20,0	112,2	5,1	9,6	1,7	0,1	2,2
Nussecken Mürbeteig	Portion	50,0	270,0	3,5	18,0	23,9	2,0	1,8
Nusshörnchen	Stück	50,0	195,0	3,4	11,3	19,9	1,7	1,2
Nusskuchen	Stück	50,0	228,0	4,4	15,8	17,3	1,4	2,0
Nusskuchen Fertigmischung	Stück	60,0	310,8	4,3	19,6	29,6	2,5	0,1
Nusskuchen Rührteig	Stück	70,0	319,2	6,1	22,1	24,3	2,0	2,9
Nussmus	EL	20,0	130,4	2,5	12,6	2,2	0,2	1,2
Nussmus gesalzen	EL	20,0	127,2	2,4	12,2	2,4	0,2	1,1
Nussplätzchen	Portion	50,0	232,5	3,4	13,9	23,7	2,0	1,7
Nussprinten	Stück	20,0	93,0	1,6	4,3	12,0	1,0	1,1
Nusspudding	Portion	250,0	895,0	24,6	62,5	59,8	5,0	7,5
Nusssahnetorte	Stück	120,0	415,2	6,1	29,4	32,0	2,7	1,3
Nussstangen	Portion	50,0	262,0	3,3	16,3	25,7	2,1	1,4
Nusstaler	Portion	50,0	257,5	3,4	15,3	26,7	2,2	1,5
Obstessig	EL	15,0	3,0	0,1	0,0	0,1	0,0	0,0
Obstkuchen aus Rührmasse	Stück	150,0	321,0	5,1	14,3	42,6	3,5	2,4
Obstkuchen Fertigmischung trocknet	Stück	60,0	310,8	4,3	19,6	29,6	2,5	0,1
Obstkuchen Hefeteig	Stück	150,0	216,0	4,2	5,1	37,5	3,1	3,2
Obstkuchen m. Kernobst Mürbeteig	Stück	150,0	321,0	5,1	14,3	42,6	3,5	2,4
Obstkuchen mit Steinobst Mürbeteig	Stück	150,0	418,5	5,3	25,2	42,7	3,6	2,6
Obstmichel mit gemischtem Obst	Portion	250,0	435,0	9,0	17,2	60,5	5,0	4,4
Obstmischung getrocknet	Portion	25,0	72,3	0,6	0,2	16,5	1,4	1,7
Obstmischung Konserve netto	Portion	125,0	133,8	0,4	0,1	31,9	2,7	1,1
Obstmischung Konfitüre	Portion	25,0	68,5	0,1	0,0	16,7	1,4	0,2
Obstmischung TK	Portion	125,0	111,3	1,0	0,3	25,4	2,1	2,7
Obstnektar	Glas	200,0	144,0	0,9	0,3	32,6	2,7	0,0
Obstpie Mürbeteig	Portion	150,0	636,0	6,1	35,4	73,1	6,1	4,3

Vitamin E mg je Portion	Folsäure gesamt µg je Port.	Vitamin C mg je Portion	Kalzium mg je Portion	Magnesium mg je Portion	Eisen mg je Portion	Jod µg je Portion	gesätt. FS g je Portion	einf. unges. FS g je Port.	mehrf. unges. FS g je Port.	Cholesterin mg je Port.	Saccharose g je Portion	Harnsäure mg je Portion	Slimfaktor
2,1	6,3	0,2	20,0	19,8	0,6	0,2	0,6	3,9	0,5	0,0	15,9	4,5	●
3,2	9,8	0,4	30,8	30,3	0,8	0,3	0,9	6,1	0,8	0,0	11,0	6,8	●
0,7	5,8	0,3	43,0	19,0	0,6	2,0	0,5	1,4	0,3	0,0	17,1	5,8	●
0,6	10,5	0,1	136,5	73,5	1,8	7,4	9,4	5,2	2,0	154,0	0,7	108,5	●
4,0	66,5	0,8	556,5	45,5	2,7	42,7	23,3	10,6	4,1	378,0	0,2	28,0	●
0,7	28,0	19,4	64,0	76,0	2,6	11,2	6,7	9,0	3,3	104,0	1,0	204,0	●
0,1	12,5	0,0	12,5	27,5	0,6	0,6	0,1	0,1	0,3	0,0	0,2	32,5	●
0,1	3,8	0,0	12,5	26,3	0,6	0,5	0,2	0,1	0,6	42,5	0,1	26,3	●
1,8	32,5	7,7	307,5	40,0	2,1	20,8	8,0	4,6	1,6	102,5	0,2	40,0	●
4,2	4,0	0,0	12,0	14,0	1,0	1,8	0,8	1,5	4,3	0,0	0,2	26,0	●
2,3	30,0	0,0	38,0	18,0	2,0	4,6	2,1	2,9	2,1	234,0	0,2	28,0	●
21,9	66,5	82,9	98,0	59,5	2,9	7,7	6,2	9,1	20,5	178,5	0,6	52,5	●
0,1	6,6	4,2	19,8	39,6	0,5	0,7	2,2	2,1	0,5	19,8	0,1	13,2	●
0,8	21,0	21,3	56,0	59,5	2,1	3,2	7,2	9,0	2,7	80,5	0,0	133,0	●
2,7	4,4	1,1	27,6	18,0	0,8	0,9	0,6	3,2	1,4	10,8	10,4	11,2	●
1,1	3,8	0,2	17,8	15,0	0,4	0,5	4,4	2,3	0,3	0,0	14,4	3,0	●
1,8	3,6	0,4	25,2	10,2	0,4	1,9	3,6	4,4	3,0	34,2	7,0	8,4	●
2,2	33,8	0,0	8,0	32,0	0,4	2,6	1,8	4,7	2,7	0,0	0,7	14,0	●
4,4	7,0	0,3	42,0	28,0	0,9	1,1	5,2	9,8	2,0	32,0	16,0	10,5	●
3,0	11,0	0,2	27,0	14,5	0,7	1,6	2,4	6,1	2,2	26,5	7,3	17,5	●
3,2	9,0	0,1	35,5	27,0	0,8	1,6	6,2	7,0	1,6	65,0	9,7	9,0	●
0,8	2,4	0,0	30,0	6,0	0,3	0,3	2,9	2,3	9,0	0,0	0,1	17,4	●
4,5	12,6	0,1	49,7	37,8	1,2	2,2	8,7	9,8	2,3	91,0	13,6	12,6	●
4,9	7,2	0,3	46,2	31,8	0,8	0,4	0,9	9,8	1,3	0,0	1,3	8,2	●
2,7	7,0	0,3	44,6	30,6	0,8	8,4	0,9	9,4	1,3	0,0	1,5	7,8	●
3,6	5,5	0,3	40,0	24,5	0,8	1,0	4,0	8,0	1,1	16,0	11,2	11,5	●
1,2	2,2	0,1	24,2	15,4	0,5	0,6	1,1	2,6	0,4	2,8	5,3	5,0	●
23,1	80,0	2,2	312,5	147,5	5,8	14,0	8,1	43,3	6,8	412,5	44,2	42,5	●
5,3	14,4	0,7	98,4	34,8	1,2	7,6	11,7	14,0	2,0	105,6	16,3	10,8	●
4,7	7,0	0,7	32,0	22,0	0,9	1,2	3,0	9,4	3,0	44,0	15,8	10,0	●
3,0	6,0	0,2	32,0	19,5	0,8	1,1	5,7	7,6	1,1	43,0	11,1	10,0	●
0,0	0,0	0,0	0,9	3,0	0,1	0,2	0,0	0,0	0,0	0,0	0,0	0,0	●
1,0	10,5	2,0	28,5	12,0	1,2	4,8	7,8	4,4	1,0	111,0	18,9	22,5	●
0,8	2,4	0,0	30,0	6,0	0,3	0,3	2,9	2,3	9,0	0,0	0,1	17,4	●
0,6	16,5	2,7	28,5	15,0	1,0	4,8	2,7	1,4	0,6	28,5	6,9	42,0	●
1,0	10,5	2,0	28,5	12,0	1,2	4,8	7,8	4,4	1,0	111,0	18,9	22,5	●
4,1	6,0	3,9	39,0	18,0	1,0	5,0	9,7	10,0	4,2	58,5	16,7	24,0	●
2,1	35,0	23,0	115,0	45,0	1,7	9,0	10,5	4,1	1,3	85,0	26,1	40,0	●
0,2	11,0	13,5	14,3	13,5	0,4	1,8	0,0	0,0	0,1	0,0	9,7	15,3	●
0,3	1,3	1,7	15,0	8,8	0,3	4,1	0,0	0,0	0,1	0,0	28,5	10,0	●
0,0	0,0	0,1	1,8	1,0	0,1	0,0	0,0	0,0	0,0	0,0	16,1	1,8	●
0,4	18,8	20,8	22,5	21,3	0,5	2,6	0,1	0,1	0,1	0,0	15,0	23,8	●
0,4	10,0	14,4	22,0	14,0	0,7	4,0	0,1	0,0	0,1	0,0	25,3	20,0	●
1,3	6,0	2,6	24,0	19,5	1,4	4,4	21,0	10,5	1,7	99,0	21,0	43,5	●

Lebensmittel	Menge	Portionsgröße in Gramm	kcal je Portion	Eiweiß g je Portion	Fett g je Portion	Kohlenhydrate g je Portion	Broteinheiten je Portion	Ballaststoffe g je Portion
Obstsalat	Portion	150,0	130,5	1,1	0,4	29,2	2,4	3,1
Obsttörtchen Mürbeteig	Stück	100,0	198,0	2,1	10,2	24,5	2,0	1,6
Obsttorte Biskuit	Stück	100,0	157,0	4,0	1,9	30,6	2,5	2 1
Obsttorte Mürbeteig	Stück	120,0	237,6	2,5	12,2	29,4	2,5	2 0
Obsttorte Rührteig	Stück	120,0	250,8	3,7	11,1	33,8	2,8	1 8
Obstwein	Glas	130,0	85,8	0,0	0,0	9,5	0,8	0,0
Ochsenschwanz gegart	Portion	150,0	331,5	40,0	19,1	0,0	0,0	0,0
Ochsenschwanzsuppe gebunden	Teller	350,0	133,0	11,3	7,9	4,5	0,4	0,0
Ochsenschwanzsuppe klar Trockenprod.	Portion	50,0	63,0	7,4	3,3	0,9	0,1	0,3
Ochsenschwanzsuppe klar m. Suppeng.	Teller	350,0	126,0	14,0	6,6	2,9	0,2	1,5
Okra gegart	Portion	150,0	30,0	3,1	0,3	3,3	0,3	7,6
Okra Konserve netto	Portion	150,0	25,5	2,9	0,3	2,6	0,2	7,0
Okra netto	Portion	150,0	30,0	3,2	0,3	3,3	0,3	7,4
Olive grün frisch	Portion	20,0	26,0	0,3	2,5	0,6	0,1	0,9
Olive grün gesäuert	Portion	20,0	28,6	0,3	2,8	0,4	0,0	0,5
Olive schwarz frisch	Portion	20,0	69,0	0,4	7,2	1,0	0,1	0,8
Olive schwarz gesäuert	Portion	20,0	70,6	0,4	7,2	1,0	0,1	0,3
Olivenöl	EL	12,0	105,7	0,0	12,0	0,0	0,0	0,0
Olivenpastete	Portion	30,0	82,5	4,4	7,2	0,2	0,0	0,3
Omelett	Portion	140,0	273,0	18,1	22,1	1,1	0,1	0,0
Omelett mit Champignons	Portion	200,0	322,0	19,9	25,5	3,8	0,3	1,2
Omelett mit Kartoffeln und Schinken	Portion	150,0	195,0	7,3	10,4	17,9	1,5	2,5
Omelett mit Pilzen und Kräutern	Portion	300,0	414,0	28,3	32,8	2,0	0,2	6,5
Orange netto	Stück	150,0	70,5	1,5	0,3	13,8	1,1	3,3
Orangeat	TL	5,0	15,5	0,0	0,0	3,7	0,3	0,1
Orangencreme	Portion	150,0	154,5	3,2	2,7	28,5	2,4	0,1
Orangenessenz	TL	1,0	0,2	0,0	0,0	0,0	0,0	0,0
Orangenflammeri	Portion	250,0	347,5	7,4	7,1	61,7	5,1	0,2
Orangenkonfitüre	Portion	25,0	68,3	0,1	0,0	16,6	1,4	0,2
Orangenlimonade	Glas	200,0	58,0	0,0	0,0	14,0	1,2	0,0
Orangennektar	Glas	200,0	126,0	0,9	0,2	28,8	2,4	0,2
Orangennektar mit Süßstoff	Glas	200,0	44,0	0,9	0,2	8,7	0,7	0,2
Orangenplätzchen	Portion	50,0	189,0	2,9	1,6	40,0	3,3	0,5
Orangensaft	Glas	200,0	90,0	1,9	0,3	17,6	1,5	0,5
Orangenschale	TL	5,0	6,3	0,1	0,0	1,3	0,1	0,0
Orangensorbet	Portion	75,0	104,3	0,2	0,0	24,1	2,0	0,3
Oregano frisch	Portion	5,0	3,4	0,1	0,1	0,5	0,0	0,1
Oregano getrocknet	TL	1,0	3,4	0,1	0,1	0,5	0,0	0,1
Ovomaltine	TL	4,0	15,1	0,2	0,2	3,1	0,3	0,2
Paella	Portion	550,0	946,0	54,8	49,2	70,7	5,9	4,0
Pakchoy	Portion	150,0	21,0	1,8	0,5	1,8	0,1	2,9
Palatschinken	Portion	150,0	346,5	8,2	12,9	48,8	4,1	1,4
Palmenherz frisch gegart	Portion	150,0	46,5	3,8	0,2	7,1	0,6	6,6
Palmenherz frisch roh	Portion	150,0	54,0	3,8	0,1	9,0	0,8	6,3

Vitamin E mg je Portion	Folsäure gesamt µg je Port.	Vitamin C mg je Portion	Kalzium mg je Portion	Magnesium mg je Portion	Eisen mg je Portion	Jod µg je Portion	gesätt. FS g je Portion	einf. unges. FS g je Port.	mehrf. unges. FS g je Port.	Cholesterin mg je Port.	Saccharose g je Portion	Harnsäure mg je Portion	Slimfaktor
0,5	24,0	29,8	25,5	24,0	0,6	2,9	0,1	0,1	0,1	0,0	17,1	27,0	🟢
1,8	3,0	3,7	22,0	10,0	0,6	2,2	4,3	3,8	1,5	14,0	10,8	17,0	🔴
0,9	6,0	3,7	20,0	11,0	0,9	2,1	0,5	0,7	0,3	59,0	16,7	18,0	🟡
2,1	3,6	4,4	26,4	12,0	0,7	2,6	5,1	4,6	1,8	16,8	13,0	20,4	🔴
2,3	8,4	2,5	26,4	12,0	0,9	3,8	2,9	4,8	2,6	63,6	13,4	16,8	🔴
0,0	1,3	0,0	6,5	5,2	0,4	13,0	0,0	0,0	0,0	0,0	0,0	0,0	🟡
0,8	4,5	0,0	10,5	31,5	4,5	0,0	8,4	8,2	0,9	109,5	0,0	259,5	🔴
0,1	3,5	1,3	21,0	38,5	1,4	1,1	3,4	3,4	0,4	14,0	1,7	28,0	🟡
0,1	2,5	0,8	15,0	10,0	0,7	0,5	2,0	1,0	0,1	20,0	0,2	46,5	🔴
0,4	10,5	5,7	38,5	42,0	1,5	2,8	2,9	2,8	0,4	28,0	0,6	59,5	🟢
0,2	73,5	30,0	133,5	90,0	1,7	8,4	0,1	0,1	0,1	0,0	0,8	13,5	🟢
0,2	27,0	13,8	114,0	67,5	1,3	9,3	0,1	0,1	0,1	0,0	0,6	12,0	🟢
0,2	132,0	54,0	126,0	90,0	1,8	8,4	0,1	0,1	0,1	0,0	0,8	12,0	🟢
0,1	10,0	0,0	12,2	4,4	0,3	0,4	0,4	1,8	0,2	0,0	0,0	5,0	🟢
0,4	10,0	0,0	19,0	3,8	0,3	0,9	0,4	2,0	0,3	0,0	0,0	5,0	🟡
0,1	9,0	0,0	16,0	3,2	0,3	0,9	1,1	5,1	0,7	0,0	0,0	6,0	🔴
0,1	9,0	0,0	16,0	3,2	0,3	0,9	1,1	5,1	0,7	0,0	0,0	6,0	🔴
1,4	0,0	0,0	0,1	0,0	0,0	0,6	1,8	8,5	1,1	0,1	0,0	0,0	🔴
0,1	3,3	7,0	6,9	7,5	0,5	0,8	2,5	3,5	0,8	16,5	0,0	31,2	🔴
2,1	79,8	0,0	77,0	18,2	2,8	14,4	8,5	8,2	2,3	572,6	0,0	7,0	🔴
2,3	92,0	2,2	92,0	28,0	3,5	25,8	10,6	9,2	2,5	578,0	0,0	42,0	🔴
0,6	25,5	10,9	31,5	25,5	1,2	6,9	5,4	3,3	0,8	105,0	0,5	34,5	🟡
3,3	141,0	9,8	129,0	45,0	11,6	24,9	12,6	11,9	3,7	834,0	0,0	45,0	🟡
0,4	36,0	75,0	63,0	21,0	0,6	3,2	0,1	0,1	0,1	0,0	5,7	30,0	🟢
0,0	0,2	0,2	2,5	0,4	0,0	0,0	0,0	0,0	0,0	0,0	3,3	1,3	🔴
0,5	13,5	5,3	27,0	7,5	0,8	3,9	0,8	1,1	0,4	105,0	22,3	6,0	🔴
0,0	0,0	0,0	0,0	0,0	0,0	0,0	0,0	0,0	0,0	0,0	0,0	0,0	🟡
0,6	17,5	13,3	192,5	27,5	1,0	12,3	3,5	2,3	0,5	107,5	38,9	10,0	🔴
0,0	0,3	0,5	4,0	1,3	0,1	0,3	0,0	0,0	0,0	0,0	16,1	1,8	🔴
0,0	0,0	0,0	40,0	4,0	0,8	4,0	0,0	0,0	0,0	0,0	0,6	0,0	🟡
0,2	14,0	27,8	48,0	16,0	0,5	4,0	0,0	0,0	0,1	0,0	24,3	22,0	🟡
0,2	14,0	30,6	48,0	16,0	0,4	5,0	0,0	0,0	0,1	0,0	4,3	20,0	🟡
0,3	5,5	1,7	13,5	5,0	0,6	1,9	0,5	0,6	0,3	51,5	22,9	6,5	🔴
0,5	30,0	61,7	86,0	30,0	0,8	4,2	0,1	0,1	0,1	0,0	8,7	42,0	🟡
0,0	0,7	6,8	8,0	1,1	0,0	0,1	0,0	0,0	0,0	0,0	0,4	1,5	🔴
0,0	3,8	7,5	9,0	3,0	0,2	2,0	0,0	0,0	0,0	0,0	23,0	3,0	🔴
0,1	2,5	2,3	15,5	2,7	0,4	0,0	0,0	0,0	0,0	0,0	0,1	0,8	🟢
0,0	0,0	0,0	15,8	2,7	0,4	0,1	0,0	0,0	0,1	0,0	0,1	1,7	🟡
0,0	1,3	0,0	3,4	3,0	0,1	0,2	0,1	0,1	0,0	0,2	2,8	1,0	🔴
3,0	71,5	17,1	82,5	148,5	6,8	79,2	14,6	25,5	5,8	214,5	1,7	434,5	🔴
0,4	124,5	39,0	60,0	16,5	0,9	0,5	0,1	0,1	0,2	0,0	0,4	37,5	🟢
0,7	19,5	0,6	81,0	16,5	1,2	6,9	6,8	4,1	0,9	129,0	23,4	15,0	🔴
0,3	25,5	6,8	81,0	27,0	1,3	6,8	0,0	0,0	0,1	0,0	1,4	51,0	🟢
0,3	45,0	13,5	75,0	39,0	1,5	6,0	0,0	0,0	0,1	0,0	1,8	45,0	🟢

Lebensmittel	Menge	Portionsgröße in Gramm	kcal je Portion	Eiweiß g je Portion	Fett g je Portion	Kohlenhydrate g je Portion	Broteinheiten je Portion	Ballaststoffe g je Portion
Palmenherz Konserve netto	Portion	150,0	45,0	3,5	0,1	7,1	0,6	6,0
Palmfett Palmöl	Portion	20,0	174,4	0,0	19,7	0,0	0,0	0,0
Pampelmuse netto	Stück	125,0	57,5	0,9	0,1	11,8	1,0	0,9
Pampelmusennektar	Glas	200,0	124,0	0,7	0,0	28,8	2,4	0,1
Pampelmusensaft	Glas	200,0	86,0	1,4	0,1	17,8	1,5	0,1
Paniermehl	EL	8,0	28,6	0,8	0,2	5,9	0,5	0,4
Papaya gegart	Portion	125,0	17,5	0,7	0,1	3,2	0,3	2,6
Papaya getrocknet	Portion	25,0	46,5	1,9	0,3	8,7	0,7	6,9
Papaya Konserve netto	Portion	125,0	75,0	0,5	0,1	17,6	1,5	2,0
Papaya netto	Portion	80,0	10,4	0,4	0,1	1,9	0,2	1,5
Papayanektar	Glas	200,0	90,0	0,2	0,2	21,7	1,8	0,3
Paprika edelsüß	TL	1,0	3,2	0,1	0,1	0,3	0,0	0,2
Paprikabutter	Portion	20,0	145,0	0,2	16,2	0,3	0,0	0,1
Paprikahuhn mit Soße	Portion	250,0	412,5	38,4	27,6	3,1	0,3	0,3
Paprikaschote gefüllt mit Hack	Portion	300,0	231,0	17,0	8,8	20,2	1,7	4,1
Paprikaschote gesäuert	Portion	50,0	5,5	0,3	0,1	0,7	0,1	0,9
Paprikaschote gegart	Portion	150,0	30,0	1,8	0,5	4,4	0,4	5,6
Paprikaschote Konserve netto	Portion	150,0	25,5	1,6	0,4	3,4	0,3	5,1
Paprikaschote netto	Portion	150,0	30,0	1,8	0,5	4,4	0,4	5,4
Paranuss netto	Portion	20,0	132,0	2,7	13,4	0,7	0,1	1,6
Parmesan 30% F. i. Tr.	Portion	30,0	106,8	11,6	6,8	0,0	0,0	0,0
Parmesan 40% F. i. Tr.	Portion	30,0	122,1	10,3	9,1	0,0	0,0	0,0
Parmesan 45% F. i. Tr.	Portion	30,0	132,0	9,7	10,4	0,0	0,0	0,0
Passionsfrucht Konserve netto	Portion	125,0	132,5	2,5	0,4	25,7	2,1	1,6
Passionsfrucht net.	Portion	125,0	100,0	3,0	0,5	16,8	1,4	1,8
Passionsfruchtnektar	Glas	200,0	120,0	1,1	0,2	26,8	2,2	0,0
Pastinake gegart	Portion	150,0	25,5	1,7	0,5	3,0	0,2	5,8
Pastinake netto	Portion	150,0	33,0	2,0	0,6	4,4	0,4	6,5
Pecannuss	Portion	20,0	138,4	1,9	14,4	0,9	0,1	1,9
Pecannuss geröstet	Portion	20,0	143,2	1,4	14,2	2,9	0,2	0,3
Perlgraupeneintopf	Teller	400,0	324,0	23,2	8,3	39,1	3,3	4,4
Perlhuhn mit Haut	Portion	150,0	219,0	30,2	11,0	0,0	0,0	0,0
Perlzwiebel frisch	Stück	15,0	11,3	0,2	0,0	2,5	0,2	0,3
Perlzwiebel gesäuert	Portion	50,0	18,5	0,4	0,1	3,9	0,3	0,5
Perlzwiebel Konserve netto	Portion	50,0	31,0	0,7	0,1	6,6	0,6	0,9
Persipan	Portion	15,0	68,6	1,0	2,0	11,6	1,0	0,0
Persipan Rohmasse	Portion	15,0	80,3	2,4	4,9	6,5	0,5	0,1
Petersilie	Portion	5,0	2,7	0,2	0,0	0,4	0,0	0,2
Petersilie getrocknet	TL	1,0	2,6	0,2	0,0	0,4	0,0	0,2
Petersilienkartoffeln	Portion	250,0	170,0	5,0	0,3	35,1	2,9	5,8
Pfälzer Saumagen	Portion	30,0	47,4	5,1	2,0	2,1	0,2	0,3
Pfannkuchen	Portion	250,0	427,5	15,6	15,4	56,4	4,7	2,8
Pfannkuchen gefüllt mit Blattspinat	Portion	250,0	360,0	11,5	29,0	13,3	1,1	3,2
Pfannkuchen mit Heidelbeeren	Stück	250,0	382,5	12,0	16,0	46,5	3,9	4,9

Vitamin E mg je Portion	Folsäure gesamt µg je Port.	Vitamin C mg je Portion	Kalzium mg je Portion	Magnesium mg je Portion	Eisen mg je Portion	Jod µg je Portion	gesätt. FS g je Portion	einf. unges. FS g je Port.	mehrf. unges. FS g je Port.	Cholesterin mg je Port.	Saccharose g je Portion	Harnsäure mg je Portion	Slimfaktor
0,3	9,0	3,5	70,5	30,0	1,1	7,1	0,0	0,0	0,1	0,0	1,4	46,5	🟢
1,9	0,0	0,0	0,2	0,2	0,0	0,0	9,2	7,8	1,9	0,2	0,0	0,0	🔴
0,3	15,0	76,3	5,0	7,5	0,1	1,6	0,0	0,0	0,0	0,0	4,7	18,8	🟢
0,3	8,0	33,4	8,0	6,0	0,2	4,0	0,0	0,0	0,0	0,0	24,2	16,0	🟡
0,5	14,0	74,3	8,0	12,0	0,2	2,0	0,0	0,0	0,0	0,0	8,5	30,0	🟡
0,0	3,1	0,0	4,0	1,8	0,1	0,2	0,0	0,0	0,1	0,0	0,4	4,8	🔴
1,0	1,3	62,4	28,8	53,8	0,5	2,8	0,0	0,0	0,0	0,0	1,4	21,3	🟢
2,3	7,3	237,7	76,0	148,5	1,5	7,3	0,1	0,1	0,1	0,0	3,7	54,3	🟢
0,8	1,3	22,5	25,0	42,5	0,5	3,9	0,0	0,0	0,0	0,0	16,8	16,3	🟢
0,6	1,6	65,6	16,8	32,8	0,3	1,3	0,0	0,0	0,0	0,0	0,8	12,0	🟡
0,4	0,0	22,3	18,0	22,0	0,3	4,0	0,0	0,0	0,0	0,0	21,1	8,0	🟡
0,0	0,0	0,0	1,8	1,9	0,2	0,1	0,0	0,0	0,1	0,0	0,0	1,8	🟡
0,4	0,6	0,0	3,8	1,8	0,2	0,9	9,8	4,9	0,6	46,4	0,0	1,2	🔴
0,5	17,5	8,4	65,0	47,5	1,8	22,5	9,8	11,1	5,2	167,5	0,2	230,0	🔴
2,6	18,0	97,2	30,0	51,0	2,5	3,3	3,4	3,9	0,9	36,0	0,3	114,0	🟡
0,6	2,5	24,2	4,5	3,5	0,2	1,0	0,0	0,0	0,0	0,0	0,0	2,5	🟢
4,2	15,0	115,7	16,5	18,0	1,1	3,3	0,1	0,0	0,3	0,0	0,2	16,5	🟢
3,9	6,0	53,3	21,0	13,5	0,8	4,7	0,1	0,0	0,2	0,0	0,1	16,5	🟢
3,8	27,0	208,5	16,5	18,0	1,1	3,5	0,1	0,0	0,3	0,0	0,2	15,0	🟢
1,5	8,0	0,1	26,4	32,0	0,7	0,0	3,4	4,4	5,0	0,0	0,3	4,4	🔴
0,2	2,1	0,0	420,0	13,2	0,2	12,0	4,1	2,0	0,2	15,9	0,0	3,0	🔴
0,3	2,1	0,0	360,0	13,2	0,2	12,0	5,5	2,7	0,3	21,3	0,0	3,0	🔴
0,3	2,1	0,0	360,0	13,2	0,2	12,0	6,3	3,1	0,4	24,6	0,0	3,0	🔴
0,5	5,0	6,9	22,5	0,0	1,3	4,1	0,1	0,1	0,2	0,0	19,7	16,3	🟡
0,5	25,0	30,0	21,3	0,0	1,6	1,6	0,1	0,1	0,2	0,0	5,4	18,8	🟡
0,2	6,0	6,6	16,0	2,0	0,7	4,0	0,0	0,0	0,1	0,0	22,6	8,0	🟡
1,3	43,5	15,8	70,5	19,5	0,8	4,4	0,1	0,0	0,3	0,0	1,7	43,5	🟢
1,3	88,5	27,0	76,5	33,0	0,9	5,4	0,1	0,0	0,4	0,0	2,5	45,0	🟢
0,6	7,8	0,4	11,0	28,0	0,5	1,0	1,2	8,9	3,6	0,0	0,4	0,0	🔴
0,7	7,8	0,4	6,8	26,0	0,4	0,9	1,2	8,8	3,6	0,0	1,3	0,0	🔴
0,7	24,0	7,1	60,0	64,0	3,8	11,2	3,4	3,5	0,7	52,0	1,6	168,0	🟡
0,2	12,0	0,0	16,5	45,0	2,3	0,6	3,7	5,0	1,7	112,5	0,0	240,0	🔴
0,0	1,8	2,3	6,0	1,5	0,2	0,3	0,0	0,0	0,0	0,0	0,5	2,3	🟢
0,0	2,0	2,6	11,0	3,0	0,2	1,0	0,0	0,0	0,0	0,0	0,8	3,5	🟢
0,1	1,0	2,0	20,0	5,0	0,4	1,6	0,0	0,0	0,0	0,0	1,3	8,0	🟢
0,2	2,1	0,2	1,2	9,2	0,4	0,1	0,2	1,1	0,6	0,0	11,1	0,0	🔴
0,4	5,4	0,5	2,6	22,8	0,9	0,2	0,4	2,8	1,5	0,0	5,3	0,0	🔴
0,2	5,8	8,3	12,3	2,1	0,3	0,8	0,0	0,0	0,0	0,0	0,0	2,0	🟢
0,2	3,0	3,4	11,3	1,9	0,2	0,7	0,0	0,0	0,0	0,0	0,0	2,0	🟡
0,4	42,5	39,5	32,5	47,5	1,3	10,8	0,1	0,0	0,1	0,0	0,7	40,0	🟢
0,1	4,5	0,5	4,2	9,6	0,3	0,8	0,7	0,9	0,2	15,0	0,1	37,8	🔴
2,0	30,0	1,4	192,5	35,0	1,8	14,0	5,8	5,8	2,5	142,5	0,2	30,0	🔴
2,6	67,5	26,9	287,5	55,0	4,4	24,8	16,3	9,0	1,6	207,5	0,3	70,0	🔴
3,5	25,0	18,4	152,5	30,0	1,7	11,3	5,4	6,3	3,1	107,5	0,3	32,5	🟡

Lebensmittel	Menge	Portionsgröße in Gramm	kcal je Portion	Eiweiß g je Portion	Fett g je Portion	Kohlenhydrate g je Portion	Broteinheiten je Portion	Ballaststoffe g je Portion
Pfannkuchen mit Quark	Portion	250,0	542,5	18,7	24,0	62,0	5,2	2,7
Pfannkuchen mit Konfitüre	Stück	250,0	455,0	17,7	22,5	45,3	3,8	1,6
Pfeffer schwarz	TL	1,0	2,9	0,1	0,0	0,5	0,0	0,1
Pfeffer weiß	TL	1,0	3,2	0,1	0,0	0,6	0,1	0,0
Pfefferkuchen	Stück	50,0	190,0	3,3	4,7	33,2	2,8	1,3
Pfefferminz Bonbon	Stück	5,0	20,3	0,0	0,0	4,9	0,4	0,0
Pfefferminze	TL	1,0	0,4	0,0	0,0	0,1	0,0	0,0
Pfefferminztee	Tasse	125,0	1,3	0,0	0,0	0,3	0,0	0,0
Pfeffernüsse	Stück	24,0	95,0	1,7	1,3	18,9	1,6	0,7
Pfefferschote getrocknet	Portion	2,0	5,3	0,2	0,0	1,0	0,1	0,5
Pfefferschote gesäuert	Portion	50,0	9,5	0,4	0,1	1,7	0,1	0,9
Pfefferschote Konserve netto	Portion	50,0	15,5	0,7	0,1	2,7	0,2	1,7
Pfefferschote netto	Portion	2,0	0,8	0,0	0,0	0,1	0,0	0,1
Pfefferschote Pulv.	TL	1,0	2,7	0,1	0,0	0,5	0,0	0,3
Pfeffersteak mit Soße	Stück	250,0	372,5	43,2	21,7	1,2	0,1	0,2
Pferdefleisch gegart i.D.	Portion	150,0	231,0	44,7	5,3	0,9	0,1	0,0
Pfifferling frisch	Portion	100,0	11,0	1,6	0,5	0,2	0,0	5,6
Pfifferling gedünstet	Portion	200,0	118,0	4,4	7,0	9,4	0,8	8,8
Pfifferling getrocknet	Portion	25,0	30,0	4,1	1,3	0,5	0,0	14,6
Pfifferling Konserve netto	Portion	100,0	11,0	1,5	0,5	0,2	0,0	5,5
Pfifferlinge in Sahnesoße	Portion	200,0	208,0	3,4	20,8	2,4	0,2	8,1
Pfifferlinge mit Speck	Portion	200,0	142,0	5,0	12,4	3,1	0,3	9,2
Pfirsich Konserve netto	Portion	125,0	95,0	0,8	0,1	22,2	1,9	2,5
Pfirsich netto	Stück	115,0	47,2	0,9	0,1	10,2	0,9	2,6
Pfirsichkompott	Portion	250,0	135,0	1,5	0,2	31,4	2,6	4,2
Pfirsichkonfitüre	Portion	25,0	67,8	0,1	0,0	16,6	1,4	0,2
Pfirsichnektar	Glas	200,0	120,0	0,7	0,1	28,6	2,4	0,0
Pfirsichsaft	Glas	200,0	86,0	1,5	0,2	19,1	1,6	0,0
Pfitzauf	Portion	250,0	467,5	17,4	21,0	51,5	4,3	2,4
Pflaume getrocknet	Stück	25,0	65,3	0,8	0,3	14,1	1,2	2,4
Pflaume netto	Portion	125,0	58,8	0,8	0,3	12,8	1,1	2,1
Pflaumen Konserve netto	Portion	125,0	101,3	0,6	0,2	22,3	1,9	1,9
Pflaumenkompott	Portion	250,0	147,5	1,1	0,4	33,8	2,8	3,1
Pflaumenkonfitüre	Portion	25,0	68,3	0,1	0,0	16,7	1,4	0,2
Pflaumenmus	Portion	25,0	48,8	0,2	0,1	12,0	1,0	0,6
Pflaumensaft	Glas	200,0	98,0	1,1	0,3	21,4	1,8	0,0
Pflaumenstreuselkuchen Fertigmischung	Stück	150,0	318,0	3,3	20,0	31,0	2,6	1,9
Pichelsteiner	Teller	450,0	279,0	15,8	8,3	34,2	2,8	8,7
Pichelsteiner Konserve	Portion	150,0	111,0	13,9	4,6	3,4	0,3	1,4
Pickles süß sauer	Portion	50,0	18,0	0,6	0,1	3,0	0,3	0,6
Pilaw Reis	Portion	250,0	605,0	12,8	25,3	81,3	6,8	2,5
Pilgermuschel gegart brutto	Portion	180,0	63,0	12,2	0,6	1,9	0,2	0,0
Pilsbier hell	Glas	330,0	138,6	1,7	0,0	10,3	0,9	0,0
Pilz chinesisch getrocknet	Portion	25,0	59,3	2,2	0,3	17,3	1,4	2,8

Vitamin E mg je Portion	Folsäure gesamt µg je Port.	Vitamin C mg je Portion	Kalzium mg je Portion	Magnesium mg je Portion	Eisen mg je Portion	Jod µg je Portion	gesätt. FS g je Portion	einf. unges. FS g je Port.	mehrf. unges. FS g je Port.	Cholesterin mg je Port.	Saccharose g je Portion	Harnsäure mg je Portion	Slimfaktor
1,7	37,5	1,0	172,5	32,5	1,8	14,3	9,5	9,1	3,7	165,0	9,8	32,5	🔴
1,6	55,0	1,9	170,0	30,0	2,3	16,5	10,6	7,6	1,9	370,0	14,5	20,0	🔴
0,0	0,0	0,0	4,3	1,9	0,1	0,1	0,0	0,0	0,0	0,0	0,0	0,5	🟡
0,0	0,0	0,0	2,7	0,9	0,1	0,1	0,0	0,0	0,0	0,0	0,0	0,5	🔴
1,8	4,5	0,6	27,0	16,5	0,8	1,1	0,5	3,3	0,6	17,5	10,7	10,5	🔴
0,0	0,0	0,0	0,4	0,2	0,0	0,0	0,0	0,0	0,0	0,0	4,9	0,0	🔴
0,1	1,1	0,3	2,1	0,3	0,1	0,0	0,0	0,0	0,0	0,0	0,0	0,2	🟢
0,0	1,3	0,0	2,5	1,3	0,1	6,3	0,0	0,0	0,0	0,0	0,0	0,0	🟡
0,5	2,2	0,2	9,8	6,7	0,4	0,2	0,2	0,7	0,3	11,0	5,1	5,8	🔴
0,4	3,8	11,6	1,9	2,6	0,1	0,3	0,0	0,0	0,0	0,0	0,0	1,4	🟡
0,7	8,0	34,9	5,0	5,5	0,2	1,0	0,0	0,0	0,0	0,0	0,1	2,5	🟢
1,5	5,5	25,8	8,0	8,0	0,4	1,6	0,0	0,0	0,1	0,0	0,1	5,5	🟢
0,1	1,0	4,0	0,3	0,4	0,0	0,0	0,0	0,0	0,0	0,0	0,0	0,2	🟢
0,2	1,9	5,9	1,0	1,3	0,1	0,2	0,0	0,0	0,0	0,0	0,0	0,7	🟡
1,5	20,0	0,5	15,0	50,0	4,9	2,0	10,1	9,1	1,1	165,0	0,1	227,5	🔴
0,4	12,0	0,0	18,0	31,5	6,2	2,3	2,4	2,2	0,3	97,5	0,0	417,0	🔴
0,1	25,0	6,0	8,0	14,0	6,5	3,3	0,1	0,0	0,3	0,0	0,0	30,0	🟢
1,1	30,0	8,7	24,0	26,0	9,7	5,2	1,9	2,9	1,8	4,0	0,2	54,0	🟢
0,2	33,8	6,2	20,8	33,8	14,4	7,8	0,3	0,0	0,7	0,0	0,0	78,0	🟢
0,1	6,0	1,3	15,0	13,0	5,5	5,5	0,1	0,0	0,3	0,0	0,0	31,0	🟢
0,6	32,0	7,3	52,0	28,0	9,2	8,4	12,4	6,1	1,1	60,0	0,1	44,0	🟢
0,4	34,0	9,3	26,0	30,0	10,6	6,0	6,3	4,1	1,1	30,0	0,1	62,0	🟢
1,1	1,3	2,8	12,5	10,0	0,5	2,0	0,0	0,0	0,0	0,0	20,2	20,0	🟢
1,1	3,5	11,5	8,1	10,4	0,6	1,2	0,0	0,0	0,0	0,0	6,6	20,7	🟢
1,8	2,5	10,0	15,0	17,5	0,9	3,5	0,0	0,1	0,1	0,0	25,6	32,5	🟢
0,0	0,0	0,1	0,8	0,8	0,1	0,0	0,0	0,0	0,0	0,0	16,3	1,8	🔴
0,9	2,0	5,0	12,0	10,0	0,5	4,0	0,0	0,0	0,0	0,0	25,9	18,0	🟡
2,0	4,0	12,2	14,0	18,0	0,9	2,0	0,0	0,1	0,1	0,0	13,3	38,0	🟡
3,0	45,0	1,2	190,0	35,0	2,2	16,5	7,1	8,4	3,7	247,5	2,6	27,5	🔴
1,1	2,8	5,5	19,5	13,8	0,6	1,5	0,0	0,1	0,0	0,0	4,7	27,8	🟡
1,1	2,5	6,3	17,5	12,5	0,6	1,3	0,0	0,0	0,1	0,0	4,2	25,0	🟢
1,0	1,3	1,4	17,5	12,5	0,5	2,0	0,0	0,0	0,1	0,0	18,8	22,5	🟡
1,6	2,5	5,0	27,5	20,0	0,9	3,5	0,1	0,0	0,2	0,0	21,3	37,5	🟢
0,0	0,0	0,0	1,5	1,0	0,1	0,0	0,0	0,0	0,0	0,0	16,1	1,8	🔴
0,0	0,3	0,2	7,5	0,8	0,0	0,1	0,0	0,0	0,0	0,0	7,9	0,0	🟡
1,8	2,0	6,1	28,0	20,0	0,9	2,0	0,1	0,0	0,2	0,0	8,9	42,0	🟡
1,7	4,5	3,2	33,0	15,0	0,9	3,2	8,4	4,7	4,0	61,5	3,7	28,5	🔴
0,9	63,0	38,6	94,5	76,5	3,9	24,3	4,1	2,8	0,7	36,0	2,5	130,5	🟢
0,4	16,5	7,9	28,5	22,5	1,7	3,0	1,9	2,1	0,2	36,0	0,3	87,0	🟢
0,0	5,0	5,1	10,5	9,0	0,3	1,0	0,0	0,0	0,1	0,0	0,4	8,0	🟢
0,9	37,5	4,2	40,0	80,0	1,6	7,0	14,6	7,9	1,2	80,0	0,5	130,0	🔴
0,4	9,0	0,3	19,8	46,8	1,5	97,4	0,2	0,1	0,2	84,6	0,0	106,2	🟡
0,0	16,5	0,0	13,2	33,0	0,0	5,0	0,0	0,0	0,0	0,0	0,0	33,0	🟡
0,1	18,3	1,1	4,3	18,3	0,5	14,0	0,1	0,0	0,2	0,0	0,5	70,5	🟢

Lebensmittel	Menge	Portionsgröße in Gramm	kcal je Portion	Eiweiß g je Portion	Fett g je Portion	Kohlenhydrate g je Portion	Broteinheiten je Portion	Ballaststoffe g je Portion
Pilzragout überbacken	Portion	250,0	402,5	20,4	34,4	3,7	0,3	2,5
Pilzsoße von dunkler Soße	Portion	60,0	35,4	1,3	1,9	3,6	0,3	0,5
Pilzsoße von heller Soße	Portion	60,0	46,8	1,5	2,9	3,6	0,3	0,4
Pilzsuppe	Teller	320,0	118,4	5,1	7,7	7,9	0,7	6,1
Piment	TL	1,0	3,1	0,1	0,1	0,5	0,0	0,2
Pimpinelle frisch	Portion	5,0	2,1	0,2	0,0	0,3	0,0	0,2
Pinienkern	Portion	20,0	115,0	4,8	10,1	1,5	0,1	1,4
Pistazie geröstet	Portion	20,0	125,4	3,6	11,1	3,2	0,3	1,2
Pistazie geröstet und gesalzen	Portion	20,0	123,0	3,5	10,9	3,1	0,3	1,2
Pistazie netto	Portion	20,0	114,8	3,5	10,3	2,3	0,2	2,1
Pizza al formaggio	Portion	250,0	710,0	35,0	32,5	68,9	5,7	4,3
Pizza al funghi	Portion	250,0	520,0	13,1	22,8	65,4	5,5	6,5
Pizza frutti di mare	Portion	250,0	420,0	20,0	10,0	61,5	5,1	4,0
Pizza margherita	Portion	250,0	645,0	20,3	13,2	109,9	9,2	7,0
Pizza napolitana	Portion	250,0	617,5	20,3	29,3	67,5	5,6	4,9
Pizza quattro Stagioni	Portion	250,0	540,0	19,7	12,7	85,2	7,1	6,9
Pizza salami	Portion	250,0	660,0	20,5	35,0	65,7	5,5	4,7
Pizza siciliana Anchovis Oliven	Portion	250,0	427,5	20,7	22,4	35,5	3,0	3,1
Pizza tonno	Portion	250,0	502,5	13,2	25,4	54,8	4,6	4,9
Plätzchen gefüllt	Portion	50,0	197,5	4,4	9,0	22,9	1,9	1,1
Plätzchen Mürbeteig	Portion	50,0	244,5	3,9	12,8	28,4	2,4	1,6
Plätzchen Rührteig	Portion	50,0	157,5	2,7	4,4	26,3	2,2	0,7
Plockwurst	Portion	30,0	129,6	7,7	11,1	0,1	0,0	0,0
Plumpudding	Portion	250,0	660,0	12,1	31,2	80,6	6,7	4,8
Plunder Kranz	Stück	100,0	393,0	6,3	22,3	40,5	3,4	3,6
Pökelfleisch	Portion	30,0	40,5	5,0	2,2	0,3	0,0	0,0
Polenta	Portion	250,0	347,5	9,1	22,8	26,9	2,2	1,1
Pommes frites	Portion	150,0	186,0	3,4	7,7	24,9	2,1	3,8
Pommes frites mit Mayonnaise	Portion	150,0	277,5	2,8	21,2	18,7	1,6	2,8
Pommes frites mit Ketchup	Portion	150,0	159,0	2,9	5,7	22,9	1,9	3,0
Pommes frites roh	Portion	150,0	106,5	3,1	0,2	22,2	1,9	3,4
Porree gegart	Portion	150,0	34,5	3,4	0,5	3,8	0,3	3,4
Porree netto	Portion	150,0	39,0	3,4	0,5	4,8	0,4	3,3
Portulak gegart	Portion	150,0	34,5	2,2	0,5	5,0	0,4	3,9
Portulak gesäuert	Portion	50,0	7,0	0,4	0,1	1,0	0,1	0,6
Portulak Konserve netto	Portion	150,0	33,0	2,1	0,5	5,0	0,4	3,6
Portulak netto	Portion	150,0	40,5	2,2	0,5	6,4	0,5	3,8
Portwein	Glas	50,0	76,5	0,1	0,0	6,0	0,5	0,0
Pottasche	TL	1,0	1,6	0,0	0,0	0,4	0,0	0,0
Poularde	Portion	150,0	360,0	28,5	27,6	0,0	0,0	0,0
Pralinen gefüllt alkoholfrei flüssig	Stück	12,0	48,6	0,2	0,7	10,2	0,8	0,3
Pralinen gefüllt mit Alkohol	Stück	12,0	46,4	0,2	0,7	8,2	0,7	0,3
Pralinen mit Fruchtcreme	Stück	12,0	41,8	0,2	0,7	8,5	0,7	0,3
Pralinen mit Marzipan	Stück	12,0	60,2	1,3	3,9	5,1	0,4	1,2

Vitamin E mg je Portion	Folsäure gesamt µg je Port.	Vitamin C mg je Portion	Kalzium mg je Portion	Magnesium mg je Portion	Eisen mg je Portion	Jod µg je Portion	gesätt. FS g je Portion	einf. unges. FS g je Port.	mehrf. unges. FS g je Port.	Cholesterin mg je Port.	Saccharose g je Portion	Harnsäure mg je Portion	Slimfaktor
1,4	52,5	5,2	145,0	37,5	3,2	31,3	17,9	10,7	2,8	257,5	0,6	117,5	🔴
0,1	2,4	1,0	10,2	6,6	0,4	1,6	0,8	0,6	0,3	1,8	0,2	7,8	🟢
0,4	2,4	0,9	24,6	7,2	0,3	2,9	1,0	1,2	0,5	2,4	0,1	7,2	🔴
1,6	19,2	6,6	54,4	19,2	2,0	15,7	2,0	3,4	1,9	0,0	0,1	76,8	🟢
0,0	0,0	0,0	6,6	1,3	0,1	0,1	0,0	0,0	0,0	0,0	0,0	0,3	🟡
0,1	1,5	2,3	7,5	1,5	0,1	0,2	0,0	0,0	0,0	0,0	0,0	0,8	🟢
2,7	11,4	0,4	5,2	47,0	1,8	0,4	1,2	3,9	4,5	0,0	0,0	0,0	🔴
0,8	11,8	1,5	18,0	26,0	0,6	0,9	1,5	7,5	1,6	0,0	0,6	0,0	🔴
0,8	11,6	1,4	18,6	26,0	0,6	1,0	1,4	7,3	1,6	0,0	0,6	0,0	🔴
1,0	11,6	1,4	27,0	32,0	1,5	1,0	1,4	7,0	1,5	0,0	0,5	0,0	🔴
1,9	102,5	0,0	745,0	55,0	2,8	34,0	15,6	12,2	2,3	192,5	0,3	85,0	🔴
3,3	87,5	14,9	55,0	42,5	3,5	24,0	3,4	15,6	2,6	0,0	0,8	135,0	🟡
2,4	92,5	14,9	65,0	67,5	7,8	151,8	1,5	5,8	1,6	145,0	0,7	187,5	🔴
1,7	115,0	4,6	115,0	45,0	3,0	6,8	3,9	6,7	1,6	10,0	0,5	117,5	🔴
2,9	95,0	7,2	197,5	42,5	2,8	14,0	8,1	16,8	2,7	20,0	0,5	125,0	🔴
1,6	97,5	4,3	107,5	42,5	2,9	9,8	3,6	6,7	1,5	15,0	0,6	130,0	🟡
3,4	95,0	7,0	190,0	42,5	2,7	10,0	9,9	19,9	3,3	30,0	1,1	107,5	🔴
5,4	70,0	21,1	537,5	50,0	1,7	25,0	9,5	6,4	5,1	50,0	0,3	72,5	🔴
4,4	82,5	19,0	100,0	57,5	2,7	14,8	6,3	12,3	5,2	17,5	0,9	107,5	🔴
1,4	6,5	2,5	25,0	16,0	0,9	3,1	3,9	3,5	0,8	80,0	13,1	8,5	🔴
1,6	5,5	0,1	24,5	16,5	0,9	1,2	6,2	4,8	1,0	48,5	12,0	11,5	🔴
0,8	3,0	0,1	21,5	5,5	0,4	1,6	1,2	1,9	1,0	25,0	14,0	6,5	🔴
0,2	0,9	0,0	6,3	10,2	0,6	0,5	4,1	5,2	1,2	28,5	0,0	48,6	🔴
1,4	25,0	1,3	100,0	32,5	2,1	8,0	10,7	10,6	2,1	175,0	20,9	80,0	🔴
3,8	12,0	0,3	60,0	37,0	1,1	3,1	9,7	9,3	2,0	60,0	13,6	32,0	🔴
0,1	0,6	0,0	7,8	7,5	0,6	0,7	0,9	1,0	0,1	15,3	0,3	26,7	🔴
1,1	5,0	0,0	242,5	30,0	1,0	15,0	13,3	6,8	1,3	60,0	0,5	12,5	🔴
4,8	39,0	25,8	12,0	34,5	0,7	6,9	0,9	1,7	4,7	0,0	0,5	27,0	🟡
9,9	40,5	21,4	12,0	27,0	0,6	5,1	4,2	5,5	10,5	19,5	0,4	21,0	🔴
0,4	37,5	21,8	13,5	30,0	0,7	5,1	2,3	2,0	1,2	0,0	0,5	34,5	🟡
0,1	45,0	25,5	9,0	30,0	0,6	5,7	0,0	0,0	0,1	0,0	0,4	24,0	🟢
0,9	46,5	18,1	139,5	18,0	1,3	1,7	0,1	0,0	0,3	0,0	0,6	67,5	🟢
0,8	84,0	36,0	130,5	27,0	1,5	2,0	0,1	0,0	0,3	0,0	0,8	60,0	🟢
0,8	13,5	16,7	151,5	153,0	4,5	6,8	0,1	0,0	0,3	0,0	1,0	51,0	🟢
0,1	2,5	3,8	23,5	34,5	0,8	1,5	0,0	0,0	0,0	0,0	0,2	7,5	🟢
0,8	4,5	8,5	130,5	168,0	3,8	7,1	0,1	0,0	0,3	0,0	1,0	46,5	🟢
0,8	24,0	33,0	142,5	226,5	5,4	6,0	0,1	0,0	0,3	0,0	1,3	45,0	🟢
0,0	0,5	0,0	3,5	4,5	0,2	5,0	0,0	0,0	0,0	0,0	0,0	0,0	🔴
0,0	0,0	0,0	11,3	0,1	0,0	0,0	0,0	0,0	0,0	0,0	0,0	0,0	🔴
0,4	12,0	0,0	16,5	45,0	2,3	0,6	9,3	12,6	4,2	112,5	0,0	240,0	🔴
0,0	0,4	0,0	1,7	3,6	0,2	0,0	0,4	0,2	0,0	0,0	8,2	0,6	🔴
0,0	0,4	0,0	1,0	3,4	0,1	0,0	0,4	0,2	0,0	0,0	8,2	0,6	🔴
0,0	0,4	0,2	1,2	3,5	0,1	0,1	0,4	0,2	0,0	0,0	8,3	1,0	🔴
1,5	5,9	0,0	15,6	16,2	0,4	0,1	0,7	2,4	0,6	0,0	5,1	2,9	🔴

Lebensmittel	Menge	Portionsgröße in Gramm	kcal je Portion	Eiweiß g je Portion	Fett g je Portion	Kohlenhydrate g je Portion	Broteinheiten je Portion	Ballaststoffe g je Portion
Pralinen mit Nüssen	Stück	12,0	54,6	0,8	1,9	8,4	0,7	0,5
Pralinen mit Trüffel	Stück	12,0	62,3	0,5	3,9	6,4	0,5	0,9
Preiselbeere gegart	Portion	125,0	51,3	0,4	0,7	9,3	0,8	3,9
Preiselbeere Konserve netto	Portion	125,0	95,0	0,3	0,5	20,9	1,7	3,2
Preiselbeere netto	Portion	125,0	48,8	0,4	0,6	8,9	0,7	3,6
Preiselbeerkompott	Portion	250,0	307,5	0,5	0,8	71,8	6,0	4,4
Preiselbeerkonfitüre	Portion	25,0	67,5	0,0	0,0	16,4	1,4	0,3
Preiselbeersaft	Glas	200,0	82,0	0,6	0,8	15,9	1,3	0,0
Preiselbeersoße	Portion	60,0	35,4	0,0	0,0	8,5	0,7	0,1
Presssäckel	Portion	30,0	85,5	5,4	7,1	0,1	0,0	0,0
Printen	Stück	20,0	93,0	1,6	4,3	12,0	1,0	1,1
Prinzregententorte	Stück	100,0	386,0	4,2	25,9	34,5	2,9	0,5
Provolone 45% F. i. Tr.	Portion	30,0	102,0	7,7	8,0	0,0	0,0	0,0
Puddingpulver i.D.	TL	3,0	11,5	0,0	0,0	2,8	0,2	0,0
Puffreis	Portion	50,0	195,0	3,8	1,2	41,8	3,5	1,0
Puffreis mit Zucker und Honig	Portion	50,0	191,5	3,4	1,0	41,5	3,5	0,9
Pumpernickel	Scheibe	40,0	75,2	2,6	0,4	15,0	1,3	3,5
Punschbowle	Glas	200,0	216,0	0,4	0,1	33,5	2,8	0,9
Pute gegart brutto	Portion	150,0	321,0	30,5	22,2	0,0	0,0	0,0
Pute mit Haut gegart	Portion	150,0	379,5	40,6	24,4	0,0	0,0	0,0
Putenbrust	Portion	150,0	160,5	36,2	1,5	0,0	0,0	0,0
Putenbrust gebraten mit Gemüsesoße	Portion	250,0	170,0	26,3	4,0	6,9	0,6	2,0
Putenragout	Portion	350,0	483,0	37,4	33,1	9,3	0,8	1,7
Putenschenkel gegart	Portion	150,0	283,5	38,0	14,6	0,0	0,0	0,0
Quark 10% F. i. Tr.	Portion	30,0	24,9	3,5	0,6	1,1	0,1	0,0
Quark 20% F. i. Tr.	Portion	30,0	30,0	3,2	1,3	1,1	0,1	0,0
Quark 30% F. i. Tr.	Portion	30,0	36,6	3,0	2,2	1,0	0,1	0,0
Quark 40% F. i. Tr.	Portion	30,0	42,9	2,7	3,1	1,0	0,1	0,0
Quark Apfel Torte	Stück	120,0	204,0	8,7	6,5	26,9	2,2	1,1
Quark Magerstufe	Portion	30,0	22,5	4,1	0,1	1,2	0,1	0,0
Quark mit Früchten 40% Fett	Portion	100,0	129,0	4,3	4,6	17,2	1,4	0,8
Quark mit Früchten 20% Fett	Portion	100,0	112,0	4,9	2,3	17,3	1,4	0,8
Quark mit Früchten 10% Fett	Portion	100,0	106,0	5,3	1,4	17,4	1,5	0,8
Quark mit Früchten Magerstufe	Portion	100,0	103,0	6,0	0,7	17,5	1,5	0,8
Quarkklöße	Portion	150,0	354,0	11,9	14,5	43,2	3,6	1,4
Quarkklöße Zucker Zimt Kirschkompott	Portion	300,0	222,0	10,5	5,9	30,6	2,5	1,8
Quarkknödel	Portion	250,0	467,5	25,1	29,6	24,2	2,0	1,2
Quarkkrapfen	Portion	250,0	777,5	16,2	51,2	63,1	5,3	3,0
Quarkplinsen	Stück	200,0	436,0	22,5	23,1	33,9	2,8	1,4
Quarkpudding	Portion	250,0	542,5	25,3	27,3	48,1	4,0	2,3
Quarkspeise mit Erdbeeren	Portion	250,0	250,0	19,7	1,7	36,7	3,1	1,1
Quarkstrudel	Stück	150,0	336,0	14,3	11,9	41,8	3,5	1,8
Quarktasche	Stück	50,0	125,5	4,4	2,6	20,4	1,7	0,8
Quarktasche Quarkölteig	Stück	80,0	233,6	7,8	10,4	26,8	2,2	1,8

Vitamin E mg je Portion	Folsäure gesamt µg je Port.	Vitamin C mg je Portion	Kalzium mg je Portion	Magnesium mg je Portion	Eisen mg je Portion	Jod µg je Portion	gesätt. FS g je Portion	einf. unges. FS g je Port.	mehrf. unges. FS g je Port.	Cholesterin mg je Port.	Saccharose g je Portion	Harnsäure mg je Portion	Slimfaktor
0,3	4,6	0,0	2,0	7,4	0,2	0,3	0,7	0,8	0,4	0,0	8,3	2,4	🔴
0,1	1,0	0,0	3,0	10,8	0,3	0,1	2,3	1,3	0,1	0,1	6,4	1,8	🔴
1,4	2,5	9,1	18,8	8,8	0,6	6,9	0,0	0,1	0,4	0,0	0,2	17,5	🟢
1,1	1,3	3,3	17,5	7,5	0,5	8,0	0,0	0,1	0,3	0,0	16,5	13,8	🟢
1,2	3,8	15,0	17,5	7,5	0,6	6,3	0,0	0,1	0,4	0,0	0,2	16,3	🟢
1,5	2,5	10,1	25,0	10,0	0,9	8,8	0,0	0,1	0,5	0,0	61,2	20,0	🟡
0,0	0,0	0,1	1,5	0,5	0,1	0,5	0,0	0,0	0,0	0,0	15,8	1,3	🔴
2,0	4,0	14,8	30,0	12,0	1,0	10,4	0,0	0,1	0,5	0,0	3,1	28,0	🟡
0,0	0,0	0,2	3,0	1,8	0,1	2,2	0,0	0,0	0,0	0,0	6,8	0,0	🟡
0,1	0,9	8,0	3,6	9,6	0,4	0,5	2,6	3,3	0,8	22,5	0,0	45,3	🔴
1,2	2,2	0,1	24,2	15,4	0,5	0,6	1,1	2,6	0,4	2,8	5,3	5,0	🔴
0,8	6,0	0,3	56,0	12,0	0,7	5,2	15,3	7,9	1,1	115,0	20,9	8,0	🔴
0,2	3,0	0,0	226,8	8,4	0,2	12,0	4,8	2,4	0,3	20,7	0,0	3,0	🔴
0,0	0,0	0,0	0,5	0,2	0,0	0,0	0,0	0,0	0,0	0,0	0,0	0,0	🔴
0,2	9,5	0,0	3,0	12,5	0,5	1,0	0,3	0,3	0,4	0,0	0,0	48,0	🔴
0,2	4,5	0,1	3,0	11,5	0,5	1,0	0,2	0,3	0,4	0,0	0,2	43,0	🔴
0,4	14,4	0,0	8,4	22,4	1,1	1,8	0,1	0,0	0,2	0,0	0,2	22,8	🟢
0,1	4,0	12,6	24,0	20,0	0,9	11,8	0,0	0,0	0,1	0,0	26,9	14,0	🔴
0,6	15,0	0,0	37,5	39,0	2,1	1,8	7,4	6,2	7,4	108,0	0,0	250,5	🔴
0,8	19,5	0,0	36,0	39,0	2,0	2,1	8,1	6,8	8,1	127,5	0,0	328,5	🔴
1,4	10,5	0,0	19,5	30,0	1,5	2,3	0,5	0,4	0,5	90,0	0,0	180,0	🔴
1,6	22,5	9,5	60,0	37,5	2,0	8,5	2,8	0,5	0,5	62,5	1,7	155,0	🟢
2,1	35,0	35,4	73,5	66,5	2,7	6,0	11,4	10,7	8,9	126,0	0,3	283,5	🔴
2,0	31,5	0,0	25,5	25,5	2,9	2,1	4,8	4,1	4,9	132,0	0,0	235,5	🔴
0,0	9,0	0,2	36,0	3,3	0,0	3,0	0,4	0,2	0,0	2,1	0,0	0,0	🔴
0,0	9,0	0,2	36,0	3,3	0,0	3,0	0,8	0,4	0,0	4,8	0,0	0,0	🔴
0,1	8,4	0,0	36,0	3,0	0,0	2,9	1,3	0,7	0,1	6,6	0,0	0,0	🔴
0,1	8,1	0,0	33,0	3,0	0,0	2,7	1,9	0,9	0,1	9,3	0,0	0,0	🔴
1,4	12,0	1,2	74,4	12,0	0,7	6,4	1,7	2,8	1,5	40,8	14,5	12,0	🔴
0,0	9,0	0,2	36,0	3,3	0,1	3,0	0,0	0,0	0,0	0,3	0,0	0,0	🔴
0,2	17,0	8,0	67,0	12,0	0,2	5,0	2,8	1,4	0,2	14,0	12,1	7,0	🔴
0,2	18,0	8,2	71,0	12,0	0,2	6,0	1,4	0,7	0,1	8,0	12,1	7,0	🔴
0,2	18,0	8,2	71,0	12,0	0,2	6,0	0,8	0,4	0,1	5,0	12,1	7,0	🔴
0,1	18,0	8,2	71,0	12,0	0,3	6,0	0,4	0,2	0,1	2,0	12,1	7,0	🔴
0,9	25,5	0,2	87,0	16,5	1,1	9,2	7,8	4,6	1,0	127,5	20,3	18,0	🔴
1,3	21,0	2,4	78,0	15,0	0,9	6,9	1,6	2,5	1,3	66,0	11,3	21,0	🟡
1,8	60,0	0,0	232,5	30,0	1,9	21,8	15,8	9,5	1,9	302,5	0,4	17,5	🔴
1,8	37,5	1,5	125,0	27,5	1,8	13,0	29,7	15,6	2,5	265,0	13,5	35,0	🔴
0,7	48,0	1,2	152,0	24,0	1,5	14,6	14,6	5,1	1,8	126,0	4,7	16,0	🔴
3,3	55,0	1,2	210,0	42,5	1,9	17,8	17,6	5,9	1,7	172,5	30,0	20,0	🔴
0,1	50,0	36,4	217,5	27,5	1,1	16,5	0,9	0,5	0,2	5,0	27,3	12,5	🔴
2,4	16,5	0,4	105,0	19,5	1,3	9,5	3,1	5,2	2,8	73,5	8,7	22,5	🔴
0,5	4,0	0,1	33,0	6,5	0,3	2,6	0,7	1,1	0,6	7,0	7,1	10,5	🔴
5,1	10,4	0,2	72,8	20,0	0,9	4,2	1,5	3,8	4,5	45,6	5,7	14,4	🔴

Lebensmittel	Menge	Portionsgröße in Gramm	kcal je Portion	Eiweiß g je Portion	Fett g je Portion	Kohlenhydrate g je Portion	Broteinheiten je Portion	Ballaststoffe g je Portion
Quiche lorraine	Portion	250,0	725,0	22,8	53,4	39,4	3,3	2,8
Quitte gegart	Portion	125,0	51,3	0,5	0,7	9,6	0,8	7,7
Quitte netto	Stück	125,0	48,8	0,5	0,6	9,2	0,8	7,3
Quittenkompott	Portion	250,0	95,0	0,5	0,6	20,7	1,7	7,1
Quittenkonfitüre	Portion	25,0	67,5	0,0	0,0	16,4	1,4	0,5
Radicchio netto	Portion	50,0	7,0	0,6	0,1	0,8	0,1	0,8
Radieschen netto	Portion	100,0	15,0	1,1	0,1	2,1	0,2	1,6
Ragout fin	Portion	180,0	268,2	26,6	16,2	3,8	0,3	0,7
Ragout fin Konserve	Portion	150,0	199,5	22,3	11,0	2,8	0,2	0,0
Rahmeis	Portion	75,0	186,8	1,3	15,8	10,4	0,9	0,0
Rahmsoße Salat-Soße	Portion	60,0	76,2	1,6	5,9	4,3	0,4	0,1
Rahmspinat	Portion	150,0	118,5	3,6	10,6	1,9	0,2	3,0
Rahmwirsingkohl mit Soße	Portion	250,0	180,0	7,1	13,7	7,3	0,6	5,4
Rapsöl	EL	12,0	105,0	0,0	11,9	0,0	0,0	0,0
Raquelette 50% F. i. Tr.	Portion	30,0	102,9	6,8	8,4	0,0	0,0	0,0
Ratatouille	Portion	350,0	119,0	4,1	7,0	9,7	0,8	6,5
Rauchfleisch	Portion	30,0	38,7	5,1	1,9	0,3	0,0	0,0
Ravioli mit Gemüsekäsefüllung	Portion	200,0	434,0	11,9	27,3	35,3	2,9	2,0
Ravioli mit Gemüse	Portion	250,0	342,5	16,6	16,3	32,1	2,7	7,8
Rebhuhn	Portion	150,0	333,0	52,5	13,5	0,0	0,0	0,0
Regenbogenforelle geräuchert	Portion	75,0	90,0	16,3	2,7	0,0	0,0	0,0
Regenbogenforelle	Portion	150,0	169,5	30,8	5,0	0,0	0,0	0,0
Reh gegart i.D.	Portion	150,0	240,0	45,5	6,3	0,0	0,0	0,0
Rehkeule mit Preiselbeersoße	Portion	350,0	619,5	66,0	29,6	21,9	1,8	1,1
Rehpfeffer	Portion	400,0	788,0	50,7	56,9	19,5	1,6	6,4
Rehrücken	Stück	100,0	427,0	7,2	23,8	46,0	3,8	2,3
Rehrücken mit Soße und Birne	Portion	300,0	546,0	38,2	25,0	41,4	3,4	2,3
Reibekuchen	Portion	200,0	290,0	7,1	14,9	31,0	2,6	4,4
Reineclaude gegart	Portion	125,0	82,5	1,0	0,1	17,6	1,5	3,1
Reineclaude Konserve netto	Portion	125,0	113,8	0,8	0,1	25,7	2,1	2,6
Reineclaude netto	Portion	125,0	78,8	1,0	0,1	16,9	1,4	2,9
Reineclaudenkonfitüre	Portion	25,0	69,8	0,1	0,0	17,0	1,4	0,2
Reis geschält	Portion	60,0	209,4	4,1	0,4	46,6	3,9	0,8
Reis geschält gegart	Portion	180,0	167,4	3,6	0,3	36,9	3,1	0,8
Reis Kaiserin Art	Portion	250,0	322,5	5,8	2,7	63,5	5,3	1,4
Reis parboiled	Portion	60,0	210,6	3,9	0,3	47,3	3,9	0,8
Reis parboiled gegart	Portion	180,0	194,4	4,0	0,3	43,1	3,6	0,9
Reis Trauttmansdorf	Portion	150,0	273,0	6,3	9,8	39,2	3,3	0,4
Reis ungeschält gegart	Portion	180,0	201,6	4,6	1,4	42,0	3,5	1,5
Reis ungeschält	Portion	60,0	209,4	4,3	1,3	44,4	3,7	1,3
Reisauflauf mit Käse und Schinken	Portion	350,0	714,0	36,4	29,1	75,4	6,3	1,2
Reisbrei	Portion	250,0	310,0	9,4	10,9	42,9	3,6	0,7
Reiscrispies	Portion	50,0	188,5	3,1	0,5	42,4	3,5	1,0
Reisfleisch	Portion	550,0	682,0	37,3	19,9	87,7	7,3	2,3

Vitamin E mg je Portion	Folsäure gesamt µg je Port.	Vitamin C mg je Portion	Kalzium mg je Portion	Magnesium mg je Portion	Eisen mg je Portion	Jod µg je Portion	gesätt. FS g je Portion	einf. unges. FS g je Port.	mehrf. unges. FS g je Port.	Cholesterin mg je Port.	Saccharose g je Portion	Harnsäure mg je Portion	Slimfaktor
2,2	52,5	4,8	325,0	40,0	2,6	21,3	29,2	17,2	3,1	370,0	0,5	42,5	●
0,6	6,3	9,8	13,8	11,3	0,7	2,8	0,0	0,2	0,3	0,0	0,5	41,3	●
0,5	10,0	16,3	12,5	10,0	0,8	2,0	0,0	0,2	0,3	0,0	0,4	37,5	●
0,5	5,0	8,7	17,5	10,0	0,8	6,3	0,0	0,2	0,3	0,0	12,1	37,5	●
0,0	0,0	0,1	1,0	0,8	0,1	0,3	0,0	0,0	0,0	0,0	15,8	2,8	●
0,3	17,0	14,0	20,0	5,5	0,8	1,7	0,0	0,0	0,1	0,0	0,1	5,0	●
0,0	24,0	29,0	34,0	8,0	1,5	8,0	0,0	0,0	0,1	0,0	0,1	10,0	●
0,8	23,4	10,4	68,4	36,0	2,7	8,5	7,6	5,0	1,2	226,8	0,0	480,6	●
0,3	9,0	0,5	24,0	27,0	2,0	6,0	4,1	4,3	1,6	108,0	0,0	150,0	●
0,5	5,3	0,5	43,5	5,3	0,1	5,3	9,6	4,7	0,6	47,3	8,7	0,0	●
0,2	2,4	0,5	51,6	6,0	0,1	3,7	3,5	1,8	0,2	18,0	0,1	0,6	●
1,8	90,0	58,4	168,0	69,0	4,7	16,4	6,3	3,1	0,6	30,0	0,3	64,5	●
5,2	127,5	78,0	130,0	32,5	1,9	13,3	8,0	3,9	0,9	37,5	1,4	82,5	●
2,7	0,0	0,0	0,1	0,1	0,0	0,0	0,9	6,6	3,8	0,2	0,0	0,0	●
0,3	9,9	0,0	225,0	10,2	0,1	9,0	5,1	2,5	0,3	19,5	0,0	3,0	●
6,3	73,5	86,6	91,0	52,5	2,8	7,0	0,9	1,5	4,2	0,0	0,9	49,0	●
0,1	0,6	0,0	8,4	7,8	0,6	0,7	0,8	0,9	0,1	17,7	0,3	28,8	●
1,2	20,0	0,9	220,0	20,0	1,2	10,8	15,6	8,4	1,4	160,0	0,2	32,0	●
0,9	70,0	13,7	272,5	70,0	3,3	11,3	9,1	4,9	1,1	85,0	1,8	122,5	●
1,1	12,0	0,0	67,5	54,0	12,0	0,6	3,4	6,2	3,2	120,0	0,0	225,0	●
1,3	3,8	1,8	9,8	19,5	0,5	2,5	0,7	0,8	0,9	44,3	0,0	236,3	●
2,5	10,5	5,4	18,0	39,0	1,0	4,8	1,3	1,5	1,7	84,0	0,0	445,5	●
1,3	7,5	0,0	39,0	31,5	4,6	0,0	2,8	2,7	0,3	132,0	0,0	231,0	●
3,1	17,5	1,4	126,0	73,5	9,8	9,5	13,7	10,9	3,1	227,5	16,7	325,5	●
4,4	16,0	4,7	120,0	64,0	15,4	10,4	28,0	9,2	13,7	160,0	4,5	232,0	●
4,5	14,0	0,0	85,0	49,0	1,7	4,5	8,0	10,7	3,6	109,0	36,6	18,0	●
3,3	27,0	5,0	138,0	63,0	5,5	11,7	8,5	8,2	7,0	129,0	31,9	183,0	●
2,9	54,0	16,1	26,0	44,0	1,3	10,4	3,9	6,6	3,4	88,0	0,6	32,0	●
1,0	2,5	4,5	17,5	13,8	1,4	1,4	0,0	0,0	0,1	0,0	5,2	27,5	●
0,8	1,3	1,7	18,8	12,5	1,1	2,0	0,0	0,0	0,0	0,0	19,4	22,5	●
0,9	3,8	7,5	16,3	12,5	1,4	1,3	0,0	0,0	0,1	0,0	5,0	25,0	●
0,0	0,0	0,1	1,3	1,0	0,1	0,0	0,0	0,0	0,0	0,0	16,1	1,8	●
0,1	17,4	0,0	3,6	38,4	0,4	1,3	0,1	0,1	0,1	0,0	0,0	52,2	●
0,1	12,6	0,0	3,6	37,8	0,3	1,3	0,1	0,1	0,1	0,0	0,0	52,2	●
0,3	7,5	4,0	107,5	27,5	0,8	8,3	1,6	0,8	0,2	10,0	48,4	25,0	●
0,2	6,6	0,0	14,4	16,8	1,7	1,3	0,1	0,1	0,1	0,0	0,0	49,8	●
0,2	5,4	0,0	16,2	19,8	2,0	1,4	0,1	0,1	0,1	0,0	0,0	57,6	●
0,4	9,0	1,4	88,5	21,0	0,3	7,2	5,9	3,0	0,4	30,0	22,0	16,5	●
0,5	7,2	0,0	16,2	111,6	1,8	1,4	0,4	0,3	0,5	0,0	0,0	95,4	●
0,4	9,6	0,0	13,8	94,2	1,6	1,3	0,3	0,3	0,5	0,0	0,0	80,4	●
1,3	73,5	1,4	598,5	112,0	2,3	41,0	17,9	7,3	1,6	224,0	0,4	129,5	●
0,3	17,5	2,0	262,5	50,0	0,7	15,5	6,5	3,3	0,5	37,5	4,3	32,5	●
0,3	6,0	0,0	3,5	15,0	0,5	0,4	0,1	0,1	0,2	0,0	3,7	39,0	●
2,9	49,5	7,3	181,5	115,5	3,0	8,3	6,6	7,3	3,3	104,5	0,4	297,0	●

Lebensmittel	Menge	Portionsgröße in Gramm	kcal je Portion	Eiweiß g je Portion	Fett g je Portion	Kohlenhydrate g je Portion	Broteinheiten je Portion	Ballaststoffe g je Portion
Reismehl	EL	10,0	34,8	0,7	0,1	7,8	0,6	0,2
Reispudding	TL	3,0	11,8	0,0	0,0	2,9	0,2	0,0
Reispudding englisch	Portion	350,0	479,5	13,8	16,6	67,3	5,6	0,5
Reissalat mit Äpfeln und Curry	Portion	170,0	163,2	3,0	2,4	31,6	2,6	1,4
Reissalat mit Mayonnaise	Portion	170,0	178,5	6,1	7,3	21,4	1,8	2,8
Reissalat mit Thunfisch und Tomaten	Portion	200,0	208,0	11,7	6,6	24,5	2,0	1,1
Reisstärke	EL	20,0	69,6	0,2	0,0	17,0	1,4	0,0
Reissuppe mit Fleisch und Gemüse	Teller	400,0	172,0	9,1	5,9	20,5	1,7	2,8
Reissuppe mit Curry	Teller	350,0	203,0	8,9	7,3	25,1	2,1	1,3
Reisvollkornbrot	Scheibe	50,0	108,0	3,3	0,6	22,0	1,8	2,4
Remoulade 65% Fett	EL	15,0	96,2	0,2	9,8	2,3	0,2	0,1
Remouladensoße	Portion	60,0	383,4	1,9	41,7	1,8	0,1	0,2
Rettich gegart	Portion	150,0	16,5	1,5	0,2	2,1	0,2	3,7
Rettich Trunk	Glas	200,0	10,0	0,7	0,1	1,2	0,1	0,2
Rettich weiß, rot, schwarz	Portion	150,0	21,0	1,6	0,2	2,8	0,2	3,8
Rhabarber gegart	Portion	150,0	21,0	0,9	0,2	2,1	0,2	3,7
Rhabarbercreme	Portion	150,0	96,0	1,6	1,2	18,7	1,6	1,1
Rhabarbergrütze	Portion	250,0	157,5	0,6	0,1	37,1	3,1	2,2
Rhabarberkaltschale	Teller	350,0	273,0	1,1	0,5	64,3	5,4	5,1
Rhabarberkompott	Portion	250,0	235,0	1,0	0,2	54,7	4,6	3,8
Rhabarberkuchen mit Baiser	Stück	120,0	217,2	2,8	11,6	24,5	2,0	2,4
Rhabarbernektar	Glas	200,0	104,0	0,3	0,0	24,8	2,1	0,0
Rhabarbersaft	Glas	200,0	92,0	1,0	0,2	19,2	1,6	0,0
Rheinische Bratwurst	Stück	150,0	408,0	18,3	37,6	0,4	0,0	0,1
Ricotta 30% F.i.Tr.	Portion	30,0	36,3	3,4	2,4	0,2	0,0	0,0
Ricotta 45% F.i.Tr.	Portion	30,0	49,2	3,4	3,9	0,2	0,0	0,0
Ricotta 60% F.i.Tr.	Portion	30,0	52,2	2,9	4,5	0,1	0,0	0,0
Riesengarnelen gegrillt	Portion	300,0	426,0	65,8	15,6	5,2	0,4	0,3
Riesenscampi vom Grill	Portion	300,0	444,0	66,2	18,3	3,4	0,3	0,2
Rind Kochfleisch mager gegart	Portion	125,0	283,8	34,5	16,2	0,0	0,0	0,0
Rind Kochfleisch mit Fett gegart	Portion	125,0	331,3	32,7	22,5	0,0	0,0	0,0
Rinderbierschinken	Portion	30,0	58,2	6,4	3,6	0,1	0,0	0,0
Rinderbraten gegart	Portion	125,0	196,3	35,5	5,9	0,0	0,0	0,0
Rinderbraten mit Soße	Portion	350,0	514,5	37,2	39,2	4,5	0,4	0,6
Rinderbrust Spannrippe fett gegart	Portion	125,0	342,5	30,7	24,7	0,0	0,0	0,0
Rinderfilet gegart	Portion	125,0	190,0	37,0	4,5	0,0	0,0	0,0
Rinderfilet mit Soße	Portion	200,0	196,0	24,9	9,5	2,6	0,2	0,4
Rindergulasch Konserve	Portion	150,0	187,5	23,1	9,2	3,2	0,3	0,4
Rindergulasch mit Fett gegart	Portion	150,0	270,0	41,4	11,6	0,0	0,0	0,0
Rindergulasch mit Soße	Portion	400,0	400,0	35,9	24,0	9,7	0,8	1,5
Rindergulasch ungarisch	Portion	400,0	464,0	34,9	31,5	10,7	0,9	2,8
Rinderherz gegart	Portion	125,0	127,5	24,0	3,0	0,9	0,1	0,0
Rinderkeule mager gegart	Portion	150,0	226,5	43,3	5,7	0,0	0,0	0,0
Rinderkeule mit Fett gegart	Portion	150,0	261,0	42,1	10,2	0,0	0,0	0,0

Vitamin E mg je Portion	Folsäure gesamt µg je Port.	Vitamin C mg je Portion	Kalzium mg je Portion	Magnesium mg je Portion	Eisen mg je Portion	Jod µg je Portion	gesätt. FS g je Portion	einf. unges. FS g je Port.	mehrf. unges. FS g je Port.	Cholesterin mg je Port.	Saccharose g je Portion	Harnsäure mg je Portion	Slimfaktor
0,0	1,0	0,0	0,7	2,3	0,0	0,1	0,0	0,0	0,0	0,0	0,0	8,5	●
0,0	0,0	0,0	0,5	0,2	0,0	0,0	0,0	0,0	0,0	0,0	0,0	0,0	●
0,8	28,0	3,9	339,5	52,5	1,1	21,7	9,1	5,3	1,0	150,5	34,0	24,5	●
1,6	11,9	6,9	10,2	30,6	0,6	1,9	0,3	0,5	1,4	0,0	2,6	42,5	●
3,9	15,3	4,4	56,1	37,4	1,7	6,0	1,2	1,7	3,9	17,0	1,8	85,0	●
1,0	28,0	13,9	32,0	48,0	1,3	22,6	2,0	1,7	2,2	28,0	2,0	100,0	●
0,0	0,0	0,0	4,0	4,0	0,0	0,0	0,0	0,0	0,0	0,0	0,0	0,0	●
0,6	24,0	11,8	56,0	56,0	1,2	5,2	2,6	2,3	0,4	0,0	1,3	52,0	●
0,3	21,0	10,5	38,5	52,5	1,0	1,4	3,8	2,4	0,4	0,0	0,2	31,5	●
0,4	9,0	0,0	12,0	34,0	0,9	1,7	0,1	0,1	0,3	0,0	0,1	30,0	●
1,1	1,1	0,3	2,1	0,5	0,1	0,8	4,3	3,7	1,3	15,0	0,0	1,8	●
24,9	11,4	0,6	25,8	7,8	0,6	1,7	5,3	9,8	24,4	87,6	1,0	1,8	●
0,0	19,5	25,8	49,5	15,0	1,1	11,1	0,0	0,0	0,1	0,0	0,1	16,5	●
0,0	8,0	8,7	32,0	14,0	0,6	10,2	0,0	0,0	0,0	0,0	0,1	8,0	●
0,0	36,0	40,5	49,5	22,5	1,2	12,0	0,0	0,0	0,1	0,0	0,1	15,0	●
0,4	3,0	9,1	84,0	19,5	0,7	1,7	0,0	0,0	0,1	0,0	0,5	9,0	●
0,3	6,0	2,8	33,0	9,0	0,6	4,5	0,4	0,5	0,2	46,5	11,7	3,0	●
0,2	2,5	5,0	50,0	12,5	0,6	3,3	0,0	0,0	0,0	0,0	28,7	5,0	●
0,3	3,5	5,9	199,5	24,5	5,0	9,1	0,1	0,1	0,1	0,0	54,8	10,5	●
0,4	2,5	9,9	90,0	22,5	1,0	2,8	0,0	0,0	0,1	0,0	52,9	7,5	●
0,6	3,6	4,8	52,8	14,4	0,7	2,5	6,9	3,5	0,6	44,4	14,0	8,4	●
0,1	2,0	2,5	32,0	8,0	0,3	4,0	0,0	0,0	0,0	0,0	24,3	2,0	●
0,5	4,0	11,3	98,0	24,0	0,9	2,0	0,0	0,0	0,1	0,0	17,4	10,0	●
0,4	3,0	0,1	16,5	27,0	1,1	3,2	13,5	17,7	4,3	76,5	0,0	120,0	●
0,2	5,4	0,0	81,6	4,5	0,1	3,0	1,4	0,7	0,1	9,3	0,0	1,5	●
0,2	5,4	0,0	62,1	3,3	0,1	3,0	2,4	1,2	0,1	15,3	0,0	1,5	●
0,2	5,4	0,0	82,2	4,2	0,1	3,0	2,7	1,4	0,2	17,7	0,0	1,5	●
13,2	21,0	10,4	189,0	114,0	5,1	282,9	2,4	8,2	2,9	504,0	0,4	210,0	●
13,7	21,0	11,0	189,0	114,0	5,1	286,2	2,8	10,1	3,1	510,0	0,0	213,0	●
0,5	3,8	0,0	3,8	23,8	3,3	0,0	6,9	7,7	0,6	107,5	0,0	162,5	●
0,5	2,5	0,0	3,8	22,5	3,1	0,0	9,6	10,8	0,8	105,0	0,0	147,5	●
0,1	0,6	7,1	3,6	8,1	0,6	0,4	1,4	1,7	0,4	19,5	0,0	41,7	●
0,7	3,8	0,0	5,0	22,5	4,2	0,0	2,6	2,5	0,3	78,8	0,0	193,8	●
7,7	7,0	0,7	24,5	42,0	4,6	6,3	15,8	13,5	7,7	147,0	0,2	199,5	●
0,5	2,5	0,0	6,3	18,8	3,5	0,0	10,5	12,0	0,9	80,0	0,0	147,5	●
0,7	12,5	0,0	3,8	26,3	4,1	0,0	2,0	1,9	0,2	91,3	0,0	192,5	●
1,3	10,0	1,2	24,0	32,0	2,9	4,0	3,6	4,0	1,2	84,0	0,2	128,0	●
0,4	3,0	0,5	19,5	28,5	2,5	1,5	3,9	4,4	0,4	64,5	0,1	133,5	●
0,8	4,5	0,0	6,0	27,0	4,8	0,0	5,0	5,3	0,5	94,5	0,0	222,0	●
0,8	12,0	7,2	44,0	44,0	4,7	6,0	10,4	10,2	1,9	120,0	0,7	196,0	●
1,0	20,0	11,3	60,0	52,0	4,7	5,2	13,7	12,9	3,0	132,0	1,4	200,0	●
0,5	5,0	5,5	11,3	30,0	6,3	36,8	1,5	0,8	0,1	171,3	0,0	372,5	●
0,9	4,5	0,0	10,5	31,5	4,6	0,0	2,5	2,4	0,3	109,5	0,0	252,0	●
0,8	4,5	0,0	10,5	31,5	4,5	0,0	4,4	4,7	0,4	109,5	0,0	240,0	●

Lebensmittel	Menge	Portionsgröße in Gramm	kcal je Portion	Eiweiß g je Portion	Fett g je Portion	Kohlenhydrate g je Portion	Broteinheiten je Portion	Ballaststoffe g je Portion
Rinderkotelett mager gegart	Stück	150,0	241,5	46,8	5,9	0,0	0,0	0,C
Rinderkotelett mf. gegart	Stück	150,0	274,5	40,3	12,6	0,0	0,0	0,C
Rinderkutteln sauer mit Soße	Portion	350,0	185,5	21,6	6,9	9,1	0,8	2,7
Rinderleber gegart	Portion	125,0	183,8	27,7	4,4	8,0	0,7	0,0
Rinderleberragout mit Äpfeln	Portion	300,0	360,0	26,0	20,1	18,8	1,6	1,4
Rinderlende gegart	Portion	125,0	190,0	37,0	4,5	0,0	0,0	0,0
Rindermark	Portion	125,0	1046,3	1,9	117,5	0,0	0,0	0,0
Rindernacken Kamm mit Fett gegart	Portion	150,0	274,5	40,3	12,6	0,0	0,0	0,0
Rindernacken Kamm mager	Portion	150,0	223,5	28,9	12,1	0,0	0,0	0,0
Rinderroulade Konserve	Stück	150,0	186,0	20,8	10,2	2,6	0,2	0,3
Rinderroulade mager gegart	Stück	150,0	226,5	43,3	5,7	0,0	0,0	0,0
Rinderroulade mit Fett gegart	Stück	150,0	261,0	42,1	10,2	0,0	0,0	0,0
Rinderroulade mit Soße	Stück	400,0	496,0	40,2	34,7	6,5	0,5	2,6
Rinderrücken Roastbeef gegart	Portion	125,0	201,3	39,0	4,9	0,0	0,0	0,0
Rinderrücken Roastbeef	Portion	125,0	162,5	28,1	5,6	0,0	0,0	0,0
Rinderschmorbraten mit Soße	Portion	350,0	378,0	35,6	23,1	7,0	0,6	1,9
Rinderschulter Bug mager gegart	Portion	125,0	196,3	35,5	5,9	0,0	0,0	0,0
Rinderspiess mit Zwiebeln	Portion	350,0	570,5	71,5	28,9	5,6	0,5	2,1
Rindersteak mager gegart	Stück	150,0	241,5	46,8	5,9	0,0	0,0	0,0
Rindersteak mit Fett gegart	Stück	150,0	262,5	46,0	8,6	0,0	0,0	0,0
Rindersteak mit Kräuterbutter	Stück	250,0	712,5	60,3	52,2	1,7	0,1	0,4
Rindertalg	EL	15,0	129,2	0,1	14,6	0,0	0,0	0,0
Rinderzunge gegart	Portion	125,0	235,0	21,2	14,3	5,4	0,5	0,0
Rindfleisch gegart	Portion	150,0	270,0	41,4	11,6	0,0	0,0	0,0
Rindfleisch Konserve	Portion	150,0	225,0	29,6	11,5	0,9	0,1	0,0
Rindfleisch mit Möhren Schalotten	Portion	400,0	308,0	30,1	16,1	9,9	0,8	3,3
Rindfleischbrühe mit Ei	Teller	330,0	244,2	24,1	15,4	2,6	0,2	1,9
Rindfleischsalat mit Öl	Portion	100,0	244,0	17,6	18,2	2,6	0,2	0,6
Rindfleischsülze	Portion	30,0	42,3	7,9	1,1	0,1	0,0	0,0
Rindfleischsuppe Brühwürfel	Stück	5,0	7,5	0,9	0,2	0,6	0,0	0,0
Rindfleischsuppe m. Nudeln Trockenprod.	Portion	50,0	101,5	6,9	3,5	10,4	0,9	0,9
Rippchen gekocht	Portion	250,0	415,0	48,7	23,3	2,6	0,2	0,0
Risi Pisi Erbsenreis	Portion	250,0	227,5	6,2	2,7	43,8	3,6	2,6
Risotto mit Butter und Parmesankäse	Portion	250,0	510,0	16,7	24,6	55,5	4,6	2,1
Roastbeef englisch	Portion	250,0	517,5	74,2	24,4	0,2	0,0	0,0
Roastbeef gebraten mit Speck	Portion	300,0	603,0	76,4	32,7	1,0	0,1	0,4
Rodonkuchen	Stück	70,0	251,3	3,9	11,8	31,8	2,6	0,9
Roggen Vollkorn gegart	Portion	180,0	169,2	5,7	1,1	33,6	2,8	9,2
Roggen Vollkorn	Portion	40,0	117,6	3,6	0,7	23,9	2,0	5,6
Roggenbrötchen	Stück	60,0	133,8	3,8	0,6	27,8	2,3	3,6
Roggenflocken	Portion	40,0	118,0	3,6	0,7	24,0	2,0	5,6
Roggenkeime	EL	10,0	34,1	3,9	1,1	2,1	0,2	1,2
Roggenmehl Typ 1150	EL	10,0	31,8	0,8	0,1	6,7	0,6	0,9
Roggenmehl Typ 815	EL	10,0	32,4	0,6	0,1	7,1	0,6	0,7

146

Vitamin E mg je Portion	Folsäure gesamt µg je Port.	Vitamin C mg je Portion	Kalzium mg je Portion	Magnesium mg je Portion	Eisen mg je Portion	Jod µg je Portion	gesätt. FS g je Portion	einf. unges. FS g je Port.	mehrf. unges. FS g je Port.	Cholesterin mg je Port.	Saccharose g je Portion	Harnsäure mg je Portion	Slimfaktor
0,9	4,5	0,0	4,5	33,0	4,2	0,0	2,6	2,5	0,3	108,0	0,0	229,5	🔴
0,8	4,5	0,0	7,5	25,5	4,4	0,0	5,5	5,5	0,6	94,5	0,0	250,5	🔴
0,5	24,5	8,1	77,0	24,5	3,5	15,4	2,9	2,4	0,5	112,0	0,8	217,0	🟢
0,9	282,5	22,5	8,8	21,3	8,5	15,1	1,6	0,7	0,9	427,5	0,0	365,0	🔴
1,2	174,0	20,2	21,0	33,0	8,2	15,6	14,3	2,3	1,3	393,0	1,2	294,0	🔴
0,7	12,5	0,0	3,8	26,3	4,1	0,0	2,0	1,9	0,2	91,3	0,0	192,5	🔴
0,0	0,0	0,0	1,3	1,3	0,2	0,4	49,7	58,6	3,7	80,0	0,0	0,0	🔴
0,8	4,5	0,0	7,5	25,5	4,4	0,0	5,5	5,5	0,6	94,5	0,0	250,5	🔴
0,7	4,5	0,0	6,0	25,5	3,1	0,2	5,3	5,2	0,6	90,0	0,0	180,0	🔴
0,3	4,5	0,8	13,5	25,5	2,1	1,5	3,9	4,6	0,9	61,5	0,2	132,0	🔴
0,9	4,5	0,0	10,5	31,5	4,6	0,0	2,5	2,4	0,3	109,5	0,0	252,0	🔴
0,8	4,5	0,0	10,5	31,5	4,5	0,0	4,4	4,7	0,4	109,5	0,0	240,0	🔴
6,6	24,0	8,4	124,0	72,0	5,2	14,4	15,0	11,1	6,5	176,0	1,1	240,0	🔴
0,7	3,8	0,0	3,8	27,5	3,5	0,0	2,2	2,1	0,2	90,0	0,0	191,3	🔴
0,6	3,8	0,0	3,8	28,8	2,5	0,1	2,4	2,4	0,3	87,5	0,0	137,5	🔴
1,0	10,5	5,1	38,5	52,5	4,5	3,5	10,1	9,9	1,7	112,0	0,8	189,0	🔴
0,7	3,8	0,0	5,0	22,5	4,2	0,0	2,6	2,5	0,3	78,8	0,0	193,8	🔴
4,7	21,0	6,9	49,0	77,0	6,8	2,8	10,6	12,0	4,5	196,0	1,1	350,0	🔴
0,9	4,5	0,0	4,5	33,0	4,2	0,0	2,6	2,5	0,3	108,0	0,0	229,5	🔴
0,8	4,5	0,0	4,5	31,5	4,1	0,0	3,7	3,9	0,4	109,5	0,0	223,5	🔴
2,0	15,0	5,3	30,0	57,5	5,6	3,0	29,3	17,7	2,1	277,5	0,2	290,0	🔴
0,2	0,0	0,2	0,0	0,5	0,0	0,0	6,2	7,3	0,5	15,0	0,0	0,0	🔴
0,3	8,8	2,9	13,8	22,5	3,7	3,0	5,2	6,6	1,2	127,5	0,0	223,8	🔴
0,8	4,5	0,0	6,0	27,0	4,8	0,0	5,0	5,3	0,5	94,5	0,0	222,0	🔴
0,4	3,0	0,1	13,5	33,0	2,9	1,5	4,9	5,5	0,4	82,5	0,0	168,0	🔴
1,8	28,0	22,1	100,0	64,0	7,3	24,0	5,9	8,2	1,0	84,0	1,4	172,0	🟡
2,2	59,4	10,0	99,0	36,3	3,8	15,8	5,4	6,3	1,6	363,0	0,6	95,7	🟡
8,2	4,0	1,9	40,0	27,0	2,4	0,8	3,8	5,3	8,0	39,0	0,5	95,0	🔴
0,1	0,9	0,0	4,8	7,8	0,6	0,4	0,5	0,5	0,1	16,2	0,0	37,5	🔴
0,0	0,0	0,0	11,5	2,5	0,1	0,2	0,1	0,1	0,0	0,0	0,0	7,0	🔴
0,1	3,0	0,6	9,5	16,5	0,7	0,5	1,6	1,3	0,4	28,5	0,1	39,5	🔴
0,6	5,0	0,0	65,0	95,0	4,3	9,8	8,3	10,8	2,6	147,5	2,6	345,0	🔴
0,6	17,5	4,4	15,0	52,5	0,9	3,8	0,7	1,1	0,7	0,0	1,7	110,0	🟡
1,3	30,0	5,0	200,0	65,0	1,7	12,3	12,6	9,2	1,3	70,0	0,6	112,5	🔴
1,2	0,0	0,0	15,0	67,5	6,5	0,3	10,5	11,4	1,0	207,5	0,2	352,5	🔴
1,2	12,0	1,2	21,0	72,0	6,6	1,5	13,4	15,2	1,9	219,0	0,2	372,0	🔴
0,6	5,6	0,4	25,9	7,0	0,7	2,9	6,6	3,7	0,7	79,8	11,3	8,4	🔴
1,3	27,0	0,0	45,0	84,6	3,4	4,9	0,1	0,1	0,5	0,0	0,5	48,6	🟢
0,8	22,4	0,0	25,6	48,0	1,9	2,9	0,1	0,1	0,3	0,0	0,4	28,0	🟡
0,4	13,8	0,0	12,0	30,0	1,3	1,9	0,1	0,1	0,3	0,0	0,4	34,8	🟢
0,7	22,4	0,0	25,6	48,0	1,5	2,9	0,1	0,1	0,3	0,0	0,4	28,0	🟡
1,3	10,0	0,0	4,0	11,0	0,9	0,7	0,2	0,1	0,5	0,0	0,0	123,0	🟡
0,1	7,0	0,0	2,0	6,7	0,3	0,3	0,0	0,0	0,1	0,0	0,1	6,6	🟡
0,1	5,1	0,0	2,2	2,6	0,2	0,2	0,0	0,0	0,0	0,0	0,1	5,0	🔴

Lebensmittel	Menge	Portionsgröße in Gramm	kcal je Portion	Eiweiß g je Portion	Fett g je Portion	Kohlenhydrate g je Portion	Broteinheiten je Portion	Ballaststoffe g je Portion	
Roggenmehl Typ 997	EL	10,0	31,6	0,7	0,1	6,9	0,6	0,8	
Roggenmischbrot	Scheibe	45,0	94,5	2,5	0,4	20,0	1,7	2,1	
Roggenmischbrot mit Leinsamen	Scheibe	45,0	97,7	2,9	1,0	19,1	1,6	2,7	
Roggenmischbrot mit Sonnenblumenk.	Scheibe	45,0	101,7	2,9	1,3	19,3	1,6	2,2	
Roggenschrot Typ1800	Portion	40,0	117,2	4,0	0,6	23,6	2,0	5,5	
Roggenvollkornschrotbrot	Scheibe	50,0	93,0	2,8	0,4	19,1	1,6	3,6	
Roggenvollkornbrot	Scheibe	50,0	94,0	3,2	0,5	18,8	1,6	4,3	
Rohkost mit Weizenkeimlingen	Portion	250,0	225,0	18,6	6,2	22,6	1,9	11,3	
Rohkostsalat mit Sahne	Portion	150,0	75,0	1,8	5,9	3,6	0,3	3,1	
Rohkostsalat mit Dressing	Portion	150,0	34,5	2,0	1,2	3,7	0,3	3,0	
Rohkostsalat mit Joghurt	Portion	150,0	33,0	2,0	1,0	3,7	0,3	3,0	
Rohkostsalat mit Öl	Portion	150,0	46,5	1,8	2,7	3,4	0,3	3,0	
Rohrnudeln	Stück	150,0	699,0	7,6	59,1	35,7	3,0	2,0	
Rollmöpse	Stück	80,0	107,2	7,1	8,0	1,6	0,1	0,2	
Romadur 20% F. i. Tr.	Portion	30,0	53,7	7,2	2,7	0,0	0,0	0,0	
Romadur 30% F. i. Tr.	Portion	30,0	66,9	7,2	4,2	0,0	0,0	0,0	
Romadur 40% F. i. Tr.	Portion	30,0	81,6	6,9	6,0	0,0	0,0	0,0	
Romadur 45% F. i. Tr.	Portion	30,0	87,9	6,5	6,9	0,0	0,0	0,0	
Romadur 50% F. i. Tr.	Portion	30,0	93,9	6,0	7,8	0,0	0,0	0,0	
Romadur 60% F. i. Tr.	Portion	30,0	113,1	5,1	10,4	0,0	0,0	0,0	
Romanosalat netto	Portion	50,0	8,0	0,8	0,1	0,9	0,1	0,7	
Roquefort	Portion	30,0	108,3	6,3	9,3	0,0	0,0	0,0	
Roquefort Dressing	Portion	60,0	249,0	4,3	24,9	1,7	0,1	0,1	
Rosenkohl gedünstet	Portion	250,0	162,5	10,2	9,2	8,8	0,7	9,8	
Rosenkohl gegart	Portion	150,0	42,0	5,6	0,4	3,2	0,3	5,8	
Rosenkohl netto	Portion	150,0	54,0	6,7	0,5	4,9	0,4	6,6	
Rosenkohlgemüse mit Käsesoße	Portion	250,0	235,0	13,9	16,7	6,8	0,6	7,5	
Rosenkuchen Hefeteig	Stück	100,0	374,0	5,9	16,3	50,2	4,2	2,9	
Rosenpaprika	TL	1,0	3,2	0,1	0,1	0,3	0,0	0,2	
Rosine	Portion	25,0	74,5	0,6	0,1	16,6	1,4	1,4	
Rosinenbrot	Scheibe	30,0	72,3	2,0	0,4	14,9	1,2	1,0	
Rosinenbrötchen	Stück	45,0	113,9	3,2	0,6	23,4	2,0	1,5	
Rosinenkuchen	Stück	70,0	214,2	4,4	6,0	34,9	2,9	1,4	
Rosmarin frisch	Portion	5,0	2,9	0,0	0,1	0,4	0,0	0,1	
Rosmarin getrocknet	TL	1,0	3,4	0,0	0,2	0,5	0,0	0,2	
Rostbratwurst	Stück	150,0	493,5	24,8	44,2	0,4	0,0	0,1	
Röstbrotwürfel	Portion	20,0	55,0	1,9	0,3	11,0	0,9	0,9	
Röstgemüse	TL	5,0	19,7	0,3	1,7	1,0	0,1	0,5	
Rösti	Portion	250,0	312,5	6,2	17,3	31,8	2,6	5,1	
Rotbarsch gegart brutto	Portion	180,0	100,8	17,4	3,4	0,0	0,0	0,0	
Rotbarsch geräuchert	Portion	75,0	85,5	14,8	2,9	0,0	0,0	0,0	
Rotbarsch in Dillsoße	Portion	250,0	302,5	36,8	14,4	6,1	0,5	0,5	
Rotbarsch paniert	Portion	200,0	360,0	35,3	17,8	14,6	1,2	0,9	
Rotbarschfilet	Portion	150,0	160,5	27,9	5,4	0,0	0,0	0,0	

Vitamin E mg je Portion	Folsäure gesamt µg je Port.	Vitamin C mg je Portion	Kalzium mg je Portion	Magnesium mg je Portion	Eisen mg je Portion	Jod µg je Portion	gesätt. FS g je Portion	einf. unges. FS g je Port.	mehrf. unges. FS g je Port.	Cholesterin mg je Port.	Saccharose g je Portion	Harnsäure mg je Portion	Slimfaktor
0,1	6,0	0,0	3,1	5,6	0,2	0,3	0,0	0,0	0,1	0,0	0,1	5,4	gelb
0,3	10,4	0,0	10,4	17,1	0,7	1,5	0,1	0,0	0,2	0,0	0,3	18,9	gelb
0,4	10,4	0,0	14,4	23,4	0,8	1,6	0,1	0,2	0,6	0,0	0,2	20,3	grün
1,1	11,7	0,0	11,7	24,3	0,8	1,7	0,2	0,3	0,8	0,0	0,3	21,2	gelb
0,6	31,2	0,0	9,2	33,2	1,6	1,8	0,1	0,1	0,3	0,0	0,4	32,0	gelb
0,4	11,0	0,0	10,0	24,5	1,1	2,3	0,1	0,0	0,2	0,0	0,3	22,5	grün
0,5	18,0	0,0	10,5	28,0	1,3	2,2	0,1	0,1	0,2	0,0	0,3	28,5	grün
12,3	255,0	45,7	145,0	127,5	4,6	14,8	2,0	1,2	1,8	7,5	6,9	355,0	grün
4,0	43,5	36,9	49,5	22,5	1,5	10,4	0,7	1,3	3,6	0,0	0,7	22,5	grün
0,5	43,5	37,0	54,0	22,5	1,5	11,0	0,6	0,3	0,2	3,0	0,6	22,5	grün
0,5	43,5	36,6	55,5	22,5	1,5	10,8	0,5	0,2	0,2	3,0	0,6	22,5	grün
2,0	43,5	36,6	48,0	21,0	1,5	10,4	0,3	0,5	1,6	0,0	0,6	22,5	grün
1,7	66,0	0,4	51,0	18,0	1,3	6,2	35,1	17,9	2,5	226,5	4,3	46,5	rot
0,6	7,2	1,3	67,2	20,0	0,5	13,9	2,9	3,4	1,1	41,6	0,1	70,4	rot
0,1	15,0	0,0	120,0	7,5	0,1	6,0	1,6	0,8	0,1	6,3	0,0	3,0	rot
0,1	15,0	0,0	111,0	6,0	0,1	6,0	2,5	1,3	0,2	9,9	0,0	3,0	rot
0,2	15,0	0,0	105,0	6,0	0,1	6,0	3,6	1,8	0,2	13,8	0,0	3,0	rot
0,2	24,0	0,0	105,0	6,0	0,1	6,0	4,2	2,1	0,3	16,2	0,0	3,0	rot
0,2	15,0	0,0	90,0	6,0	0,1	6,0	4,7	2,4	0,3	18,3	0,0	3,0	rot
0,3	12,0	0,0	90,0	6,0	0,1	6,0	6,3	3,1	0,4	24,3	0,0	3,0	rot
0,3	27,5	12,0	18,0	3,0	0,6	1,0	0,0	0,0	0,1	0,0	0,2	5,0	grün
0,2	12,0	0,0	198,6	9,0	0,2	12,0	6,0	2,4	0,4	21,6	0,0	0,0	rot
9,3	9,0	1,4	136,2	9,6	0,2	9,2	8,2	6,1	9,3	27,6	0,8	1,2	rot
1,4	120,0	185,8	77,5	52,5	2,5	3,3	7,1	0,9	0,6	5,0	2,4	135,0	grün
0,8	55,5	71,0	40,5	18,0	1,2	1,4	0,1	0,0	0,2	0,0	1,1	84,0	grün
0,8	117,0	168,0	46,5	33,0	1,7	1,1	0,1	0,0	0,3	0,0	1,6	90,0	grün
1,4	97,5	142,9	290,0	50,0	2,0	12,8	9,9	4,9	0,9	45,0	1,9	105,0	grün
3,3	22,0	0,3	36,0	22,0	1,0	2,1	4,9	7,2	3,2	40,0	16,7	49,0	rot
0,0	0,0	0,0	1,8	1,9	0,2	0,1	0,0	0,0	0,1	0,0	0,0	1,8	gelb
0,2	1,0	0,3	7,8	3,8	0,1	0,5	0,1	0,0	0,0	0,0	0,3	26,8	rot
0,1	4,8	0,0	4,8	6,0	0,4	0,7	0,1	0,1	0,1	0,0	0,3	14,1	gelb
0,2	3,6	0,0	7,7	9,5	0,6	0,9	0,1	0,1	0,2	0,0	0,4	22,1	rot
0,4	4,9	0,2	28,0	9,1	0,7	2,2	3,2	1,8	0,4	50,4	11,0	18,9	rot
0,0	0,0	0,0	10,6	1,8	0,2	0,1	0,0	0,0	0,1	0,0	0,1	6,2	grün
0,0	0,0	0,0	12,8	2,2	0,3	0,1	0,0	0,0	0,1	0,0	0,1	7,5	gelb
0,5	3,0	0,1	13,5	36,0	1,5	1,7	15,9	20,8	5,0	99,0	0,0	159,0	rot
0,1	4,2	0,0	24,0	4,8	0,3	1,4	0,0	0,0	0,1	0,0	0,0	8,0	rot
0,0	0,4	0,1	3,0	0,8	0,0	0,1	0,3	0,1	0,9	0,0	0,2	0,0	gelb
0,5	35,0	26,7	20,0	45,0	1,0	10,0	9,7	5,7	1,0	47,5	0,6	45,0	gelb
1,0	9,0	0,4	21,6	27,0	0,6	93,2	0,7	0,8	0,9	39,6	0,0	120,6	gelb
0,9	8,3	0,4	18,8	21,8	0,5	82,9	0,6	0,7	0,7	33,8	0,0	103,5	rot
3,7	22,5	2,9	70,0	62,5	1,6	192,3	3,8	4,8	3,4	85,0	0,1	252,5	rot
4,1	30,0	3,4	58,0	56,0	1,6	113,4	4,3	6,5	4,2	142,0	1,9	230,0	rot
1,9	21,0	1,2	33,0	43,5	1,0	148,5	1,1	1,3	1,4	63,0	0,0	195,0	rot

Lebensmittel	Menge	Portionsgröße in Gramm	kcal je Portion	Eiweiß g je Portion	Fett g je Portion	Kohlenhydrate g je Portion	Broteinheiten je Portion	Ballaststoffe g je Portion
Rotbarschfilet gegart	Portion	150,0	187,5	32,3	6,5	0,0	0,0	0,0
Rotbarschfilet in Soße	Portion	250,0	292,5	30,9	16,3	5,2	0,4	0,5
Rote Bete gedünstet	Portion	250,0	147,5	2,9	6,1	19,8	1,6	4,7
Rote Bete gegart	Portion	150,0	48,0	2,1	0,1	9,2	0,8	3,6
Rote Bete Konserve netto	Portion	150,0	51,0	2,1	0,1	9,9	0,8	3,6
Rote Bete netto	Portion	150,0	63,0	2,3	0,2	12,6	1,0	3,8
Rote Bete Salat gegart mit Öl	Portion	150,0	72,0	2,0	2,2	10,3	0,9	3,4
Rote Bete sauer	Portion	50,0	15,0	0,5	0,0	2,8	0,2	0,8
Rote Betetrunk	Glas	200,0	28,0	1,1	0,1	5,4	0,5	0,2
Rote Grütze aus Fruchtsaft	Portion	250,0	247,5	0,6	0,1	59,3	4,9	0,1
Rotkappe frisch	Portion	100,0	14,0	1,5	0,8	0,3	0,0	4,7
Rotkohl gegart	Portion	150,0	27,0	2,1	0,2	3,8	0,3	3,5
Rotkohl gesäuert	Portion	50,0	6,0	0,4	0,0	0,9	0,1	0,6
Rotkohl Konserve netto	Portion	150,0	28,5	2,1	0,2	4,1	0,3	3,6
Rotkohl mit Äpfeln	Portion	200,0	112,0	2,3	5,8	12,3	1,0	4,5
Rotkohl netto	Portion	150,0	34,5	2,3	0,3	5,3	0,4	3,8
Rotwein Punsch	Glas	200,0	300,0	1,0	0,2	42,6	3,6	0,7
Rotwein Qualitätswein	Glas	130,0	85,8	0,3	0,0	3,1	0,3	0,0
Rotwein schwer	Glas	130,0	101,4	0,3	0,0	3,3	0,3	0,0
Rotweinmarinade Salatsoße	Portion	45,0	181,8	0,1	18,6	1,5	0,1	0,1
Rotweinsoße	Portion	60,0	33,6	1,2	1,7	3,3	0,3	0,6
Rotweinsoße süß	Portion	60,0	43,8	0,1	0,0	10,5	0,9	0,0
Rotwurst	Portion	30,0	51,9	6,0	3,1	0,1	0,0	0,0
Rückenspeck Schwein	Portion	30,0	209,1	1,4	23,0	0,0	0,0	0,0
Rührei	Portion	120,0	196,8	13,3	15,3	1,9	0,2	0,0
Rührei mit Käse und Schinken	Portion	170,0	324,7	24,7	24,8	1,2	0,1	0,0
Rührei mit Pfifferlingen	Portion	120,0	148,8	10,4	11,2	2,0	0,2	1,9
Rührei mit Räucherfisch	Portion	250,0	345,0	38,7	20,0	2,5	0,2	0,1
Rührei mit Speck	Portion	200,0	364,0	22,9	29,3	2,8	0,2	0,4
Rührei mit Steinpilz	Portion	290,0	333,5	26,7	24,2	3,2	0,3	7,7
Rum	Glas	20,0	46,2	0,0	0,0	0,0	0,0	0,0
Rumkugeln	Stück	20,0	80,6	0,4	2,1	13,8	1,1	0,7
Rumpsteak mit Zwiebeln	Stück	300,0	429,0	78,6	11,5	2,1	0,2	0,8
Rumsoße	Portion	60,0	61,2	1,9	2,5	6,6	0,5	0,2
Rumtopf	Portion	250,0	407,5	1,0	0,4	53,2	4,4	3,4
Russisch Brot	Stück	5,0	19,1	0,4	0,0	4,2	0,3	0,1
Russische Creme mit Schlagsahne	Portion	150,0	322,5	6,2	13,9	32,5	2,7	0,0
Saccharin Cyclamat Tabletten	Stück	0,5	1,3	0,0	0,0	0,0	0,0	0,0
Saccharin Tabletten	Stück	0,5	1,3	0,0	0,0	0,0	0,0	0,0
Sachertorte	Stück	120,0	404,4	7,0	17,4	54,8	4,6	2,2
Saflorsaat	Portion	10,0	53,5	1,6	3,8	3,2	0,3	0,2
Safran	TL	1,0	3,5	0,1	0,1	0,6	0,1	0,0
Sago	EL	10,0	34,1	0,1	0,0	8,3	0,7	0,0
Sahne 30% Fett	Portion	25,0	72,0	0,6	7,5	0,8	0,1	0,0

Vitamin E mg je Portion	Folsäure gesamt µg je Port.	Vitamin C mg je Portion	Kalzium mg je Portion	Magnesium mg je Portion	Eisen mg je Portion	Jod µg je Portion	gesätt. FS g je Portion	einf. unges. FS g je Port.	mehrf. unges. FS g je Port.	Cholesterin mg je Port.	Saccharose g je Portion	Harnsäure mg je Portion	Slimfaktor
2,0	18,0	0,9	39,0	46,5	1,1	114,5	1,4	1,5	1,7	75,0	0,0	225,0	●
2,4	22,5	4,1	72,5	55,0	1,4	161,5	7,6	4,5	1,9	100,0	0,1	212,5	●
0,2	115,0	13,8	65,0	50,0	1,8	2,5	2,4	2,7	0,7	5,0	14,8	37,5	●
0,1	72,0	9,4	43,5	24,0	1,2	0,0	0,0	0,0	0,1	0,0	8,4	31,5	●
0,1	28,5	3,9	45,0	28,5	1,0	2,4	0,0	0,0	0,1	0,0	9,1	30,0	●
0,1	139,5	15,0	43,5	37,5	1,4	0,6	0,0	0,0	0,1	0,0	11,6	30,0	●
1,4	66,0	8,8	43,5	24,0	1,2	0,3	0,3	0,5	1,3	0,0	9,3	28,5	●
0,0	15,0	1,6	11,5	10,5	0,3	0,5	0,0	0,0	0,0	0,0	2,5	6,5	●
0,0	30,0	3,2	30,0	20,0	0,7	4,0	0,0	0,0	0,0	0,0	5,0	16,0	●
0,4	2,5	7,0	22,5	7,5	0,7	3,3	0,0	0,0	0,1	0,0	46,5	7,5	●
0,1	25,0	5,0	30,0	9,0	1,0	10,0	0,2	0,0	0,4	0,0	0,0	50,0	●
2,6	30,0	34,3	51,0	16,5	0,6	7,7	0,0	0,0	0,1	0,0	0,4	61,5	●
0,4	5,5	8,7	10,0	5,0	0,1	2,0	0,0	0,0	0,0	0,0	0,1	10,0	●
2,6	12,0	19,2	51,0	24,0	0,5	9,3	0,0	0,0	0,1	0,0	0,4	61,5	●
2,6	38,0	56,3	58,0	30,0	1,0	8,6	2,2	2,4	0,8	4,0	3,0	62,0	●
2,6	58,5	75,0	52,5	27,0	0,8	7,8	0,0	0,0	0,2	0,0	0,5	60,0	●
0,1	8,0	11,8	28,0	28,0	1,4	12,4	0,0	0,0	0,1	0,0	35,8	12,0	●
0,0	1,3	2,3	11,7	13,0	0,8	13,0	0,0	0,0	0,0	0,0	0,0	0,0	●
0,0	1,3	2,6	10,4	10,4	0,9	13,0	0,0	0,0	0,0	0,0	0,0	0,0	●
11,6	0,0	0,4	5,9	5,0	0,2	2,0	2,2	4,2	11,4	0,0	0,6	0,5	●
0,1	1,8	1,1	10,8	7,2	0,5	1,3	0,7	0,7	0,2	1,8	0,2	4,2	●
0,0	0,6	0,8	4,8	6,0	0,4	5,5	0,0	0,0	0,0	0,0	9,1	0,6	●
0,1	3,0	0,1	2,7	7,8	2,2	0,7	1,1	1,4	0,3	24,3	0,0	49,5	●
0,2	0,0	0,0	1,2	1,2	0,1	0,3	8,3	10,9	2,6	17,1	0,0	0,0	●
1,5	56,4	0,2	80,4	15,6	1,9	11,6	5,9	5,7	1,6	397,2	0,0	4,8	●
2,1	78,2	0,0	246,5	27,2	2,9	20,4	10,3	9,0	2,4	554,2	0,2	28,9	●
1,3	52,8	11,5	79,2	18,0	3,7	10,4	4,3	4,1	1,3	285,6	0,0	14,4	●
3,0	80,0	2,0	125,0	50,0	3,0	266,8	5,9	8,0	3,2	570,0	0,0	200,0	●
2,1	80,0	3,4	120,0	30,0	3,0	16,0	11,0	11,7	3,1	534,0	0,0	38,0	●
2,2	84,1	5,2	113,1	43,5	3,9	26,4	9,7	8,9	2,6	519,1	0,3	147,9	●
0,0	0,0	0,0	0,0	0,0	0,0	0,0	0,0	0,0	0,0	0,0	0,0	0,0	●
0,0	0,8	0,0	3,4	8,6	0,3	0,1	1,2	0,7	0,1	0,0	10,6	1,4	●
1,3	39,0	2,3	27,0	75,0	8,5	1,2	5,0	4,9	0,6	225,0	0,4	411,0	●
0,2	4,8	0,3	53,4	5,4	0,3	3,3	1,2	0,8	0,2	46,2	3,2	0,0	●
0,7	12,5	15,5	20,0	15,0	0,9	1,0	0,1	0,1	0,2	0,0	44,5	22,5	●
0,0	0,3	0,0	3,7	1,7	0,1	0,3	0,0	0,0	0,0	0,0	1,9	0,8	●
0,9	19,5	4,8	52,5	13,5	1,1	9,5	7,6	4,5	0,8	144,0	30,5	3,0	●
0,0	0,0	0,0	0,0	0,0	0,0	0,0	0,0	0,0	0,0	0,0	0,0	0,0	●
0,0	0,0	0,0	0,0	0,0	0,0	0,0	0,0	0,0	0,0	0,0	0,0	0,0	●
1,1	13,2	0,1	36,0	27,6	1,8	4,9	9,1	5,7	1,1	174,0	38,3	10,8	●
0,0	10,0	0,0	7,8	30,0	0,7	0,2	0,3	0,5	2,9	0,0	0,1	8,0	●
0,0	0,0	0,0	1,1	2,0	0,1	0,1	0,0	0,0	0,0	0,0	0,1	0,5	●
0,0	0,0	0,0	3,5	0,6	0,2	0,1	0,0	0,0	0,0	0,0	0,0	0,4	●
0,2	2,5	0,3	20,0	2,3	0,0	2,3	4,6	2,3	0,3	22,5	0,0	0,0	●

Lebensmittel	Menge	Portionsgröße in Gramm	kcal je Portion	Eiweiß g je Portion	Fett g je Portion	Kohlenhydrate g je Portion	Broteinheiten je Portion	Ballaststoffe g je Portion
Sahne Dressing	Portion	60,0	88,2	1,6	7,5	3,3	0,3	0,2
Sahnefruchteis	Portion	100,0	186,0	2,3	9,5	22,4	1,9	0,4
Sahnekaramellen	Stück	5,0	17,8	0,0	0,2	4,0	0,3	0,0
Sahnemokkaeis	Portion	100,0	222,0	3,7	15,0	18,2	1,5	0,0
Sahneschokoladeneis	Portion	100,0	258,0	4,2	17,2	22,0	1,8	0,6
Sahnesoße hell	Portion	60,0	52,2	3,1	3,2	2,6	0,2	0,3
Sahnesoße süß	Portion	60,0	183,0	1,3	15,5	10,0	0,8	0,0
Sahnestandmittel	TL	1,0	3,5	0,0	0,0	0,9	0,1	0,0
Sahnevanilleeis mit Schokoladensoße	Portion	130,0	345,8	5,2	25,0	25,6	2,1	0,2
Sahnevanilleeis mit Curacao	Portion	100,0	225,0	3,1	14,4	17,6	1,5	0,0
Salami	Portion	30,0	108,0	5,9	9,2	0,6	0,0	0,1
Salami italienisch	Portion	30,0	99,3	6,3	8,3	0,1	0,0	0,0
Salami ungarisch	Portion	30,0	109,8	5,9	9,6	0,1	0,0	0,0
Salanaise Salatcreme 25% Fett	EL	15,0	41,1	0,2	3,8	1,8	0,2	0,0
Salatmayonnaise	Portion	48,0	189,1	1,5	18,6	4,5	0,4	0,2
Salatmayonnaise 50% Fett	EL	15,0	72,3	0,1	7,8	0,8	0,1	0,0
Salbei frisch	Portion	5,0	2,7	0,1	0,1	0,3	0,0	0,1
Salbei getrocknet	TL	1,0	3,3	0,1	0,1	0,4	0,0	0,2
Salzburger Nockerln	Portion	200,0	422,0	18,4	22,9	35,4	2,9	0,7
Salzgebäck	Portion	25,0	86,8	2,3	0,1	18,8	1,6	0,2
Salzkartoffeln	Portion	250,0	170,0	4,9	0,3	35,5	3,0	5,7
Salzstangen	Portion	30,0	104,1	2,7	0,2	22,6	1,9	0,2
Sambal Oelek	Portion	20,0	28,2	1,3	0,5	4,5	0,4	0,8
Sanddornbeere netto	Portion	125,0	117,5	1,8	8,9	6,5	0,5	3,8
Sanddornbeere gegart	Portion	125,0	122,5	1,8	9,3	6,8	0,6	4,0
Sanddornbeere Konzentrat	TL	5,0	20,1	0,3	1,5	1,1	0,1	0,0
Sanddornkonfitüre	Portion	25,0	72,5	0,1	0,7	16,2	1,4	0,3
Sanddornsaft	Glas	200,0	174,0	2,6	11,8	12,5	1,0	0,0
Sandkuchen	Stück	70,0	308,0	3,7	18,8	31,2	2,6	0,5
Sandwich mit Geflügelsalat	Portion	50,0	120,5	3,8	3,4	18,5	1,5	1,2
Sandwich mit Geflügel und Tomate	Portion	70,0	164,5	6,0	12,0	8,2	0,7	0,7
Sandwich mit Krabbensalat	Portion	50,0	114,0	3,5	3,0	18,0	1,5	1,2
Sandwich mit Thunfisch und Salat	Portion	70,0	186,2	8,8	10,5	14,1	1,2	1,0
Sandwich mit Tomate und Mozzarella	Portion	70,0	127,4	7,2	6,4	10,0	0,8	0,8
Sardelle gesalzen	Portion	75,0	71,3	13,9	1,7	0,0	0,0	0,0
Sardelle Konserve netto	Portion	65,0	65,7	12,9	1,5	0,0	0,0	0,0
Sardellenpaste	EL	15,0	29,3	2,3	1,7	1,2	0,1	0,0
Sardine gegart brutto	Portion	180,0	138,6	22,6	5,3	0,0	0,0	0,0
Sardine geräuchert	Portion	75,0	94,5	15,4	3,6	0,0	0,0	0,0
Sardine Konserve in Öl netto	Portion	60,0	99,6	10,2	6,5	0,0	0,0	0,0
Sardinenfilet gegart	Portion	150,0	207,0	33,5	8,1	0,0	0,0	0,0
Sauce Béarnaise	Portion	60,0	251,4	1,4	27,4	0,7	0,1	0,1
Sauce Hollandaise Konserve	Portion	50,0	56,0	2,5	3,9	2,9	0,2	0,0
Sauerampfer	Portion	150,0	33,0	3,5	0,6	3,0	0,3	3,9

Vitamin E mg je Portion	Folsäure gesamt µg je Port.	Vitamin C mg je Portion	Kalzium mg je Portion	Magnesium mg je Portion	Eisen mg je Portion	Jod µg je Portion	gesätt. FS g je Portion	einf. unges. FS g je Port.	mehrf. unges. FS g je Port.	Cholesterin mg je Port.	Saccharose g je Portion	Harnsäure mg je Portion	Slimfaktor
0,3	8,4	5,1	57,0	9,0	0,2	5,7	4,5	2,3	0,3	24,6	1,0	2,4	●
0,5	12,0	12,0	59,0	9,0	0,6	4,6	5,3	3,0	0,5	74,0	18,3	6,0	●
0,0	0,1	0,0	1,1	0,3	0,0	0,1	0,1	0,1	0,0	0,6	2,2	0,0	●
0,7	14,0	1,0	92,0	21,0	0,7	7,8	8,5	4,7	0,8	118,0	13,2	3,0	●
0,7	14,0	0,9	102,0	24,0	0,9	7,0	9,8	5,4	0,8	106,0	18,2	8,0	●
0,3	2,4	1,0	90,6	8,4	0,2	3,4	1,5	1,2	0,4	4,8	0,2	3,0	●
0,5	5,4	0,5	41,4	4,8	0,1	4,6	9,4	4,7	0,6	46,2	8,3	0,0	●
0,0	0,0	0,0	0,0	0,0	0,0	0,0	0,0	0,0	0,0	0,0	0,0	0,0	●
0,9	16,9	1,2	133,9	24,7	0,9	9,5	14,5	7,8	1,1	135,2	20,4	10,4	●
0,7	13,0	1,0	83,0	9,0	0,5	6,9	8,1	4,5	0,7	114,0	14,5	0,0	●
0,1	0,6	0,0	8,7	9,9	0,5	0,4	3,4	4,3	1,0	21,6	0,0	38,1	●
0,1	0,6	0,0	5,1	8,7	0,5	0,4	3,0	3,9	0,9	22,2	0,0	41,4	●
0,1	0,6	0,0	4,2	8,7	0,3	0,8	3,5	4,6	1,1	22,8	0,0	41,7	●
0,3	1,1	0,0	0,6	0,3	0,0	0,5	1,7	1,4	0,5	3,8	0,0	1,8	●
10,5	10,1	0,4	19,7	6,2	0,8	1,6	2,6	4,6	10,3	97,4	1,5	1,9	●
0,8	1,1	0,0	1,5	0,3	0,0	0,5	3,5	2,9	1,0	7,8	0,0	1,8	●
0,0	0,0	0,0	13,3	3,5	0,2	0,1	0,1	0,0	0,0	0,0	0,1	1,4	●
0,0	0,0	0,0	16,5	4,3	0,3	0,1	0,1	0,0	0,0	0,0	0,1	1,7	●
2,0	68,0	0,7	128,0	24,0	3,7	14,6	9,5	8,2	2,3	574,0	21,8	8,0	●
0,1	0,0	0,0	36,8	0,0	0,2	0,0	0,0	0,0	0,1	0,0	0,1	25,0	●
0,1	37,5	30,0	17,5	45,0	1,0	10,0	0,1	0,0	0,1	0,0	0,7	37,5	●
0,1	0,0	0,0	44,1	0,0	0,2	0,0	0,0	0,0	0,1	0,0	0,1	30,0	●
0,6	6,4	6,0	13,8	9,6	0,8	0,6	0,1	0,1	0,2	0,0	2,1	16,6	●
0,6	12,5	562,5	52,5	37,5	0,6	1,3	0,5	1,1	5,5	0,0	0,6	18,8	●
0,7	7,5	339,8	56,3	40,0	0,5	1,4	0,6	1,1	5,7	0,0	0,6	20,0	●
0,1	2,5	70,7	11,1	7,7	0,1	0,3	0,1	0,2	0,9	0,0	0,1	4,0	●
0,0	0,0	4,1	4,0	2,8	0,1	0,0	0,0	0,1	0,4	0,0	15,8	1,5	●
1,0	12,0	561,0	86,0	62,0	0,9	2,2	0,7	1,5	7,3	0,0	3,7	32,0	●
0,7	6,3	0,0	28,7	9,8	0,7	2,9	11,0	5,7	0,9	105,7	17,1	8,4	●
0,6	10,5	0,7	15,5	6,5	0,5	2,2	1,3	1,1	0,8	7,5	0,8	25,0	●
1,0	14,7	4,7	16,1	12,6	0,6	3,0	5,6	4,3	1,5	42,0	0,3	38,5	●
0,6	10,5	1,1	17,5	8,5	0,5	6,8	1,2	1,0	0,6	10,0	0,7	25,0	●
1,9	13,3	0,7	151,9	15,4	0,6	12,6	4,6	3,3	2,0	31,5	0,4	38,5	●
0,7	16,1	4,7	62,3	12,6	0,6	3,6	3,1	2,2	0,8	21,0	0,5	34,3	●
0,4	3,0	0,4	93,0	46,5	2,5	25,7	0,6	0,4	0,6	9,8	0,0	230,3	●
0,2	1,3	0,2	48,8	24,7	1,8	17,2	0,5	0,3	0,5	8,5	0,0	192,4	●
1,0	0,5	0,1	11,1	5,6	0,4	3,6	0,3	0,4	1,0	1,5	0,0	34,4	●
0,5	3,6	0,3	99,0	27,0	2,8	37,4	1,8	1,2	1,9	18,0	0,0	403,2	●
0,4	2,3	0,2	71,3	18,8	1,7	26,8	1,2	0,8	1,3	12,0	0,0	273,8	●
4,5	1,2	0,1	43,2	12,6	1,1	15,5	1,0	1,5	3,8	8,4	0,0	191,4	●
0,8	4,5	0,4	151,5	39,0	3,6	37,4	2,7	1,8	2,9	27,0	0,0	595,5	●
1,0	9,0	0,5	18,0	4,8	0,7	3,5	15,9	8,5	1,2	163,2	0,3	1,2	●
0,2	4,0	0,0	11,5	4,0	0,6	1,5	1,9	1,3	0,3	67,5	0,0	10,5	●
2,9	52,5	70,5	81,0	61,5	12,8	4,5	0,1	0,0	0,3	0,0	0,3	82,5	●

Lebensmittel	Menge	Portionsgröße in Gramm	kcal je Portion	Eiweiß g je Portion	Fett g je Portion	Kohlenhydrate g je Portion	Broteinheiten je Portion	Ballaststoffe g je Portion
Sauerampfer getrocknet	TL	1,0	2,4	0,3	0,0	0,2	0,0	0,3
Sauerbraten mit Soße und Gemüse	Portion	350,0	399,0	28,1	25,8	12,5	1,0	4,2
Sauerbraten rheinisch mit Soße	Portion	350,0	325,5	45,1	12,9	5,1	0,4	1,4
Sauerkirschkompott	Portion	250,0	202,5	2,0	0,9	43,2	3,6	2,3
Sauerkraut frisch gegart	Portion	150,0	25,5	2,3	0,5	0,9	0,1	5,4
Sauerkraut frisch netto	Portion	150,0	25,5	2,3	0,5	1,2	0,1	5,3
Sauerkraut Konserve netto	Portion	150,0	24,0	2,1	0,4	0,9	0,1	5,0
Sauerkrauteintopf mit Schwein	Teller	450,0	234,0	15,6	7,8	22,6	1,9	8,1
Sauerkrautpirogge mit gekochten Eiern	Portion	200,0	340,0	12,0	16,7	34,9	2,9	4,3
Sauerkrautsuppe mit Paprikaschoten	Teller	350,0	119,0	3,7	8,4	5,4	0,5	5,9
Sauerkrauttrunk	Glas	200,0	12,0	1,0	0,2	0,5	0,0	0,3
Sauermilchkäse Magerstufe	Portion	30,0	39,3	9,0	0,2	0,0	0,0	0,0
Sauermolke	Glas	200,0	46,0	1,2	0,4	8,4	0,7	0,0
Saure Sahne 10% F.	Portion	25,0	29,3	0,8	2,5	0,8	0,1	0,0
Savarin	Portion	150,0	379,5	10,6	15,8	48,4	4,0	2,2
Scampi in Tomatensoße	Portion	200,0	182,0	22,2	8,2	4,4	0,4	1,2
Schaf Innereien gegart	Portion	125,0	126,3	22,7	3,5	0,8	0,1	0,0
Schaffleisch mager gegart	Portion	150,0	270,0	40,5	11,9	0,0	0,0	0,0
Schaffleisch mit Fett gegart	Portion	150,0	405,0	34,9	29,8	0,0	0,0	0,0
Schafsherz gegart	Portion	125,0	202,5	23,2	11,5	1,5	0,1	0,0
Schafsleber gegart	Portion	125,0	168,8	28,7	4,5	3,0	0,3	0,0
Schafsmilch	Glas	150,0	144,0	10,5	8,3	7,1	0,6	0,0
Schafszunge gegart	Portion	125,0	228,8	18,3	16,4	2,2	0,2	0,0
Schalerbse netto	Portion	150,0	123,0	9,8	0,7	18,5	1,5	7,5
Schalotte	Stück	30,0	6,6	0,5	0,1	1,0	0,1	0,5
Schaschlik Grillsoße	Portion	20,0	15,0	0,6	0,4	2,0	0,2	0,6
Schaschlik mit Pommes frites Ketchup	Portion	270,0	361,8	26,9	16,1	26,8	2,2	3,6
Schaumdessert Pulver Vanille	TL	3,0	11,5	0,0	0,0	2,8	0,2	0,0
Schaumdessert Pulver Schokolade	TL	3,0	11,5	0,0	0,0	2,8	0,2	0,0
Scheiblette	Portion	30,0	81,3	5,2	5,9	1,9	0,2	0,0
Schellfisch gegart brutto	Portion	180,0	88,2	20,2	0,7	0,0	0,0	0,0
Schellfisch gekocht	Portion	200,0	180,0	41,1	1,4	0,1	0,0	0,0
Schellfischfilet gegart	Portion	150,0	136,5	31,3	1,1	0,0	0,0	0,0
Schellfischfilet	Portion	150,0	117,0	26,9	0,9	0,0	0,0	0,0
Schichtkäse 10% F. i. Tr.	Portion	30,0	25,8	3,5	0,7	1,1	0,1	0,0
Schichtkäse 20% F. i. Tr.	Portion	30,0	30,0	3,2	1,3	1,1	0,1	0,0
Schichtkäse 30% F. i. Tr.	Portion	30,0	33,9	3,2	1,8	1,1	0,1	0,0
Schichtkäse 40% F. i. Tr.	Portion	30,0	43,8	2,9	3,1	1,0	0,1	0,0
Schillerlocke geräuchert	Portion	75,0	121,5	14,7	7,1	0,0	0,0	0,0
Schinken gekocht geräuchert	Portion	30,0	36,3	5,8	1,3	0,3	0,0	0,0
Schinken gekocht	Portion	30,0	33,9	5,5	1,2	0,3	0,0	0,0
Schinken Käse Toast	Portion	100,0	230,0	15,7	14,1	10,2	0,9	0,7
Schinken roh geräuchert	Portion	30,0	34,8	5,5	1,3	0,3	0,0	0,0
Schinkenfleckerln	Portion	350,0	906,5	38,4	48,1	79,6	6,6	4,4

Vitamin E mg je Portion	Folsäure gesamt µg je Port.	Vitamin C mg je Portion	Kalzium mg je Portion	Magnesium mg je Portion	Eisen mg je Portion	Jod µg je Portion	gesätt. FS g je Portion	einf. unges. FS g je Port.	mehrf. unges. FS g je Port.	Cholesterin mg je Port.	Saccharose g je Portion	Harnsäure mg je Portion	Slimfaktor
0,2	2,0	2,1	5,4	4,1	0,8	0,3	0,0	0,0	0,0	0,0	0,0	6,1	🟢
3,9	17,5	8,5	126,0	63,0	5,5	15,4	11,2	10,1	3,0	112,0	7,5	157,5	🔴
2,1	17,5	7,4	56,0	70,0	5,4	5,6	4,5	5,7	1,8	119,0	0,5	276,5	🔴
0,3	10,0	14,5	17,5	17,5	1,4	0,3	0,2	0,2	0,3	0,0	20,0	32,5	🟡
0,3	13,5	15,0	76,5	13,5	0,8	1,7	0,1	0,0	0,2	0,0	0,2	33,0	🟢
0,2	24,0	30,0	72,0	21,0	0,9	1,5	0,1	0,0	0,2	0,0	0,3	30,0	🟢
0,2	4,5	7,7	70,5	16,5	0,6	4,7	0,1	0,0	0,2	0,0	0,2	30,0	🟢
0,5	49,5	41,6	103,5	67,5	2,5	12,2	2,7	3,3	1,1	36,0	1,5	130,5	🟢
2,7	68,0	9,7	80,0	30,0	2,1	7,2	4,7	7,1	3,4	142,0	0,8	60,0	🟡
1,6	21,0	67,8	112,0	38,5	2,2	14,7	4,7	2,4	0,8	24,5	0,5	31,5	🟢
0,1	4,0	6,5	44,0	14,0	0,5	4,0	0,0	0,0	0,1	0,0	0,1	16,0	🟢
0,0	0,9	0,0	54,0	4,5	0,1	3,0	0,1	0,1	0,0	0,9	0,0	5,7	🔴
0,0	4,0	2,0	200,0	20,0	0,2	16,0	0,2	0,1	0,0	4,0	0,0	0,0	🟡
0,1	3,0	0,3	27,5	3,0	0,0	3,0	1,5	0,8	0,1	9,3	0,0	0,0	🔴
2,8	75,0	0,1	49,5	22,5	2,2	8,4	4,3	6,7	3,3	183,0	12,5	46,5	🔴
5,2	30,0	19,7	88,0	56,0	3,1	141,8	2,1	4,0	1,2	168,0	0,3	80,0	🔴
0,5	40,0	11,9	15,0	21,3	9,2	6,1	1,2	0,8	0,5	460,0	0,0	320,0	🔴
0,4	33,0	0,0	31,5	34,5	3,5	2,3	4,7	5,1	0,6	130,5	0,0	268,5	🔴
0,4	28,5	0,0	30,0	30,0	3,2	2,1	13,2	13,0	1,4	136,5	0,0	264,0	🔴
0,4	2,5	5,0	5,0	20,0	7,5	12,3	4,4	3,4	1,2	196,3	0,0	351,3	🔴
0,6	361,3	30,3	5,0	23,8	15,1	4,5	1,5	1,2	0,7	365,0	0,0	432,5	🔴
0,3	9,0	6,8	285,0	27,0	0,1	15,0	5,3	2,1	0,4	16,5	0,0	0,0	🔴
0,2	5,0	6,5	23,8	38,8	3,8	1,5	5,4	6,7	1,0	118,8	0,0	168,8	🔴
0,4	49,5	37,5	36,0	49,5	2,8	6,3	0,3	0,2	0,1	0,0	7,4	225,0	🟢
0,1	5,1	3,9	11,1	1,2	0,4	0,9	0,0	0,0	0,0	0,0	0,2	4,5	🟢
0,3	4,0	3,2	18,0	9,0	0,5	0,6	0,2	0,1	0,1	0,0	0,2	8,2	🟢
1,1	59,4	27,0	32,4	59,4	6,6	9,7	5,5	6,8	2,4	237,6	0,8	270,0	🔴
0,0	0,0	0,0	0,5	0,2	0,0	0,0	0,0	0,0	0,0	0,0	0,0	0,0	🔴
0,0	0,0	0,0	0,5	0,2	0,0	0,0	0,0	0,0	0,0	0,0	0,0	0,0	🔴
0,1	0,9	0,0	180,0	13,5	0,3	10,5	3,6	1,8	0,2	13,5	0,0	6,0	🔴
0,4	9,0	1,4	19,8	43,2	0,7	275,4	0,1	0,1	0,2	63,0	0,0	158,4	🟡
0,9	20,0	3,4	46,0	84,0	1,2	374,4	0,3	0,2	0,5	136,0	0,0	322,0	🔴
0,6	13,5	2,2	33,0	63,0	0,9	285,0	0,2	0,2	0,4	103,5	0,0	244,5	🔴
0,6	16,5	3,0	27,0	58,5	0,9	364,5	0,2	0,1	0,3	85,5	0,0	210,0	🔴
0,0	9,0	0,0	36,0	3,3	0,0	3,0	0,4	0,2	0,0	2,4	0,0	0,0	🔴
0,0	9,0	0,0	36,0	3,3	0,0	3,0	0,8	0,4	0,0	4,8	0,0	0,0	🔴
0,0	8,7	0,0	35,4	3,3	0,0	3,0	1,1	0,5	0,1	6,6	0,0	0,0	🔴
0,1	8,1	0,0	33,0	3,0	0,0	2,7	1,9	0,9	0,1	11,4	0,0	0,0	🔴
0,5	1,5	0,5	28,5	17,3	0,4	21,7	1,3	2,5	2,6	58,5	0,0	102,8	🔴
0,1	0,6	0,0	6,6	6,6	0,3	1,1	0,5	0,6	0,1	15,9	0,3	41,4	🔴
0,1	0,6	0,0	5,7	5,7	0,3	1,0	0,4	0,5	0,1	14,7	0,3	39,3	🔴
0,4	10,0	0,0	180,0	24,0	0,9	9,3	7,8	4,6	0,8	52,0	0,9	78,0	🔴
0,1	0,6	0,0	9,6	17,4	0,5	1,0	0,5	0,6	0,1	15,3	0,3	38,1	🔴
2,7	73,5	0,5	150,5	56,0	4,9	20,7	24,4	15,8	3,6	560,0	1,5	143,5	🔴

Lebensmittel	Menge	Portionsgröße in Gramm	kcal je Portion	Eiweiß g je Portion	Fett g je Portion	Kohlenhydrate g je Portion	Broteinheiten je Portion	Ballaststoffe g je Portion
Schinkenhörnchen	Stück	70,0	373,1	7,5	29,2	20,8	1,7	1,3
Schinkenmettwurst	Portion	30,0	106,8	5,3	9,6	0,1	0,0	0,0
Schinkenplockwurst	Portion	30,0	118,8	8,4	9,6	0,1	0,0	0,0
Schinkenröllchen in Aspik	Portion	30,0	32,7	5,3	1,1	0,4	0,0	0,1
Schinkenspeck	Portion	30,0	45,6	6,2	2,3	0,0	0,0	0,0
Schinkenspeck roh ungeräuchert	Portion	30,0	45,6	6,2	2,3	0,0	0,0	0,0
Schinkenwurst Krakauer Art roh	Stück	150,0	456,0	25,2	39,8	0,3	0,0	0,1
Schinkenwurst roh	Stück	150,0	439,5	25,9	37,7	0,4	0,0	0,1
Schlachteplatte mit Sauerkraut	Portion	500,0	615,0	38,2	48,3	3,5	0,3	11,5
Schlehe	Portion	125,0	86,3	0,9	1,3	14,7	1,2	11,3
Schleie gegart brutto	Portion	180,0	61,2	13,7	0,6	0,0	0,0	0,0
Schleie gekocht	Portion	200,0	162,0	36,6	1,2	0,5	0,0	0,4
Schleie paniert	Portion	200,0	332,0	33,0	13,6	18,9	1,6	1,4
Schleienfilet gebraten	Portion	150,0	133,5	30,9	1,0	0,0	0,0	0,0
Schlesisches Himmelreich	Teller	400,0	504,0	17,0	23,6	51,0	4,3	11,8
Schlüterbrot	Scheibe	45,0	84,6	2,9	0,4	16,9	1,4	3,9
Schmand 20% Fett	Portion	25,0	51,3	0,7	5,0	0,9	0,1	0,0
Schmelzkäse 10% F. i. Tr.	Portion	30,0	38,4	5,4	1,1	1,6	0,1	0,0
Schmelzkäse 20% F. i. Tr.	Portion	30,0	56,7	5,1	3,0	2,3	0,2	0,0
Schmelzkäse 30% F. i. Tr.	Portion	30,0	62,7	4,5	4,2	1,7	0,1	0,0
Schmelzkäse 40% F. i. Tr.	Portion	30,0	75,3	4,5	5,7	1,5	0,1	0,0
Schmelzkäse 45% F. i. Tr.	Portion	30,0	86,4	4,7	6,7	1,9	0,2	0,0
Schmelzkäse mit Pilzen 30% F. i. Tr.	Portion	30,0	55,8	4,7	3,3	1,8	0,1	0,0
Schmierwurst fette Mettwurst	Portion	30,0	114,6	4,0	11,1	0,1	0,0	0,0
Schmorgurken gefüllt mit Hack	Portion	250,0	142,5	7,9	8,1	8,9	0,7	1,6
Schmorgurkengemüse	Portion	250,0	67,5	1,9	4,0	5,5	0,5	1,5
Schnecken Burgunder Art	Portion	180,0	412,2	7,9	41,2	3,6	0,3	0,8
Schnecken gegart	Portion	50,0	32,0	6,4	0,2	1,1	0,1	0,0
Schnittkäse 30% F. i. Tr.	Portion	30,0	76,8	8,2	4,8	0,0	0,0	0,0
Schnittkäse 40% F. i. Tr.	Portion	30,0	93,9	7,9	6,9	0,0	0,0	0,0
Schnittkäse 45% F. i. Tr.	Portion	30,0	103,2	7,6	8,1	0,0	0,0	0,0
Schnittkäse 50% F. i. Tr.	Portion	30,0	106,8	6,6	9,0	0,0	0,0	0,0
Schnittlauch frisch	Portion	5,0	1,4	0,2	0,0	0,1	0,0	0,3
Schnittlauch getrocknet	TL	1,0	1,9	0,2	0,0	0,1	0,0	0,4
Schnittlauchquark	Portion	90,0	102,6	6,5	7,1	3,0	0,2	0,6
Schnittlauchquark mager	Portion	90,0	61,2	9,4	0,8	3,5	0,3	0,6
Schnittsalat netto	Portion	50,0	10,0	0,7	0,2	1,4	0,1	0,8
Schokolade	Portion	20,0	107,2	1,8	6,3	10,8	0,9	0,3
Schokolade Blätterkrokant	Portion	20,0	100,6	1,5	6,0	10,2	0,8	1,4
Schokolade Crunch	Portion	20,0	104,2	1,8	6,5	9,7	0,8	1,1
Schokolade Erdnuss	Portion	20,0	103,8	1,8	6,4	9,8	0,8	1,1
Schokolade Fruchtcreme	Portion	20,0	69,6	0,3	1,2	14,1	1,2	0,5
Schokolade Joghurt	Portion	20,0	70,2	0,4	1,4	13,9	1,2	0,4
Schokolade Kokosnuss	Portion	20,0	82,4	0,4	2,8	13,9	1,2	0,8

Vitamin E mg je Portion	Folsäure gesamt µg je Port.	Vitamin C mg je Portion	Kalzium mg je Portion	Magnesium mg je Portion	Eisen mg je Portion	Jod µg je Portion	gesätt. FS g je Portion	einf. unges. FS g je Port.	mehrf. unges. FS g je Port.	Cholesterin mg je Port.	Saccharose g je Portion	Harnsäure mg je Portion	Slimfaktor
1,5	7,0	1,5	25,2	13,3	1,0	4,1	16,1	9,4	1,9	126,0	0,3	33,6	🔴
0,1	0,6	0,0	4,2	7,8	0,3	0,7	3,5	4,5	1,1	21,6	0,0	36,3	🔴
0,1	1,5	0,0	6,0	12,0	0,6	0,5	3,5	4,5	1,1	29,7	0,0	55,8	🔴
0,1	6,3	0,3	7,2	6,6	0,3	1,6	0,4	0,5	0,1	12,6	0,3	35,4	🔴
0,1	0,9	0,0	0,6	6,9	0,3	0,3	0,8	1,1	0,2	21,0	0,0	43,8	🔴
0,1	0,9	0,0	0,6	7,2	0,3	0,3	0,8	1,1	0,2	21,0	0,0	43,8	🔴
0,5	3,0	0,0	21,0	37,5	1,8	1,7	14,4	18,7	4,4	88,5	0,0	153,0	🔴
0,5	3,0	0,0	21,0	37,5	1,4	3,3	13,6	17,9	4,3	99,0	0,1	180,0	🔴
1,3	40,0	35,3	185,0	60,0	8,4	8,0	17,4	21,9	5,7	140,0	0,7	285,0	🟡
0,6	12,5	10,0	25,0	31,3	1,9	1,3	0,1	0,2	0,8	0,0	1,2	18,8	🟢
0,1	10,8	0,5	45,0	39,6	0,7	2,0	0,1	0,3	0,1	54,0	0,0	61,2	🟡
0,3	36,0	2,2	134,0	94,0	1,7	3,8	0,2	0,5	0,3	154,0	0,1	166,0	🔴
0,8	42,0	5,3	124,0	80,0	2,0	5,4	6,9	4,4	1,1	240,0	0,8	138,0	🔴
0,2	27,0	1,1	108,0	76,5	1,3	1,8	0,2	0,5	0,2	130,5	0,0	139,5	🔴
3,0	12,0	16,7	92,0	72,0	3,9	6,4	8,2	10,8	2,7	48,0	22,2	188,0	🟢
0,5	16,2	0,0	9,5	25,2	1,2	2,0	0,1	0,0	0,2	0,0	0,3	25,7	🟢
0,2	2,8	0,3	25,0	2,8	0,0	2,8	3,0	1,5	0,2	16,3	0,0	0,0	🔴
0,0	0,9	0,0	330,0	13,5	0,3	10,5	0,7	0,3	0,0	2,4	0,0	7,8	🔴
0,1	5,4	0,0	180,0	9,0	0,3	10,5	1,8	0,9	0,1	6,9	0,0	8,7	🔴
0,1	5,4	0,0	180,0	9,0	0,3	10,5	2,5	1,3	0,2	9,6	0,0	7,2	🔴
0,2	5,4	0,0	150,0	9,0	0,3	10,5	3,5	1,7	0,2	13,2	0,0	6,6	🔴
0,2	5,4	0,0	150,0	9,0	0,3	10,5	4,1	2,0	0,2	15,6	0,0	4,2	🔴
0,1	5,7	0,0	186,3	9,3	0,3	10,8	2,0	1,0	0,1	7,5	0,0	7,5	🔴
0,1	0,6	0,0	3,0	6,3	0,3	0,3	4,0	5,2	1,2	17,1	0,0	23,4	🔴
0,5	35,0	14,3	45,0	27,5	1,7	7,3	4,3	2,6	0,7	35,0	0,3	52,5	🟢
0,8	32,5	16,1	45,0	22,5	1,4	7,5	1,2	1,6	1,0	0,0	0,3	20,0	🟢
1,1	10,8	6,7	57,6	37,8	2,2	8,8	24,2	12,7	2,0	145,8	0,3	61,2	🔴
0,0	5,5	5,4	30,0	45,5	1,8	2,2	0,0	0,0	0,1	44,5	0,0	58,0	🟡
0,1	12,0	0,0	261,6	12,0	0,1	9,0	2,9	1,4	0,2	11,1	0,0	3,0	🔴
0,2	10,8	0,0	241,2	11,1	0,1	9,0	4,2	2,1	0,3	15,3	0,0	3,0	🔴
0,1	10,8	0,0	244,5	11,1	0,1	10,8	4,9	2,4	0,3	16,8	0,0	3,0	🔴
0,3	9,6	0,0	218,1	9,9	0,1	9,0	5,5	2,7	0,3	21,0	0,0	3,0	🔴
0,1	4,0	2,4	6,5	2,2	0,1	0,2	0,0	0,0	0,0	0,0	0,0	1,5	🟢
0,1	5,6	1,8	8,1	2,8	0,1	0,3	0,0	0,0	0,0	0,0	0,0	2,1	🟢
0,3	26,1	5,0	103,5	13,5	0,3	7,4	4,3	2,1	0,3	21,6	0,0	2,7	🔴
0,2	27,9	5,5	109,8	13,5	0,5	8,0	0,4	0,2	0,1	2,7	0,0	2,7	🟡
0,3	25,0	9,0	34,0	5,5	0,7	1,8	0,0	0,0	0,1	0,0	0,3	5,0	🟢
0,1	2,0	0,0	42,8	17,2	0,5	1,1	3,8	2,0	0,2	1,8	8,9	12,0	🔴
2,4	7,2	0,3	22,6	22,2	0,6	0,2	0,7	4,5	0,6	0,0	9,7	5,0	🔴
0,3	3,2	0,3	40,8	18,6	0,5	2,4	3,6	2,4	0,3	1,8	7,5	3,2	🔴
0,2	4,0	0,3	39,2	18,4	0,5	2,4	3,6	2,2	0,3	1,8	8,3	2,8	🔴
0,0	0,8	0,5	2,0	5,8	0,2	0,1	0,7	0,4	0,0	0,0	13,7	1,6	🔴
0,0	0,8	0,1	6,8	6,2	0,2	0,4	0,8	0,5	0,0	0,6	13,6	1,0	🔴
0,0	1,8	0,1	2,6	7,2	0,3	0,1	2,1	0,5	0,1	0,0	13,8	1,0	🔴

Lebensmittel	Menge	Portionsgröße in Gramm	kcal je Portion	Eiweiß g je Portion	Fett g je Portion	Kohlenhydrate g je Portion	Broteinheiten je Portion	Ballaststoffe g je Portion
Schokolade Mandel	Portion	20,0	103,8	1,8	6,4	9,8	0,8	1,2
Schokolade Mandel-Nougat	Portion	20,0	104,0	1,9	6,7	9,1	0,8	1,4
Schokolade Marzipan	Portion	20,0	100,4	2,1	6,5	8,5	0,7	1,9
Schokolade mit Alkohol	Portion	20,0	69,2	0,3	1,2	13,8	1,1	0,4
Schokolade Mokka-Sahne	Portion	20,0	108,8	0,9	6,8	11,1	0,9	0,7
Schokolade Mokka	Portion	20,0	104,0	1,6	6,3	10,4	0,9	1,0
Schokolade Noisette	Portion	20,0	109,2	0,8	6,8	11,3	0,9	0,6
Schokolade Nougat	Portion	20,0	103,0	1,6	6,1	10,3	0,9	1,1
Schokolade Nuss	Portion	20,0	87,2	0,6	2,5	15,3	1,3	0,7
Schokolade Sahne	Portion	20,0	98,4	1,1	4,9	12,4	1,0	1,0
Schokolade Traubennuss	Portion	20,0	87,2	0,6	2,5	15,3	1,3	0,7
Schokolade Trüffel	Portion	20,0	103,8	0,9	6,4	10,7	0,9	1,4
Schokolade Vollmilch Nuss	Portion	20,0	104,2	1,7	6,5	9,8	0,8	1,1
Schokolade weiß	Portion	20,0	108,4	1,0	6,0	12,5	1,0	0,0
Schokoladenbuttercremetorte	Stück	100,0	315,0	5,7	17,9	32,9	2,7	0,8
Schokoladencreme	Portion	200,0	352,0	10,7	18,9	34,6	2,9	0,4
Schokoladendragees	Portion	25,0	93,0	1,0	1,2	19,2	1,6	1,6
Schokoladeneis	Portion	100,0	191,0	4,4	9,6	21,7	1,8	0,1
Schokoladenflammeri	Portion	250,0	177,5	6,2	5,4	25,8	2,1	2,4
Schokoladenguss	Portion	15,0	68,0	1,3	3,2	8,5	0,7	1,3
Schokoladenhonigkuchen	Stück	70,0	266,0	3,8	4,0	52,5	4,4	1,9
Schokoladenkuchen	Stück	70,0	251,3	4,8	12,8	28,7	2,4	2,4
Schokoladennusstorte Rührteig	Stück	100,0	412,0	5,9	25,2	40,8	3,4	1,6
Schokoladenpudding	Portion	250,0	392,5	11,3	22,4	36,4	3,0	0,4
Schokoladensahnetorte	Stück	100,0	323,0	5,1	22,6	25,3	2,1	0,5
Schokoladensoße Trockenprodukt	EL	10,0	16,1	0,4	0,8	1,9	0,2	0,1
Schokoladensoße	Portion	60,0	46,8	1,1	1,3	7,6	0,6	0,1
Schokoladenstreusel	EL	10,0	44,2	0,6	2,0	5,9	0,5	1,0
Schokoladentorte französisch	Stück	120,0	512,4	8,9	32,1	47,3	3,9	5,1
Schokomüsli	Portion	40,0	156,0	3,9	4,7	24,2	2,0	2,7
Schokoquarkspeise	Portion	250,0	300,0	21,1	4,3	42,3	3,5	1,4
Scholle gegart brutto	Portion	180,0	99,0	19,8	2,1	0,0	0,0	0,0
Scholle geräuchert	Portion	75,0	71,3	14,3	1,5	0,0	0,0	0,0
Scholle paniert	Portion	200,0	352,0	32,1	20,4	9,9	0,8	1,0
Schollenfilet	Portion	150,0	135,0	26,9	2,9	0,0	0,0	0,0
Schollenfilet gebraten	Portion	200,0	326,0	37,7	16,8	6,2	0,5	0,3
Schollenfilet gegart	Portion	150,0	157,5	31,2	3,4	0,0	0,0	0,0
Schorle Weinschorle	Glas	200,0	74,0	0,1	0,0	2,6	0,2	0,0
Schupfnudeln	Portion	200,0	254,0	10,0	4,0	43,2	3,6	4,4
Schwartenmagen	Portion	30,0	54,3	5,9	3,3	0,2	0,0	0,0
Schwarz-Weiß-Gebäck	Portion	50,0	234,0	3,3	10,5	31,6	2,6	1,3
Schwarzbrotpudding	Portion	250,0	580,0	14,2	25,5	72,1	6,0	8,9
Schwarzwaldbecher mit Quark	Portion	350,0	462,0	21,3	10,6	58,0	4,8	4,1
Schwarzwälder Kirschtorte	Stück	120,0	296,4	4,7	19,3	25,7	2,1	1,1

Vitamin E mg je Portion	Folsäure gesamt µg je Port.	Vitamin C mg je Portion	Kalzium mg je Portion	Magnesium mg je Portion	Eisen mg je Portion	Jod µg je Portion	gesätt. FS g je Portion	einf. unges. FS g je Port.	mehrf. unges. FS g je Port.	Cholesterin mg je Port.	Saccharose g je Portion	Harnsäure mg je Portion	Slimfaktor
0,3	3,4	0,3	41,0	18,8	0,5	2,3	3,6	2,3	0,3	1,8	8,3	2,6	●
0,4	3,8	0,3	42,2	21,4	0,6	2,4	3,7	2,4	0,3	1,8	7,6	3,0	●
2,6	9,8	0,1	26,0	27,0	0,6	0,2	1,2	4,0	1,0	0,0	8,5	4,8	●
0,0	0,8	0,0	1,8	6,0	0,2	0,1	0,7	0,4	0,0	0,0	13,6	1,4	●
0,1	2,4	0,2	19,8	9,8	0,3	1,8	4,0	2,2	0,2	3,2	10,5	1,6	●
0,1	2,6	0,3	41,2	15,2	0,4	2,5	3,7	2,0	0,2	2,0	8,8	2,0	●
0,2	2,6	0,2	19,6	9,6	0,3	1,7	3,9	2,3	0,2	3,2	10,7	1,4	●
0,2	2,8	0,3	39,6	17,4	0,5	2,3	3,6	2,1	0,2	1,8	8,8	2,4	●
0,6	2,4	0,4	8,0	9,8	0,3	0,2	0,8	1,4	0,2	0,0	13,8	3,6	●
0,1	3,0	0,2	22,4	14,4	0,4	2,0	2,9	1,6	0,2	3,6	11,6	2,2	●
0,6	2,4	0,4	8,0	9,8	0,3	0,2	0,8	1,4	0,2	0,0	13,8	3,6	●
0,1	1,6	0,0	5,0	18,0	0,6	0,1	3,8	2,1	0,2	0,2	10,6	3,0	●
0,3	3,2	0,3	40,8	18,4	0,5	2,3	3,6	2,3	0,2	1,8	8,3	2,6	●
0,1	1,6	0,4	37,0	4,0	0,1	2,4	3,6	2,0	0,2	4,0	11,0	0,0	●
0,9	11,0	0,1	58,0	20,0	1,2	5,2	10,3	5,3	0,9	150,0	20,7	10,0	●
0,9	22,0	1,2	192,0	30,0	1,3	13,6	10,4	6,1	1,0	176,0	20,0	8,0	●
0,0	2,0	0,0	7,5	21,3	0,8	0,2	0,7	0,4	0,0	0,0	14,2	3,5	●
0,6	17,0	1,0	94,0	13,0	0,8	6,8	5,0	3,2	0,6	121,0	17,2	3,0	●
0,3	10,0	0,9	140,0	35,0	0,8	8,0	3,1	1,7	0,3	30,0	11,3	15,0	●
0,1	2,3	0,1	23,7	18,8	0,5	1,2	2,4	0,6	0,1	0,0	7,6	2,9	●
1,2	3,5	0,4	32,9	20,3	1,0	0,8	1,1	2,1	0,6	0,7	20,8	14,7	●
2,8	6,3	0,1	42,0	28,0	1,1	2,2	3,4	5,9	2,7	34,3	11,9	13,3	●
5,2	10,0	0,3	76,0	34,0	1,3	4,1	7,9	12,5	3,4	68,0	28,6	17,0	●
0,7	27,5	1,8	270,0	40,0	1,3	18,8	12,5	7,2	1,1	157,5	16,8	12,5	●
0,7	7,0	0,3	86,0	20,0	0,7	7,4	13,3	7,0	0,9	87,0	14,7	12,0	●
0,1	0,6	0,1	11,9	2,6	0,0	0,6	0,3	0,3	0,1	1,0	1,0	0,6	●
0,0	1,8	0,2	26,4	3,6	0,1	1,7	0,7	0,4	0,1	9,6	2,1	1,2	●
0,0	1,2	0,0	3,7	13,2	0,4	0,1	1,2	0,7	0,1	0,0	5,9	2,3	●
3,1	15,6	0,1	56,4	64,8	2,5	3,7	16,1	11,8	2,2	154,8	33,1	19,2	●
0,8	12,4	0,3	29,2	41,6	1,3	1,4	1,8	1,9	0,7	0,8	5,0	34,4	●
0,1	42,5	1,6	262,5	42,5	1,3	19,0	2,6	1,3	0,2	12,5	27,1	2,5	●
0,8	9,0	1,0	57,6	23,4	1,0	57,2	0,4	0,6	0,5	46,8	0,0	144,0	●
0,6	6,8	0,8	42,8	16,5	0,6	44,5	0,3	0,4	0,4	33,8	0,0	103,5	●
10,0	42,0	14,5	124,0	44,0	2,7	55,0	3,4	5,5	9,2	232,0	0,5	194,0	●
1,2	16,5	2,3	76,5	33,0	1,4	78,8	0,5	0,8	0,7	63,0	0,0	195,0	●
1,6	16,0	2,1	112,0	46,0	1,8	72,4	6,3	5,9	2,8	114,0	0,2	270,0	●
1,3	13,5	1,6	91,5	36,0	1,4	61,2	0,6	1,0	0,9	75,0	0,0	226,5	●
0,0	2,0	0,0	50,0	20,0	0,5	10,6	0,0	0,0	0,0	0,0	0,0	0,0	●
0,8	40,0	16,1	32,0	34,0	1,5	8,8	1,2	1,5	0,7	124,0	0,5	36,0	●
0,1	5,4	0,0	12,0	22,2	1,2	2,0	1,2	1,4	0,3	48,6	0,0	113,1	●
0,4	3,5	0,0	14,5	11,5	0,7	1,2	6,0	3,2	0,5	48,0	15,6	10,5	●
4,2	45,0	1,4	90,0	105,0	4,6	13,5	10,8	10,1	2,5	240,0	37,0	60,0	●
0,3	52,5	14,9	227,5	66,5	2,4	16,5	6,1	3,4	0,5	7,0	39,0	24,5	●
0,9	7,2	1,0	56,4	15,6	0,9	6,4	11,1	6,0	0,9	105,6	10,4	13,2	●

Lebensmittel	Menge	Portionsgröße in Gramm	kcal je Portion	Eiweiß g je Portion	Fett g je Portion	Kohlenhydrate g je Portion	Broteinheiten je Portion	Ballaststoffe g je Portion
Schwarzwurzel gesäuert	Portion	50,0	4,5	0,4	0,1	0,4	0,0	1,1
Schwarzwurzel gegart	Portion	150,0	22,5	2,0	0,6	1,8	0,2	6,4
Schwarzwurzel Konserve netto	Portion	150,0	22,5	1,9	0,6	1,9	0,2	6,1
Schwarzwurzel netto	Portion	150,0	25,5	2,1	0,6	2,4	0,2	6,5
Schwarzwurzeln in Sauce Hollandaise	Portion	250,0	122,5	4,2	7,2	9,9	0,8	6,1
Schwedenmilch 3.5% Fett	Portion	150,0	99,0	5,1	5,3	7,1	0,6	0,0
Schweinebacke gegart	Portion	150,0	478,5	35,8	37,8	0,0	0,0	0,0
Schweinebauch fe. gegart	Portion	150,0	607,5	30,1	54,9	0,0	0,0	0,0
Schweinebauch gefüllt	Portion	100,0	317,0	17,5	27,3	1,0	0,1	0,3
Schweinebauch mit Fett gegart	Portion	150,0	508,5	34,4	41,7	0,0	0,0	0,0
Schweinebraten gepökelt geräuchert	Portion	125,0	173,8	21,6	9,3	1,1	0,1	0,0
Schweinebraten gepökelt	Portion	125,0	171,3	21,7	8,9	1,1	0,1	0,0
Schweinebraten Konserve	Portion	150,0	205,5	22,2	12,0	2,4	0,2	0,2
Schweinebraten mit Fett gegart	Portion	125,0	271,3	35,0	14,7	0,0	0,0	0,0
Schweinefilet gegart	Portion	125,0	182,5	38,9	2,7	0,0	0,0	0,0
Schweinefleisch fe. gegart	Portion	150,0	384,0	40,1	25,1	0,0	0,0	0,0
Schweinefleisch im eig. Saft Konserve	Portion	150,0	232,5	29,2	12,7	0,3	0,0	0,0
Schweinefleisch in Aspik	Portion	30,0	45,9	4,8	2,8	0,3	0,0	0,0
Schweinefleisch mager gegart	Portion	150,0	262,5	44,8	9,2	0,0	0,0	0,0
Schweinefleisch mit Fett gepökelt geräu.	Portion	150,0	229,5	25,3	13,8	1,3	0,1	0,0
Schweinefleisch mit Fett gepökelt	Portion	150,0	225,0	25,5	13,2	1,3	0,1	0,0
Schweinefleisch mit Fett gegart	Portion	150,0	325,5	41,9	17,6	0,0	0,0	0,0
Schweineflomen	Portion	30,0	238,8	0,9	26,6	0,0	0,0	0,0
Schweinegulasch mit Tomate u. Zwiebel	Portion	350,0	364,0	29,5	19,6	17,3	1,4	3,5
Schweinegulasch mit Fett gegart	Portion	150,0	325,5	41,9	17,6	0,0	0,0	0,0
Schweineherz gegart	Portion	125,0	135,0	23,3	4,3	0,6	0,1	0,0
Schweinekeule gegart i.D.	Portion	125,0	233,8	36,7	9,6	0,0	0,0	0,0
Schweinekeule mit Kruste	Portion	250,0	362,5	39,6	21,4	3,0	0,2	0,8
Schweinekopf gegart	Portion	150,0	478,5	35,8	37,8	0,0	0,0	0,0
Schweinekotelettnatur	Stück	200,0	434,0	54,3	19,7	9,8	0,8	0,7
Schweinekotelettpaniert	Stück	200,0	524,0	41,0	28,0	27,1	2,3	1,8
Schweinekotelett mager gegart	Stück	150,0	259,5	45,6	8,4	0,0	0,0	0,0
Schweinekotelett mit Fett gegart	Stück	150,0	315,0	43,1	15,9	0,0	0,0	0,0
Schweineleber gegart	Portion	125,0	153,8	26,6	3,8	3,2	0,3	0,0
Schweinelende mager gegart	Portion	150,0	219,0	46,6	3,3	0,0	0,0	0,0
Schweinelende mit Fett gegart	Portion	150,0	313,5	42,5	16,0	0,0	0,0	0,0
Schweinemagen gegart	Portion	125,0	190,0	22,9	11,0	0,0	0,0	0,0
Schweinenacken Kamm mit Fett gegart	Portion	150,0	360,0	41,2	21,8	0,0	0,0	0,0
Schweineniere gegart	Portion	125,0	143,8	22,7	5,2	1,2	0,1	0,0
Schweinenieren süßsauer mit Soße	Portion	250,0	175,0	21,5	8,7	2,4	0,2	0,3
Schweineragout mit Kräutern	Portion	350,0	311,5	21,6	18,5	15,0	1,2	4,8
Schweineroulade gegart	Stück	150,0	262,5	44,8	9,2	0,0	0,0	0,0
Schweineroulade mit Sauerkrautfüllung	Stück	300,0	381,0	34,9	24,1	5,8	0,5	1,9
Schweinerücken mit Fett gegart	Stück	150,0	315,0	43,1	15,9	0,0	0,0	0,0

Vitamin E mg je Portion	Folsäure gesamt µg je Port.	Vitamin C mg je Portion	Kalzium mg je Portion	Magnesium mg je Portion	Eisen mg je Portion	Jod µg je Portion	gesätt. FS g je Portion	einf. unges. FS g je Port.	mehrf. unges. FS g je Port.	Cholesterin mg je Port.	Saccharose g je Portion	Harnsäure mg je Portion	Slimfaktor
1,5	8,5	0,7	14,0	6,5	0,7	1,0	0,0	0,0	0,1	0,0	0,1	17,5	🟢
9,5	45,0	3,8	79,5	22,5	4,5	3,2	0,1	0,0	0,3	0,0	0,5	111,0	🟢
9,2	18,0	1,5	75,0	25,5	3,4	4,7	0,1	0,0	0,3	0,0	0,5	108,0	🟢
9,0	85,5	6,0	79,5	34,5	5,0	3,8	0,1	0,0	0,3	0,0	0,6	105,0	🟢
8,2	57,5	4,8	132,5	40,0	4,6	9,5	4,1	2,0	0,6	25,0	0,9	97,5	🟢
0,2	13,5	3,0	186,0	18,0	0,1	10,5	3,2	1,6	0,2	18,0	0,0	0,0	🟡
0,8	3,0	0,0	1,5	27,0	1,7	2,3	14,2	17,6	4,1	105,0	0,0	262,5	🔴
0,9	3,0	0,0	1,5	27,0	1,8	2,3	19,6	25,6	6,1	99,0	0,0	166,5	🔴
0,4	10,0	1,2	18,0	25,0	1,4	3,6	10,2	12,4	2,8	75,0	0,4	106,0	🔴
0,8	4,5	0,0	1,5	31,5	2,1	2,3	14,8	19,3	4,5	100,5	0,0	205,5	🔴
0,3	2,5	0,0	38,8	37,5	2,0	4,0	3,3	4,2	1,0	73,8	1,1	158,8	🔴
0,3	2,5	0,0	37,5	36,3	1,9	3,9	3,1	4,1	0,9	71,3	1,1	160,0	🔴
0,4	3,0	0,5	15,0	30,0	1,3	3,0	4,3	5,6	1,4	70,5	0,1	165,0	🔴
0,6	3,8	0,0	8,8	28,8	3,0	1,8	5,2	6,7	1,6	107,5	0,0	256,3	🔴
0,6	3,8	0,0	1,3	28,8	1,9	1,9	1,0	1,2	0,3	108,8	0,0	265,0	🔴
0,8	3,0	0,0	10,5	73,5	3,2	2,1	9,0	11,8	2,8	109,5	0,0	267,0	🔴
0,4	3,0	0,1	18,0	37,5	2,6	1,5	4,5	5,8	1,3	100,5	0,0	214,5	🔴
0,0	2,1	0,0	9,3	7,8	0,7	0,8	0,9	0,9	0,2	17,7	0,2	30,6	🔴
0,7	4,5	0,0	1,5	34,5	2,3	2,3	3,2	4,2	0,9	129,0	0,0	316,5	🔴
0,3	3,0	0,0	46,5	43,5	2,4	4,8	4,9	6,3	1,5	88,5	1,3	186,0	🔴
0,3	3,0	0,0	45,0	42,0	2,3	4,7	4,7	6,0	1,4	85,5	1,3	187,5	🔴
0,7	4,5	0,0	10,5	34,5	3,6	2,1	6,2	8,1	1,9	129,0	0,0	307,5	🔴
0,2	0,0	0,0	0,3	0,3	0,0	0,1	10,1	12,4	2,9	17,1	0,0	0,0	🔴
2,1	35,0	18,0	73,5	63,0	3,5	6,3	9,5	6,8	1,8	91,0	1,5	234,5	🔴
0,7	4,5	0,0	10,5	34,5	3,6	2,1	6,2	8,1	1,9	129,0	0,0	307,5	🔴
0,8	5,0	5,3	7,5	25,0	5,3	3,1	1,2	1,1	1,1	160,0	0,0	262,5	🔴
0,6	3,8	0,0	1,3	28,8	1,9	1,9	3,4	4,4	1,0	107,5	0,0	258,8	🔴
0,7	7,5	1,2	30,0	55,0	3,9	5,5	7,5	9,8	2,3	137,5	0,3	290,0	🔴
0,8	3,0	0,0	1,5	27,0	1,7	2,3	14,2	17,6	4,1	105,0	0,0	262,5	🔴
0,8	6,0	0,0	34,0	126,0	4,6	3,0	7,0	9,1	2,2	136,0	0,1	368,0	🔴
0,8	16,0	0,2	60,0	94,0	3,6	5,0	11,1	11,5	3,5	154,0	1,2	264,0	🔴
0,7	3,0	0,0	13,5	85,5	3,7	2,3	3,0	3,8	0,9	111,0	0,0	316,5	🔴
0,8	3,0	0,0	13,5	78,0	3,5	2,1	5,7	7,4	1,7	111,0	0,0	294,0	🔴
0,7	176,3	22,7	12,5	26,3	19,2	3,0	1,2	0,6	1,0	413,8	0,0	361,3	🔴
0,7	4,5	0,0	1,5	34,5	2,3	2,3	1,2	1,5	0,3	130,5	0,0	318,0	🔴
0,8	4,5	0,0	1,5	33,0	2,1	2,1	5,8	7,5	1,8	127,5	0,0	282,0	🔴
0,6	12,5	4,4	12,5	7,5	2,7	6,1	5,2	3,4	0,2	237,5	0,0	220,0	🔴
0,8	3,0	0,0	10,5	75,0	3,3	2,1	7,8	10,2	2,4	109,5	0,0	279,0	🔴
0,6	121,3	13,9	8,8	21,3	12,3	6,1	1,7	1,4	0,8	447,5	0,0	487,5	🔴
0,7	95,0	12,3	20,0	35,0	11,7	5,0	3,0	2,9	1,3	420,0	0,2	390,0	🟡
7,8	45,5	60,0	241,5	56,0	6,2	11,6	4,4	6,2	6,7	59,5	0,9	150,5	🟡
0,7	4,5	0,0	1,5	34,5	2,3	2,3	3,2	4,2	0,9	129,0	0,0	316,5	🔴
1,1	12,0	5,3	45,0	54,0	2,2	5,7	13,8	7,1	1,6	126,0	0,3	246,0	🔴
0,8	3,0	0,0	13,5	78,0	3,5	2,1	5,7	7,4	1,7	111,0	0,0	294,0	🔴

Lebensmittel	Menge	Portionsgröße in Gramm	kcal je Portion	Eiweiß g je Portion	Fett g je Portion	Kohlenhydrate g je Portion	Broteinheiten je Portion	Ballaststoffe g je Portion
Schweineschmalz	EL	15,0	132,3	0,0	15,0	0,0	0,0	0,0
Schweineschnitzel natur	Stück	160,0	278,4	47,4	9,7	0,0	0,0	0,0
Schweineschnitzel paniert	Stück	180,0	428,4	38,5	18,9	25,7	2,1	1,7
Schweineschulter Bug fe. gegart	Portion	150,0	342,0	41,2	19,8	0,0	0,0	0,0
Schweineschwarte gekocht	Portion	30,0	49,2	11,1	0,5	0,0	0,0	0,0
Schweinespiess mit Zwiebeln	Portion	150,0	222,0	18,4	15,4	2,5	0,2	1,2
Schweinesteak	Stück	150,0	217,5	46,2	3,3	0,2	0,0	0,0
Schweinesteak mit Fett gegart	Stück	150,0	315,0	43,1	15,9	0,0	0,0	0,0
Schweinezunge gegart	Portion	125,0	246,3	20,2	18,2	0,7	0,1	0,0
Schweinsohren	Stück	70,0	350,7	3,9	20,7	37,3	3,1	1,6
Schwertfisch	Portion	150,0	174,0	29,7	6,0	0,0	0,0	0,0
Seehecht gegart brutto	Portion	180,0	106,2	19,8	2,9	0,0	0,0	0,0
Seehechtfilet	Portion	150,0	138,0	25,8	3,8	0,0	0,0	0,0
Seehechtfilet gegart	Portion	150,0	162,0	30,0	4,6	0,0	0,0	0,0
Seelachs gegart brutto	Portion	180,0	108,0	23,9	1,2	0,0	0,0	0,0
Seelachs Konserve in Öl netto	Portion	60,0	88,2	9,4	5,6	0,0	0,0	0,0
Seelachsfilet	Portion	150,0	123,0	27,5	1,3	0,0	0,0	0,0
Seelachsfilet gegart	Portion	150,0	144,0	32,0	1,6	0,0	0,0	0,0
Seeteufel	Portion	150,0	111,0	22,4	2,3	0,0	0,0	0,0
Seezunge gebraten	Portion	200,0	294,0	36,4	15,4	2,5	0,2	0,6
Seezunge gegart brutto	Portion	180,0	120,6	25,2	2,0	0,0	0,0	0,0
Seezunge gegrillt	Portion	200,0	224,0	38,7	6,9	1,0	0,1	0,2
Seezunge geräuchert	Portion	75,0	66,0	14,0	1,1	0,0	0,0	0,0
Seezunge paniert	Portion	200,0	316,0	35,8	14,4	10,5	0,9	0,7
Seezungenfilet	Portion	150,0	124,5	26,3	2,1	0,0	0,0	0,0
Seezungenfilet gegart	Portion	150,0	145,5	30,6	2,5	0,0	0,0	0,0
Seezungenfilet mit Soße	Portion	200,0	226,0	34,0	9,6	0,7	0,1	0,1
Sekt	Glas	100,0	79,0	0,2	0,0	3,5	0,3	0,0
Sellerie Apfelsalat Zitronenmarinade	Portion	150,0	112,5	5,3	4,2	12,8	1,1	3,1
Sellerieblätter frisch	Portion	5,0	1,3	0,1	0,0	0,2	0,0	0,1
Sellerieblätter getrocknet	TL	1,0	2,6	0,1	0,0	0,4	0,0	0,2
Selleriecremesuppe	Teller	350,0	66,5	2,3	5,1	3,0	0,3	4,0
Sellerieknolle gesäuert	Portion	50,0	5,5	0,4	0,1	0,5	0,0	1,0
Sellerieknolle gegart	Portion	150,0	22,5	2,3	0,4	2,3	0,2	5,8
Sellerieknolle Konserve netto	Portion	150,0	24,0	2,3	0,4	2,6	0,2	6,0
Sellerieknolle netto	Portion	150,0	28,5	2,6	0,5	3,4	0,3	6,3
Sellerieknollensaft	Glas	200,0	32,0	3,0	0,5	3,8	0,3	0,9
Selleriesalat gegart mit Dressing	Portion	150,0	51,0	2,3	3,0	3,1	0,3	5,3
Selleriesalat sauer	Portion	50,0	8,0	0,6	0,1	0,8	0,1	1,4
Selleriesalz	TL	0,5	0,0	0,0	0,0	0,0	0,0	0,0
Selleriescheiben ausgebacken	Portion	250,0	207,5	7,1	13,1	15,5	1,3	9,1
Selleriesuppe	Teller	350,0	126,0	3,4	8,1	10,0	0,8	3,9
Semmelauflauf	Portion	300,0	726,0	18,4	35,4	82,6	6,9	4,5
Semmelbrösel	EL	15,0	53,7	1,5	0,3	11,0	0,9	0,8

Vitamin E mg je Portion	Folsäure gesamt µg je Port.	Vitamin C mg je Portion	Kalzium mg je Portion	Magnesium mg je Portion	Eisen mg je Portion	Jod µg je Portion	gesätt. FS g je Portion	einf. unges. FS g je Port.	mehrf. unges. FS g je Port.	Cholesterin mg je Port.	Saccharose g je Portion	Harnsäure mg je Portion	Slimfaktor
0,2	0,0	0,0	0,2	0,2	0,0	1,5	5,9	6,8	1,6	12,9	0,0	0,0	🔴
0,7	6,4	0,0	6,4	48,0	2,4	2,4	3,4	4,4	1,0	137,6	0,0	336,0	🔴
2,7	28,8	0,0	37,8	43,2	2,7	5,9	5,5	8,2	3,4	217,8	1,1	239,4	🔴
0,7	4,5	0,0	10,5	34,5	3,6	2,1	7,0	9,1	2,1	127,5	0,0	300,0	🔴
0,0	0,0	0,0	1,2	2,4	0,0	0,0	0,2	0,2	0,0	0,0	0,0	0,0	🔴
0,8	18,0	5,8	210,0	31,5	1,4	14,7	6,1	7,0	1,3	52,5	0,7	108,0	🔴
0,6	6,0	0,0	9,0	45,0	2,3	2,4	1,1	1,5	0,3	127,5	0,0	313,5	🔴
0,8	3,0	0,0	13,5	78,0	3,5	2,1	5,7	7,4	1,7	111,0	0,0	294,0	🔴
0,7	10,0	4,2	12,5	22,5	4,1	1,5	6,4	8,7	2,1	120,0	0,0	197,5	🔴
1,1	5,6	0,0	39,9	8,4	0,7	0,0	5,2	3,3	7,5	14,0	13,2	15,4	🔴
1,5	3,0	1,2	15,0	30,0	1,4	75,0	1,3	1,4	1,6	58,5	0,0	210,0	🔴
0,6	10,8	1,0	46,8	27,0	0,8	138,8	0,7	0,7	1,1	57,6	0,0	138,6	🟡
0,9	21,0	2,3	61,5	37,5	1,1	180,0	0,9	0,9	1,5	75,0	0,0	180,0	🔴
1,0	18,0	1,6	73,5	42,0	1,1	140,3	1,0	1,1	1,8	90,0	0,0	210,0	🔴
0,4	9,0	0,8	18,0	32,4	0,7	261,0	0,1	0,3	0,4	91,8	0,0	212,4	🟡
4,3	3,6	0,3	9,6	13,2	0,2	92,0	0,7	1,3	3,4	39,0	0,0	88,8	🔴
0,5	15,0	1,5	21,0	37,5	0,8	300,0	0,2	0,3	0,4	106,5	0,0	244,5	🔴
0,6	12,0	1,1	25,5	42,0	0,8	234,2	0,2	0,4	0,5	127,5	0,0	285,0	🔴
1,5	18,0	1,5	30,0	45,0	0,5	15,0	0,4	0,5	0,7	37,5	0,0	195,0	🟡
1,9	18,0	5,4	102,0	106,0	1,9	24,8	7,8	4,4	1,5	140,0	0,4	272,0	🔴
1,0	10,8	0,0	43,2	70,2	1,2	24,3	0,3	0,4	0,7	73,8	0,0	189,0	🟡
2,1	16,0	2,1	76,0	104,0	2,0	25,4	1,0	3,4	1,4	114,0	0,2	290,0	🔴
0,6	6,0	0,0	24,0	36,8	0,6	14,3	0,2	0,2	0,4	39,8	0,0	104,3	🔴
1,9	24,0	0,0	72,0	90,0	1,8	23,4	6,9	4,2	1,6	182,0	0,3	252,0	🔴
1,2	15,0	0,0	43,5	73,5	1,2	25,5	0,3	0,4	0,7	75,0	0,0	196,5	🔴
1,3	12,0	0,0	52,5	79,5	1,2	19,8	0,3	0,5	0,9	90,0	0,0	229,5	🔴
1,6	16,0	0,6	72,0	98,0	1,7	34,4	4,5	2,7	1,2	128,0	0,2	250,0	🔴
0,0	1,0	0,0	10,0	8,0	0,5	10,0	0,0	0,0	0,0	0,0	0,0	0,0	🔴
1,2	21,0	15,2	52,5	28,5	1,0	5,0	1,2	1,7	1,0	10,5	3,3	42,0	🟢
0,0	0,5	0,4	2,5	1,4	0,0	0,2	0,0	0,0	0,0	0,0	0,0	0,8	🟢
0,0	1,1	0,4	4,9	2,6	0,0	0,3	0,0	0,0	0,0	0,0	0,1	1,6	🟡
0,7	10,5	6,5	101,5	14,0	0,6	13,0	2,9	1,5	0,4	14,0	1,6	28,0	🟢
0,1	2,0	1,4	17,0	3,0	0,1	1,5	0,0	0,0	0,0	0,0	0,4	7,5	🟢
0,8	9,0	7,3	96,0	7,5	0,7	4,5	0,1	0,0	0,2	0,0	1,7	45,0	🟢
0,8	3,0	3,2	96,0	12,0	0,6	7,1	0,1	0,0	0,2	0,0	1,9	46,5	🟢
0,8	18,0	12,4	102,0	13,5	0,8	4,2	0,1	0,0	0,2	0,0	2,5	45,0	🟢
1,1	10,0	6,9	138,0	20,0	1,0	6,2	0,1	0,0	0,2	0,0	2,8	62,0	🟢
2,0	9,0	7,8	99,0	9,0	0,7	5,1	0,7	0,7	1,4	3,0	2,2	40,5	🟢
0,2	2,0	1,3	24,5	5,0	0,2	1,5	0,0	0,0	0,0	0,0	0,5	9,5	🟢
0,0	0,0	0,0	1,3	0,6	0,0	0,1	0,0	0,0	0,0	0,0	0,0	0,0	🟡
1,5	27,5	12,7	167,5	25,0	1,6	10,0	5,0	5,5	1,7	67,5	3,4	67,5	🟢
0,7	10,5	5,9	108,5	17,5	0,7	11,9	6,5	0,8	0,3	3,5	1,7	28,0	🟢
5,3	42,0	1,9	186,0	57,0	3,2	15,0	14,0	15,1	3,7	288,0	25,5	60,0	🔴
0,1	5,9	0,0	7,5	3,5	0,2	0,4	0,1	0,0	0,1	0,0	0,7	9,0	🔴

Lebensmittel	Menge	Portionsgröße in Gramm	kcal je Portion	Eiweiß g je Portion	Fett g je Portion	Kohlenhydrate g je Portion	Broteinheiten je Portion	Ballaststoffe g je Portion
Semmelknödel	Portion	200,0	338,0	12,9	13,0	41,8	3,5	2,5
Senf extra scharf	TL	5,0	3,9	0,3	0,2	0,2	0,0	0,1
Senf mild	TL	5,0	4,3	0,3	0,2	0,3	0,0	0,1
Senf mittelscharf	TL	5,0	4,3	0,3	0,2	0,3	0,0	0,1
Senf scharf	TL	5,0	4,0	0,3	0,2	0,2	0,0	0,1
Senf süß	TL	5,0	4,4	0,3	0,2	0,3	0,0	0,1
Senfbutter	Portion	20,0	115,4	0,4	12,7	0,4	0,0	0,1
Senfgurke sauer	Portion	50,0	7,0	0,3	0,1	0,8	0,1	0,2
Senfkorn gelb	TL	1,0	4,8	0,2	0,3	0,3	0,0	0,1
Senfpulver	TL	1,0	3,5	0,2	0,1	0,5	0,0	0,1
Senfsoße	Portion	60,0	45,0	1,4	3,0	3,3	0,3	0,4
Serbische Bohnensuppe Konserve	Teller	250,0	152,5	8,4	6,4	14,8	1,2	8,3
Serbische Bohnensuppe	Teller	400,0	260,0	13,7	10,5	27,4	2,3	13,1
Serbisches Reisfleisch	Portion	350,0	301,0	18,8	9,6	34,2	2,8	0,9
Serviettenkloß	Portion	200,0	388,0	14,8	20,5	35,8	3,0	2,0
Sesam	Portion	10,0	55,9	1,8	5,0	1,0	0,1	1,1
Sesam geröstet	Portion	10,0	58,8	1,6	5,5	0,9	0,1	1,0
Sesam Krokant	Portion	20,0	87,2	0,7	2,0	16,4	1,4	0,4
Sesamöl	EL	12,0	105,6	0,0	11,9	0,0	0,0	0,0
Sheabutter	Portion	20,0	175,4	0,0	19,8	0,0	0,0	0,0
Sherry	Glas	50,0	58,5	0,1	0,0	0,7	0,1	0,0
Sherry sweet / cream	Glas	50,0	69,5	0,2	0,0	3,5	0,3	0,0
Shiitakepilz frisch	Portion	100,0	42,0	1,6	0,2	12,3	1,0	2,0
Shiitakepilz getrocknet	Portion	25,0	59,3	2,2	0,2	17,3	1,4	2,8
Shiitakepilz Konserve netto	Portion	100,0	38,0	1,5	0,2	11,2	0,9	1,9
Shrimps	Portion	100,0	91,0	18,6	1,4	0,7	0,1	0,0
Shrimps gegart netto	Portion	100,0	93,0	18,9	1,5	0,8	0,1	0,0
Shrimps Konserve netto	Portion	65,0	58,5	11,9	0,9	0,5	0,0	0,0
Simonsbrot	Scheibe	45,0	84,6	2,9	0,4	16,9	1,4	3,9
Sirup	Portion	25,0	80,5	0,1	0,0	19,8	1,6	0,0
Sirupprinten	Stück	20,0	78,2	1,2	1,5	14,8	1,2	0,6
Softeis	Portion	75,0	96,8	1,6	1,6	18,6	1,6	0,0
Soja Bolognese Konserve	Portion	100,0	87,0	13,4	2,2	3,0	0,2	4,2
Sojaaufschnitt	Portion	30,0	79,5	4,7	6,4	0,9	0,1	0,5
Sojabohne geröstet	Portion	25,0	89,8	9,3	5,8	0,1	0,0	4,3
Sojabohne getrocknet	Portion	50,0	208,0	17,6	8,7	14,6	1,2	4,4
Sojabohne Konserve netto	Portion	150,0	196,5	17,1	8,5	12,6	1,1	4,4
Sojabohnen Pulver	TL	1,0	4,3	0,4	0,2	0,3	0,0	0,1
Sojabrot	Scheibe	45,0	162,0	16,7	10,5	0,2	0,0	7,7
Sojadrink ungesüßt	Portion	150,0	228,0	23,6	14,8	0,3	0,0	11,2
Sojaeiweiß	EL	10,0	28,5	6,9	0,0	0,0	0,0	1,7
Sojafleisch Trockenprodukt roh	Portion	30,0	91,5	12,9	0,3	8,9	0,7	3,0
Sojafleisch in Soße Konserve	Portion	200,0	384,0	28,8	28,9	2,5	0,2	0,8
Sojagulasch in Soße Konserve	Portion	200,0	204,0	10,8	12,6	11,5	1,0	2,4

Vitamin E mg je Portion	Folsäure gesamt µg je Port.	Vitamin C mg je Portion	Kalzium mg je Portion	Magnesium mg je Portion	Eisen mg je Portion	Jod µg je Portion	gesätt. FS g je Portion	einf. unges. FS g je Port.	mehrf. unges. FS g je Port.	Cholesterin mg je Port.	Saccharose g je Portion	Harnsäure mg je Portion	Slimfaktor
2,1	30,0	2,6	126,0	30,0	1,7	11,0	4,4	5,1	2,3	156,0	0,7	36,0	rot
0,0	0,0	0,2	6,3	5,0	0,1	0,1	0,0	0,1	0,0	0,0	0,1	1,5	gelb
0,0	0,0	0,0	6,0	5,0	0,1	0,1	0,0	0,1	0,0	0,0	0,1	1,5	gelb
0,0	0,0	0,2	6,5	5,5	0,1	0,1	0,0	0,1	0,0	0,0	0,1	1,5	gelb
0,0	0,0	0,2	6,2	5,0	0,1	0,1	0,0	0,1	0,0	0,0	0,1	1,5	gelb
0,0	0,0	0,2	6,0	5,0	0,1	0,1	0,0	0,1	0,0	0,0	0,1	1,5	gelb
0,3	0,4	0,0	8,0	5,4	0,1	0,8	7,6	3,9	0,5	36,0	0,1	1,4	rot
0,0	3,5	1,3	8,5	5,5	0,2	1,5	0,0	0,0	0,0	0,0	0,2	3,0	grün
0,0	0,0	0,0	5,2	3,0	0,2	0,1	0,0	0,2	0,1	0,0	0,1	1,2	rot
0,0	0,6	0,0	1,8	1,9	0,3	0,1	0,0	0,0	0,0	0,0	0,2	1,2	gelb
0,4	1,8	0,7	11,4	9,6	0,3	0,7	0,8	1,3	0,6	0,0	0,2	4,2	rot
1,7	52,5	24,9	110,0	60,0	2,8	11,3	2,1	3,1	0,8	7,5	1,0	85,0	grün
2,5	148,0	59,1	168,0	104,0	5,1	16,8	3,5	5,0	1,3	12,0	1,9	124,0	rot
1,2	17,5	0,9	115,5	52,5	1,4	8,4	3,5	3,1	1,7	56,0	0,2	136,5	rot
1,8	40,0	0,6	120,0	28,0	1,8	12,4	10,0	6,8	1,7	280,0	0,6	32,0	rot
0,3	9,7	0,0	73,8	34,7	1,0	1,0	0,7	1,9	2,2	0,0	0,0	8,0	rot
0,4	4,4	0,0	67,2	31,6	0,9	0,9	0,7	2,2	2,3	0,0	0,0	7,3	rot
0,1	3,8	0,0	29,6	13,8	0,4	0,4	0,3	0,8	0,9	0,0	16,0	3,2	rot
0,4	0,0	0,0	1,2	0,0	0,0	0,0	1,5	4,8	5,1	0,1	0,0	0,0	rot
0,2	0,0	0,0	6,0	10,0	0,0	0,6	9,3	8,7	1,0	0,0	0,0	0,0	rot
0,0	0,5	0,0	3,5	6,5	0,2	5,0	0,0	0,0	0,0	0,0	0,0	13,0	rot
0,0	0,5	0,0	3,5	5,5	0,2	5,0	0,0	0,0	0,0	0,0	0,0	13,0	rot
0,1	25,0	2,0	3,0	14,0	0,4	10,0	0,1	0,0	0,1	0,0	0,4	50,0	grün
0,1	18,3	1,1	4,3	18,3	0,5	14,0	0,1	0,0	0,2	0,0	0,5	70,5	grün
0,1	6,0	0,4	9,0	13,0	0,4	13,0	0,1	0,0	0,1	0,0	0,3	54,0	grün
4,0	7,0	1,9	92,0	67,0	1,8	130,0	0,2	0,3	0,5	138,0	0,0	147,0	rot
3,8	5,0	1,2	91,0	67,0	1,8	89,0	0,2	0,3	0,5	145,0	0,0	149,0	rot
1,3	2,6	0,7	54,0	38,4	1,0	71,9	0,1	0,2	0,3	88,4	0,0	94,3	rot
0,5	16,2	0,0	9,5	25,2	1,2	2,0	0,1	0,0	0,2	0,0	0,3	25,7	grün
0,0	0,0	0,0	6,5	2,5	0,4	0,0	0,0	0,0	0,0	0,0	0,0	0,0	rot
0,6	1,2	0,0	9,8	6,4	0,4	0,2	0,1	1,1	0,2	0,0	2,4	4,6	rot
0,0	3,0	0,6	63,8	8,3	0,1	7,5	1,0	0,5	0,1	6,8	16,3	0,0	rot
1,0	64,0	2,1	66,0	62,0	2,8	10,0	1,0	0,3	0,7	0,0	0,9	82,0	grün
2,2	8,7	0,7	17,7	4,8	0,5	9,2	1,0	1,6	3,5	0,0	0,1	14,7	rot
0,3	31,3	0,0	62,5	62,5	2,5	1,5	0,8	1,3	3,3	0,0	0,1	47,5	gelb
0,4	32,5	17,1	173,0	32,5	3,9	4,5	1,0	1,8	4,2	0,0	0,9	61,5	rot
0,5	15,0	11,6	183,0	28,5	3,4	7,2	1,0	1,7	4,1	0,0	0,8	67,5	grün
0,0	0,7	0,3	3,5	0,7	0,1	0,1	0,0	0,0	0,1	0,0	0,0	1,3	rot
0,6	45,0	0,0	113,0	113,0	4,5	2,7	1,5	2,3	6,0	0,0	0,2	86,0	gelb
1,1	88,5	0,0	159,0	151,5	6,0	4,2	2,1	3,2	8,5	0,0	0,3	121,5	grün
0,0	34,0	0,0	28,0	30,0	1,3	0,1	0,0	0,0	0,0	0,0	0,0	36,0	gelb
0,1	64,2	0,4	47,4	47,1	2,0	11,0	0,1	0,0	0,1	0,0	0,4	70,2	gelb
9,7	34,0	0,3	82,0	20,0	2,0	56,0	4,3	7,4	15,9	0,0	0,1	54,0	rot
3,7	18,0	2,5	56,0	22,0	1,6	36,0	2,8	5,0	4,2	0,0	0,8	46,0	gelb

Lebensmittel	Menge	Portionsgröße in Gramm	kcal je Portion	Eiweiß g je Portion	Fett g je Portion	Kohlenhydrate g je Portion	Broteinheiten je Portion	Ballaststoffe g je Portion	
Sojaklöße Konserve	Portion	200,0	580,0	79,6	5,0	52,1	4,3	17,6	
Sojalecithin	EL	10,0	88,4	0,0	10,0	0,0	0,0	0,0	
Sojamehl entfettet	EL	10,0	19,7	4,5	0,1	0,1	0,0	2,8	
Sojamehl halbfett	EL	10,0	27,4	4,5	1,0	0,1	0,0	2,3	
Sojamehl vollfett	EL	10,0	34,2	4,0	2,0	0,0	0,0	1,7	
Sojamilch flüssig	Portion	150,0	228,0	23,6	14,8	0,3	0,0	11,2	
Sojamilch milchsauer	Portion	150,0	228,0	23,6	14,8	0,3	0,0	11,2	
Sojanudeln roh	Portion	60,0	195,0	9,8	3,1	31,5	2,6	6,9	
Sojaöl	EL	12,0	104,5	0,0	11,8	0,0	0,0	0,0	
Sojapaste	EL	20,0	11,6	2,5	0,1	0,2	0,0	1,6	
Sojaragout mit Soße Konserve	Portion	200,0	168,0	24,4	4,5	5,3	0,4	7,0	
Sojaschnitzel Trockenprodukt roh	Portion	30,0	91,5	12,9	0,3	8,9	0,7	3,0	
Sojaschrot	Portion	40,0	98,0	14,4	4,4	0,1	0,0	12,9	
Sojasoße	Portion	20,0	14,0	1,7	0,0	1,7	0,1	0,0	
Sojasprossen	Portion	100,0	52,0	5,3	1,2	4,7	0,4	2,3	
Sojasprossen gegart	Portion	150,0	69,0	7,7	1,7	5,3	0,4	3,4	
Sojasprossen Konserve netto	Portion	150,0	61,5	6,9	1,6	4,7	0,4	3,1	
Sojasteak Trockenprodukt roh	Portion	30,0	91,5	12,9	0,3	8,9	0,7	3,0	
Sojawurst Konserve	Stück	100,0	292,0	11,4	25,4	5,3	0,4	1,0	
Sonnenblumenkern geröstet	Portion	20,0	120,4	4,1	10,7	2,2	0,2	1,1	
Sonnenblumenkern	Portion	20,0	114,8	4,5	9,8	2,5	0,2	1,3	
Sonnenblumenöl	EL	12,0	105,8	0,0	12,0	0,0	0,0	0,0	
Soße dunkel	Portion	60,0	70,2	3,0	4,9	3,7	0,3	0,5	
Soße hell	Portion	60,0	44,4	1,3	3,0	3,2	0,3	0,4	
Spaghetti alla carbonara	Portion	250,0	515,0	12,9	31,2	45,7	3,8	3,4	
Spaghetti Bolognese	Portion	250,0	337,5	20,9	13,3	33,2	2,8	3,1	
Spaghetti mit Aubergine und Ricotta	Portion	250,0	385,0	9,4	19,9	41,9	3,5	3,8	
Spaghetti mit Ei	Portion	120,0	422,4	14,8	3,3	81,9	6,8	6,0	
Spaghetti mit Gorgonzola	Portion	250,0	400,0	12,0	17,4	48,2	4,0	3,6	
Spaghetti mit Tomatensoße aus T.mark	Portion	250,0	300,0	10,0	5,3	52,2	4,4	4,2	
Spaghetti Napoli	Portion	250,0	310,0	13,0	9,6	42,6	3,5	3,9	
Spargel gegart	Portion	150,0	24,0	2,9	0,2	2,4	0,2	2,2	
Spargel Konserve netto	Portion	150,0	22,5	2,6	0,2	2,4	0,2	2,0	
Spargel mit Sauce Hollandaise	Portion	250,0	342,5	4,8	34,7	3,7	0,3	2,7	
Spargel netto	Portion	150,0	27,0	2,9	0,2	3,1	0,3	2,1	
Spargelcremesuppe	Teller	300,0	252,0	12,0	16,0	15,4	1,3	1,0	
Spargelsalat mit Essigmarinade	Portion	150,0	93,0	2,6	8,1	2,3	0,2	2,0	
Spätzle	Portion	50,0	176,0	6,2	1,4	34,1	2,8	2,5	
Speck durchwachsen roh geräuchert	Portion	30,0	96,0	4,8	8,7	0,0	0,0	0,0	
Speck durchwachsen	Portion	30,0	43,5	5,2	2,4	0,3	0,0	0,0	
Speck roh	Portion	30,0	96,0	4,8	8,7	0,0	0,0	0,0	
Speckkartoffeln	Portion	250,0	217,5	7,5	5,4	33,3	2,8	5,3	
Speckpfannkuchen	Portion	250,0	562,5	23,4	23,8	63,0	5,3	3,3	
Speckscholle	Portion	250,0	272,5	42,1	7,4	8,3	0,7	1,2	

Vitamin E mg je Portion	Folsäure gesamt µg je Port.	Vitamin C mg je Portion	Kalzium mg je Portion	Magnesium mg je Portion	Eisen mg je Portion	Jod µg je Portion	gesätt. FS g je Portion	einf. unges. FS g je Port.	mehrf. unges. FS g je Port.	Cholesterin mg je Port.	Saccharose g je Portion	Harnsäure mg je Portion	Slimfaktor
1,4	324,0	0,9	290,0	278,0	12,0	72,0	0,8	1,0	2,5	0,0	2,2	418,0	🟡
0,0	0,0	0,0	0,0	0,0	0,0	0,0	1,5	1,5	4,9	0,0	0,0	0,0	🔴
0,0	30,3	0,0	22,5	30,0	1,2	0,1	0,0	0,0	0,1	0,0	0,1	34,5	🟢
0,1	25,0	0,0	22,5	29,0	1,3	0,1	0,1	0,2	0,6	0,0	0,0	39,6	🟡
0,2	25,0	0,0	25,0	25,0	1,5	0,1	0,3	0,4	1,2	0,0	0,0	38,0	🟡
1,1	88,5	0,0	159,0	151,5	6,0	4,2	2,1	3,2	8,5	0,0	0,3	121,5	🟢
1,1	88,5	0,0	159,0	151,5	6,0	4,2	2,1	3,2	8,5	0,0	0,3	121,5	🟢
0,9	39,6	0,0	40,8	89,4	3,2	2,4	0,5	0,5	1,7	0,0	0,4	79,2	🟡
2,0	0,0	0,0	0,0	0,0	0,0	0,0	1,7	2,9	6,8	0,2	0,0	0,0	🔴
0,0	17,0	0,0	13,6	17,2	0,7	4,5	0,0	0,0	0,0	0,0	0,1	19,6	🟢
1,6	108,0	3,0	118,0	108,0	5,0	14,0	2,1	0,7	1,5	0,0	0,3	138,0	🟢
0,1	64,2	0,4	47,4	47,1	2,0	11,0	0,1	0,0	0,1	0,0	0,4	70,2	🟡
0,6	136,0	0,0	80,0	100,0	4,0	2,3	0,6	0,8	2,7	0,0	0,1	40,0	🟢
0,0	2,2	0,0	3,8	8,6	0,5	0,0	0,0	0,0	0,0	0,0	0,0	8,2	🟡
0,1	160,0	19,6	32,0	19,0	0,9	2,0	0,1	0,1	0,7	0,0	2,4	15,0	🟢
0,1	129,0	14,2	48,0	18,0	1,1	3,2	0,2	0,2	1,0	0,0	2,7	21,0	🟢
0,1	97,5	6,0	51,0	18,0	1,0	4,4	0,2	0,2	0,9	0,0	2,4	19,5	🟢
0,1	64,2	0,4	47,4	47,1	2,0	11,0	0,1	0,0	0,1	0,0	0,4	70,2	🟡
3,8	13,0	0,4	25,0	18,0	0,8	21,0	9,5	9,8	4,9	1,0	0,5	30,0	🔴
6,6	9,2	0,0	18,2	71,8	1,1	2,6	1,2	3,0	6,1	0,0	0,0	29,0	🔴
7,6	20,0	0,0	20,0	79,0	1,3	2,8	1,1	2,2	6,0	0,0	0,0	32,0	🔴
7,5	0,0	0,0	0,1	0,1	0,0	0,0	1,4	2,7	7,4	0,1	0,0	0,0	🔴
0,2	2,4	1,2	9,0	5,4	0,4	1,4	3,7	0,7	0,1	7,2	0,1	18,6	🔴
0,5	1,8	0,8	7,2	6,6	0,2	0,6	0,9	1,3	0,6	0,0	0,1	3,0	🟡
0,9	15,0	0,2	147,5	47,5	1,4	8,0	15,0	11,0	2,9	187,5	0,2	40,0	🔴
1,2	22,5	10,5	110,0	52,5	2,5	5,0	5,9	5,1	1,2	102,5	0,3	100,0	🔴
2,5	27,5	14,4	50,0	45,0	1,3	4,0	4,9	11,4	2,3	70,0	0,3	40,0	🔴
0,3	13,2	0,0	32,4	80,4	1,9	0,7	0,5	0,4	1,5	112,8	0,3	72,0	🔴
0,6	15,0	0,5	140,0	47,5	1,0	10,5	9,7	4,9	1,4	115,0	0,2	42,5	🔴
2,5	12,5	4,3	30,0	52,5	1,1	1,5	0,8	1,1	2,7	67,5	1,3	52,5	🟡
0,7	17,5	8,8	107,5	50,0	1,5	6,3	4,8	2,7	1,1	85,0	0,4	62,5	🟡
3,4	72,0	15,0	42,0	18,0	0,8	10,1	0,1	0,0	0,1	0,0	0,4	42,0	🟢
3,1	25,5	7,6	39,0	24,0	0,7	11,7	0,0	0,0	0,1	0,0	0,4	37,5	🟢
5,3	42,5	10,4	67,5	35,0	1,4	18,0	20,3	10,6	1,6	172,5	0,7	50,0	🔴
3,0	129,0	29,8	39,0	27,0	1,0	10,5	0,1	0,0	0,1	0,0	0,5	37,5	🟢
0,9	21,0	4,9	114,0	36,0	1,2	8,1	8,8	5,3	0,8	90,0	0,1	39,0	🔴
8,0	64,5	15,3	42,0	18,0	0,8	9,3	1,0	1,8	5,0	0,0	0,4	37,5	🟢
0,1	5,5	0,0	13,5	33,5	0,8	0,3	0,2	0,2	0,6	47,0	0,1	30,0	🔴
0,1	0,9	0,0	0,3	6,3	0,3	0,3	3,1	4,0	0,9	18,0	0,0	28,5	🔴
0,1	0,6	0,0	9,3	15,6	0,4	0,9	0,8	1,1	0,3	14,7	0,3	36,0	🔴
0,1	0,9	0,0	0,3	6,6	0,3	0,3	3,1	4,0	0,9	18,0	0,0	28,5	🔴
0,2	35,0	28,2	17,5	45,0	1,1	9,8	1,9	2,4	0,7	10,0	0,7	52,5	🟢
1,5	50,0	0,7	132,5	40,0	3,0	13,3	11,5	7,4	2,3	307,5	0,2	60,0	🔴
1,7	22,5	12,3	135,0	72,5	2,7	67,5	1,9	2,7	1,4	102,5	0,8	305,0	🔴

Lebensmittel	Menge	Portionsgröße in Gramm	kcal je Portion	Eiweiß g je Portion	Fett g je Portion	Kohlenhydrate g je Portion	Broteinheiten je Portion	Ballaststoffe g je Portion	
Specksoße	Portion	60,0	43,2	1,7	2,6	3,3	0,3	0,6	
Speiseeis	Portion	75,0	63,8	1,7	1,8	9,9	0,8	0,0	
Speisesalz	TL	0,5	0,0	0,0	0,0	0,0	0,0	0,0	
Spekulatius	Portion	50,0	244,5	3,9	12,8	28,4	2,4	1,6	
Spiegelei mit Schinkenspeck	Portion	160,0	259,2	25,9	17,0	0,8	0,1	0,0	
Spinat gegart	Portion	150,0	28,5	4,2	0,5	0,7	0,1	4,5	
Spinat Konserve netto	Portion	150,0	24,0	3,5	0,4	0,6	0,1	3,7	
Spinat mit Sahne	Portion	100,0	38,0	2,5	2,0	2,0	0,2	2,4	
Spinat netto	Portion	150,0	25,5	3,8	0,5	0,8	0,1	3,9	
Spinatauflauf mit Schinken	Portion	300,0	315,0	17,3	16,3	24,1	2,0	4,8	
Spinatauflauf mit Fisch	Portion	300,0	267,0	30,4	12,4	7,3	0,6	4,6	
Spinatauflauf mit Käse	Portion	300,0	240,0	15,3	15,3	8,8	0,7	7,5	
Spinatnocken	Portion	200,0	256,0	13,6	10,6	25,5	2,1	4,7	
Spinatpüreesuppe	Teller	350,0	182,0	6,9	10,0	15,6	1,3	3,7	
Spinattrunk	Glas	200,0	12,0	1,7	0,2	0,4	0,0	0,2	
Spitzbuben	Portion	50,0	284,0	3,4	19,7	23,6	2,0	1,9	
Spitzkohl netto	Portion	150,0	34,5	3,2	0,5	4,1	0,3	3,8	
Springerle	Portion	50,0	168,0	3,4	1,5	34,7	2,9	1,0	
Spritzgebäck	Portion	50,0	265,5	3,2	16,2	26,8	2,2	1,8	
Sprotte geräuchert	Portion	75,0	168,8	13,2	13,1	0,0	0,0	0,0	
Sprotte Konserve netto	Portion	65,0	137,8	10,7	10,6	0,0	0,0	0,0	
Stachelbeere gegart	Portion	125,0	57,5	1,0	0,3	11,1	0,9	3,9	
Stachelbeere Konserve netto	Portion	125,0	98,8	0,8	0,2	22,0	1,8	3,2	
Stachelbeere netto	Portion	125,0	55,0	1,0	0,3	10,6	0,9	3,6	
Stachelbeergrütze mit Sahne	Portion	250,0	300,0	1,3	6,1	58,1	4,8	3,0	
Stachelbeerkaltschale	Teller	350,0	227,5	0,8	0,2	53,8	4,5	3,0	
Stachelbeerkompott	Portion	250,0	237,5	1,2	0,3	54,9	4,6	4,4	
Stachelbeerkonfitüre	Portion	25,0	68,0	0,1	0,0	16,5	1,4	0,3	
Stangenbohne grün netto	Portion	150,0	37,5	3,6	0,4	4,8	0,4	4,5	
Starkbier	Glas	330,0	198,0	2,3	0,0	15,2	1,3	0,0	
Stärke	EL	10,0	35,1	0,0	0,0	8,6	0,7	0,1	
Steckrüben in Soße	Portion	250,0	95,0	4,0	2,4	13,9	1,2	4,3	
Steckrüben mit Speck in Soße	Portion	250,0	102,5	4,5	3,5	12,6	1,0	5,0	
Steckrübeneintopf mit Schweinebauch	Teller	450,0	261,0	13,2	10,6	26,7	2,2	6,8	
Steinbutt gebraten	Portion	200,0	240,0	36,3	9,2	2,6	0,2	0,6	
Steinbutt gegart brutto	Portion	180,0	73,8	14,9	1,5	0,0	0,0	0,0	
Steinbutt paniert	Portion	200,0	340,0	31,6	15,3	18,6	1,5	1,3	
Steinbuttfilet gebraten	Portion	150,0	145,5	29,2	3,1	0,0	0,0	0,0	
Steinofenbrot	Scheibe	45,0	94,5	2,5	0,4	20,0	1,7	2,1	
Steinpilz frisch	Portion	100,0	20,0	3,6	0,4	0,5	0,0	6,9	
Steinpilz gedünstet	Portion	200,0	142,0	6,5	11,2	4,2	0,4	11,7	
Steinpilz getrocknet	Portion	25,0	37,3	6,8	0,8	1,0	0,1	12,9	
Steinpilz Konserve netto	Portion	100,0	19,0	3,4	0,4	0,5	0,0	6,8	
Steinpilze in Sahnesoße	Portion	200,0	218,0	6,3	20,5	2,9	0,2	9,8	

Vitamin E mg je Portion	Folsäure gesamt µg je Port.	Vitamin C mg je Portion	Kalzium mg je Portion	Magnesium mg je Portion	Eisen mg je Portion	Jod µg je Portion	gesätt. FS g je Portion	einf. unges. FS g je Port.	mehrf. unges. FS g je Port.	Cholesterin mg je Port.	Saccharose g je Portion	Harnsäure mg je Portion	Slimfaktor
0,1	2,4	1,1	10,8	7,2	0,5	0,8	1,1	1,1	0,3	3,6	0,2	7,2	🟢
0,0	2,3	0,9	63,0	6,8	0,0	4,4	1,1	0,5	0,1	6,8	7,4	0,0	🔴
0,0	0,0	0,0	1,3	0,6	0,0	0,1	0,0	0,0	0,0	0,0	0,0	0,0	🟡
1,6	5,5	0,1	24,5	16,5	0,9	1,2	6,2	4,8	1,0	48,5	12,0	11,5	🔴
1,8	67,2	0,0	62,4	27,2	2,9	12,0	5,3	7,0	2,2	491,2	0,0	86,4	🔴
2,5	72,0	43,5	223,5	64,5	5,7	20,4	0,1	0,0	0,3	0,0	0,3	106,5	🟢
2,1	30,0	15,9	169,5	64,5	4,3	16,4	0,0	0,0	0,3	0,0	0,3	85,5	🟢
1,4	49,0	34,2	115,0	52,0	3,6	11,0	0,8	0,7	0,4	3,0	0,2	51,0	🟢
2,1	117,0	78,0	189,0	87,0	6,2	18,0	0,1	0,0	0,3	0,0	0,3	85,5	🟢
4,5	81,0	48,8	189,0	96,0	6,4	20,1	4,4	7,1	3,7	75,0	1,1	153,0	🟡
3,1	81,0	42,5	291,0	102,0	6,2	284,4	8,1	2,2	1,0	108,0	0,9	318,0	🟡
4,5	126,0	66,3	516,0	108,0	9,1	42,0	10,0	3,0	1,1	78,0	0,8	168,0	🟢
2,9	84,0	30,1	248,0	62,0	5,5	21,2	4,4	3,6	1,3	230,0	0,9	92,0	🟡
0,6	38,5	26,2	59,5	59,5	2,1	10,9	5,6	3,0	0,7	3,5	0,8	35,0	🟢
1,1	26,0	16,8	104,0	46,0	3,0	12,2	0,0	0,0	0,1	0,0	0,1	46,0	🟢
11,8	4,0	0,0	20,0	19,0	0,6	0,5	2,2	6,0	10,6	0,0	7,7	11,5	🔴
0,2	109,5	90,0	75,0	13,5	0,8	7,5	0,1	0,0	0,2	0,0	1,0	30,0	🟢
0,3	4,0	0,0	17,0	7,0	1,0	1,0	0,4	0,6	0,3	38,0	20,2	9,5	🔴
1,8	4,0	0,0	19,0	18,0	0,6	1,1	8,3	5,9	1,1	38,0	11,8	11,0	🔴
1,1	3,0	0,1	70,5	22,5	1,3	45,7	3,7	5,6	2,5	86,3	0,0	347,3	🔴
0,5	2,0	0,1	50,7	18,2	1,0	30,2	3,0	4,5	2,0	69,6	0,0	282,1	🔴
0,9	6,3	26,5	40,0	18,8	0,8	0,0	0,0	0,0	0,2	0,0	1,1	21,3	🟢
0,7	1,3	9,8	36,3	17,5	0,7	2,0	0,0	0,0	0,1	0,0	17,0	16,3	🟢
0,8	10,0	43,8	37,5	18,8	0,8	0,1	0,0	0,0	0,2	0,0	1,1	18,8	🟢
0,8	5,0	19,0	45,0	17,5	0,8	2,5	3,6	1,8	0,3	17,5	39,9	15,0	🔴
0,6	3,5	19,2	42,0	17,5	0,8	6,7	0,0	0,0	0,1	0,0	36,4	14,0	🟢
0,9	5,0	29,7	50,0	22,5	1,1	1,8	0,0	0,0	0,2	0,0	43,4	22,5	🟡
0,0	0,0	0,3	3,0	1,5	0,1	0,0	0,0	0,0	0,0	0,0	15,8	1,5	🟢
0,2	66,0	30,0	85,5	37,5	1,2	4,5	0,1	0,0	0,2	0,0	0,3	63,0	🟢
0,0	16,5	0,0	13,2	39,6	0,0	5,0	0,0	0,0	0,0	0,0	0,0	42,9	🟡
0,0	0,0	0,0	0,0	0,2	0,1	0,3	0,0	0,0	0,0	0,0	0,0	0,0	🔴
0,4	35,0	43,4	117,5	25,0	1,0	10,3	1,0	0,9	0,3	5,0	1,1	40,0	🟢
0,4	40,0	52,9	110,0	30,0	1,2	9,8	1,1	1,5	0,5	7,5	1,4	52,5	🟢
0,6	63,0	61,0	99,0	63,0	1,9	16,2	3,7	4,7	1,3	27,0	1,5	108,0	🟢
1,5	18,0	7,1	78,0	104,0	1,4	52,0	3,6	2,6	1,5	146,0	0,4	260,0	🔴
0,5	5,4	0,0	16,2	41,4	0,4	31,1	0,2	0,4	0,5	54,0	0,0	106,2	🟡
1,6	28,0	4,3	54,0	78,0	1,6	40,4	7,0	4,6	1,8	218,0	0,8	202,0	🔴
1,0	10,5	0,0	30,0	73,5	0,8	41,4	0,5	0,7	1,0	108,0	0,0	210,0	🔴
0,3	10,4	0,0	10,4	17,1	0,7	1,5	0,1	0,0	0,2	0,0	0,3	18,9	🟡
0,2	25,0	2,5	23,0	12,0	1,0	10,0	0,1	0,0	0,2	0,0	0,0	80,0	🟢
0,6	34,0	6,1	52,0	26,0	1,9	17,4	6,5	3,2	0,8	30,0	0,5	134,0	🟢
0,3	24,5	1,9	41,3	20,8	1,6	18,8	0,2	0,0	0,4	0,0	0,0	150,3	🟢
0,2	6,0	0,6	28,0	11,0	0,9	12,9	0,1	0,0	0,2	0,0	0,0	85,0	🟢
0,7	32,0	3,3	74,0	24,0	1,5	18,4	12,2	6,0	1,1	58,0	0,1	112,0	🟢

Lebensmittel	Menge	Portionsgröße in Gramm	kcal je Portion	Eiweiß g je Portion	Fett g je Portion	Kohlenhydrate g je Portion	Broteinheiten je Portion	Ballaststoffe g je Portion
Steinpilzsuppe Trockenprodukt	Portion	25,0	94,3	2,6	5,6	12,7	1,1	0,1
Steppenkäse 30% F. i. Tr.	Portion	30,0	75,6	8,0	4,8	0,0	0,0	0,0
Steppenkäse 45% F. i. Tr.	Portion	30,0	97,8	7,2	7,6	0,0	0,0	0,0
Stilton 60% F. i. Tr.	Portion	30,0	138,3	7,8	12,0	0,0	0,0	0,0
Stint gegart brutto	Portion	180,0	82,8	17,0	1,6	0,0	0,0	0,0
Stint geräuchert	Portion	75,0	70,5	14,3	1,4	0,0	0,0	0,0
Stockfisch TK	Portion	150,0	499,5	113,5	4,4	0,0	0,0	0,0
Stout extra	Glas	330,0	132,0	1,0	0,0	6,9	0,6	0,0
Stout Porter	Glas	330,0	171,6	1,0	0,0	13,9	1,2	0,0
Streichmettwurst	Portion	30,0	111,0	5,2	10,1	0,1	0,0	0,0
Streichrahm 22% Fett	Portion	20,0	44,0	0,6	4,4	0,7	0,1	0,0
Streuselkuchen Hefeteig	Stück	100,0	376,0	5,9	14,9	54,4	4,5	2,2
Streuselteig Fertigmischung	Portion	60,0	310,8	4,3	19,6	29,6	2,5	0,1
Studentenfutter	Portion	25,0	120,8	3,8	8,3	7,6	0,6	2,2
Stutenmilch	Glas	200,0	96,0	4,4	3,0	12,4	1,0	0,0
Sultaninen	Portion	25,0	74,5	0,6	0,1	16,6	1,4	1,4
Sülzkotelett	Portion	30,0	35,7	5,7	1,3	0,3	0,0	0,0
Suppe hell gebunden	Teller	350,0	178,5	7,3	5,9	23,5	2,0	0,2
Suppe klar mit Ei	Teller	350,0	206,5	20,7	11,9	3,9	0,3	1,9
Suppenfond Konserve	Portion	250,0	60,0	4,5	3,6	2,4	0,2	1,1
Suppengrün getrocknet gegart	Portion	50,0	33,0	2,3	0,4	4,7	0,4	4,8
Suppengrün gegart	Portion	50,0	10,5	0,7	0,1	1,5	0,1	1,5
Suppengrün getrocknez	Portion	5,0	11,3	0,7	0,1	1,7	0,1	1,5
Suppengrün netto	Portion	100,0	24,0	1,5	0,3	3,6	0,3	3,0
Suppenhuhn gegart brutto	Portion	150,0	334,5	24,8	26,5	0,0	0,0	0,0
Suppenklöße aus Mark	Portion	50,0	210,0	4,2	16,6	11,5	1,0	0,9
Suppenklöße aus Leber	Stück	50,0	97,5	5,3	3,0	12,2	1,0	0,8
Suppenwürze	TL	1,0	2,2	0,3	0,1	0,2	0,0	0,0
Süßkirschkompott	Portion	250,0	215,0	2,0	0,7	48,2	4,0	3,3
Süßmolke	Glas	200,0	50,0	1,6	0,5	9,4	0,8	0,0
Süßwein	Glas	50,0	76,0	0,1	0,0	11,3	0,9	0,0
Szegediner Gulasch	Portion	350,0	283,5	19,9	18,2	8,7	0,7	5,8
Tabasco	Portion	0,1	0,1	0,0	0,0	0,0	0,0	0,0
Tafelspitz mit Meerrettichsoße	Portion	400,0	628,0	50,8	40,0	16,1	1,3	2,6
Tafelwasser mit Kohlensäure	Glas	200,0	0,0	0,0	0,0	0,0	0,0	0,0
Tagliatelle grün mit Muscheln	Portion	250,0	282,5	15,7	7,7	37,1	3,1	2,9
Tagliatelle mit Pilzsoße	Portion	250,0	340,0	11,6	13,5	42,7	3,6	5,7
Tagliatelle mit Schinken	Portion	250,0	442,5	20,2	18,5	48,8	4,1	2,7
Tahini aus rohem Sesam	EL	20,0	116,6	3,6	9,6	4,2	0,4	1,0
Tapioka	Portion	50,0	174,5	0,3	0,1	42,5	3,5	0,9
Tatar gegart	Portion	100,0	145,0	29,9	2,7	0,0	0,0	0,0
Tatar roh	Portion	100,0	113,0	21,4	3,0	0,0	0,0	0,0
Taube gegart brutto	Portion	150,0	330,0	24,0	26,4	0,0	0,0	0,0
Tee grün	Tasse	125,0	0,0	0,1	0,0	0,0	0,0	0,0

Vitamin E mg je Portion	Folsäure gesamt µg je Port.	Vitamin C mg je Portion	Kalzium mg je Portion	Magnesium mg je Portion	Eisen mg je Portion	Jod µg je Portion	gesätt. FS g je Portion	einf. unges. FS g je Port.	mehrf. unges. FS g je Port.	Cholesterin mg je Port.	Saccharose g je Portion	Harnsäure mg je Portion	Slimfaktor
0,0	3,8	0,5	75,0	15,0	0,3	0,5	1,3	0,1	3,1	0,0	0,4	25,0	🔴
0,1	5,4	0,0	270,0	12,0	0,2	9,0	2,9	1,4	0,2	11,1	0,0	3,0	🔴
0,2	9,0	0,0	225,0	10,8	0,1	9,0	4,6	2,3	0,3	17,7	0,0	3,0	🔴
0,3	23,1	0,0	108,0	6,0	0,1	13,8	7,3	3,6	0,4	36,0	0,0	3,0	🔴
0,1	25,2	1,7	27,0	23,4	0,8	4,0	0,4	0,5	0,5	66,6	0,0	255,6	🟡
0,1	21,8	1,5	25,5	18,8	0,6	2,6	0,3	0,4	0,4	56,3	0,0	215,3	🔴
2,6	58,5	9,1	105,0	208,5	2,9	108,7	0,8	0,5	1,7	325,5	0,0	717,0	🔴
0,0	19,8	0,0	16,5	29,7	0,1	3,3	0,0	0,0	0,0	0,0	0,0	46,2	🟡
0,0	13,2	0,0	26,4	26,4	0,2	3,3	0,0	0,0	0,0	0,0	0,0	46,2	🟡
0,1	0,6	0,0	3,6	7,2	0,3	0,7	3,7	4,8	1,2	20,7	0,0	35,7	🔴
0,1	2,2	0,2	20,0	2,2	0,0	2,2	2,7	1,3	0,2	14,0	0,0	0,0	🔴
0,5	6,0	0,2	31,0	13,0	0,9	2,0	8,8	4,4	0,8	42,0	16,1	25,0	🔴
0,8	2,4	0,0	30,0	6,0	0,3	0,3	2,9	2,3	9,0	0,0	0,1	17,4	🔴
2,1	18,0	0,2	20,3	33,0	0,5	1,9	1,3	4,7	1,9	0,0	0,9	18,3	🔴
0,2	8,0	30,0	220,0	18,0	0,1	4,0	1,8	0,9	0,1	10,0	0,0	0,0	🟡
0,2	1,0	0,3	7,8	3,8	0,1	0,5	0,1	0,0	0,0	0,0	0,3	26,8	🔴
0,0	0,6	0,0	8,7	15,6	0,4	0,8	0,5	0,6	0,1	14,1	0,2	33,0	🔴
0,0	3,5	1,2	17,5	31,5	0,9	0,7	2,6	2,6	0,3	0,0	0,0	3,5	🟡
1,1	28,0	8,6	101,5	35,0	3,0	13,3	5,0	4,9	0,9	154,0	0,7	112,0	🟡
0,2	10,0	8,3	37,5	27,5	0,6	2,5	1,5	1,5	0,2	0,0	0,4	10,0	🟢
0,7	19,5	5,4	90,0	21,5	1,2	7,7	0,1	0,0	0,2	0,0	1,5	42,5	🟢
0,2	6,0	3,1	31,5	7,5	0,4	2,7	0,0	0,0	0,1	0,0	0,5	13,5	🟢
0,2	11,3	3,1	27,4	7,8	0,4	2,5	0,0	0,0	0,1	0,0	0,5	12,2	🟢
0,4	23,0	11,6	62,0	18,0	1,0	5,5	0,1	0,0	0,1	0,0	1,2	25,0	🟢
0,3	7,5	0,0	15,0	40,5	1,8	1,8	8,9	12,1	4,1	123,0	0,0	207,0	🔴
0,5	16,5	1,2	21,0	6,5	0,6	2,5	6,7	7,9	0,8	82,5	0,7	10,5	🔴
0,3	22,5	2,5	10,0	8,0	2,7	1,4	1,6	0,7	0,3	77,5	0,1	43,5	🔴
0,0	0,0	0,0	2,3	0,1	0,2	0,0	0,0	0,0	0,0	0,0	0,0	1,4	🔴
0,3	7,5	18,1	37,5	25,0	0,9	2,5	0,1	0,2	0,2	0,0	19,5	32,5	🟡
0,0	2,0	2,0	120,0	16,0	0,2	16,0	0,3	0,1	0,0	4,0	0,0	0,0	🟡
0,0	0,5	0,0	5,0	4,0	0,3	5,0	0,0	0,0	0,0	0,0	0,0	0,0	🔴
1,0	21,0	22,7	94,5	52,5	3,2	8,4	6,9	7,8	2,3	70,0	1,8	164,5	🟡
0,0	0,0	0,0	0,1	0,1	0,0	0,0	0,0	0,0	0,0	0,0	0,0	0,0	🟢
1,2	16,0	27,8	192,0	64,0	4,8	10,0	20,4	15,7	1,6	192,0	1,2	220,0	🔴
0,0	0,0	0,0	20,0	2,2	0,0	2,0	0,0	0,0	0,0	0,0	0,0	0,0	🟡
1,8	40,0	10,4	52,5	70,0	5,9	131,3	1,2	4,0	1,5	170,0	0,2	140,0	🔴
1,2	15,0	2,5	130,0	47,5	1,3	8,8	5,1	5,7	1,6	77,5	0,2	65,0	🟡
1,4	27,5	0,0	172,5	27,5	2,0	10,3	9,1	6,2	1,5	210,0	0,2	62,5	🔴
0,8	18,0	0,0	84,0	20,0	0,5	1,0	1,3	3,6	4,2	0,0	0,1	16,0	🔴
0,0	0,0	0,0	6,0	1,5	0,5	0,0	0,0	0,0	0,0	0,0	0,0	15,0	🔴
0,5	3,0	0,0	6,0	19,0	3,0	4,5	1,2	1,1	0,1	60,0	0,0	181,0	🔴
0,5	3,0	0,0	6,0	22,0	2,2	3,0	1,3	1,3	0,1	58,0	0,0	130,0	🔴
0,6	7,5	0,0	66,0	58,5	2,9	0,0	7,9	10,5	3,5	132,0	0,0	234,0	🔴
0,0	6,3	0,0	10,0	3,8	0,0	1,3	0,0	0,0	0,0	0,0	0,0	0,0	🟡

Lebensmittel	Menge	Portionsgröße in Gramm	kcal je Portion	Eiweiß g je Portion	Fett g je Portion	Kohlenhydrate g je Portion	Broteinheiten je Portion	Ballaststoffe g je Portion
Tee schwarz	Tasse	125,0	0,0	0,1	0,0	0,0	0,0	0,0
Tee schwarz mit Sahne und Zucker	Tasse	125,0	21,3	0,2	1,2	2,5	0,2	0,0
Tee schwarz mit Alkohol	Tasse	125,0	18,8	0,1	0,0	0,2	0,0	0,0
Tee schwarz mit Zucker und Zitrone	Tasse	125,0	13,8	0,1	0,0	3,2	0,3	0,0
Tee schwarz mit Milch und Zucker	Tasse	125,0	12,5	0,2	0,1	2,6	0,2	0,0
Tee schwarz mit Sahne	Tasse	125,0	12,5	0,2	1,2	0,1	0,0	0,0
Tee schwarz mit Zucker	Tasse	125,0	10,0	0,1	0,0	2,4	0,2	0,0
Tee schwarz mit Milch	Tasse	125,0	2,5	0,3	0,1	0,2	0,0	0,0
Teegebäck	Portion	50,0	241,0	3,6	12,2	29,2	2,4	1,1
Teewurst	Portion	30,0	110,1	4,3	10,4	0,1	0,0	0,0
Teewurst Rügenwalder Art	Portion	30,0	88,5	5,4	7,5	0,1	0,0	0,0
Teltower Rübchen frisch	Portion	150,0	63,0	2,3	0,2	12,6	1,0	3,8
Tempeh	Portion	20,0	30,4	3,8	1,5	0,4	0,0	1,3
Teufelssoße	Portion	45,0	69,3	0,5	5,8	3,8	0,3	0,7
Thousand Island Dressing	Portion	25,0	117,0	0,8	12,0	1,7	0,1	0,1
Thunfisch gegart netto	Portion	150,0	379,5	36,9	25,9	0,0	0,0	0,0
Thunfisch geräuchert	Portion	75,0	174,8	17,3	11,8	0,0	0,0	0,0
Thunfisch Konserve in Öl netto	Portion	60,0	133,2	12,3	9,4	0,0	0,0	0,0
Thunfisch netto	Portion	150,0	333,0	33,0	22,5	0,0	0,0	0,0
Thunfisch paniert	Portion	150,0	409,5	29,1	26,7	13,5	1,1	1,0
Thunfisch vom Grill	Portion	200,0	522,0	47,2	36,1	2,8	0,2	0,5
Thunfischsalat mit Mayonnaise	Portion	100,0	144,0	11,8	9,7	2,4	0,2	0,7
Thunfischsteak gebraten	Portion	140,0	354,2	34,4	24,2	0,0	0,0	0,0
Thüringer Rotwurst Konserve	Portion	30,0	72,3	7,3	4,8	0,1	0,0	0,0
Thüringer Rotwurst fettarm	Portion	30,0	51,9	6,0	3,1	0,1	0,0	0,0
Thymian frisch	Portion	5,0	2,4	0,1	0,1	0,4	0,0	0,2
Thymian getrocknet	TL	1,0	2,9	0,1	0,1	0,5	0,0	0,2
Tilsiter 20% F. i. Tr.	Portion	30,0	63,3	8,9	3,0	0,0	0,0	0,0
Tilsiter 30% F. i. Tr.	Portion	30,0	81,3	8,6	5,2	0,0	0,0	0,0
Tilsiter 40% F. i. Tr.	Portion	30,0	90,0	7,4	6,7	0,0	0,0	0,0
Tilsiter 45% F. i. Tr.	Portion	30,0	106,2	7,9	8,3	0,0	0,0	0,0
Tintenfisch ganz fritiert	Portion	180,0	129,6	25,4	1,6	3,3	0,3	0,0
Tintenfisch gegart	Portion	150,0	142,5	27,7	1,7	3,7	0,3	0,0
Tintenfisch im eigenen Saft	Portion	300,0	387,0	39,9	21,2	9,6	0,8	0,8
Tintenfisch in Öl netto	Portion	60,0	87,6	8,2	5,6	1,1	0,1	0,0
Tintenfisch paniert	Portion	280,0	313,6	40,9	5,8	23,1	1,9	1,0
Toast Hawaii	Portion	110,0	282,7	12,6	16,3	21,3	1,8	1,4
Toast mit Spargel Schinken und Käse	Portion	130,0	206,7	8,4	14,1	11,8	1,0	1,2
Toastbrot Vollkorn	Scheibe	30,0	72,3	2,5	1,1	12,9	1,1	2,3
Toastbrot weiß	Scheibe	30,0	75,9	2,2	1,0	14,3	1,2	0,9
Toastschnitten mit Schinkencreme	Portion	90,0	156,6	6,5	8,0	14,6	1,2	1,0
Toffees	Stück	5,0	22,5	0,1	0,9	3,6	0,3	0,0
Tofu fest	Portion	100,0	144,0	15,8	8,7	0,6	0,1	0,6
Tofu Seiden	Portion	100,0	52,0	5,5	3,2	0,4	0,0	0,4

Vitamin E mg je Portion	Folsäure gesamt µg je Port.	Vitamin C mg je Portion	Kalzium mg je Portion	Magnesium mg je Portion	Eisen mg je Portion	Jod µg je Portion	gesätt. FS g je Portion	einf. unges. FS g je Port.	mehrf. unges. FS g je Port.	Cholesterin mg je Port.	Saccharose g je Portion	Harnsäure mg je Portion	Slimfaktor
0,0	6,3	0,0	10,0	3,8	0,0	1,3	0,0	0,0	0,0	0,0	0,0	0,0	🟡
0,0	6,3	0,0	12,5	3,8	0,0	1,5	0,7	0,4	0,0	3,8	2,4	0,0	🟡
0,0	6,3	0,0	10,0	3,8	0,0	1,1	0,0	0,0	0,0	0,0	0,0	0,0	🟡
0,0	6,3	1,1	10,0	5,0	0,0	1,1	0,0	0,0	0,0	0,0	3,0	1,3	🟡
0,0	6,3	0,1	13,8	3,8	0,0	1,5	0,1	0,0	0,0	0,0	2,4	0,0	🟡
0,0	6,3	0,0	12,5	3,8	0,0	1,6	0,7	0,4	0,0	3,8	0,0	0,0	🟡
0,0	6,3	0,0	10,0	3,8	0,0	1,3	0,0	0,0	0,0	0,0	2,4	0,0	🟡
0,0	6,3	0,1	15,0	3,8	0,0	1,5	0,1	0,0	0,0	0,0	0,0	0,0	🟡
2,5	4,0	0,0	13,5	8,0	0,6	1,2	3,1	5,5	2,9	27,5	9,3	11,5	🔴
0,1	0,6	0,0	3,0	6,6	0,3	0,3	3,8	4,9	1,2	18,0	0,0	25,8	🔴
0,1	0,6	0,0	3,3	7,2	0,4	0,3	2,7	3,5	0,8	19,8	0,0	36,6	🔴
0,1	139,5	15,0	43,5	37,5	1,4	0,6	0,0	0,0	0,1	0,0	11,6	30,0	🟢
0,2	31,2	0,0	28,4	46,0	1,0	0,5	0,2	0,3	0,9	0,0	0,4	22,0	🟢
4,0	2,7	10,0	8,6	5,4	0,3	0,7	0,7	1,3	3,6	0,0	0,4	11,7	🟡
7,6	2,3	3,1	6,0	3,8	0,1	0,3	1,4	2,7	7,4	0,0	0,8	1,3	🔴
1,9	18,0	1,0	49,5	54,0	1,5	57,0	7,9	6,7	8,7	121,5	0,0	252,0	🔴
0,9	9,0	0,5	24,0	25,5	0,7	41,4	3,6	3,0	4,0	54,8	0,0	117,8	🔴
5,0	6,0	0,4	18,0	18,6	0,5	25,6	1,8	2,2	4,8	41,4	0,0	88,8	🔴
1,8	22,5	1,5	43,5	51,0	1,5	75,0	6,9	5,8	7,6	105,0	0,0	225,0	🔴
1,8	25,5	3,8	54,0	45,0	1,6	41,3	10,1	7,4	6,5	171,0	0,6	181,5	🔴
4,6	26,0	7,5	100,0	86,0	2,6	107,0	10,4	9,3	13,0	148,0	0,5	320,0	🔴
1,1	11,0	3,4	37,0	24,0	0,8	27,0	3,3	2,7	2,7	37,0	0,6	93,0	🔴
1,7	16,8	1,0	46,2	50,4	1,4	53,2	7,4	6,3	8,1	113,4	0,0	235,2	🔴
0,1	3,6	0,1	3,3	9,0	2,2	0,8	1,8	2,2	0,5	28,2	0,0	58,5	🔴
0,1	3,0	0,1	2,7	7,8	2,2	0,7	1,1	1,4	0,3	24,3	0,0	49,5	🔴
0,0	0,0	0,0	15,4	1,8	1,0	0,1	0,0	0,0	0,0	0,0	0,1	1,1	🟢
0,0	0,0	0,0	18,9	2,2	1,2	0,1	0,0	0,0	0,0	0,0	0,1	1,3	🟡
0,1	5,4	0,0	300,0	12,0	0,2	9,0	1,8	0,9	0,1	7,2	0,0	3,0	🔴
0,1	10,2	0,0	255,0	12,0	0,1	9,0	3,1	1,6	0,2	11,1	0,0	3,0	🔴
0,2	9,0	0,0	240,0	12,0	0,1	9,0	4,1	2,0	0,2	15,6	0,0	3,0	🔴
0,2	9,0	0,0	225,0	11,1	0,1	9,0	5,0	2,5	0,3	28,5	0,0	3,0	🔴
3,5	16,2	4,8	63,0	55,8	3,5	32,9	0,5	0,2	0,6	201,6	0,0	176,4	🟡
3,9	18,0	5,4	72,0	55,5	3,3	23,4	0,6	0,2	0,6	225,0	0,0	192,0	🔴
7,7	30,0	12,1	123,0	93,0	5,8	52,5	3,7	13,5	2,7	309,0	0,5	279,0	🔴
4,9	4,8	1,6	21,6	17,4	1,0	9,7	0,7	1,2	3,4	67,8	0,0	59,4	🔴
6,0	39,2	11,5	112,0	86,8	5,1	33,0	2,4	1,2	1,3	366,8	0,1	266,0	🔴
0,5	8,8	3,7	206,8	23,1	0,8	10,3	9,5	5,0	0,8	47,3	2,1	47,3	🔴
1,5	19,5	4,3	61,1	27,3	1,3	7,2	7,6	4,5	0,9	104,0	1,2	50,7	🔴
0,5	17,7	0,0	13,5	25,2	0,9	1,3	0,4	0,3	0,3	0,0	0,5	22,8	🟢
0,2	7,5	0,0	9,9	3,9	0,3	1,0	0,3	0,3	0,3	0,0	0,4	14,4	🔴
1,3	11,7	0,7	32,4	12,6	1,0	2,7	2,4	3,4	1,6	73,8	0,5	32,4	🔴
0,0	0,0	0,0	4,8	1,3	0,1	0,0	0,5	0,3	0,0	0,0	3,6	0,0	🔴
0,6	84,0	0,0	159,0	50,0	2,5	1,3	1,3	1,6	5,3	0,0	0,6	65,0	🔴
0,4	44,0	0,0	94,0	30,0	1,2	0,7	0,5	0,6	1,9	0,0	0,4	35,0	🟡

Lebensmittel	Menge	Portionsgröße in Gramm	kcal je Portion	Eiweiß g je Portion	Fett g je Portion	Kohlenhydrate g je Portion	Broteinheiten je Portion	Ballaststoffe g je Portion
Tokayer	Glas	50,0	76,0	0,1	0,0	11,3	0,9	0,0
Tomate brutto	Stück	60,0	9,6	0,5	0,1	1,5	0,1	0,5
Tomate gegart	Portion	150,0	30,0	1,6	0,4	4,4	0,4	1,6
Tomate Konservenetto	Portion	150,0	22,5	1,3	0,3	3,0	0,3	1,4
Tomaten Chutney	Portion	20,0	21,0	0,2	0,0	4,7	0,4	0,2
Tomaten gefüllt mit Hackfleisch	Portion	250,0	315,0	24,6	18,2	13,1	1,1	2,0
Tomaten gefüllt mit Schafskäse u. Oliven	Portion	250,0	300,0	14,8	24,5	5,1	0,4	2,0
Tomaten Gurkensalat mit Joghurtsoße	Portion	120,0	44,4	1,2	2,7	3,3	0,3	0,9
Tomaten Thunfisch Salat	Portion	100,0	144,0	6,5	11,8	2,9	0,2	0,9
Tomatencremesuppe	Teller	300,0	198,0	11,7	13,0	8,5	0,7	3,1
Tomatengemüse mitKräutern	Portion	250,0	95,0	2,5	6,0	7,3	0,6	2,6
Tomatenketchup	Portion	20,0	22,0	0,4	0,1	4,8	0,4	0,2
Tomatenmark	EL	15,0	11,1	0,7	0,0	1,9	0,2	0,4
Tomatenpaprika	Portion	50,0	14,5	0,5	0,2	2,4	0,2	1,2
Tomatenpüree	EL	15,0	11,1	0,7	0,0	1,9	0,2	0,4
Tomatenreis	Portion	250,0	307,5	6,4	16,0	34,1	2,8	1,8
Tomatensaft	Glas	200,0	30,0	1,6	0,3	4,2	0,4	0,2
Tomatensalat mit Dressing	Portion	130,0	72,8	1,2	5,3	4,6	0,4	1,3
Tomatensoße italienisch	Portion	60,0	45,0	1,6	2,5	3,8	0,3	0,9
Tomatensuppe gebunden	Teller	350,0	196,0	10,1	7,0	22,4	1,9	1,8
Tomatensuppe klar	Teller	300,0	75,0	5,7	5,0	1,8	0,1	0,3
Tomatensuppe mit Reis	Teller	350,0	290,5	7,8	19,6	20,8	1,7	2,1
Topfenpalatschinken	Stück	250,0	487,5	14,2	23,1	54,9	4,6	1,0
Topfenstrudel	Portion	250,0	540,0	20,2	17,0	74,8	6,2	3,4
Topinambur	Portion	200,0	62,0	4,9	0,8	8,0	0,7	25,0
Tortenboden Mürbeteig	Stück	120,0	610,8	7,8	33,7	69,3	5,8	2,5
Tortencremepulver Schokolade	TL	2,0	7,6	0,0	0,0	1,8	0,2	0,0
Tortengusspulver	TL	2,0	7,0	0,0	0,0	1,7	0,1	0,0
Trappisten 45% F. i. Tr.	Portion	30,0	101,4	7,3	8,0	0,0	0,0	0,0
Traubenkernöl	EL	12,0	105,5	0,0	11,9	0,0	0,0	0,0
Traubennektar rot, weiß	Glas	200,0	150,0	0,6	0,2	35,5	3,0	0,0
Traubensaft i.D.	Glas	200,0	140,0	1,3	0,5	31,1	2,6	0,0
Traubentorte Sandteig	Stück	120,0	186,0	3,3	7,4	26,0	2,2	0,9
Traubenzucker	TL	5,0	20,3	0,0	0,0	5,0	0,4	0,0
Trockenhefe	TL	1,0	2,9	0,4	0,0	0,3	0,0	0,2
Trüffel frisch	Portion	100,0	48,0	5,5	0,6	7,4	0,6	16,5
Trüffel getrocknet	TL	5,0	7,0	0,8	0,1	1,1	0,1	2,4
Trüffel Konserve netto	Portion	100,0	46,0	5,4	0,6	6,8	0,6	16,6
Trüffelleberwurst	Portion	30,0	96,3	4,5	8,6	0,5	0,0	0,2
Trüffeltorte	Stück	100,0	371,0	6,6	16,6	48,5	4,0	3,7
Tutti Frutti mit Flammeri	Portion	250,0	270,0	7,8	6,2	40,7	3,4	2,2
Tzatziki	Portion	150,0	72,0	3,2	4,2	4,5	0,4	0,2
Vanillecreme	Portion	200,0	274,0	6,1	8,9	41,6	3,5	0,1
Vanilleeis	Portion	100,0	178,0	4,2	8,7	20,5	1,7	0,0

Vitamin E mg je Portion	Folsäure gesamt µg je Port.	Vitamin C mg je Portion	Kalzium mg je Portion	Magnesium mg je Portion	Eisen mg je Portion	Jod µg je Portion	gesätt. FS g je Portion	einf. unges. FS g je Port.	mehrf. unges. FS g je Port.	Cholesterin mg je Port.	Saccharose g je Portion	Harnsäure mg je Portion	Slimfaktor
0,0	0,5	0,0	5,0	4,0	0,3	5,0	0,0	0,0	0,0	0,0	0,0	0,0	🔴
0,5	22,2	14,0	7,8	7,2	0,3	1,0	0,0	0,0	0,1	0,0	0,1	6,0	🟢
1,5	36,0	22,8	24,0	22,5	0,8	3,8	0,1	0,1	0,2	0,0	0,2	18,0	🟢
1,2	12,0	9,4	24,0	16,5	0,5	4,7	0,1	0,0	0,1	0,0	0,1	16,5	🟢
0,1	3,6	2,3	3,4	2,6	0,1	0,2	0,0	0,0	0,0	0,0	3,8	2,4	🔴
1,6	42,5	24,6	40,0	47,5	2,7	5,5	7,5	7,8	1,7	95,0	0,5	157,5	🔴
2,4	65,0	29,0	385,0	42,5	1,8	23,0	10,7	10,7	1,8	35,0	0,3	42,5	🔴
2,0	31,2	17,4	31,2	14,4	0,6	3,0	0,3	0,6	1,6	0,0	0,6	9,6	🟢
1,6	22,0	13,1	29,0	18,0	0,7	15,6	2,4	6,5	2,1	19,0	0,7	49,0	🔴
1,3	33,0	22,8	78,0	36,0	2,6	12,6	6,9	4,5	0,7	54,0	2,4	81,0	🟢
2,7	50,0	43,9	45,0	35,0	1,4	5,8	0,9	3,9	0,8	0,0	0,5	30,0	🟢
0,1	0,2	0,4	5,0	3,8	0,2	0,2	0,0	0,0	0,0	0,0	0,2	15,6	🟢
0,8	8,1	5,7	7,2	7,2	0,2	0,6	0,0	0,0	0,0	0,0	0,1	13,7	🟢
0,9	8,0	22,5	5,5	7,0	0,2	0,5	0,0	0,0	0,1	0,0	0,3	5,0	🟢
0,8	8,1	5,7	7,2	7,2	0,2	0,6	0,0	0,0	0,0	0,0	0,1	13,7	🟢
6,9	30,0	17,5	115,0	42,5	1,0	6,5	4,9	4,0	6,3	15,0	0,3	47,5	🔴
1,6	32,0	19,8	28,0	26,0	0,9	4,0	0,1	0,1	0,2	0,0	0,2	20,0	🟡
4,0	42,9	26,5	22,1	16,9	0,6	2,2	0,6	1,2	3,2	0,0	1,3	13,0	🟢
0,8	10,2	6,8	27,6	14,4	1,0	1,0	0,6	1,4	0,3	0,6	0,8	15,0	🟡
1,9	28,0	17,1	129,5	52,5	1,0	7,4	3,5	2,5	0,4	10,5	1,9	38,5	🟡
0,2	6,0	3,7	15,0	30,0	0,2	0,6	2,2	2,1	0,3	0,0	0,0	3,0	🟡
2,0	49,0	30,3	59,5	49,0	1,2	6,7	12,9	4,6	0,8	31,5	0,3	38,5	🔴
1,1	42,5	1,2	200,0	25,0	1,3	17,8	12,5	7,4	1,4	225,0	34,0	17,5	🔴
2,0	50,0	1,1	137,5	30,0	2,4	14,3	7,7	5,4	2,2	230,0	16,2	42,5	🔴
0,4	70,0	8,0	20,0	40,0	7,4	0,2	0,2	0,0	0,4	0,0	2,0	28,0	🟢
6,7	10,8	0,0	31,2	18,0	1,8	2,4	8,6	15,1	8,0	127,2	25,0	25,2	🔴
0,0	0,0	0,0	0,3	0,1	0,0	0,0	0,0	0,0	0,0	0,0	0,0	0,0	🔴
0,0	0,0	0,0	0,0	0,0	0,0	0,0	0,0	0,0	0,0	0,0	0,0	0,0	🔴
0,2	9,0	0,0	225,0	11,1	0,1	9,0	4,9	2,4	0,3	18,6	0,0	3,0	🔴
3,8	0,0	0,0	0,0	0,0	0,0	0,0	1,1	1,9	8,4	0,0	0,0	0,0	🔴
0,7	4,0	2,2	22,0	10,0	0,6	4,0	0,1	0,0	0,1	0,0	21,7	22,0	🔴
1,3	6,0	4,9	36,0	18,0	1,0	2,0	0,2	0,0	0,2	0,0	3,5	42,0	🟡
1,3	8,4	2,1	38,4	13,2	0,9	3,8	3,6	2,6	0,6	73,2	8,1	19,2	🔴
0,0	0,0	0,0	0,1	0,0	0,0	0,0	0,0	0,0	0,0	0,0	0,0	0,0	🔴
0,0	40,0	0,0	0,8	2,3	0,2	0,0	0,0	0,0	0,0	0,0	0,0	12,0	🟡
0,1	25,0	5,0	24,0	24,0	3,5	45,0	0,1	0,0	0,3	0,0	0,2	50,0	🟢
0,0	1,9	0,3	3,3	3,2	0,4	6,2	0,0	0,0	0,0	0,0	0,0	7,2	🟢
0,1	6,0	1,1	28,0	24,0	3,1	47,1	0,1	0,0	0,3	0,0	0,2	55,0	🟢
0,1	15,6	6,7	3,9	6,3	2,1	1,0	3,1	3,9	1,0	46,5	0,0	41,1	🔴
0,8	11,0	0,0	52,0	52,0	2,2	4,1	9,1	5,4	0,9	119,0	34,7	16,0	🔴
1,0	22,5	26,5	132,5	32,5	1,5	9,3	2,6	2,1	0,7	132,5	15,7	25,0	🔴
0,4	16,5	4,3	120,0	15,0	0,3	7,8	1,2	2,4	0,4	4,5	0,1	3,0	🟡
0,3	10,0	1,4	196,0	20,0	0,5	12,0	5,2	2,7	0,4	50,0	20,9	0,0	🔴
0,7	17,0	1,1	89,0	10,0	0,7	6,9	4,4	2,9	0,6	125,0	16,1	1,0	🔴

Lebensmittel	Menge	Portionsgröße in Gramm	kcal je Portion	Eiweiß g je Portion	Fett g je Portion	Kohlenhydrate g je Portion	Broteinheiten je Portion	Ballaststoffe g je Portion
Vanilleeis mit heißen Himbeeren	Portion	200,0	228,0	3,3	11,2	27,4	2,3	3,0
Vanilleflammeri	Portion	250,0	310,0	9,2	10,6	43,6	3,6	0,2
Vanillekipferl	Portion	50,0	245,5	3,6	15,6	22,9	1,9	1,8
Vanillemürbchen	Portion	50,0	265,0	2,7	17,6	24,2	2,0	0,9
Vanillepudding	Portion	250,0	315,0	7,8	8,0	52,2	4,4	0,1
Vanillequarkspeise	Portion	250,0	310,0	17,8	4,0	49,0	4,1	0,0
Vanilleschote	TL	1,0	2,7	0,0	0,0	0,6	0,0	0,2
Vanillesoße	Portion	60,0	57,6	2,3	2,2	6,9	0,6	0,0
Vanillesuppe	Teller	320,0	345,6	9,5	10,2	52,8	4,4	0,2
Vanillezucker	TL	5,0	20,3	0,0	0,0	5,0	0,4	0,0
Vanillin natürlich / naturidentisch	TL	1,0	0,2	0,0	0,0	0,0	0,0	0,0
Vanillinzucker	TL	5,0	20,3	0,0	0,0	5,0	0,4	0,0
Vegetarische Bratlinge Trockenprodukt	Portion	30,0	89,4	5,6	0,6	15,1	1,3	3,5
Vegetarische Pastete mit Pilzen	Portion	25,0	47,8	1,4	3,0	3,8	0,3	0,7
Vegetarische Pastete	Portion	20,0	42,4	2,3	2,3	3,2	0,3	0,7
Vegetarische Ravioli	Portion	150,0	288,0	29,3	4,4	32,0	2,7	7,5
Vegetarisches Schmalz	Portion	20,0	145,8	0,4	15,9	0,8	0,1	0,4
Vegetarisches Gulasch Konserve	Portion	200,0	156,0	20,1	5,1	7,1	0,6	6,1
Venusmuschel	Portion	100,0	77,0	11,1	0,9	5,9	0,5	0,0
Venusmuschel Konserve netto	Portion	65,0	49,4	7,1	0,6	3,8	0,3	0,0
Vogelbeere gegart	Portion	125,0	128,8	1,9	2,6	26,2	2,2	7,9
Vogelbeere netto	Portion	125,0	123,8	1,9	2,5	25,4	2,1	7,5
Vogelbeerkonfitüre	Portion	25,0	73,3	0,1	0,2	17,6	1,5	0,6
Vollkornbrot	Scheibe	50,0	94,0	3,2	0,5	18,8	1,6	4,3
Vollkornbrot mit Leinsamen	Scheibe	50,0	97,5	3,6	1,1	18,0	1,5	4,9
Vollkornbrot mit Ölsamen	Scheibe	50,0	102,0	3,6	1,5	18,3	1,5	4,3
Vollkornbrot mit Sesam	Scheibe	50,0	101,5	3,5	1,5	18,2	1,5	4,4
Vollkornbrötchen mit Rosinen	Stück	60,0	136,8	4,5	0,9	27,1	2,3	3,9
Vollkornbrötchen	Stück	60,0	133,2	4,8	0,9	26,0	2,2	4,0
Vollkornbrötchen mit Zwiebeln	Stück	60,0	129,0	4,6	0,9	25,2	2,1	3,9
Vollkornbrötchen mit Ölsamen	Stück	60,0	142,2	5,2	2,2	25,1	2,1	4,0
Vollkornkeks	Portion	50,0	235,5	5,7	12,1	25,9	2,2	4,2
Vollkornkeks mit Nüssen	Portion	50,0	243,5	5,9	15,9	19,7	1,6	4,5
Vollkornnudeln mit Ei gegart	Portion	125,0	173,8	7,2	1,3	32,6	2,7	6,5
Vollkornnudeln mit Ei roh	Portion	50,0	166,5	6,3	2,1	30,2	2,5	5,1
Vollkornnudeln roh	Portion	60,0	193,8	8,0	1,5	36,4	3,0	6,9
Vollkornpizza Tomaten Zwiebeln Oliven	Portion	250,0	392,5	7,8	24,2	35,2	2,9	6,2
Vorzugsmilch	Glas	200,0	134,0	6,6	7,6	9,6	0,8	0,0
Wacholder frisch	Portion	5,0	2,1	0,2	0,0	0,3	0,0	0,2
Wacholderschnaps	Glas	20,0	42,0	0,0	0,0	0,0	0,0	0,0
Wachsbohne gegart	Portion	150,0	48,0	2,5	0,3	8,2	0,7	4,6
Wachsbohne gesäuert	Portion	50,0	8,0	0,4	0,1	1,3	0,1	0,7
Wachsbohne Konserve netto	Portion	150,0	39,0	2,4	0,3	6,5	0,5	4,3
Wachsbohne netto	Portion	150,0	48,0	2,6	0,3	8,3	0,7	4,5

Vitamin E mg je Portion	Folsäure gesamt µg je Port.	Vitamin C mg je Portion	Kalzium mg je Portion	Magnesium mg je Portion	Eisen mg je Portion	Jod µg je Portion	gesätt. FS g je Portion	einf. unges. FS g je Port.	mehrf. unges. FS g je Port.	Cholesterin mg je Port.	Saccharose g je Portion	Harnsäure mg je Portion	Slimfaktor
0,7	8,0	4,3	120,0	24,0	0,6	10,2	6,7	3,4	0,5	34,0	19,0	8,0	● gelb
0,6	15,0	1,7	245,0	27,5	0,8	16,0	5,6	3,4	0,6	125,0	19,3	0,0	● rot
2,5	7,0	0,1	30,5	21,0	0,9	1,0	6,9	6,4	1,4	75,5	12,0	9,5	● rot
0,5	2,0	0,1	17,0	6,0	0,4	1,8	10,6	5,3	0,7	50,5	7,6	9,0	● rot
0,3	10,0	1,7	250,0	25,0	0,6	14,8	4,6	2,5	0,4	55,0	25,2	0,0	● rot
0,1	35,0	1,6	255,0	25,0	0,7	18,0	2,4	1,2	0,2	15,0	31,6	0,0	● rot
0,0	0,0	0,0	12,3	0,6	0,4	0,1	0,0	0,0	0,0	0,0	0,1	0,4	● gelb
0,2	4,2	0,4	52,2	6,0	0,2	3,5	1,1	0,8	0,2	37,2	3,8	0,0	● rot
0,2	9,6	2,4	339,2	35,2	0,4	20,2	6,1	3,1	0,4	51,2	22,5	0,0	● rot
0,0	0,0	0,0	0,1	0,0	0,0	0,0	0,0	0,0	0,0	0,0	5,0	0,0	● gelb
0,0	0,0	0,0	0,0	0,0	0,0	0,0	0,0	0,0	0,0	0,0	0,0	0,0	● gelb
0,0	0,0	0,0	0,1	0,0	0,0	0,0	0,0	0,0	0,0	0,0	5,0	0,0	● rot
0,3	25,2	1,8	26,7	38,7	1,7	26,7	0,1	0,1	0,2	0,0	0,7	43,2	● gelb
0,5	4,3	0,6	36,8	5,3	0,2	5,4	2,1	0,3	0,5	0,0	0,0	9,0	● gelb
1,0	5,2	0,2	14,8	12,6	0,9	2,5	0,8	0,3	1,0	0,0	0,1	77,8	● gelb
1,1	78,0	0,9	105,0	97,5	4,7	41,0	0,7	1,3	1,8	0,0	0,5	127,5	● grün
2,5	2,4	0,4	14,4	7,4	0,2	2,1	5,4	6,6	3,3	0,8	0,1	2,8	● rot
1,8	92,0	9,9	106,0	92,0	4,2	22,0	2,4	1,0	1,4	4,0	1,3	108,0	● grün
0,5	17,0	0,6	69,0	50,0	7,5	120,0	0,3	0,1	0,3	150,0	0,0	330,0	● rot
0,2	7,2	0,2	41,6	29,3	4,1	66,2	0,2	0,1	0,2	96,9	0,0	211,9	● rot
0,7	6,3	73,3	56,3	21,3	2,4	1,4	0,2	0,3	1,6	0,0	0,5	20,0	● grün
0,6	10,0	122,5	52,5	21,3	2,5	1,3	0,2	0,3	1,5	0,0	0,5	18,8	● grün
0,0	0,0	0,9	4,0	1,5	0,2	0,0	0,0	0,0	0,1	0,0	15,8	1,5	● rot
0,5	18,0	0,0	10,5	28,0	1,3	2,2	0,1	0,1	0,2	0,0	0,3	28,5	● grün
0,5	17,5	0,0	15,0	34,0	1,4	2,3	0,1	0,2	0,6	0,0	0,3	29,5	● grün
1,3	19,5	0,0	12,0	35,0	1,4	2,4	0,2	0,3	0,8	0,0	0,3	30,5	● grün
0,5	19,5	0,0	25,5	34,0	1,5	2,3	0,2	0,4	0,7	0,0	0,3	29,0	● grün
0,7	12,6	0,0	18,6	52,8	1,5	2,0	0,1	0,1	0,4	0,0	0,3	40,2	● grün
0,8	13,8	0,0	18,6	57,0	1,6	2,1	0,1	0,1	0,4	0,0	0,3	37,8	● grün
0,7	13,8	0,2	18,6	55,2	1,6	2,0	0,1	0,1	0,4	0,0	0,3	36,6	● grün
1,8	15,6	0,0	20,4	64,8	1,7	2,4	0,3	0,4	1,2	0,0	0,3	40,2	● grün
7,8	12,0	0,2	20,0	43,0	2,1	8,5	1,4	2,6	7,3	0,0	0,3	27,5	● rot
9,2	13,5	0,1	35,0	44,0	1,5	1,6	1,7	6,2	7,2	0,0	0,7	28,0	● rot
0,1	16,3	0,0	17,5	57,5	1,7	1,1	0,2	0,2	0,6	0,0	0,3	42,5	● grün
0,8	23,0	0,0	20,5	63,5	1,9	2,0	0,4	0,5	0,7	37,0	0,3	41,5	● gelb
0,2	24,0	0,0	20,4	72,0	2,3	1,1	0,2	0,2	0,7	0,0	0,4	48,0	● gelb
4,7	65,0	23,3	92,5	90,0	2,9	8,0	4,0	16,2	2,7	2,5	0,7	57,5	● gelb
0,3	12,0	3,4	240,0	24,0	0,1	15,0	4,6	2,3	0,3	28,0	0,0	0,0	● gelb
0,1	1,5	2,3	7,5	1,5	0,1	0,2	0,0	0,0	0,0	0,0	0,0	0,8	● grün
0,0	0,0	0,0	0,0	0,0	0,0	0,0	0,0	0,0	0,0	0,0	0,0	0,0	● rot
0,8	28,5	19,2	75,0	40,5	1,6	1,7	0,1	0,0	0,2	0,0	0,5	70,5	● grün
0,1	5,0	3,7	12,0	7,0	0,2	1,0	0,0	0,0	0,0	0,0	0,1	10,5	● grün
0,7	10,5	8,1	67,5	33,0	1,2	2,4	0,1	0,0	0,1	0,0	0,4	66,0	● grün
0,7	51,0	31,5	67,5	40,5	1,7	0,9	0,1	0,0	0,2	0,0	0,5	63,0	● grün

Lebensmittel	Menge	Portionsgröße in Gramm	kcal je Portion	Eiweiß g je Portion	Fett g je Portion	Kohlenhydrate g je Portion	Broteinheiten je Portion	Ballaststoffe g je Portion
Wachtel	Portion	150,0	262,5	33,6	14,3	0,0	0,0	0,0
Waffelkekse	Stück	50,0	277,0	3,1	20,4	20,8	1,7	0,4
Waffeln gebacken	Portion	150,0	631,5	7,2	46,3	47,5	4,0	1,0
Waldorfsalat mit Mayonnaise	Portion	100,0	101,0	1,6	7,2	7,2	0,6	2,8
Waldpilz	Portion	100,0	15,0	2,1	0,7	0,1	0,0	7,6
Walnuss netto	Portion	20,0	130,8	2,9	12,5	2,1	0,2	1,2
Walnussöl	EL	12,0	105,5	0,0	11,9	0,0	0,0	0,0
Wasserkastanie	Portion	60,0	38,4	0,8	0,1	8,4	0,7	2,2
Wassermelone netto	Portion	125,0	47,5	0,8	0,3	10,4	0,9	0,3
Weichkaramellen Bonbons	Stück	5,0	22,5	0,1	0,9	3,6	0,3	0,0
Weichkäse 30% F. i. Tr.	Portion	30,0	62,7	6,9	3,9	0,0	0,0	0,0
Weichkäse 40% F. i. Tr.	Portion	30,0	80,1	6,6	6,0	0,0	0,0	0,0
Weichkäse 45% F. i. Tr.	Portion	30,0	82,5	6,0	6,5	0,0	0,0	0,0
Weichkäse 50% F. i. Tr.	Portion	30,0	93,6	6,3	7,7	0,0	0,0	0,0
Weichkäse 60% F. i. Tr.	Portion	30,0	108,6	5,0	10,0	0,0	0,0	0,0
Weichkäse 70% F. i. Tr.	Portion	30,0	122,4	4,0	12,0	0,0	0,0	0,0
Weihnachtsgewürzmischung	TL	1,0	3,3	0,1	0,1	0,5	0,0	0,1
Weinbrand	Glas	20,0	47,4	0,0	0,0	0,4	0,0	0,0
Weinbrandbohne	Stück	12,0	46,4	0,2	0,7	8,2	0,7	0,3
Weinbrandkirsche	Stück	12,0	40,2	0,2	0,7	7,3	0,6	0,3
Weincreme	Portion	200,0	292,0	5,1	15,2	32,7	2,7	0,7
Weingelee	Portion	250,0	340,0	6,7	0,0	76,0	6,3	0,0
Weingelee mit Früchten	Portion	250,0	265,0	4,7	0,2	53,4	4,4	1,6
Weingelee mit Ananas	Portion	250,0	272,5	7,5	0,1	50,7	4,2	0,6
Weinkäse 45% F. i. Tr.	Portion	30,0	86,7	6,2	6,9	0,0	0,0	0,0
Weinkäse 50% F. i. Tr.	Portion	30,0	92,7	5,8	7,8	0,0	0,0	0,0
Weinkäse 60% F. i. Tr.	Portion	30,0	113,1	5,1	10,4	0,0	0,0	0,0
Weinkraut geschmort	Portion	250,0	125,0	2,5	5,8	15,0	1,3	6,2
Weinsauerkraut frisch	Portion	150,0	25,5	2,3	0,5	1,2	0,1	5,3
Weinschaumsoße	Portion	60,0	77,4	1,4	2,5	6,6	0,6	0,0
Weinsoße	Portion	60,0	113,4	2,2	7,2	9,6	0,8	0,0
Weinsoße von weißer Grundsoße	Portion	60,0	41,4	1,2	2,8	3,0	0,3	0,4
Weinsuppe	Teller	300,0	99,0	0,6	0,3	22,4	1,9	1,5
Weintraube	Portion	125,0	88,8	0,9	0,4	19,5	1,6	1,0
Weißbrot	Scheibe	30,0	70,5	2,1	0,4	14,4	1,2	0,9
Weißbrot mit Ölsamen	Scheibe	30,0	75,3	2,3	1,0	13,9	1,2	0,9
Weißbrotwürfel geröstet	Portion	30,0	113,1	1,6	7,3	10,5	0,9	0,7
Weiße Bohnen in Tomatensoße	Portion	250,0	145,0	9,1	3,2	19,3	1,6	7,1
Weiße Rübe gegart	Portion	150,0	31,5	1,4	0,3	5,2	0,4	5,2
Weiße Rübe netto	Portion	150,0	39,0	1,5	0,3	7,0	0,6	5,2
Weißherbst	Glas	130,0	114,4	0,1	0,0	3,2	0,3	0,0
Weißkohl gegart	Portion	150,0	30,0	1,9	0,3	4,5	0,4	4,3
Weißkohl Möhrensalat mit Dressing	Portion	120,0	54,0	2,5	2,4	5,0	0,4	3,0
Weißkohl netto	Portion	150,0	37,5	2,1	0,3	6,2	0,5	4,4

Vitamin E mg je Portion	Folsäure gesamt µg je Port.	Vitamin C mg je Portion	Kalzium mg je Portion	Magnesium mg je Portion	Eisen mg je Portion	Jod µg je Portion	gesätt. FS g je Portion	einf. unges. FS g je Port.	mehrf. unges. FS g je Port.	Cholesterin mg je Port.	Saccharose g je Portion	Harnsäure mg je Portion	Slimfaktor
1,1	12,0	0,0	22,5	46,5	6,0	0,6	3,6	6,1	3,8	66,0	0,0	225,0	🔴
0,8	5,5	0,1	29,5	5,5	0,6	3,5	11,8	6,3	1,0	120,0	7,1	3,5	🔴
1,6	22,5	0,4	57,0	12,0	1,5	7,4	26,7	14,3	2,2	279,0	15,6	9,0	🔴
1,3	12,0	9,0	48,0	14,0	0,8	3,6	3,0	2,8	1,0	18,0	2,3	21,0	🟢
0,1	25,0	5,0	4,0	13,0	0,9	10,0	0,2	0,0	0,4	0,0	0,0	50,0	🟢
1,2	15,4	0,5	17,4	26,0	0,5	0,6	1,3	2,0	8,5	0,0	1,4	5,0	🔴
0,4	0,0	0,0	0,0	0,0	0,0	0,0	1,3	1,9	8,2	0,1	0,0	0,0	🔴
0,1	30,0	2,7	4,8	13,2	0,4	0,5	0,0	0,1	0,0	0,0	1,7	0,0	🟢
0,1	6,3	7,5	13,8	3,8	0,5	1,3	0,1	0,0	0,1	0,0	2,9	25,0	🟡
0,0	0,0	0,0	4,8	1,3	0,1	0,0	0,5	0,3	0,0	0,0	3,6	0,0	🔴
0,1	26,1	0,0	180,0	6,0	0,1	6,0	2,4	1,2	0,1	10,5	0,0	3,0	🔴
0,1	25,5	0,0	135,0	6,0	0,1	6,0	3,6	1,8	0,2	13,8	0,0	3,0	🔴
0,1	15,0	0,0	120,0	6,0	0,1	6,0	4,0	2,0	0,2	16,2	0,0	3,0	🔴
0,2	24,0	0,0	105,0	6,0	0,1	6,0	4,6	2,3	0,3	21,6	0,0	3,0	🔴
0,3	18,0	0,0	84,0	4,8	0,1	6,0	6,0	3,0	0,4	27,9	0,0	3,0	🔴
0,4	15,0	0,0	75,0	3,9	0,1	6,0	7,3	3,6	0,4	33,6	0,0	3,0	🔴
0,0	0,0	0,2	5,1	1,7	0,3	0,1	0,0	0,1	0,0	0,0	0,1	0,5	🟡
0,0	0,0	0,0	0,0	0,2	0,0	0,0	0,0	0,0	0,0	0,0	0,1	0,0	🔴
0,0	0,4	0,0	1,0	3,4	0,1	0,0	0,4	0,2	0,0	0,0	8,2	0,6	🔴
0,0	0,5	0,4	1,4	3,6	0,1	0,0	0,4	0,2	0,0	0,0	7,0	1,0	🔴
1,0	16,0	11,7	66,0	20,0	1,3	12,6	8,5	4,8	0,9	124,0	22,4	10,0	🔴
0,0	2,5	2,2	22,5	22,5	1,4	18,8	0,0	0,0	0,0	0,0	75,2	2,5	🔴
0,3	12,5	16,3	22,5	17,5	0,7	8,3	0,0	0,0	0,1	0,0	47,0	15,0	🔴
0,0	2,5	2,3	17,5	12,5	0,6	9,5	0,0	0,0	0,0	0,0	48,8	10,0	🔴
0,2	15,0	0,0	105,0	6,0	0,1	6,0	4,2	2,1	0,3	16,2	0,0	3,0	🔴
0,2	15,0	0,0	90,0	6,0	0,1	6,0	4,7	2,4	0,3	18,3	0,0	3,0	🔴
0,3	15,0	0,0	90,0	6,0	0,1	6,0	6,3	3,1	0,4	24,3	0,0	3,0	🔴
3,2	95,0	60,9	85,0	45,0	1,2	11,5	2,2	2,4	0,9	5,0	2,9	42,5	🟢
0,2	24,0	30,0	72,0	21,0	0,9	1,5	0,1	0,0	0,2	0,0	0,3	30,0	🟢
0,2	5,4	0,3	12,6	5,4	0,4	4,6	1,2	0,9	0,2	39,6	5,4	0,6	🔴
0,5	9,6	3,4	25,8	7,8	0,4	3,5	3,9	2,3	0,4	69,0	8,1	6,0	🔴
0,4	1,8	0,7	7,8	6,6	0,2	1,1	0,8	1,2	0,6	0,0	0,1	3,0	🟡
0,1	3,0	2,2	96,0	24,0	3,2	19,5	0,1	0,0	0,1	0,0	11,5	6,0	🟢
0,8	6,3	5,0	22,5	11,3	0,6	1,3	0,1	0,0	0,1	0,0	0,5	25,0	🟢
0,1	5,1	0,0	4,5	6,0	0,4	0,7	0,1	0,1	0,1	0,0	0,3	12,6	🟡
0,6	6,3	0,0	5,7	11,1	0,4	0,8	0,2	0,2	0,5	0,0	0,3	14,1	🔴
1,5	2,1	0,0	4,2	5,4	0,3	0,6	1,8	3,3	1,8	0,6	0,2	9,3	🔴
0,9	100,0	3,6	62,5	62,5	2,6	6,8	0,7	1,2	1,0	0,0	0,5	77,5	🟢
0,0	16,5	19,2	76,5	7,5	0,6	11,3	0,0	0,0	0,2	0,0	0,5	31,5	🟢
0,0	30,0	30,0	75,0	12,0	0,7	11,3	0,0	0,0	0,2	0,0	0,7	30,0	🟢
0,0	1,3	2,5	15,6	9,1	1,2	13,0	0,0	0,0	0,0	0,0	0,0	0,0	🔴
2,6	61,5	32,0	69,0	22,5	0,6	7,8	0,1	0,0	0,2	0,0	0,4	31,5	🟢
2,4	56,4	31,8	64,8	24,0	1,1	9,5	0,4	0,5	1,3	1,2	0,8	18,0	🟢
2,6	118,5	68,7	69,0	34,5	0,8	7,8	0,1	0,0	0,2	0,0	0,5	30,0	🟢

Lebensmittel	Menge	Portionsgröße in Gramm	kcal je Portion	Eiweiß g je Portion	Fett g je Portion	Kohlenhydrate g je Portion	Broteinheiten je Portion	Ballaststoffe g je Portion	
Weißkohlgemüse	Portion	200,0	162,0	2,5	13,3	8,1	0,7	5,0	
Weißkohlsalat mit Joghurtsoße	Portion	150,0	33,0	2,1	0,5	4,6	0,4	4,1	
Weißwein halb-trocken	Glas	130,0	96,2	0,1	0,0	3,4	0,3	0,0	
Weißwein lieblich	Glas	130,0	127,4	0,3	0,0	7,7	0,6	0,0	
Weißwein trocken	Glas	130,0	93,6	0,3	0,0	0,1	0,0	0,0	
Weißwurst hannov.	Stück	150,0	265,5	32,2	14,9	0,7	0,1	0,3	
Weißwurst Münchner Art	Stück	125,0	337,5	18,1	29,7	0,4	0,0	0,1	
Weizen Vollkorn gegart	Portion	180,0	181,8	7,4	1,3	34,4	2,9	6,7	
Weizen Vollkorn	Portion	40,0	125,2	4,7	0,8	24,4	2,0	4,1	
Weizenbier	Glas	330,0	141,9	1,0	0,0	10,0	0,8	0,0	
Weizenbier hell	Glas	330,0	125,4	1,0	0,0	10,0	0,8	0,0	
Weizenflocken	Portion	40,0	125,2	4,7	0,8	24,4	2,0	4,1	
Weizenflocken Vollkorn	Portion	40,0	125,2	4,7	0,8	24,4	2,0	4,1	
Weizengluten Trockenprodukt	Portion	30,0	117,9	24,3	1,2	2,1	0,2	0,3	
Weizengrieß	Portion	40,0	130,4	3,8	0,3	27,6	2,3	2,8	
Weizengrieß gegart	Portion	180,0	52,2	1,7	0,1	11,0	0,9	1,3	
Weizengrütze roh	Portion	40,0	130,4	3,8	0,3	27,6	2,3	2,8	
Weizenkeim	EL	10,0	31,4	2,7	0,9	3,1	0,3	1,8	
Weizenkeimöl	EL	12,0	105,5	0,0	11,9	0,0	0,0	0,0	
Weizenkleie	EL	5,0	8,6	0,7	0,2	0,9	0,1	2,3	
Weizenmehl Typ 1050	EL	10,0	33,4	1,1	0,2	6,7	0,6	0,5	
Weizenmehl Typ 1700	EL	10,0	32,1	1,1	0,2	6,3	0,5	0,9	
Weizenmehl Typ 405	EL	10,0	33,7	1,0	0,1	7,1	0,6	0,4	
Weizenmehl Typ 550	EL	10,0	33,7	1,0	0,1	7,1	0,6	0,4	
Weizenmischbrot	Scheibe	45,0	98,6	3,2	0,4	20,2	1,7	1,9	
Weizenstärke	EL	10,0	35,1	0,0	0,0	8,6	0,7	0,1	
Weizentoastbrot	Scheibe	30,0	75,9	2,2	1,0	14,3	1,2	0,9	
Weizenvollkornbrot	Scheibe	50,0	106,0	3,9	0,7	20,7	1,7	3,2	
Welfencreme	Portion	250,0	400,0	10,8	14,7	54,8	4,6	1,1	
Wels gegart brutto	Portion	180,0	192,6	18,3	13,5	0,0	0,0	0,0	
Welsfilet	Portion	150,0	243,0	23,0	17,0	0,0	0,0	0,0	
Welsfilet gegart	Portion	150,0	241,5	27,1	14,9	0,0	0,0	0,0	
Wermutwein lieblich	Glas	50,0	78,0	0,0	0,0	7,0	0,6	0,0	
Wermutwein trocken	Glas	50,0	63,0	0,1	0,0	5,0	0,4	0,0	
Whisky	Glas	20,0	50,0	0,0	0,0	0,0	0,0	0,0	
Wiener Apfelstrudel	Stück	150,0	259,5	3,0	10,4	37,8	3,1	3,6	
Wiener Hörnchen	Stück	50,0	206,5	3,1	11,6	22,5	1,9	0,8	
Wiener Sandtorte	Stück	70,0	296,8	3,2	17,2	32,5	2,7	0,4	
Wiener Schnitzel	Stück	150,0	316,5	27,1	11,4	25,9	2,2	1,6	
Wiener Würstchen	Stück	70,0	212,8	10,1	19,4	0,1	0,0	0,0	
Wildente gegart brutto	Portion	150,0	219,0	18,6	16,3	0,0	0,0	0,0	
Wildente mit Haut gegart	Portion	150,0	337,5	34,3	22,5	0,0	0,0	0,0	
Wildente Schenkel gegart	Portion	150,0	360,0	31,4	26,3	0,0	0,0	0,0	
Wildgulasch Hirsch Konserve	Portion	150,0	144,0	22,9	4,2	2,1	0,2	0,2	

Vitamin E mg je Portion	Folsäure gesamt µg je Port.	Vitamin C mg je Portion	Kalzium mg je Portion	Magnesium mg je Portion	Eisen mg je Portion	Jod µg je Portion	gesätt. FS g je Portion	einf. unges. FS g je Port.	mehrf. unges. FS g je Port.	Cholesterin mg je Port.	Saccharose g je Portion	Harnsäure mg je Portion	Slimfaktor
5,3	90,0	55,7	90,0	44,0	1,0	9,6	3,3	6,0	3,3	2,0	0,7	36,0	grün
2,5	58,5	30,9	78,0	24,0	0,6	8,1	0,2	0,1	0,2	1,5	0,4	30,0	grün
0,0	1,3	0,0	18,2	11,7	0,7	13,0	0,0	0,0	0,0	0,0	0,0	0,0	gelb
0,0	1,3	0,0	18,2	14,3	0,8	13,0	0,0	0,0	0,0	0,0	0,0	0,0	rot
0,0	1,3	0,0	13,0	13,0	0,8	13,0	0,0	0,0	0,0	0,0	0,0	0,0	gelb
0,8	12,0	0,2	28,5	87,0	3,3	3,3	5,3	7,0	1,7	196,5	0,1	495,0	rot
0,3	5,0	0,5	18,8	25,0	1,7	2,8	10,7	13,8	3,4	72,5	0,0	127,5	rot
0,9	23,4	0,0	27,0	90,0	2,3	2,2	0,2	0,1	0,6	0,0	0,3	63,0	grün
0,5	19,6	0,0	15,2	51,2	1,3	1,1	0,1	0,1	0,4	0,0	0,2	36,0	gelb
0,0	13,2	0,0	6,6	33,0	0,0	3,3	0,0	0,0	0,0	0,0	0,0	49,5	gelb
0,0	13,2	0,0	6,6	33,0	0,0	3,3	0,0	0,0	0,0	0,0	0,0	49,5	gelb
0,5	19,6	0,0	15,2	51,2	1,3	1,1	0,1	0,1	0,4	0,0	0,2	36,0	gelb
0,5	19,6	0,0	15,2	51,2	1,3	1,1	0,1	0,1	0,4	0,0	0,2	36,0	gelb
0,0	3,0	0,0	0,3	0,3	0,0	0,3	0,2	0,1	0,6	0,0	0,0	99,0	rot
0,3	8,8	0,0	6,8	12,0	0,4	0,1	0,0	0,0	0,1	0,0	0,3	32,0	rot
0,2	3,6	0,0	3,6	5,4	0,2	0,0	0,0	0,0	0,1	0,0	0,1	16,2	grün
0,3	8,8	0,0	6,8	12,0	0,4	0,1	0,0	0,0	0,1	0,0	0,3	32,0	rot
2,5	52,0	0,0	6,9	25,0	0,8	0,0	0,1	0,1	0,4	0,0	0,9	84,3	gelb
20,9	0,0	0,0	0,1	0,1	0,0	0,0	1,9	2,1	7,4	0,0	0,0	0,0	rot
0,1	16,5	0,0	3,8	29,5	0,6	0,1	0,0	0,0	0,1	0,0	0,1	7,1	grün
0,1	2,2	0,0	1,4	5,3	0,3	0,1	0,0	0,0	0,0	0,0	0,1	4,6	rot
0,2	5,0	0,0	4,1	14,0	0,4	0,2	0,0	0,0	0,1	0,0	0,1	8,1	gelb
0,0	1,0	0,0	1,5	2,0	0,2	0,1	0,0	0,0	0,0	0,0	0,0	4,0	rot
0,0	1,6	0,0	1,6	1,0	0,1	0,1	0,0	0,0	0,1	0,0	0,0	4,0	rot
0,3	17,1	0,0	9,9	18,0	0,8	1,0	0,1	0,0	0,2	0,0	0,2	22,1	gelb
0,0	0,0	0,0	0,0	0,4	0,0	0,0	0,0	0,0	0,0	0,0	0,0	0,0	rot
0,2	7,5	0,0	9,9	3,9	0,3	1,0	0,3	0,3	0,3	0,0	0,4	14,4	rot
0,6	17,0	0,0	15,0	45,5	1,3	1,7	0,1	0,1	0,3	0,0	0,2	32,0	grün
2,8	30,0	2,0	170,0	40,0	2,6	16,5	5,3	6,2	1,7	260,0	39,6	5,0	rot
0,5	21,6	0,9	32,4	36,0	0,7	4,0	2,8	6,4	2,9	181,8	0,0	131,4	rot
0,8	37,5	1,8	40,5	45,0	0,9	6,0	3,5	8,1	3,7	228,0	0,0	165,0	rot
0,8	33,0	1,4	51,0	45,0	0,9	5,7	3,1	7,1	3,2	286,5	0,0	195,0	rot
0,0	0,5	0,0	3,0	2,0	0,2	5,0	0,0	0,0	0,0	0,0	1,7	0,0	rot
0,0	0,5	0,0	3,5	2,5	0,2	5,0	0,0	0,0	0,0	0,0	1,5	5,0	rot
0,0	0,0	0,0	0,4	0,2	0,0	0,0	0,0	0,0	0,0	0,0	0,0	0,0	rot
1,5	7,5	2,7	19,5	19,5	0,9	3,2	5,0	3,8	1,0	22,5	12,1	30,0	gelb
2,3	7,5	0,1	10,5	7,0	0,5	1,1	3,0	5,2	2,8	32,5	8,4	13,0	rot
0,7	6,3	0,0	16,1	4,2	0,6	2,9	9,8	5,4	0,9	112,7	18,9	4,2	rot
0,6	24,0	1,3	52,5	36,0	3,0	3,3	7,5	1,8	0,7	93,0	1,0	175,5	rot
0,2	1,4	16,0	8,4	14,0	0,6	1,7	7,1	9,1	2,2	39,9	0,0	67,2	rot
0,1	6,0	0,0	6,0	21,0	4,5	0,0	4,5	8,9	2,0	85,5	0,0	160,5	rot
0,2	10,5	0,0	7,5	30,0	6,2	0,0	6,2	12,3	2,7	133,5	0,0	295,5	rot
0,2	10,5	0,0	12,0	24,0	6,2	0,0	7,3	14,4	3,2	135,0	0,0	297,0	rot
0,2	4,5	0,5	16,5	25,5	2,7	3,0	1,9	1,8	0,3	55,5	0,1	123,0	rot

Lebensmittel	Menge	Portionsgröße in Gramm	kcal je Portion	Eiweiß g je Portion	Fett g je Portion	Kohlenhydrate g je Portion	Broteinheiten je Portion	Ballaststoffe g je Portion
Wildkaninchen gegart i.D.	Portion	150,0	217,5	44,5	4,1	0,0	0,0	0,0
Wildpaste Brotaufstrich	Portion	30,0	96,6	3,6	9,0	0,5	0,0	0,2
Wildpilzmischung Konserve	Portion	100,0	59,0	2,5	3,2	7,4	0,6	0,1
Wildragout mit Pfifferlingen	Portion	300,0	273,0	31,9	13,1	6,8	0,6	3,5
Wildragout mit Soße	Portion	250,0	232,5	31,4	8,0	8,9	0,7	0,9
Wildschwein gebraten	Portion	125,0	181,3	35,2	4,4	0,0	0,0	0,0
Wildschweinkeule	Portion	125,0	136,3	24,4	4,2	0,0	0,0	0,0
Wildschweinschmorbraten	Portion	300,0	450,0	63,2	18,9	6,3	0,5	0,7
Wildsoße	Portion	60,0	43,8	1,3	2,6	3,8	0,3	0,8
Wilstermarschkäse 45% F. i. Tr.	Portion	30,0	95,7	7,0	7,5	0,0	0,0	0,0
Windbeutel	Stück	100,0	463,0	17,0	27,6	37,0	3,1	1,9
Windbeutel mit Sahne und Kirschen	Stück	100,0	315,0	8,0	19,6	26,7	2,2	1,0
Wirsingeintopf mit Räucherspeck	Teller	450,0	274,5	14,4	11,7	26,8	2,2	7,3
Wirsingeintopf mit Rindfleisch	Teller	450,0	225,0	18,9	7,9	18,7	1,6	6,5
Wirsingkohl gegart	Portion	150,0	33,0	4,1	0,5	2,6	0,2	3,6
Wirsingkohl netto	Portion	150,0	39,0	4,5	0,6	3,6	0,3	3,9
Wirsingkohlgemüse in heller Soße	Portion	250,0	97,5	6,5	4,5	7,5	0,6	4,3
Wirsingkohlgemüse gedünstet	Portion	250,0	102,5	6,7	5,2	6,7	0,6	5,6
Wodka	Glas	20,0	46,2	0,0	0,0	0,0	0,0	0,0
Worcestersoße	TL	5,0	7,7	0,2	0,1	1,3	0,1	0,2
Würstchen fettarm	Stück	70,0	176,4	11,0	14,9	0,1	0,0	0,0
Würstchen Konserve	Stück	70,0	193,2	10,2	17,1	0,1	0,0	0,0
Wurstsalat bayerisch	Portion	100,0	305,0	12,3	28,5	0,6	0,0	0,3
Wurstsalat mit Öl	Portion	100,0	281,0	10,9	26,3	1,0	0,1	0,3
Wurstsülze	Portion	30,0	68,1	4,0	5,8	0,0	0,0	0,0
Wurzelpetersilie getrocknet	Portion	25,0	56,8	4,5	0,7	8,1	0,7	6,8
Wurzelpetersilie gegart	Portion	150,0	46,5	4,2	0,7	6,1	0,5	6,4
Wurzelpetersilie netto	Portion	150,0	55,5	4,3	0,7	8,1	0,7	6,5
Yamswurzel	Portion	200,0	202,0	4,0	0,3	44,8	3,7	11,1
Zander gegart brutto	Portion	180,0	82,8	18,9	0,7	0,0	0,0	0,0
Zander Müllerin Art	Portion	200,0	424,0	34,6	28,9	6,6	0,5	0,5
Zanderfilet	Portion	150,0	126,0	28,8	1,1	0,0	0,0	0,0
Zanderfilet gegart	Portion	150,0	144,0	33,4	0,9	0,0	0,0	0,0
Zanderfilet paniert	Portion	200,0	340,0	35,2	13,6	18,9	1,6	1,4
Zartbitterschokolade	Portion	20,0	99,2	1,4	6,5	8,8	0,7	2,4
Zichorienkaffee	Tasse	125,0	3,8	0,1	0,0	0,9	0,1	0,0
Zichorienkaffee trocken	TL	3,0	9,6	0,2	0,0	2,1	0,2	0,2
Ziegenfleisch gegart i.D.	Portion	150,0	286,5	40,6	13,8	0,0	0,0	0,0
Ziegenmilch	Glas	150,0	103,5	5,1	6,3	6,6	0,6	0,0
Zigeuner Grillsoße	Portion	20,0	12,2	0,6	0,3	1,7	0,1	0,7
Zimt	TL	1,0	2,7	0,0	0,0	0,6	0,0	0,2
Zimtsterne	Stück	15,0	68,3	1,6	4,0	6,6	0,5	1,1
Zitronat	TL	5,0	14,6	0,0	0,0	3,5	0,3	0,1
Zitrone kandiert	Portion	25,0	65,5	0,1	0,1	15,6	1,3	0,1

Vitamin E mg je Portion	Folsäure gesamt µg je Port.	Vitamin C mg je Portion	Kalzium mg je Portion	Magnesium mg je Portion	Eisen mg je Portion	Jod µg je Portion	gesätt. FS g je Portion	einf. unges. FS g je Port.	mehrf. unges. FS g je Port.	Cholesterin mg je Port.	Saccharose g je Portion	Harnsäure mg je Portion	Slimfaktor
0,9	7,5	0,0	18,0	45,0	5,0	2,3	1,4	0,7	1,1	153,0	0,0	358,5	rot
0,3	1,8	0,4	9,3	4,8	0,5	1,4	5,4	2,8	0,4	34,2	0,1	21,6	rot
0,1	4,0	0,4	4,0	4,0	0,3	10,0	0,8	0,0	1,8	0,0	0,2	50,0	gelb
1,0	15,0	2,9	51,0	42,0	7,6	7,5	7,7	3,7	0,8	96,0	0,1	171,0	gelb
1,2	12,5	4,2	50,0	37,5	4,3	7,0	3,2	3,3	0,8	95,0	0,3	165,0	rot
0,3	7,5	0,0	12,5	27,5	2,4	7,4	2,0	1,9	0,2	96,3	0,0	262,5	rot
0,3	6,3	0,0	12,5	27,5	2,3	7,5	1,9	1,8	0,2	81,3	0,0	187,5	rot
0,7	15,0	3,7	57,0	84,0	6,8	24,3	11,8	5,1	0,7	207,0	3,7	486,0	rot
0,1	2,4	1,1	21,6	8,4	0,9	1,3	1,2	0,9	0,3	4,2	0,3	5,4	grün
0,2	9,0	0,0	225,0	12,0	0,2	9,0	4,6	2,3	0,3	17,4	0,0	3,0	rot
5,4	33,0	0,0	66,0	25,0	2,8	12,0	7,4	11,9	5,7	378,0	2,7	25,0	rot
2,5	17,0	1,3	51,0	15,0	1,3	8,0	7,9	7,4	2,7	183,0	8,2	14,0	rot
4,1	135,0	83,3	162,0	63,0	2,4	19,8	4,5	4,8	1,5	27,0	1,4	117,0	grün
4,2	126,0	78,0	103,5	54,0	3,4	16,2	3,3	3,2	0,9	40,5	1,4	144,0	grün
3,8	69,0	33,8	69,0	10,5	1,0	7,7	0,1	0,0	0,3	0,0	0,6	61,5	grün
3,8	135,0	74,1	70,5	18,0	1,4	7,5	0,1	0,1	0,3	0,0	0,9	60,0	grün
4,4	102,5	63,2	112,5	25,0	1,6	11,8	1,5	1,7	1,0	5,0	1,0	67,5	grün
6,0	135,0	84,0	110,0	30,0	2,0	12,0	1,6	1,9	1,3	2,5	1,4	87,5	grün
0,0	0,0	0,0	0,0	0,0	0,0	0,0	0,0	0,0	0,0	0,0	0,0	0,0	rot
0,1	1,0	0,6	4,5	3,7	0,3	0,2	0,0	0,0	0,0	0,0	0,3	3,3	grün
0,2	1,4	0,0	8,4	15,4	0,7	1,8	5,4	7,0	1,7	43,4	0,0	73,5	rot
0,2	1,4	15,5	7,7	15,4	0,6	1,6	6,2	8,1	1,9	39,2	0,0	70,0	rot
4,2	4,0	18,7	17,0	21,0	1,0	1,3	8,9	11,9	6,2	43,0	0,1	75,0	rot
2,7	3,0	19,1	15,0	18,0	0,7	2,3	8,5	11,4	5,0	41,0	0,2	71,0	rot
0,1	0,6	0,0	1,8	5,4	0,2	0,4	2,1	2,7	0,6	12,9	0,0	23,7	rot
2,4	17,3	25,9	55,0	36,3	1,1	1,5	0,1	0,1	0,4	0,0	4,0	47,3	grün
2,7	18,0	39,6	60,0	25,5	1,2	1,7	0,1	0,1	0,4	0,0	3,0	48,0	grün
2,6	33,0	61,5	58,5	39,0	1,3	1,5	0,1	0,1	0,4	0,0	4,0	45,0	grün
0,0	46,0	20,0	50,0	42,0	1,4	7,2	0,1	0,0	0,1	0,0	0,3	28,0	grün
1,3	7,2	0,6	27,0	28,8	0,7	4,0	0,2	0,2	0,2	68,4	0,0	108,0	gelb
10,8	18,0	7,9	68,0	52,0	1,5	7,2	11,1	7,7	8,5	174,0	1,1	198,0	rot
2,2	15,0	1,5	40,5	45,0	1,1	6,0	0,2	0,3	0,3	105,0	0,0	165,0	rot
2,4	13,5	1,1	49,5	45,0	1,1	5,6	0,2	0,2	0,2	129,0	0,0	192,0	rot
2,9	30,0	5,3	72,0	52,0	1,9	8,6	6,9	4,2	1,1	238,0	0,8	186,0	rot
0,1	2,8	0,0	8,2	29,8	0,9	0,2	3,9	2,2	0,2	0,2	8,6	5,2	gelb
0,0	0,0	0,0	3,8	3,8	0,1	0,0	0,0	0,0	0,0	0,0	0,0	0,0	gelb
0,0	0,2	0,0	0,6	0,6	0,0	0,0	0,0	0,0	0,0	0,0	0,1	3,0	gelb
1,8	7,5	0,0	13,5	27,0	2,6	2,3	6,2	5,9	0,7	130,5	0,0	271,5	rot
0,2	1,5	2,3	195,0	22,5	0,1	6,2	3,9	1,8	0,3	16,5	0,0	0,0	gelb
0,3	4,0	2,6	9,2	8,0	0,6	0,8	0,0	0,0	0,2	0,0	0,1	9,6	grün
0,0	0,0	0,0	12,3	0,6	0,4	0,1	0,0	0,0	0,0	0,0	0,1	0,4	gelb
1,9	3,6	0,1	18,9	16,5	0,3	0,3	0,3	2,7	0,8	0,0	6,5	3,0	rot
0,0	0,2	0,2	2,0	0,3	0,0	0,0	0,0	0,0	0,0	0,0	3,2	0,5	rot
0,0	0,5	4,6	2,8	3,0	0,2	0,1	0,0	0,0	0,0	0,0	10,1	1,8	rot

Lebensmittel	Menge	Portionsgröße in Gramm	kcal je Portion	Eiweiß g je Portion	Fett g je Portion	Kohlenhydrate g je Portion	Broteinheiten je Portion	Ballaststoffe g je Portion
Zitrone netto	Stück	125,0	70,0	0,9	0,8	10,1	0,8	1,6
Zitronencreme	Portion	200,0	440,0	12,0	11,7	70,6	5,9	0,0
Zitroneneis	Portion	100,0	134,0	0,8	0,1	31,3	2,6	0,0
Zitronenessenz	TL	1,0	0,2	0,0	0,0	0,0	0,0	0,0
Zitronenkuchen Fertigmischung	Stück	60,0	310,8	4,3	19,6	29,6	2,5	0,1
Zitronenlimonade	Glas	200,0	58,0	0,0	0,0	14,0	1,2	0,0
Zitronenmarinade	Portion	45,0	148,1	0,2	14,9	2,8	0,2	0,1
Zitronenmelisse frisch	Portion	5,0	2,1	0,2	0,0	0,3	0,0	0,2
Zitronenmelisse getrocknet	TL	1,0	2,9	0,2	0,1	0,3	0,0	0,2
Zitronensaft	Glas	200,0	200,0	1,1	0,9	39,7	3,3	0,2
Zitronenschale	TL	5,0	4,5	0,1	0,0	0,8	0,1	0,0
Zitronensorbet	Portion	75,0	105,8	0,1	0,1	23,9	2,0	0,2
Zitronenspeise	Portion	200,0	264,0	6,0	6,2	45,0	3,7	0,1
Zucchini gegart	Portion	150,0	28,5	2,4	0,6	3,1	0,3	1,7
Zucchini netto	Portion	150,0	28,5	2,4	0,6	3,1	0,3	1,7
Zucchinischeiben paniert gebraten	Portion	200,0	236,0	7,1	18,6	10,4	0,9	2,1
Zucker braun Rohzucker	TL	5,0	19,8	0,0	0,0	4,9	0,4	0,0
Zucker weiß	TL	5,0	20,3	0,0	0,0	5,0	0,4	0,0
Zuckererbse netto	Portion	150,0	88,5	6,0	0,3	15,0	1,3	7,5
Zuckererbsen in Butter geschwenkt	Portion	250,0	245,0	8,3	12,0	25,3	2,1	10,2
Zuckerguss	Portion	15,0	50,7	0,0	0,0	12,5	1,0	0,0
Zuckerkuchen Hefeteig	Stück	100,0	360,0	6,2	15,8	48,1	4,0	2,5
Zungenblutwurst	Portion	30,0	87,9	5,8	7,1	0,4	0,0	0,0
Zungenwurst hell	Portion	30,0	79,5	4,8	6,7	0,2	0,0	0,1
Zwetschge gegart	Portion	125,0	57,5	0,8	0,1	11,5	1,0	3,1
Zwetschge getrocknet	Stück	25,0	63,3	0,9	0,1	12,8	1,1	3,4
Zwetschge Konserve netto	Portion	125,0	98,8	0,6	0,1	22,2	1,8	2,5
Zwetschge netto	Stück	35,0	15,1	0,2	0,0	3,1	0,3	0,8
Zwetschgenknödel mit Zucker und Zimt	Portion	200,0	374,0	6,7	14,5	53,7	4,5	3,0
Zwetschgenkonfitüre	Portion	25,0	68,0	0,1	0,0	16,6	1,4	0,2
Zwetschgenkuchen Mürbeteig	Stück	100,0	212,0	3,3	9,5	27,3	2,3	2,4
Zwetschgenkuchen Hefeteig	Stück	150,0	252,0	6,3	5,9	42,0	3,5	3,7
Zwetschgennektar	Glas	200,0	108,0	0,3	0,1	25,6	2,1	0,0
Zwetschgensaft	Glas	200,0	92,0	1,1	0,2	18,9	1,6	0,0
Zwetschgenwasser	Glas	20,0	48,4	0,0	0,0	0,0	0,0	0,0
Zwieback	Scheibe	10,0	36,5	0,9	0,4	7,1	0,6	0,5
Zwiebel gefüllt mit Soße	Portion	300,0	180,0	13,2	7,4	14,6	1,2	4,7
Zwiebel gegart	Stück	30,0	7,2	0,4	0,1	1,2	0,1	0,6
Zwiebel geröstet	Portion	50,0	48,0	1,1	2,6	5,1	0,4	1,3
Zwiebel gesäuert	Portion	30,0	4,5	0,2	0,0	0,7	0,1	0,3
Zwiebel getrocknet	Portion	25,0	73,3	3,4	0,7	12,7	1,1	4,9
Zwiebel netto	Stück	30,0	8,4	0,4	0,1	1,5	0,1	0,5
Zwiebel Pulver	TL	1,0	3,0	0,1	0,0	0,5	0,0	0,2
Zwiebel Würzflüssig	Portion	20,0	16,8	2,6	0,2	1,5	0,1	0,9

Vitamin E mg je Portion	Folsäure gesamt µg je Port.	Vitamin C mg je Portion	Kalzium mg je Portion	Magnesium mg je Portion	Eisen mg je Portion	Jod µg je Portion	gesätt. FS g je Portion	einf. unges. FS g je Port.	mehrf. unges. FS g je Port.	Cholesterin mg je Port.	Saccharose g je Portion	Harnsäure mg je Portion	Slimfaktor
0,5	7,5	66,3	13,8	35,0	0,6	0,6	0,2	0,0	0,4	0,0	1,3	25,0	● grün
1,8	38,0	3,8	120,0	20,0	2,5	9,8	4,1	4,4	1,4	380,0	61,2	4,0	● rot
0,1	2,0	6,1	5,0	6,0	0,2	1,7	0,0	0,0	0,0	0,0	30,2	4,0	● rot
0,0	0,0	0,0	0,0	0,0	0,0	0,0	0,0	0,0	0,0	0,0	0,0	0,0	● gelb
0,8	2,4	0,0	30,0	6,0	0,3	0,3	2,9	2,3	9,0	0,0	0,1	17,4	● rot
0,0	0,0	0,0	40,0	4,0	0,8	4,0	0,0	0,0	0,0	0,0	0,6	0,0	● gelb
9,4	1,4	4,5	8,6	7,2	0,2	0,4	1,7	3,3	9,2	0,0	2,0	2,3	● rot
0,1	1,5	2,3	7,5	1,5	0,1	0,2	0,0	0,0	0,0	0,0	0,0	0,8	● grün
0,1	2,1	1,8	9,6	1,9	0,1	0,3	0,0	0,0	0,0	0,0	0,1	1,1	● gelb
0,7	6,0	56,3	20,0	48,0	0,9	0,0	0,2	0,1	0,4	0,0	29,7	36,0	● rot
0,0	0,7	6,5	6,7	0,8	0,0	0,1	0,0	0,0	0,0	0,0	0,2	1,5	● rot
0,1	0,8	8,0	4,5	5,3	0,2	1,7	0,0	0,0	0,0	0,0	22,6	3,0	● rot
0,3	10,0	4,2	186,0	22,0	0,5	11,2	3,4	1,9	0,4	48,0	23,6	2,0	● rot
0,8	40,5	13,3	48,0	33,0	2,1	3,3	0,1	0,0	0,3	0,0	0,5	33,0	● grün
0,8	72,0	24,0	45,0	33,0	2,3	3,5	0,1	0,0	0,3	0,0	0,5	30,0	● grün
2,9	68,0	17,6	66,0	40,0	3,0	7,0	3,3	11,8	2,1	116,0	0,5	34,0	● rot
0,0	0,0	0,0	2,8	0,7	0,0	0,0	0,0	0,0	0,0	0,0	4,8	0,0	● rot
0,0	0,0	0,0	0,1	0,0	0,0	0,0	0,0	0,0	0,0	0,0	5,0	0,0	● rot
0,8	49,5	37,5	30,0	45,0	3,0	6,0	0,1	0,0	0,1	0,0	6,0	225,0	● grün
1,4	52,5	46,1	60,0	65,0	4,2	10,5	7,1	3,5	0,6	32,5	12,6	300,0	● grün
0,0	0,0	0,0	0,3	0,0	0,0	0,1	0,0	0,0	0,0	0,0	12,5	0,0	● rot
2,2	18,0	0,3	46,0	23,0	1,0	3,1	7,0	6,1	1,8	29,0	16,2	34,0	● rot
0,1	1,5	0,1	6,0	6,0	3,4	0,7	2,5	3,4	0,8	21,0	0,2	25,2	● rot
0,1	0,9	0,0	4,8	7,2	0,5	0,7	2,4	3,2	0,8	20,4	0,1	35,1	● rot
0,8	2,5	3,0	17,5	11,3	0,5	0,0	0,0	0,0	0,1	0,0	3,3	27,5	● grün
0,8	3,0	4,7	19,0	11,8	0,6	0,0	0,0	0,0	0,1	0,0	3,6	29,3	● gelb
0,7	1,3	1,1	17,5	10,0	0,4	2,0	0,0	0,0	0,0	0,0	18,1	22,5	● grün
0,2	1,1	1,4	4,6	2,8	0,1	0,0	0,0	0,0	0,0	0,0	0,9	7,0	● grün
0,9	18,0	5,4	24,0	18,0	1,1	4,2	8,0	4,4	0,9	98,0	20,3	28,0	● rot
0,0	0,0	0,0	1,3	0,8	0,1	0,0	0,0	0,0	0,0	0,0	16,0	1,8	● rot
0,8	4,0	1,6	18,0	11,0	0,7	1,1	5,4	2,9	0,5	45,0	7,8	22,0	● gelb
0,8	15,0	2,2	45,0	19,5	1,2	3,2	3,1	1,7	0,5	33,0	5,4	45,0	● gelb
0,4	2,0	1,3	14,0	6,0	0,3	4,0	0,0	0,0	0,0	0,0	22,2	12,0	● gelb
1,2	4,0	4,9	26,0	16,0	0,8	0,0	0,0	0,0	0,1	0,0	7,3	42,0	● gelb
0,0	0,0	0,0	0,4	0,0	0,0	0,0	0,0	0,0	0,0	0,0	0,0	0,0	● rot
0,0	0,0	0,0	4,2	1,6	0,2	0,4	0,1	0,1	0,2	0,0	0,0	6,0	● rot
0,8	36,0	16,4	93,0	45,0	2,7	7,8	3,1	2,8	0,9	60,0	2,2	102,0	● grün
0,0	3,0	1,2	9,9	2,4	0,1	0,7	0,0	0,0	0,0	0,0	0,2	5,1	● grün
1,4	7,0	2,8	17,0	9,0	0,7	1,0	0,3	0,5	1,6	0,0	0,5	11,0	● grün
0,0	1,5	0,9	5,4	2,1	0,1	0,6	0,0	0,0	0,0	0,0	0,1	2,1	● grün
0,2	24,5	8,9	76,0	27,3	1,2	5,5	0,2	0,1	0,3	0,0	2,5	40,8	● gelb
0,0	5,1	2,4	9,3	3,3	0,2	0,6	0,0	0,0	0,0	0,0	0,3	4,5	● grün
0,0	1,0	0,4	3,1	1,1	0,0	0,2	0,0	0,0	0,0	0,0	0,1	1,7	● gelb
0,0	0,6	0,3	12,4	1,4	0,4	0,4	0,1	0,1	0,0	0,0	0,0	3,4	● grün

Lebensmittel	Menge	Portionsgröße in Gramm	kcal je Portion	Eiweiß g je Portion	Fett g je Portion	Kohlenhydrate g je Portion	Broteinheiten je Portion	Ballaststoffe g je Portion
Zwiebelbrot	Scheibe	30,0	68,4	2,1	0,4	14,0	1,2	0,9
Zwiebelbrötchen	Stück	45,0	108,5	3,3	0,6	22,1	1,8	1,4
Zwiebelfleisch mit Soße	Portion	400,0	472,0	45,0	29,5	6,8	0,6	1,2
Zwiebelgemüse mit Sahne	Portion	50,0	29,5	0,8	1,9	2,3	0,2	0,8
Zwiebelgemüse mit Speck	Portion	50,0	17,0	0,9	0,2	2,6	0,2	0,8
Zwiebelkuchen	Portion	250,0	492,5	13,3	36,4	28,4	2,4	3,2
Zwiebelleberwurst einfach	Portion	30,0	99,0	3,7	9,4	0,2	0,0	0,0
Zwiebeln überbacken	Portion	100,0	103,0	3,2	8,1	4,5	0,4	1,5
Zwiebelsoße	Portion	60,0	37,8	0,5	2,7	3,0	0,2	0,4
Zwiebelsuppe klar	Teller	300,0	234,0	16,1	13,2	12,6	1,0	3,1
Zwiebelwurst	Portion	30,0	79,8	3,8	7,0	0,6	0,1	0,1

Vitamin E mg je Portion	Folsäure gesamt µg je Port.	Vitamin C mg je Portion	Kalzium mg je Portion	Magnesium mg je Portion	Eisen mg je Portion	Jod µg je Portion	gesätt. FS g je Portion	einf. unges. FS g je Port.	mehrf. unges. FS g je Port.	Cholesterin mg je Port.	Saccharose g je Portion	Harnsäure mg je Portion	Slimfaktor
0,1	5,1	0,1	4,8	6,0	0,4	0,7	0,1	0,1	0,1	0,0	0,3	12,3	🟡
0,2	4,1	0,1	7,7	9,5	0,6	0,9	0,1	0,1	0,2	0,0	0,4	19,4	🟡
1,2	12,0	3,4	40,0	60,0	5,1	6,8	12,0	13,0	2,7	168,0	0,6	264,0	🔴
0,1	6,0	3,4	22,5	6,0	0,2	1,8	1,4	0,3	0,1	2,5	0,4	6,5	🟢
0,0	5,0	2,5	14,0	5,5	0,3	1,1	0,1	0,1	0,1	1,0	0,4	9,0	🟢
1,2	37,5	7,0	95,0	32,5	1,9	10,5	18,1	13,0	2,7	185,0	1,2	50,0	🔴
0,1	4,8	0,3	4,5	4,5	1,2	1,1	3,5	4,2	1,0	36,6	0,0	39,3	🔴
0,4	15,0	3,1	55,0	10,0	0,6	4,6	5,2	1,9	0,4	51,0	0,6	14,0	🟡
0,1	1,8	0,8	7,8	3,0	0,1	1,6	2,2	0,2	0,1	0,6	0,2	3,0	🟡
0,7	21,0	10,5	207,0	36,0	2,2	15,0	7,0	4,5	0,8	48,0	1,5	84,0	🟡
0,1	10,8	0,7	6,3	6,9	1,5	0,7	2,5	3,1	0,8	176,4	0,1	33,0	🔴

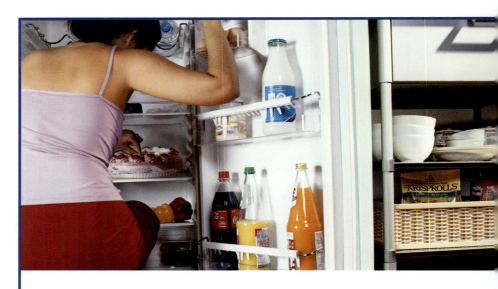

Mit Erdbeersahnetorte zum Wunschgewicht

Wie viel Kilo weniger hat Ihr Wunschgewicht? 5, 10, 15 oder sogar 50? Dann fangen Sie an, zu essen. Essen Sie sich morgens, mittags, abends oder zwischendurch richtig satt – und nehmen Sie gleichzeitig jeden Monat ein, zwei oder sogar vier Kilo ab.

Mit mealus können Sie Ihre Esslust organisieren und Essfrust vermeiden: Sogar Ihre Lieblingsgerichte sind weiterhin auf dem Teller – auch wenn es sich um scheinbar Ungesundes wie Sahnetorte, Currywurst, Pizza und Co. handelt. Denn beim Abnehmen kommt es nicht auf reines Kalorienzählen an. Wichtiger ist, täglich eine ausgewogene Menge an Eiweiß, Fett und Kohlenhydraten zu essen.

mealus hilft Ihnen: Der kleine Ernährungs-Organizer begleitet Sie durch den Tag und speichert Ihre Mahlzeiten, Snacks und Getränke. Als „digitale Nährwert-tabelle" zeigt mealus Ihnen auf Knopfdruck die inneren Werte von 4.598

Lebensmitteln von Aal gebacken bis Zwiebelwurst. Sie geben ein, was Sie essen: War es ein Stück Erdbeersahnetorte, genügt „ERDBEERS" und die süße Leckerei erscheint auf dem Display. Einmal auf „OK" gedrückt und die Portion von 100 Gramm bestätigt – und schon werden dem Ernährungskonto 202 Kilokalorien, 3 g Eiweiß, 11 g Fett, 24 g Kohlenhydrate, 1 g Ballaststoffe, 12 mg Vitamin C, 58 mg Cholesterin und 25 g Obst/Gemüse gutgeschrieben.

In der Verzehrliste sehen Sie tagtäglich, was Sie genau gegessen haben und in den Auswertungen, wie Ihr Energie-, Nährstoff- und Wertekonto steht. Und damit hier neben der Ist- auch die individuellen Soll- bzw. Optimum-Werte ausgewiesen werden, „füttern" Sie mealus vorab mit Ihren persönlichen Daten. Daraus berechnet mealus Ihren optimalen Energie- und Nährstoffbedarf und vergleicht ihn bei allen Auswertungen mit dem tatsächlich Verzehrten.

Tag für Tag lernen Sie so mit mealus, was in unseren Lebensmitteln steckt und mit welchen Mengen Sie gesund und ausgewogen Ihr Idealgewicht halten oder ihm Kilo für Kilo näher kommen.

mealus kostet 59 Euro zuzüglich Versand und kann bestellt werden:

mealus,
Pfefferminz Agentur für
Kommunikation GmbH,
Mittelweg 89,
20149 Hamburg,
Telefon 040/41623240,
E-Mail post@mealus.de.

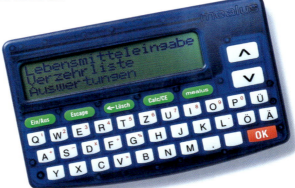

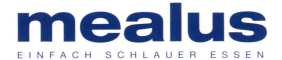

EINFACH SCHLAUER ESSEN

Mehr Infos unter www.mealus.de

Fast Food und Markenprodukte

Lebensmittel	Menge	kcal je Portion	kcal pro 100 g	Eiweiß g je Portion	Fett g je Portion	Kohlenhydrate g je Portion	Broteinheiten je Portion
After Eight	Stück	33,8	423,0	0,2	1,0	5,9	0,5
Alberto Cannelloni Spinaci	Portion	720,0	180,0	28,0	48,0	44,0	3,7
Alberto Lasagne Bolognese	Portion	644,0	161,0	28,0	36,0	52,0	4,3
Alberto Lasagne Vegetale	Portion	764,0	191,0	20,0	44,0	72,0	6,0
Alberto Makkaroni al forno	Portion	756,0	189,0	32,0	36,0	76,0	6,3
Alberto Microssa Salami	Stück	600,0	240,0	27,5	30,0	55,0	4,6
Alberto Microssa 3 Formaggi	Stück	555,0	222,0	25,0	25,0	55,0	4,6
Alberto Microssa Spinaci e Prosciutto	Stück	502,5	201,0	22,5	22,5	52,5	4,4
Alberto Pizza Famiglia Speciale	Stück	777,6	243,0	41,6	35,2	73,6	6,1
Alberto Pizza Salami	Stück	892,8	279,0	41,6	48,0	73,6	6,1
Alberto Pizza Quattro Formaggi	Stück	806,4	252,0	41,6	38,4	73,6	6,1
Alberto Pizza Tonno	Stück	764,8	239,0	38,4	35,2	73,6	6,1
Alberto Pizza Speciale	Stück	736,0	230,0	38,4	32,0	73,6	6,1
Alberto Pizza Rucola	Stück	768,0	240,0	28,8	38,4	76,8	6,4
Alberto Pizza Mozzarella	Stück	723,2	226,0	35,2	32,0	73,6	6,1
Alberto Pizza Diavolo	Stück	694,4	217,0	35,2	28,8	73,6	6,1
Alberto Pizza Prosciutto	Stück	691,2	216,0	41,6	25,6	73,6	6,1
Alberto Pizza Spinaci	Stück	611,2	191,0	28,8	22,4	73,6	6,1
Alberto Pizza Hawaii	Stück	633,6	198,0	32,0	19,2	83,2	6,9
Alberto Pizza Vegetale	Stück	540,8	169,0	25,6	16,0	73,6	6,1
Alberto Pizza Famiglia Quattro Formaggi	Stück	790,4	247,0	41,6	35,2	76,8	6,4
Alberto Tortellini-Gratin	Portion	816,0	204,0	36,0	48,0	60,0	5,0
Amicelli	Stück	63,4	507,0	0,8	3,4	7,5	0,6
Apfel-Zwiebel Leberwurst von Du darfst	Portion	68,3	273,0	3,5	5,3	1,8	0,1
Apfeltasche von McDonalds	Stück	220,0	275,0	2,2	1,2	25,8	2,1
Balisto Getreide-Erdnuss	Stück	211,2	515,0	4,0	11,9	21,9	1,8
Balisto Getreide-Choco	Stück	208,7	509,0	3,5	11,4	22,9	1,9
Balisto Getreide-Joghurtcreme	Stück	198,9	485,0	2,6	9,5	25,8	2,1
Balisto Joghurt-Beeren-Mix	Stück	200,1	488,0	2,9	11,2	21,9	1,8
Balisto Schoko-Müsli-Mix	Stück	211,2	515,0	2,7	11,8	23,5	2,0
Balisto Schoko-Korn-Mix	Stück	206,2	503,0	2,7	11,2	23,7	2,0
Banjo	Stück	169,0	545,0	1,8	10,8	16,2	1,3
becel Diät-Pflanzencreme	Portion	65,0	650,0	0,0	7,0	0,0	0,0
becel Diätmargarine	Portion	72,0	720,0	0,0	8,0	0,0	0,0
Bi Fi	Stück	130,0	520,0	5,4	12,2	0,2	0,0
Big Americans Pizza Texas TK	Stück	1269,0	282,0	50,4	60,8	130,1	10,8
Big Americans Pizza California	Stück	1229,9	251,0	51,9	56,4	128,9	10,7
Big Americans Pizza Supreme TK	Stück	1156,5	257,0	44,6	50,9	129,2	10,8
Big Americans Pizza Country	Stück	1178,1	231,0	39,3	52,0	138,2	11,5
Big Americans Pizza Hawaii TK	Stück	1048,5	233,0	40,1	40,1	132,3	11,0
Big King von Burger King	Stück	590,8	280,0	29,5	38,0	29,5	2,5
Big King XXL von Burger King	Stück	860,7	232,0	55,7	63,1	48,2	4,0
Big Mäc von McDonalds	Stück	504,6	238,0	26,1	25,9	42,2	3,5
Big Sandwich von Schöller	Stück	155,0	217,0	3,0	7,0	19,7	1,6

Lebensmittel	Menge	kcal je Portion	kcal pro 100 g	Eiweiß g je Portion	Fett g je Portion	KH g je Portion	BE je Portion
BigXtra Barbecue von McDonalds	Stück	863,0	290,6	50,4	47,9	57,3	4,8
Bihunsuppe TK	Portion	130,0	52,0	11,5	2,3	15,8	1,3
Bounty	Stück	268,5	471,0	2,1	14,6	32,1	2,7
Bounty Miniatures	Stück	33,4	477,0	0,3	1,8	4,0	0,3
Bresso Feines Duo	Portion	55,5	185,0	2,8	4,5	0,9	0,1
Bresso Frischkäse 60% F. i. Tr.	Portion	72,3	241,0	2,4	6,6	0,8	0,1
Bresso Weichkäse 68% F. i. Tr.	Portion	126,3	421,0	4,5	12,0	0,1	0,0
Brunch Streichrahm	Portion	24,6	246,0	0,4	2,4	0,3	0,0
Bum Bum von Schöller	Stück	156,0	282,0	0,7	10,1	15,5	1,3
Café au lait von Burger King	Becher	42,0	21,0	4,0	2,0	4,0	0,3
Café Creme von Burger King	Becher	3,8	2,0	1,9	0,0	1,9	0,2
Calippo Cola	Stück	87,0	82,9	0,0	0,0	22,0	1,8
Campino Erdbeer	Stück	19,3	420,0	0,0	0,3	4,3	0,4
Cappuccino von Burger King	Becher	34,2	18,0	3,8	1,9	3,8	0,3
Capri Langnese	Stück	52,0	86,7	0,0	0,0	13,0	1,1
Caramac	Stück	168,3	561,0	1,8	10,8	16,2	1,4
Caretta Orange von Schöller	Stück	57,0	94,0	0,1	0,0	13,8	1,2
Caro Landkaffee Getränk	Tasse	2,0	1,3	0,0	0,0	1,0	0,1
Ceralisto Choco	Stück	191,0	516,2	3,0	10,0	21,0	1,8
Ceralisto Erdnuss	Stück	194,0	524,3	4,0	11,0	20,0	1,7
Ceralisto Joghurtcreme	Stück	181,0	489,2	2,0	8,0	24,0	2,0
Cheeseburger von McDonalds	Stück	301,9	258,0	15,8	12,6	31,4	2,6
Cheeseburger von Burger King	Stück	327,7	254,0	18,1	15,5	28,4	2,4
Chicken McNuggets von McDonalds	Portion	204,9	207,0	18,1	12,2	5,3	0,4
Chicken Supreme von Burger King	Stück	1400,7	591,0	56,9	75,8	123,2	10,3
Chicken Supreme mit Käse von Burger King	Stück	1585,0	634,0	67,5	87,5	130,0	10,8
Chio Chips Red Paprika	Portion	137,8	551,0	1,4	8,8	13,4	1,1
Chio Chips Salt and Vinegar	Portion	137,3	549,0	2,0	8,8	12,7	1,1
Chio Chips Sour Cream and Onion	Portion	137,8	551,0	1,4	8,8	13,4	1,1
Chio Flips Classic Peanut	Portion	122,3	489,0	3,4	5,9	13,9	1,2
Chio Jumbo Flips	Portion	120,8	483,0	3,5	5,4	14,5	1,2
Chio Tortilla Chips Nacho Cheese	Portion	125,3	501,0	1,1	6,0	16,8	1,4
Chio Tortilla Chips Original Salted	Portion	125,3	501,0	1,0	6,0	16,8	1,4
Choco Crossis	Stück	23,6	525,0	0,4	1,4	2,6	0,2
Coca Cola	Glas	81,6	40,8	0,0	0,0	20,4	1,7
Coca Cola Cherry	Glas	85,2	42,6	0,0	0,0	21,4	1,8
Coca Cola light	Glas	2,0	1,0	0,0	0,0	0,2	0,0
Coco Pops	Portion	151,2	378,0	2,0	0,6	34,4	2,9
CocoCabana dunkel	Stück	40,6	489,0	0,4	2,5	4,2	0,3
CocoCabana hell	Stück	40,7	490,0	0,4	2,4	4,2	0,4
Colori Langnese	Stück	23,0	79,3	0,0	0,0	6,0	0,5
Cornetto Bottermelk-Zitrone	Stück	207,0	240,7	2,3	9,7	27,7	2,3
Cornetto Erdbeer	Stück	232,0	309,3	2,5	8,9	35,5	3,0
Cornetto Haselnuss	Stück	248,0	330,7	3,5	13,5	28,0	2,3

Lebensmittel	Menge	kcal je Portion	kcal pro 100 g	Eiweiß g je Portion	Fett g je Portion	Kohlenhydrate g je Portion	Broteinheiten je Portion
Country Burger von Burger King	Stück	760,2	420,0	21,7	38,0	86,9	7,2
Country Burger mit Käse von Burger King	Stück	898,2	463,0	29,1	46,6	93,1	7,8
Crema Puddingcreme Kokos	Becher	239,8	137,0	4,4	11,4	30,1	2,5
Crema Puddingcreme Schoko	Becher	229,3	131,0	4,7	10,2	29,6	2,5
Crema Puddingcreme Caramel	Becher	227,5	130,0	4,0	9,6	31,0	2,6
Cremissimo Amarena	Portion	144,2	206,0	1,9	5,3	22,1	1,8
Cremissimo Nocciolato	Portion	154,7	221,0	2,5	7,7	18,6	1,6
Cremissimo Stracciatella	Portion	168,7	241,0	2,3	7,9	22,0	1,8
Cremissimo Vanille	Portion	153,3	219,0	2,2	7,4	19,5	1,6
Cremissimo Walnuss	Portion	187,6	268,0	2,7	10,8	19,8	1,7
Crispy Chicken von Burger King	Stück	751,9	467,0	25,8	46,7	59,6	5,0
Crispy Chicken mit Käse von Burger King	Stück	901,3	518,0	33,1	55,7	64,4	5,4
Cuja Mara Split	Stück	96,0	137,1	1,0	3,0	16,0	1,3
Dickmanns	Stück	102,5	366,0	0,8	2,6	19,0	1,6
Die Ofenfrische Pizza Peperoni-Salami	Stück	908,0	227,0	38,0	36,0	108,4	9,0
Die Ofenfrische Pizza Vier-Käse	Stück	888,8	225,0	37,5	34,0	107,8	9,0
Die Ofenfrische Pizza Salami	Stück	874,0	230,0	35,3	34,2	106,4	8,9
Die Ofenfrische Pizza Speciale	Stück	878,9	217,0	37,7	33,2	107,3	8,9
Die Ofenfrische Pizza Spinat	Stück	835,2	192,0	31,3	30,9	107,4	9,0
Die Ofenfrische Pizza Thunfisch	Stück	848,4	202,0	37,8	29,0	109,6	9,1
Die Ofenfrische Pizza Paprika-Bolognese	Stück	788,0	197,0	35,6	24,0	106,4	8,9
Die Ofenfrische Pizza Gemüse	Stück	804,8	185,0	30,9	26,5	109,6	9,1
Die Ofenfrische Pizza Margherita	Stück	721,0	206,0	31,5	20,3	103,3	8,6
Die Ofenfrische Pizza Champignon	Stück	752,5	175,0	31,0	21,5	108,8	9,1
Die Ofenfrische Pizza Schinken-Zwiebel Spezial	Stück	714,1	193,0	26,6	20,0	106,9	8,9
Donuts mit Schoko von McDonalds	Stück	322,2	424,0	3,6	17,8	37,0	3,1
Donuts mit Zucker von McDonalds	Stück	295,8	435,0	3,4	17,4	31,5	2,6
Dr. Oetker Crème Double	EL	61,2	408,0	0,4	6,5	0,4	0,0
Dr. Oetker Crème Fraîche Classic	EL	44,6	297,0	0,4	4,5	0,6	0,0
Dr. Oetker Crème Légère	EL	25,5	170,0	0,5	2,3	0,7	0,1
Dr. Oetker Jobst Himbeer	Becher	145,2	96,8	3,3	3,8	23,9	2,0
Dr. Oetker Jobst Erdbeer	Becher	149,3	99,5	3,2	3,8	25,4	2,1
Dr. Oetker Jobst Kirsch	Becher	158,1	105,4	3,2	3,9	27,0	2,3
Dr. Oetker Jobst Pfirsich-Aprikose	Becher	153,9	102,6	3,2	3,8	26,6	2,2
Dr. Oetker Kirschgrütze mit Vanillecreme	Becher	180,8	113,0	2,7	2,6	36,0	3,0
Dr. Oetker Rote Grütze mit Vanillesauce	Becher	172,8	108,0	2,1	1,9	36,3	3,0
Dr. Oetker Waldbeer-Grütze m. Vanille-Creme	Becher	172,8	108,0	2,7	2,7	34,4	2,9
Du darfst Brotaufstrich 24% Fett	Portion	58,5	234,0	0,8	6,0	0,3	0,0
Du darfst Halbfettbutter	Portion	72,8	364,0	0,6	7,8	0,1	0,0
Duplo	Stück	98,0	544,4	1,2	6,0	9,7	0,8
Ed. V. Schleck	Stück	114,0	190,0	2,0	5,0	16,0	1,3
Egg McMuffin von McDonalds	Stück	415,5	277,0	24,8	22,2	29,0	2,4
Eistee von Burger King	Becher	80,0	32,0	0,0	0,0	20,0	1,7
Fanta Orange	Glas	82,4	41,2	0,0	0,0	20,2	1,7

Lebensmittel	Menge	kcal je Portion	kcal pro 100 g	Eiweiß g je Portion	Fett g je Portion	KH g je Portion	BE je Portion
Fanta Orange light	Glas	5,2	2,6	0,0	0,0	0,8	0,1
Ferrero Küsschen	Stück	53,0	588,9	0,8	4,1	3,3	0,3
ff-Chipsfrisch Oriental	Portion	140,0	560,0	2,1	8,8	13,3	1,1
ff-Chipsfrisch Peperoni	Portion	137,8	551,0	1,4	8,8	13,4	1,1
ff-Chipsfrisch ungarisch	Portion	137,8	551,0	1,4	8,8	13,4	1,1
ff-Erdnuss-Flippies	Portion	124,3	497,0	3,5	6,2	13,6	1,1
ff-Frit-Sticks ungarisch	Portion	131,0	524,0	1,4	6,8	16,2	1,3
ff-Riffel's Naturell	Portion	135,5	542,0	1,3	8,5	13,5	1,1
ff-Rustica	Portion	138,0	552,0	2,1	8,5	13,3	1,1
ff-Zwiebli-Ringe	Portion	126,5	506,0	1,6	7,0	14,3	1,2
Fisch Filegro in Kräutersauce TK	Portion	142,5	114,0	15,0	7,5	3,8	0,3
Fisch Filegro Müllerin Art TK	Portion	178,8	143,0	18,8	8,8	6,3	0,5
Fischmäc von McDonalds	Stück	381,6	265,0	14,3	19,7	36,6	3,0
Fish King von Burger King	Stück	744,5	423,0	26,4	38,7	102,1	8,5
Fish King mit Käse von Burger King	Stück	880,7	466,0	34,0	47,3	109,6	9,1
Frosties	Portion	150,0	375,0	1,9	0,2	35,2	2,9
Fruchtzwerg	Becher	74,0	148,0	3,1	3,8	7,0	0,6
Fruchtzwerge Multivitamin	Becher	60,5	121,0	3,3	1,8	7,9	0,7
Fürst Pückler Eis Langnese	Portion	127,4	182,0	2,9	5,7	15,9	1,3
Geflügel Dippers TK	Portion	323,8	259,0	16,3	18,8	22,5	1,9
Geflügel Sticks TK	Portion	272,5	218,0	20,0	12,5	21,3	1,8
Gemüse Mac von McDonalds	Stück	485,2	239,0	9,3	25,0	56,2	4,7
Gemüse Putenwurst von Du darfst	Portion	26,5	106,0	3,0	1,0	1,4	0,1
Giotto	Stück	28,0	622,2	0,6	2,2	1,4	0,1
goldfischli Original	Portion	115,4	461,7	2,4	5,2	14,7	1,2
goldfischli Paprika	Portion	117,0	468,0	2,5	5,6	14,2	1,2
goldfischli Sesam	Portion	121,0	483,9	2,8	6,6	12,7	1,1
Götterspeise Gelee	Portion	90,0	60,0	2,1	0,0	20,4	1,7
Grilled Chicken von McDonalds	Stück	402,0	212,7	27,8	15,4	37,9	3,2
Ham und Eggs von McDonalds	Portion	433,2	221,0	33,1	20,6	29,0	2,4
Hamburger von McDonalds	Stück	253,4	246,0	12,8	8,9	30,7	2,6
Hamburger von Burger King	Stück	285,4	246,0	15,1	11,6	27,8	2,3
Hamburger Royal von McDonalds	Stück	516,6	252,0	31,8	27,3	36,1	3,0
Hamburger Royal TS von McDonalds	Stück	560,7	227,0	28,9	34,1	34,6	2,9
Hanuta	Stück	121,0	526,1	2,2	7,5	11,2	0,9
Happen Langnese	Stück	92,0	219,0	2,0	4,0	12,0	1,0
Happy Hippo Snack	Stück	118,0	561,9	2,2	8,4	8,5	0,7
Haribo Color-Rado	Portion	85,5	342,0	0,9	0,5	19,0	1,6
Haribo Erdbeeren	Portion	92,5	370,0	0,6	0,0	22,0	1,8
Haribo Frucht-Kracher	Portion	95,5	382,0	0,2	1,1	21,0	1,8
Haribo Goldbären	Portion	85,0	340,0	1,7	0,0	19,5	1,6
Haribo Happy-Cola	Portion	85,0	340,0	1,7	0,0	19,5	1,6
Haribo Katinchen	Portion	80,0	320,0	0,0	0,0	19,8	1,6
Haribo Konfekt	Portion	88,5	354,0	0,6	0,9	18,8	1,6

Lebensmittel	Menge	kcal je Portion	kcal pro 100 g	Eiweiß g je Portion	Fett g je Portion	Kohlenhydrate g je Portion	Broteinheiten je Portion
Haribo Piratos	Portion	80,0	320,0	0,0	0,0	19,8	1,6
Haribo Salino	Portion	80,0	320,0	0,0	0,0	19,8	1,6
Haribo Salzbrezel	Portion	87,5	350,0	1,1	0,0	21,3	1,8
Haribo Saure Pommes	Portion	85,0	340,0	1,0	0,0	19,8	1,6
Haribo Schnecken	Portion	73,5	294,0	0,8	0,0	17,0	1,4
Haribo Stafetten	Portion	86,3	345,0	0,4	0,0	21,0	1,8
Haribo Tropi Frutti	Portion	87,5	350,0	1,0	0,0	18,8	1,6
Haribo Tutti Frutti	Portion	87,3	349,0	1,0	0,0	20,8	1,7
Haribo Weinland	Portion	85,0	340,0	1,7	0,0	19,5	1,6
Intermezzo Gemüse-Chili-Sauerrahm	Stück	432,3	262,0	10,7	22,8	45,7	3,8
Intermezzo Paprika-Hackfleisch-Sauerrahm	Stück	403,1	278,0	11,6	19,9	44,1	3,7
Intermezzo Salami-Cayenne-Sauerrahm	Stück	444,8	278,0	11,5	24,3	44,8	3,7
Intermezzo Schinken-Sauerrahm	Stück	393,3	276,0	10,3	20,2	42,6	3,6
Intermezzo Spinat-Sauerrahm	Stück	404,8	257,0	10,4	21,3	42,8	3,6
Intermezzo Thunfisch-Sauerrahm	Stück	439,4	279,0	11,8	23,8	44,1	3,7
Kaffeeweißer Coffee-mate	TL	20,0	666,7	1,0	1,0	2,0	0,2
Kelloggs All-Bran Plus	Portion	112,0	280,0	5,2	1,4	19,6	1,6
Kelloggs All-Bran Flakes	Portion	95,4	318,0	3,0	0,6	19,8	1,7
Kelloggs Choco Smacks	Portion	115,5	385,0	2,4	1,5	23,1	1,9
Kelloggs Choco Corn Flakes	Portion	114,9	383,0	1,8	0,8	25,2	2,1
Kelloggs Choco Krispies	Portion	114,9	383,0	1,5	0,8	25,5	2,1
Kelloggs Chocos	Portion	113,4	378,0	2,4	0,6	24,3	2,0
Kelloggs Chombos	Portion	115,8	386,0	1,8	1,0	24,9	2,1
Kelloggs Corn Flakes	Portion	110,4	368,0	2,3	0,3	24,6	2,1
Kelloggs Crunchy Nut Corn Flakes	Portion	114,9	383,0	1,8	0,8	25,2	2,1
Kelloggs Froot Loops	Portion	116,4	388,0	2,2	0,9	24,9	2,1
Kelloggs Frosties Spice	Portion	111,3	371,0	1,5	0,9	24,3	2,0
Kelloggs Frosties	Portion	111,9	373,0	1,5	0,2	26,1	2,2
Kelloggs Honey Loops	Portion	111,3	371,0	2,4	0,9	23,4	2,0
Kelloggs Just Right	Portion	105,3	351,0	2,2	0,8	22,5	1,9
Kelloggs Nutri-Grain Knusper Müsli	Portion	188,0	470,0	2,8	8,8	24,4	2,0
Kelloggs Nutri-Grain 7-Früchte Müsli	Portion	148,4	371,0	3,6	4,4	23,6	2,0
Kelloggs Nutri-Grain Mehrkorn Müsli	Portion	152,4	381,0	3,8	4,4	24,4	2,0
Kelloggs Nutri-Grain Schoko Müsli	Portion	154,8	387,0	3,6	4,4	25,2	2,1
Kelloggs Optima Nut Feast	Portion	146,4	366,0	4,8	2,4	26,4	2,2
Kelloggs Optima Fruit 'n Fibre	Portion	141,2	353,0	3,2	2,0	27,6	2,3
Kelloggs Pops	Portion	115,5	385,0	1,5	0,4	26,4	2,2
Kelloggs Rice Krispies	Portion	111,9	373,0	1,8	0,3	25,5	2,1
Kelloggs Smacks	Portion	110,7	369,0	2,1	0,3	24,9	2,1
Kelloggs Special K	Portion	110,7	369,0	4,5	0,3	22,5	1,9
Kelloggs Toppas Choco	Portion	160,0	400,0	3,6	4,8	25,6	2,1
Kelloggs Toppas	Portion	136,0	340,0	3,8	0,6	28,8	2,4
Kelloggs Toppas Traube	Portion	134,0	335,0	3,7	0,6	28,4	2,4
Kinder Bueno	Stück	123,0	572,1	1,8	8,3	10,2	0,8

Lebensmittel	Menge	kcal je Portion	kcal pro 100 g	Eiweiß g je Portion	Fett g je Portion	KH g je Portion	BE je Portion
Kinder Country	Stück	131,0	545,8	2,3	8,3	11,9	1,0
Kinder Maxi King	Stück	174,0	497,1	2,6	12,5	12,8	1,1
Kinder Pingui	Stück	136,0	453,3	2,2	9,2	11,2	0,9
Kinder Prof. Rino	Stück	118,0	564,6	1,5	8,8	8,3	0,7
Kinder Riegel	Stück	117,0	557,1	2,1	7,1	11,1	0,9
Kinder Überraschung	Stück	116,0	557,7	2,0	7,3	10,6	0,9
Kinderschokolade Riegel	Stück	70,0	560,0	1,3	4,3	6,6	0,6
King Nuggets 6 Stück von Burger King	Portion	245,7	273,0	14,4	16,2	10,8	0,9
King Pommes mittel von Burger King	Portion	400,2	345,0	3,5	16,2	42,9	3,6
King Sundae Erdbeer von Burger King	Portion	197,2	136,0	4,4	7,3	36,3	3,0
King Sundae Karamel von Burger King	Portion	232,0	160,0	4,4	8,7	36,3	3,0
King Sundae Schoko von Burger King	Portion	197,2	136,0	4,4	7,3	36,3	3,0
King Sundae Vanille von Burger King	Portion	183,3	141,0	5,2	6,5	26,0	2,2
King Wings 6 Stück von Burger King	Portion	435,2	253,0	39,6	29,2	3,4	0,3
Kinley Bitter Lemon	Glas	82,0	41,0	0,0	0,0	19,8	1,7
Kinley Tonic Water	Glas	74,2	37,1	0,0	0,0	17,8	1,5
KitKat	Stück	228,6	508,0	3,2	11,7	27,5	2,3
KitKat Chunky	Stück	283,3	515,0	3,3	15,4	33,6	2,8
Knoppers	Stück	132,0	528,0	2,0	8,0	13,0	0,9
Knorr Fix Bolognese Trockenprodukt	Beutel	175,0	350,0	5,0	8,0	20,5	1,7
Knorr Fix Brathähnchen Trockenprodukt	Beutel	86,4	270,0	2,6	1,0	17,0	1,4
Knorr Fix Chili con Carne Trockenprodukt	Beutel	105,2	263,0	5,2	3,6	12,4	1,0
Knorr Fix Stroganoff Trockenprodukt	Beutel	183,6	340,0	5,9	8,1	21,1	1,8
Kölln Cakes	Stück	122,3	489,0	1,6	6,3	14,7	1,2
Kölln Feinschmecker Müsli	Portion	142,8	357,0	4,0	2,8	25,4	2,1
Kölln Früchte Vollkorn Müsli	Portion	139,6	349,0	3,9	2,8	24,7	2,1
Kölln Joghurt Müsli	Portion	158,4	396,0	4,6	5,1	23,6	2,0
Kölln Knusper Müsli Schoko Krokant	Portion	181,2	453,0	3,8	7,7	24,1	2,0
Kölln Knusper Müsli Apfel und Zimt	Portion	173,2	433,0	3,4	6,3	25,7	2,1
Kölln Knusperflakes Müsli Zimt	Portion	177,6	444,0	2,7	6,4	27,3	2,3
Kölln Knusperflakes Müsli Schoko	Portion	166,4	416,0	3,5	5,3	26,2	2,2
Kölln Knusperflakes Müsli Honig	Portion	172,8	432,0	3,1	5,6	27,4	2,3
Kölln Knusperflakes Müsli Selection	Portion	157,2	393,0	3,2	3,3	28,6	2,4
Kölln Knusprige Haferfleks	Portion	154,4	386,0	4,1	2,2	29,6	2,5
Kölln Schoko Müsli	Portion	159,6	399,0	4,0	4,6	25,5	2,1
Konfekt Schöller	Stück	26,0	374,0	0,3	2,0	1,8	0,2
Königsrolle Langnese	Portion	128,1	183,0	2,2	5,6	17,2	1,4
Lätta Halbfettmargarine	Portion	37,6	376,0	0,0	3,9	0,6	0,0
Lift Apfelsaftschorle	Glas	50,0	25,0	0,0	0,0	12,0	1,0
Lila Pause Alpenmilch	Stück	200,0	540,5	3,0	12,0	20,0	1,7
Lila Pause Cocos-Mandel	Stück	220,0	594,6	2,0	15,0	17,0	1,4
Lila Pause Erdbeer-Joghurt	Stück	200,0	540,5	3,0	14,0	19,0	1,6
Lila Pause Joghurt-Crisp	Stück	210,0	567,6	3,0	14,0	19,0	1,6
Lion	Stück	220,1	489,0	2,3	9,9	30,6	2,6

Lebensmittel	Menge	kcal je Portion	kcal pro 100 g	Eiweiß g je Portion	Fett g je Portion	Kohlenhydrate g je Portion	Broteinheiten je Portion
Lion Peanut	Stück	194,0	485,0	3,0	10,0	23,0	1,9
M und M Minis	Portion	220,1	489,0	2,6	10,5	28,8	2,4
M&M`s Choko	Portion	215,6	479,0	2,3	9,5	30,4	2,5
M&M`s Peanut	Portion	227,7	506,0	4,4	11,9	25,8	2,1
Maggi Fix f. Spaghetti Bolognese trocken	Portion	178,0	356,0	6,2	6,2	24,6	2,1
Magnum Classic	Stück	282,0	327,9	3,9	17,3	27,4	2,3
Magnum Double	Stück	389,0	422,8	4,7	26,0	34,0	2,8
Magnum Mandel	Stück	316,0	367,4	5,0	20,4	28,0	2,3
Magnum Weiß	Stück	285,0	331,4	3,9	17,1	28,8	2,4
Maltesers	Stück	10,1	483,0	0,2	0,5	1,3	0,1
Mamba	Stück	17,6	390,0	0,0	0,2	3,9	0,3
Maoam Soft Stangen	Stück	19,6	392,0	0,1	0,3	4,1	0,3
Maoam-Mini	Stück	18,3	416,0	0,1	0,3	3,8	0,3
Mars	Stück	260,4	449,0	2,2	10,2	40,0	3,3
Mars Miniatures	Stück	31,7	453,0	0,3	1,3	4,8	0,4
Maxi Brezli	Portion	93,6	374,5	2,9	1,7	16,6	1,4
McChicken von McDonalds	Stück	459,2	258,0	19,9	23,1	42,9	3,6
McCroissant von McDonalds	Stück	307,4	327,0	11,9	18,2	23,8	2,0
McRib von McDonalds	Stück	476,5	228,0	26,5	21,3	44,3	3,7
merci Crocant	Stück	22,1	552,0	0,2	1,3	2,2	0,2
merci Vielfalt	Stück	68,8	550,0	1,0	4,7	6,0	0,5
Mezzo Mix Orange	Glas	85,8	42,9	0,0	0,0	21,2	1,8
Milchschnitte	Stück	117,0	417,9	2,5	7,4	10,1	0,8
Milchshake Erdbeer von McDonalds	Stück	290,4	121,0	9,6	7,7	45,8	3,8
Milchshake Schoko von McDonalds	Stück	302,4	126,0	10,3	7,9	47,8	4,0
Milchshake Vanille von McDonalds	Stück	292,8	122,0	9,6	7,7	46,6	3,9
Milky Way Brotaufstrich	Portion	135,3	541,0	0,8	8,4	14,1	1,2
Milky Way	Stück	112,5	450,0	0,9	4,2	17,9	1,5
Milky Way Miniatures	Stück	22,9	458,0	0,2	0,9	3,5	0,3
Mini Dickmann's weiß	Stück	35,4	427,0	0,4	1,4	5,2	0,4
Mini Dickmann's Vollmilch	Stück	35,1	423,0	0,4	1,4	5,3	0,4
Mini Dickmann's dunkel	Stück	35,2	424,0	0,2	1,4	5,4	0,5
Mini Milk Erdbeer	Stück	35,0	152,2	1,1	1,1	5,1	0,4
Mini Milk Vanille	Stück	33,0	143,5	1,3	0,7	5,4	0,4
Miracoli Spaghettigericht	Portion	325,0	130,0	12,0	7,3	52,5	4,4
Mister Long	Stück	78,0	83,9	0,0	0,0	19,0	1,6
Mon cheri	Stück	53,0	504,8	0,3	2,1	6,1	0,5
Mousse au Chocolat Premium-Mousse	Becher	180,0	180,0	5,0	9,0	20,0	1,7
Mövenpick Birne Helene	Portion	209,0	209,0	3,1	9,6	27,1	2,3
Mövenpick Blutorange Eis	Portion	123,9	177,0	1,1	4,3	20,0	1,7
Mövenpick Caramelita-Cream	Portion	237,0	237,0	3,9	10,0	32,5	2,7
Mövenpick Cassis Vanilla	Portion	188,0	188,0	2,3	7,3	28,4	2,4
Mövenpick Chocolat Chips	Portion	243,0	243,0	4,1	12,5	28,3	2,4
Mövenpick Cioccolata Stracciatella	Portion	303,0	303,0	3,8	20,0	26,9	2,2

Lebensmittel	Menge	kcal je Portion	kcal pro 100 g	Eiweiß g je Portion	Fett g je Portion	KH g je Portion	BE je Portion
Mövenpick Citronen Sorbet	Portion	123,0	123,0	0,1	0,3	29,0	2,4
Mövenpick Coffee Cream	Portion	233,0	233,0	4,0	12,9	24,6	2,1
Mövenpick Creme Vanilla	Portion	246,0	246,0	3,5	16,8	20,2	1,7
Mövenpick Gebrannte Mandel	Portion	251,0	251,0	4,6	14,0	26,7	2,2
Mövenpick La Crema Chocolat Chips	Stück	337,0	393,0	4,0	25,2	22,0	1,8
Mövenpick La Crema Caramelita	Stück	312,0	366,0	3,7	23,0	21,2	1,8
Mövenpick Mango Crème Fraîche	Portion	160,0	160,0	2,4	6,1	23,7	2,0
Mövenpick Maple Walnuts	Portion	274,0	274,0	4,1	17,1	26,0	2,2
Müller Diät Buttermilch Erdbeer	Glas	70,0	35,0	6,0	0,8	9,8	0,8
Müller Diät Buttermilch Multivitamin	Glas	84,0	42,0	6,2	1,0	12,6	1,1
Müller Grießbrei Pur	Becher	274,0	137,0	5,6	14,6	30,0	2,5
Müller Grießbrei Schoko	Becher	270,0	135,0	5,6	13,2	32,4	2,7
Müller Grießbrei Zimt	Becher	276,0	138,0	5,2	12,8	34,8	2,9
Müller Knusper Joghurt	Becher	239,8	137,0	10,9	10,5	25,6	2,1
Müller Milchreis Leicht Himbeer	Becher	224,0	112,0	6,8	1,8	25,6	2,1
Müller Milchreis Diät	Becher	174,0	87,0	6,8	5,2	24,8	2,1
Müller Milchreis Diät Himbeer	Becher	170,0	85,0	6,8	4,4	26,8	2,2
Müller Milchreis Leicht Schoko	Becher	146,0	73,0	8,0	2,0	24,0	2,0
Müller Milchreis Vanille	Becher	214,0	107,0	6,4	5,0	35,6	3,0
Müller Milchreis Schoko	Becher	224,0	112,0	6,4	5,2	38,0	3,2
Müller Milchreis Caramel	Becher	220,0	110,0	6,2	4,8	37,8	3,2
Müller Milchreis Leicht Apfel-Zimt	Becher	138,0	69,0	6,8	1,8	23,8	2,0
Müller Milchreis Zimt	Becher	222,0	111,0	6,0	4,8	38,6	3,2
Müller Milchreis Leicht Erdbeer	Becher	146,0	73,0	6,8	1,8	25,6	2,1
Müller Milchreis Himbeer	Becher	222,0	111,0	5,6	4,4	39,8	3,3
Müller Milchreis Kirsch	Becher	228,0	114,0	5,6	4,4	41,4	3,5
Müllermilch Banane	Glas	146,0	73,0	7,2	2,6	23,6	2,0
Müllermilch Erdbeer	Glas	150,0	75,0	7,8	2,6	24,0	2,0
Müllermilch Leicht und Fit Himbeer	Becher	104,0	52,0	7,0	3,0	12,6	1,1
Müllermilch Schoko	Glas	154,0	77,0	7,6	3,2	23,6	2,0
Nescafe Cappuccissimo cremig zart	Tasse	49,0	40,8	1,0	2,0	7,0	0,6
Nescafe frappé Eiskaffee mit Milch	Glas	186,0	93,0	7,0	7,0	23,0	1,9
Nesquik mit Milch 3,5% F.	Glas	205,3	102,7	8,0	8,0	25,3	2,1
Nestea Eistee Zitrone	Glas	78,1	39,0	0,0	0,0	19,8	1,7
nimm 2	Stück	22,7	376,0	0,0	0,0	5,6	0,5
nimm 2 Lachgummi	Portion	80,8	323,0	1,8	0,1	18,2	1,5
Nogger Original	Stück	225,0	288,5	2,6	15,9	17,8	1,5
Nucki Erdbeer Schöller	Stück	189,0	257,0	2,6	7,9	26,5	2,2
Nucki Nuss Schöller	Stück	257,0	351,0	3,4	15,5	26,1	2,2
Nutella	Portion	129,0	516,0	1,8	7,5	13,5	1,1
Nuts	Stück	260,0	472,7	3,0	11,0	36,0	3,0
Onion Rings 8 Stück von Burger King	Portion	305,8	294,0	4,2	18,7	29,1	2,4
Pamesello 35% F. i. Tr.	Portion	133,5	445,0	13,8	8,7	0,0	0,0
Pesto	Portion	142,8	571,0	3,5	14,1	0,4	0,0

Lebensmittel	Menge	kcal je Portion	kcal pro 100 g	Eiweiß g je Portion	Fett g je Portion	Kohlenhydrate g je Portion	Broteinheiten je Portion
Pizza Culinaria American Style	Stück	885,4	233,0	36,5	42,6	88,2	7,3
Pizza Culinaria Greek Style	Stück	843,2	248,0	31,6	41,5	85,3	7,1
Pizza Culinaria Indian Style	Stück	896,4	216,0	34,0	39,4	100,4	8,4
Pizza Culinaria Mexican Style	Stück	858,8	229,0	30,0	36,8	101,6	8,5
Pizza Culinaria Chinese Style	Stück	844,6	206,0	29,5	34,0	104,6	8,7
Pocket Coffee	Stück	51,0	408,0	0,6	2,3	6,9	0,6
PomBär Cheese	Portion	128,8	515,3	1,0	7,1	15,3	1,3
PomBär Ketchup	Portion	127,9	511,4	0,8	6,9	15,5	1,3
PomBär Original	Portion	132,5	529,9	0,8	7,6	15,2	1,3
PomBär Paprika	Portion	125,5	502,0	0,8	6,9	15,0	1,2
Pommes Frites mittel von McDonalds	Portion	306,0	306,0	3,1	15,8	37,8	3,2
Pringles Barbecue	Portion	143,0	572,0	1,3	9,5	13,0	1,1
Pringles Cheese and Onion	Portion	140,3	561,0	1,2	9,5	12,5	1,0
Pringles Original	Portion	139,3	557,0	1,1	9,5	12,0	1,0
Pringles Paprika	Portion	133,8	535,0	1,4	9,0	11,5	1,0
Pringles Sour Cream and Onion	Portion	137,5	550,0	1,3	9,3	12,0	1,0
ProCult Drink 0,1% Pfirsich	Glas	76,0	38,0	6,4	0,2	10,6	0,9
ProCult Drink 0,1% Kirsch	Glas	74,0	37,0	6,4	0,2	10,4	0,9
ProCult Joghurt mit Kräutern	Becher	147,0	98,0	6,8	4,4	20,3	1,7
Punica Fruchtig Rot	Glas	30,0	15,0	0,6	0,2	6,8	0,6
Punica Melon Tropic	Glas	28,0	14,0	0,6	0,2	5,4	0,5
Punica Orangen-Nektar	Glas	90,0	45,0	1,0	0,2	21,0	1,8
Punica Tea and Fruit Pfirsich	Glas	30,0	15,0	0,6	0,2	6,6	0,6
Quiche Lorraine	Stück	366,0	183,0	12,0	28,6	15,0	1,3
Raffaello	Stück	60,0	600,0	1,0	4,7	3,5	0,3
Rama	Portion	72,0	720,0	0,0	8,0	0,0	0,0
Red Bull	Glas	112,5	45,0	0,0	0,0	28,3	2,4
Ristorante Pizza Calzone Speciale	Stück	756,9	261,0	33,4	46,4	64,1	5,3
Ristorante Pizza Mozzarella	Stück	897,0	276,0	38,4	47,5	79,3	6,6
Ristorante Pizza Quattro Formaggi	Stück	918,0	270,0	38,8	48,6	81,3	6,8
Ristorante Pizza Speciale	Stück	841,5	255,0	33,7	42,9	80,5	6,7
Ristorante Pizza Pollo	Stück	766,8	216,0	31,6	33,7	83,1	6,9
Ristorante Pizza Vegetale	Stück	793,1	206,0	28,1	35,8	88,6	7,4
Ristorante Pizza Pasta	Stück	897,9	219,0	32,8	36,5	109,1	9,1
Ristorante Pizza Tonno TK	Stück	972,7	274,0	34,8	54,3	85,9	7,2
Ristorante Pizza Salame TK	Stück	883,5	285,0	32,2	47,4	81,5	6,8
Ristorante Pizza Funghi TK	Stück	865,1	237,0	28,8	46,7	82,1	6,8
Ristorante Pizza Quattro Stagioni TK	Stück	854,7	231,0	32,6	44,4	81,8	6,8
Ristorante Pizza Spinaci TK	Stück	869,7	223,0	28,9	46,8	83,5	7,0
Ristorante Pizza Prosciutto TK	Stück	752,4	228,0	34,0	32,3	81,2	6,8
Ristorante Pizza Pomodori TK	Stück	745,2	216,0	29,0	33,5	82,1	6,8
Ristorante Pizza Hawaii TK	Stück	770,0	220,0	30,5	32,6	88,6	7,4
Rocher	Stück	70,0	560,0	1,1	5,0	5,1	0,4
Rolo Toffee	Stück	25,0	500,0	0,0	1,0	3,0	0,3

Lebensmittel	Menge	kcal je Portion	kcal pro 100 g	Eiweiß g je Portion	Fett g je Portion	KH g je Portion	BE je Portion
Rotwein Mousse Premium-Mousse	Becher	185,0	185,0	3,0	8,0	22,0	1,8
Sanella	Portion	72,0	720,0	0,0	8,0	0,0	0,0
Saure Pommes	Portion	170,0	340,0	2,0	0,0	40,0	3,3
Schlemmerbombe Fürst Pückler Art	Portion	198,0	198,0	3,3	10,6	22,2	1,9
Schlemmer-Filet Italiano TK	Portion	230,0	115,0	22,0	14,0	4,0	0,3
Schlemmer-Filet Blattspinat TK	Portion	288,0	144,0	26,0	16,0	10,0	0,8
Schlemmer-Filet Broccoli TK	Portion	218,0	109,0	24,0	10,0	8,0	0,7
Schlemmer-Filet Bordelaise TK	Portion	332,0	166,0	24,0	20,0	12,0	1,0
Schlemmer-Filet Champignon TK	Portion	440,0	220,0	20,0	32,0	18,0	1,5
Schlemmer-Filet Dreierlei Käse	Portion	174,0	87,0	24,0	6,0	6,0	0,5
Schlemmer-Pfanne Helgoland TK	Portion	224,0	112,0	14,0	16,0	6,0	0,5
Schoko-Bons	Stück	33,0	550,0	0,5	2,2	2,8	0,2
Schöller Heiß auf Eis Schokolade	Portion	124,6	178,0	2,3	5,5	16,2	1,3
Schöller Heiß auf Eis Himbeer	Portion	117,6	168,0	1,6	4,1	18,3	1,5
Schupfnudeln Pfanni	Beutel	564,0	346,0	17,9	6,5	107,6	9,0
Shake Cappuccino von Burger King klein	Becher	222,0	111,0	6,0	4,0	70,0	5,8
Shake Erdbeer von Burger King klein	Becher	222,0	111,0	6,0	4,0	38,0	3,2
Shake Schokolade von Burger King klein	Becher	234,0	117,0	6,0	4,0	42,0	3,5
Shake Vanilla von Burger King klein	Becher	200,0	100,0	6,0	6,0	32,0	2,7
Smacks	Portion	150,0	375,0	2,7	0,7	33,2	2,8
Smarties	Stück	5,0	100,0	0,0	0,0	1,0	0,1
Snickers	Stück	298,2	497,0	5,6	16,3	32,3	2,7
Snickers Miniatures	Stück	34,9	498,0	0,6	1,9	3,8	0,3
Solero Exotic	Stück	112,0	149,3	1,5	3,0	19,7	1,6
Solero Shots	Stück	22,0	25,9	0,0	0,0	5,0	0,4
Solero Shots Tropical	Stück	21,0	26,3	0,1	0,2	4,4	0,4
Sprite	Glas	83,4	41,7	0,0	0,0	20,2	1,7
Sprite light	Glas	2,4	1,2	0,0	0,0	0,0	0,0
Stickletti	Portion	89,2	356,9	3,0	1,1	16,9	1,4
Storck Riesen Erdnuss	Stück	39,0	433,0	0,6	1,7	5,2	0,4
Storck Riesen	Stück	40,7	452,0	0,3	1,7	6,2	0,5
Sundae Eis Erdbeer von McDonalds	Stück	225,0	150,0	5,3	3,9	42,0	3,5
Sundae Eis Karamel von McDonalds	Stück	281,5	184,0	6,0	5,8	51,4	4,3
Sundae Eis Schoko von McDonalds	Stück	279,0	186,0	6,3	8,4	44,6	3,7
Sundae Eis Waffeltüte von McDonalds	Stück	152,6	159,0	5,1	3,4	25,4	2,1
Suppen Drink Broccolicreme	Portion	90,0	60,0	2,0	6,0	6,0	0,5
Suppen Drink Tomatencreme	Portion	75,0	50,0	2,0	2,0	9,0	0,8
Suppen Drink mit Nudeln	Portion	20,0	13,3	1,0	1,0	3,0	0,3
Tartex Delikatess Pastete	Portion	55,0	220,0	2,0	4,0	2,0	0,2
Tartex Exquisit Pastete	Portion	70,0	280,0	2,0	5,0	2,0	0,2
Tartex Primabella	Portion	70,0	280,0	2,0	6,0	3,0	0,3
Tartex Tomabella	Portion	60,0	240,0	2,0	5,0	3,0	0,3
Teewurst von Du darfst	Portion	76,8	307,0	3,8	6,8	0,3	0,0
Thomy Rot Weiß	TL	20,8	415,0	0,1	1,9	1,0	0,1

Lebensmittel	Menge	kcal je Portion	kcal pro 100 g	Eiweiß g je Portion	Fett g je Portion	Kohlenhydrate g je Portion	Broteinheiten je Portion
tic tac	Stück	2,0	408,2	0,0	0,0	0,5	0,0
Toffifee	Stück	42,7	514,0	0,5	2,4	4,9	0,4
Twix	Stück	133,1	493,0	1,3	6,5	17,3	1,4
Twix Miniatures	Stück	39,4	493,0	0,4	1,9	5,1	0,4
Vienetta Erdbeer-Joghurt	Portion	177,8	254,0	2,3	11,2	16,8	1,4
Vienetta Schokolade	Portion	173,6	248,0	2,9	10,5	16,8	1,4
Vienetta Vanille	Portion	181,3	259,0	2,3	11,9	16,1	1,3
Vienetta Waldbeere	Portion	177,1	253,0	2,2	11,2	16,8	1,4
Vitalis Früchte Müsli	Portion	127,2	318,0	3,0	1,7	24,6	2,0
Vitalis Knusper Müsli	Portion	163,2	408,0	3,6	5,7	24,4	2,0
Vitalis Knusper Banane-Schokolade	Portion	179,2	448,0	4,0	6,1	27,1	2,3
Vitalis Knusper Schoko	Portion	166,8	417,0	3,4	5,6	25,8	2,1
Vitalis Knusper Honeys	Portion	164,0	410,0	3,0	5,2	26,4	2,2
Vitalis Knusper Flakes	Portion	162,4	406,0	2,5	4,7	27,4	2,3
Vitalis Knusperkissen Nuss-Nougat	Portion	176,8	442,0	3,9	5,9	27,0	2,2
Vitalis Knusperkissen Schoko	Portion	176,8	442,0	4,2	5,5	27,5	2,3
Vitalis Knusperkissen Vanille	Portion	177,6	444,0	3,8	5,4	28,4	2,4
Vitalis Knusperkissen Erdbeer-Joghurt	Portion	178,0	445,0	3,8	5,2	29,2	2,4
Vitalis Müsli Plus	Portion	124,8	312,0	3,9	2,8	21,1	1,8
Vitalis Schoko Müsli	Portion	163,6	409,0	3,9	5,1	25,6	2,1
Vivana Erdbeer Joghurt	Portion	125,0	140,0	3,0	5,8	16,9	1,4
Vivana Stieleis Joghurt Himbeere	Stück	67,0	115,0	1,8	3,8	6,2	0,5
Weißwein Mousse Premium-Mousse	Becher	185,0	185,0	3,0	8,0	22,0	1,8
Werthers Original	Stück	21,2	424,0	0,0	0,4	4,3	0,4
Whopper von Burger King	Stück	603,4	226,0	26,7	34,7	48,1	4,0
Whopper doppelt mit Käse von Burger King	Stück	872,0	240,9	49,0	53,0	50,7	4,2
Whopper doppelt von Burger King	Stück	830,6	238,0	45,4	48,9	48,9	4,1
Whopper mit Käse von Burger King	Stück	646,0	230,7	30,0	37,0	50,4	4,2
Yakult	Portion	50,1	77,0	0,8	0,1	11,7	1,0
Yakult Light	Portion	31,0	47,7	0,0	0,0	0,0	0,0
Yes	Stück	175,0	460,5	2,0	10,0	20,0	1,7
Yofresh Gurke Dill	Portion	45,0	150,0	0,4	3,0	3,9	0,3
Yogurette	Stück	69,0	552,0	0,6	4,4	6,7	0,6

Adressen

Hier finden Sie Anschriften verschiedener Institutionen, Firmen und Verbände, an die Sie und Ihre Angehörigen sich wenden können, wenn Sie Fragen zur Ernährung oder Ernährungsstörungen haben oder weitere Informationen dazu benötigen. Bei vielen Organisationen können Sie kostenlos Informationen anfordern.

Bundeszentrale für gesundheitliche Aufklärung (BZgA)

Ostermerheimer Straße 200, 51109 Köln
Telefon (02 21) 89 92 0
Fax   (02 21) 89 92 300
http//www.bzga.de

Auswertungs- und Informationsdienst für Ernährung, Landwirtschaft und Forsten (AID) e.V.

Friedrich-Ebert-Straße 3, 53177 Bonn
Telefon (02 28) 84 99 0
Fax   (02 28) 84 99 177
http://www.aid.de

Gütegemeinschaft Diätverpflegung e.V.

Moorenstraße 80, 40225 Düsseldorf
Telefon (02 11) 33 39 85
Fax   (02 11) 31 76 91

Die Gesellschaft für Ernährungsmedizin und Diätetik e.V.

Kurbrunnenstraße 5, 52066 Bad Aachen
Telefon (02 41) 96 10 30
Fax   (02 41) 96 10 322
http://www.ernaehrungsmed.de
Die Gesellschaft für Ernährungsmedizin und Diätetik e.V. ist eine gemeinnützige Einrichtung, die unter anderem telefonisch ernährungsmedizinische Beratung anbietet. Über die Homepage der Gesellschaft können Sie Ihren Body-Mass-Index und Ihren Energiebedarf berechnen. Die Ernährungsexperten der Gesellschaft beantworten gerne Ihre Fragen:

Ernährungsmedizinischer Beratungsdienst „Hilfe, ich bin zu dünn"

montags bis freitags
von 10.00 bis 15.00 Uhr
Telefon (02 41) 96 10 316

Ernährungsmedizinischer Beratungsdienst „Übergewicht"

montags bis freitags
von 9.00 bis 15.00 Uhr
Telefon (02 41) 96 10 313

Ernährungsmedizinischer Beratungsdienst „Ballaststoffe senken den Cholesterinspiegel"

montags bis freitags
von 9.00 bis 13.00 Uhr
Telefon (02 41) 96 10 319

Ernährungsmedizinischer Beratungsdienst „MCT-Fette in der Diätetik"

montags bis freitags
von 9.00 bis 15.00 Uhr
Telefon (02 41) 96 10 314

Gegen Einsendung eines mit 1,44 € frankierten DIN A5 Rückumschlages sind bei der Gesellschaft folgende Broschüren erhältlich:

– Nutzen und Anwendung von mittelkettigen Triglyzeriden (MCT-Fetten) zur Vorbeugung und Behandlung von Übergewicht
– Abnehmen kann nur wer satt i(s)st! – das wissenschaftliche Übergewichtsprogramm
– Natürlich den Cholesterinspiegel senken
– „Hilfe ... ich bin zu dünn!" Zunehmen „leicht" gemacht

Deutsche Gesellschaft für Ernährung (DGE) e.V.
Godesberger Allee 18, 53175 Bonn
Telefon (02 28) 3 77 66 00
Fax   (02 28) 3 77 68 00
http://www.dge.de

Margarine Institut für gesunde Ernährung
Adenauer Allee 148, 53113 Bonn
Telefon (02 28) 2 61 81 48
Fax   (02 28) 9 10 74 28

Reformhaus Information
Waldstraße 6, 61440 Oberursel
Telefon (0 61 72) 3 00 33 33
Fax   (0 61 72) 3 00 33 03
http://www.Reformhaus.de

Buchtipps

Backen mit Genuss bei Diabetes
Midena Verlag, S.-D. Müller, 12,90 €
BE-Tabelle mit zuckerhaltigen Nahrungsmitteln
Insuliner Verlag, S.-D. Müller, 5 €
Cholesterin natürlich senken
Midena Verlag, S.-D. Müller und
K. Raschke, 9,90 €
Die CM3-Diät
Midena Verlag, S.-D. Müller und
S. Öttinger, 9,90 €
Gesund zunehmen
Knaur, S.-D. Müller und K. Pütz,
12,90 €
Genussvoll essen bei Diabetes
Midena Verlag, S.-D. Müller und
C. Pfeuffer, 12,90 €
Genussvoll essen bei Gicht
Midena Verlag, S.-D. Müller und
C. Pfeuffer, 12,90 €
Genussvoll essen bei Rheuma
Midena Verlag, S.-D. Müller, 12,90 €

Genussvoll essen für die Schilddrüse
Midena Verlag, 12,90 €
Genussvoll essen nach dem Herzinfarkt
Midena Verlag, S.-D. Müller, 12,90 €
MCT – das Fett, das nicht dick macht
Midena Verlag, S.-D. Müller und
C. Bäumker, 9,90
Die Bikini-Diät
Gräfe und Unzer, S.-D. Müller, 5,90

Autoreninfo

Sven-David Müller

ist Autor zahlreicher Ernährungsratgeber, Fit for Fun-Ernährungsexperte, hält Vorträge vor Medizinern und Apothekern und ist an Vorlesungen in Aachen und Bonn beteiligt. Der Ernährungsexperte ist regelmäßiger Gast in Hörfunk und Fernsehen. Er ist Vorstandsmitglied des Bonner Fördervereins für Diätetik (BFD) e.V. und Schriftleiter der führenden ernährungsmedizinischen Zeitschrift „Ernährung und Medizin". Der Diätassistent und Diabetesberater ist außerdem Gründer und langjähriger Vorsitzender des Verbandes für Ernährung und Diätetik (VFED) e.V. und Geschäftsführer bei der Gesellschaft für Ernährungsmedizin und Diätetik e.V. Zuvor war er zehn Jahre am Universitätsklinikum der RWTH Aachen beschäftigt und kann auf mehr als 30.000 Patientenkontakte zurückblicken.

Katrin Raschke

ist Diplom Oecotrophologin. Sie arbeitet bei der Gesellschaft für Ernährungsmedizin und Diätetik e.V. als ernährungswissenschaftliche Angestellte und ist Autorin mehrerer Ernährungsratgeber.

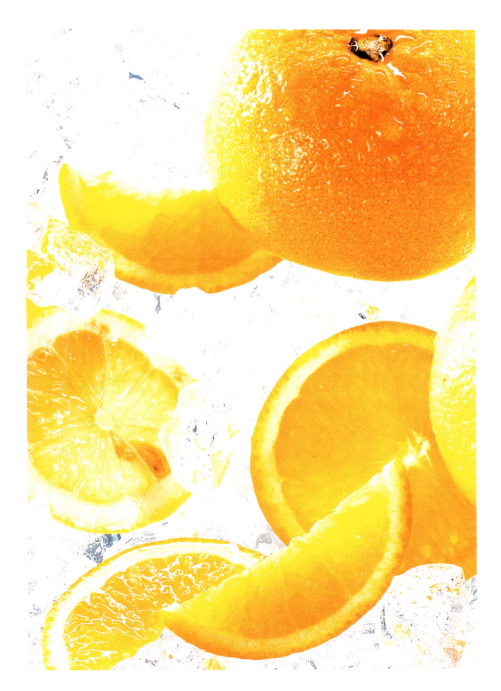

Empfehlungen für die Zufuhr von Vitaminen

Alter	Vitamin A mg-Äquivalent/Tag (a) m/w	Vitamin D µg/Tag (b) m/w	Vitamin E mg-Äquivalent/Tag (c) m/w	Vitamin K µg/Tag (c) m/w	Thiamin mg/Tag (a) m/w	Riboflavin mg/Tag (a) m/w
0 bis unter 1 Monat	0,5	10 (5)	3/3	4	0,2 (3)	0,3 (3)
1 bis unter 2 Monate	0,5	10 (5)	3/3	4	0,2 (3)	0,3 (3)
2 bis unter 4 Monate	0,5	10 (5)	3/3	4	0,2 (3)	0,3 (3)
4 bis unter 6 Monate	0,6	10 (5)	4/4	10	0,4	0,4
6 bis unter 12 Monate	0,6	10 (5)	4/4	10	0,4	0,4
1 bis unter 4 Jahre	0,6	5	6/5	15	0,6	0,7
4 bis unter 7 Jahre	0,7	5	8/8	20	0,8	0,9
7 bis unter 10 Jahre	0,8	5	10/9	30	1	1,1
10 bis unter 13 Jahre	0,9	5	13/11	40	1,2/1	1,4/1,2
13 bis unter 15 Jahre	1,1/1	5	14/12	50	1,4/1,1	1,6/1,3
15 bis unter 19 Jahre	1,1/0,9	5	15/12	70/60	1,3/1	1,5/1,2
19 bis unter 25 Jahre	1/0,8	5	15/12	70/60	1,3/1	1,5/1,2
25 bis unter 51 Jahre	1/0,8	5	14/12	70/60	1,2/1	1,4/1,2
51 bis unter 65 Jahre	1/0,8	5	13/12	80/65	1,1/1	1,3/1,2
65 Jahre und älter	1/0,8	10	12/11	80/65	1/1,2	1,2/1,2
Schwangere	–/1,1	–/5	–/13	–/60	–/1,2	–/1,5
Stillende	–/1,5 (4)	–/5	–/17 (6)	–/60	–/1,4	–/1,6

Empfohlene Zufuhr von Spurenelementen

Alter	Eisen mg/Tag m/w	Jod µg/Tag m/w	Jod µg/MJ m/w	Fluorid mg/Tag m/w	Zink mg/Tag m/w	Selen mg/Tag m/w
0 bis 4 Monate	0,5	40	20/21	0,25	10	5–15
4 bis 12 Monate	8	80	27/28	0,5	2,0	7–30
1 bis unter 4 Jahre	8	100	21/23	0,7	3	10–40
4 bis unter 7 Jahre	8	120	19/21	1,1	5	15–45
7 bis unter 10 Jahre	10	140	18/20	1,1	7	20–50
10 bis unter 13 Jahre	12/15	180	19/21	2	9/7	25–60
13 bis unter 15 Jahre	12/15	200	18/21	3,2/2,9	9,5/7	25–60
15 bis unter 19 Jahre	12/15	200	19/24	3,2/2,9	10/7	30–70
19 bis unter 25 Jahre	10/15	200	19/25	3,8/3,1	10/7	30–70
25 bis unter 51 Jahre	10/15	200	20/26	3,8/3,1	10/7	30–70
51 bis unter 65 Jahre	10/15	180	20/24	3,8/3,1	10/7	30–70
65 Jahre und älter	10/15	180	22/26	3,8/3,1	10 /7	30–70
Schwangere	–/30	–/230	–/25	3,1	–/10	30–70
Stillende	–/20	–/260	–/24	3,1	–/11	30–70

Niacin mg-Äquivalent/Tag (a) m/w	Vitamin B$_6$ mg/Tag (a) m/w	Folsäure µg-Äquivalent/Tag (a) m/w	Pantothen- mg/Tag (c) m/w	Biotin µg/Tag (c) m/w	Vitamin B$_{12}$ µg/Tag (a) m/w	Vitamin C mg/Tag (a) m/w
2 (3)	0,1 (3)	60 (3)	2	5	0,4 (3)	50 (3)
2 (3)	0,1 (3)	60 (3)	2	5	0,4 (3)	50 (3)
2 (3)	0,1 (3)	60 (3)	2	5	0,4 (3)	50 (3)
5	0,3	80	3	5–10	0,8	55
5	0,3	80	3	5–10	0,8	55
7	0,4	200	4	10–15	1	60
10	0,5	300	4	10–15	1,5	70
12	0,7	300	5	15–20	1,8	80
15/13	1	400	5	20–30	2	90
18/15	1,4	400	6	25–35	3	100
17/13	1,6/1,2	400 (7)	6	30–60	3	100
17/13	1,5/1,2	400 (7)	6	30–60	3	100
16/13	1,5/1,2	400 (7)	6	30–60	3	100
15/13	1,5/1,2	400	6	30–60	3	100
13/13	1,4/1,2	400	6	30–60	3	100
–/15	–/1,9	–/600 (7)	–/6	–/30–60	–/3,5 (8)	–/110
–/17	–/1,9	–/600	–/6	–/30–60	–/4 (9)	–/150 (10)

Kupfer mg/Tag m/w	Mangan mg/Tag m/w	Chrom µg/Tag m/w	Molybdän µg/Tag m/w
0,2–0,6	*	1–10	7
0,6–0,7	0,6–1,0	20–40	20–40
0,5–1	1–1,5	20–60	25–50
0,5–1	1,5–2–0	20–80	30–75
1–1,5	2–3	20–10	40–80
1–1,5	2–5	20–100	50–100
1–1,5	2–5	30–100	50–100
1–1,5	2–5	30–100	50–100
1–1,5	2–5	30–100	50–100
1–1,5	2–5	30–100	50–100
1–1,5	2–5	30–100	50–100
1–1,5	2–5	30–100	50–100

Quelle: Referenzwerte für die Nährstoffzufuhr, D.A.CH, Umschau/ Braus 2000

Empfohlene Zufuhr von Mineralstoffen

Alter	Kalium mg/Tag m/w	Magnesium mg/Tag m/w	Kalzium mg/Tag m/w	Phosphor/Phosphat mg/Tag m/w	Natrium mg/Tag m/w	Chlorid mg/Tag m/w
0 bis 4 Monate	400	24	220	120	100	220
4 bis 12 Monate	650	60	400	300	180	270
1 bis unter 4 Jahre	1000	80	600	500	300	450
4 bis unter 7 Jahre	1400	120	700	600	410	620
7 bis unter 10 Jahre	1600	170	900	800	460	690
10 bis unter 13 Jahre	1700	230/250	1100	1250	510	770
13 bis unter 15 Jahre	1900	310/310	1200	1250	550	830
15 bis unter 19 Jahre	2000	400/350	1200	1250	550	830
19 bis unter 25 Jahre	2000	400/310	1000	700	550	830
25 bis unter 51 Jahre	2000	350/300	1000	700	550	830
51 bis unter 65 Jahre	2000	350/300	1000	700	550	830
65 Jahre und älter	2000	350 /300	1000	700	550	830
Schwangere		–/310	1000	800		
Stillende		–/390	1000	900		

Quelle: Referenzwerte für die Nährstoffzufuhr, D.A.CH, Umschau/ Braus 2000

Empfehlungen für die Zufuhr von Nährstoffen und Ballaststoffen

Fett	35% der Energiezufuhr
gesättigte Fettsäuren	12% der Energiezufuhr
einfach ungesättigte Fettsäuren	bis zu 15% der Energiezufuhr
mehrfach ungesättigte Fettsäuren	8–10% der Energiezufuhr
omega-6-Fettsäuren	2,5% der Energiezufuhr
omega-3-Fettsäuren	0,5% der Energiezufuhr
Protein	15% der Energiezufuhr
Kohlenhydrate	50% der Energiezufuhr
Ballaststoffen	30 Gramm pro Tag

Quelle: American Heart Association, DASH-Studie (dietary approaches to stop hypertension)

(1) Ca. 2 g Protein-Zulage pro 100 g sezernierte Milch
(2) Schwerstarbeiter können höhere Prozentsätze benötigen
(3) Hierbei handelt es sich um Schätzwerte
(4) Ca. 70 µg Retinol-Äquivalent Zulage pro 100 g sezernierte Milch
(5) Die Deutsche Gesellschaft für Kinderheilkunde empfiehlt unabhängig von der Vitamin D-Produktion durch UV-Licht in der Haut und der Vitamin D-Zufuhr durch Frauenmilch bzw. Säuglingsmilchnahrung zur Rachitisprophylaxe bei gestillten und nicht gestillten Säuglingen die tägliche Gabe einer Vitamin D-Tablette von 10–12,5 µg ab dem Ende der 1. Lebenswoche bis zum Ende des 1. Lebensjahres. Die Prophylaxe kann im 2. Lebensjahr in den Wintermonaten fortgeführt werden.
(6) ca. 260 µg RRR-alpha-Tocopherol-Äquivalente-Zulage pro 100 g sezernierte Milch

(7) Frauen, die Schwanger werden wollen oder könnten, sollten zusätzlich 400 µg synthetische Folsäure in Form von Supplementen aufnehmen, um Nezralrohrdefekten vorzubeugen. Diese erhöhte Folsäurezufuhr sollte pätestens 4 Wochen vor Beginn der Schwangerschaft erfolgen und während des ersten Drittels der Schwangerschaft beibehalten werden.
(8) Zur Auffüllung der Speicher und zur Erhaltung der Nährstoffdichte
(9) Ca. 0,13 µg Vitamin B12-Zulage pro 100 g sezernierte Milch
(10) Unter Berücksichtigung der mit 750 ml Frauenmilch sezernierten Vitamin C-Menge
(a) Empfohlene Zufuhr
(b) Richtwerte für die Zufuhr
(c) Schätzwerte für die Zufuhr

Quelle: Referenzwerte für die Nährstoffzufuhr, D.A.CH, Umschau/ Braus 2000

Petra Theisen • Sven-David Müller

forever clever: Der Ernährungstrainer

Mit Geleitworten von Dr. med. Ulrich Strunz und Prof. Hademar Bankhofer

2003. 174 Seiten, 83 Abbildungen. 14,0 x 22,8 cm, Softcover
ISBN 3-87706-741-7
€ 12,90 / sFr 21,90

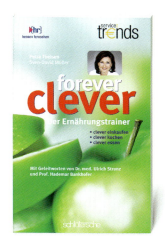

Die Sendung „service: tr€nds" führt Tests durch – objektiv und unabhängig von wirtschaftlichen Interessen – von Säften, Suppen, Salaten über Saucen zu Tiefkühlprodukten. *Der Ernährungstrainer* ist das erste Begleitbuch zu der erfolgreichen Sendereihe.

Aus dem Inhalt
- Pasta, Pasta – Nudeln und Saucen im Test
- Schön und schlank – Diät zum Nulltarif
- Fit durch Säfte – Gesundheit, die man trinken kann
- Da haben wir den Salat – Knackige Tipps für Rucola & Co.
- Abenteuer Weinkauf – So vermeiden Sie einen Gaumenflop
- Tea-Time – Geschmack und Qualität im Test
- Frisch und frostig? – Tiefkühlkost im Test
- Mineralwasser – Gesundheitsquelle oder teurer Durstlöscher?
- Fit mit Joghurt und Quark? – Milchprodukte im Vergleich
- Süßer Start in den Tag – Konfitüre, Marmelade und Co. im Test
- Frischer Fisch – Geschmack und Qualität im Test

forever clever 2: Gesund schlemmen

2003. 168 Seiten, 163 Abbildungen, 14,0 x 22,8 cm, Softcover
ISBN 3-89993-507-1
€ 12,90 / sFr 21,90

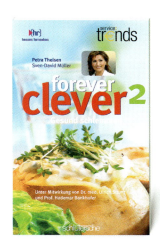

Das zweite Begleitbuch zur erfolgreichen Sendung »service:tr€nds«. Diesmal im Test: Geflügel, Wurst, Schokolade, Eier . . . Mit einer 13-Tage-Diät nach Dr. Ulrich Strunz als tollem Extra!

Aus dem Inhalt
- Fit mit Geflügel – Wie gesund sind Hähnchen & Pute?
- Appetit auf Wurst: Was steckt wirklich unter der Pelle!
- Heiß auf Fleisch – Steaks und Schnitzel im Visier!
- Ran an die Kartoffeln! Was ist drin in Pommes & Co.?
- Fertigsuppen. Gesund oder teure Dickmacher?
- Alles Käse? Was steckt wirklich in Gouda & Co.?
- Ach du dickes Ei – Wie viele Eier sind gesund?
- Butter oder Margarine? Gesund mit dem richtigen Fett!
- Nicht die Bohne ungesund – Heiße Tipps für Kaffee & Co.!
- Lust auf Schokolade: Tafeln und Riegel im Test!

Stand Mai 2004. Änderungen vorbehalten.

schlütersche

Klaus-Dieter Kolenda • Sylvia Schuch

Fettarm kochen – gesund ernähren

Grundzüge und Praxis

**Mit 180 schmackhaften Rezepten
Mit einem Geleitwort von
Prof. Dr. med. Manfred J. Müller**

2004. 208 Seiten, 99 Abbildungen,
15,5 x 21,0 cm, kartoniert
ISBN 3-89993-508-X
€ 13,90 / sFr 23,90

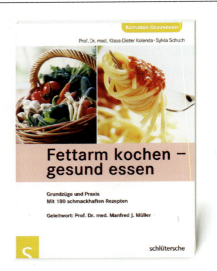

Dauerhafte Gewichtsreduktion kann durch regelmäßige körperliche Aktivität sowie fettarme, kohlenhydratreiche Kost erreicht werden.

Dieser Ratgeber zeigt nicht nur theoretisch, sondern auch ganz praktisch, wie man sich mit fettarmer Kost gesund ernährt. Er gibt einen Einblick in die Ernährungsphysiologie, in das Stoffwechselgeschehen sowie die Verwertung der Nahrung im Körper. Viele leckere, fettarme Rezepte mit Angaben über Cholesterinwert und Fettgehalt helfen bei der kalorienbewussten Ernährung. So lässt sich das Gewicht reduzieren und auch dauerhaft halten.

Aus dem Inhalt
- Bausteine fettarmer und gesunder Ernährung
- Kalorien sparen durch Austausch der Hauptnährstoffe
- Übersicht über die Lebensmittel
- Richtlinien für eine gesunde und fettarme Ernährung
- Fettarme Zubereitung der Speisen
- Tages- und Wochenpläne
- Austausch fettreicher gegen fettarme Lebensmittel
- Abwechslungsreiche Rezepte

" Entstanden ist ein Buch, nicht nur für Menschen mit ernährungsbedingten Krankheiten wie Diabetes oder Bluthochdruck, sondern für alle, die gesundheitsbewusst leben wollen und ein bisschen Spaß am Kochen haben. **"**
Flensburger Tageblatt

Stand Mai 2004. Änderungen vorbehalten.

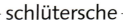
schlütersche